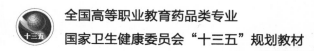
全国高等职业教育药品类专业
国家卫生健康委员会"十三五"规划教材

供药品生产技术(生物制药技术方向)、药品质量与安全专业用

# 生物药物检测技术

## 第2版

主　编　兰作平

副主编　杜学勤　谢俊霞

编　者　（以姓氏笔画为序）

兰作平（重庆医药高等专科学校）　　张慧婧（山东药品食品职业学院）

朱宏阳（福建卫生职业技术学院）　　陈龙华（山东医学高等专科学校）

刘映倩（重庆市药品技术审评认证中心）　崔俐俊（上海健康医学院）

刘碧林（重庆化工职业学院）　　程沁园（无锡卫生高等职业技术学校）

杜学勤（山西药科职业学院）　　谢俊霞（河北化工医药职业技术学院）

张　明（楚雄医药高等专科学校）　　谭　韬（重庆医药高等专科学校）

U0244576

人民卫生出版社

**图书在版编目（CIP）数据**

生物药物检测技术/兰作平主编. —2 版. —北京：人民卫生出版社,2018

ISBN 978- 7- 117- 26533- 1

Ⅰ.①生⋯　Ⅱ.①兰⋯　Ⅲ.①生物制品- 药物- 药品检定- 高等职业教育- 教材　Ⅳ.①R927.1

中国版本图书馆 CIP 数据核字（2018）第 102095 号

| 人卫智网　www.ipmph.com | 医学教育、学术、考试、健康，购书智慧智能综合服务平台 |
| 人卫官网　www.pmph.com | 人卫官方资讯发布平台 |

**生物药物检测技术**

第 2 版

主　　编：兰作平

出版发行：人民卫生出版社（中继线 010-59780011）

地　　址：北京市朝阳区潘家园南里 19 号

邮　　编：100021

E - mail：pmph @ pmph. com

购书热线：010-59787592　010-59787584　010-65264830

印　　刷：三河市潮河印业有限公司

经　　销：新华书店

开　　本：850×1168　1/16　印张：29.5

字　　数：694 千字

版　　次：2009 年 1 月第 1 版　2018 年 8 月第 2 版
　　　　　2018 年 8 月第 2 版第 1 次印刷（总第 5 次印刷）

标准书号：ISBN 978-7-117-26533-1

定　　价：66.00 元

打击盗版举报电话：010-59787491　E-mail：WQ @ pmph. com
（凡属印装质量问题请与本社市场营销中心联系退换）

# 全国高等职业教育药品类专业国家卫生健康委员会"十三五"规划教材出版说明

随着《国务院关于加快发展现代职业教育的决定》《高等职业教育创新发展行动计划（2015-2018年）》《教育部关于深化职业教育教学改革全面提高人才培养质量的若干意见》等一系列重要指导性文件相继出台，明确了职业教育的战略地位、发展方向。为全面贯彻国家教育方针，将现代职教发展理念融入教材建设全过程，人民卫生出版社组建了全国食品药品职业教育教材建设指导委员会。在该指导委员会的直接指导下，经过广泛调研论证，启动了全国高等职业教育药品类专业第三轮规划教材的修订出版工作。

本套规划教材首版于2009年，于2013年修订出版了第二轮规划教材，其中部分教材入选了"十二五"职业教育国家规划教材。本轮规划教材主要依据教育部颁布的《普通高等学校高等职业教育（专科）专业目录（2015年）》及2017年增补专业，调整充实了教材品种，涵盖了药品类相关专业的主要课程。全套教材为国家卫生健康委员会"十三五"规划教材，是"十三五"时期人卫社重点教材建设项目。本轮教材继续秉承"五个对接"的职教理念，结合国内药学类专业高等职业教育教学发展趋势，科学合理推进规划教材体系改革，同步进行了数字资源建设，着力打造本领域首套融合教材。

本套教材重点突出如下特点：

1. **适应发展需求，体现高职特色**　本套教材定位于高等职业教育药品类专业，教材的顶层设计既考虑行业创新驱动发展对技术技能型人才的需要，又充分考虑职业人才的全面发展和技术技能型人才的成长规律；既集合了我国职业教育快速发展的实践经验，又充分体现了现代高等职业教育的发展理念，突出高等职业教育特色。

2. **完善课程标准，兼顾接续培养**　本套教材根据各专业对应从业岗位的任职标准优化课程标准，避免重要知识点的遗漏和不必要的交叉重复，以保证教学内容的设计与职业标准精准对接，学校的人才培养与企业的岗位需求精准对接。同时，本套教材顺应接续培养的需要，适当考虑建立各课程的衔接体系，以保证高等职业教育对口招收中职学生的需要和高职学生对口升学至应用型本科专业学习的衔接。

3. **推进产学结合，实现一体化教学**　本套教材的内容编排以技能培养为目标，以技术应用为主线，使学生在逐步了解岗位工作实践、掌握工作技能的过程中获取相应的知识。为此，在编写队伍组建上，特别邀请了一大批具有丰富实践经验的行业专家参加编写工作，与从全国高职院校中遴选出的优秀师资共同合作，确保教材内容贴近一线工作岗位实际，促使一体化教学成为现实。

4. **注重素养教育，打造工匠精神**　在全国"劳动光荣、技能宝贵"的氛围逐渐形成，"工匠精神"在各行各业广为倡导的形势下,医药卫生行业的从业人员更要有崇高的道德和职业素养。教材更加强调要充分体现对学生职业素养的培养,在适当的环节,特别是案例中要体现出药品从业人员的行为准则和道德规范,以及精益求精的工作态度。

5. 培养创新意识,提高创业能力　为有效地开展大学生创新创业教育,促进学生全面发展和全面成才,本套教材特别注意将创新创业教育融入专业课程中,帮助学生培养创新思维,提高创新能力、实践能力和解决复杂问题的能力,引导学生独立思考、客观判断,以积极的、锲而不舍的精神寻求解决问题的方案。

6. 对接岗位实际,确保课证融通　按照课程标准与职业标准融通,课程评价方式与职业技能鉴定方式融通,学历教育管理与职业资格管理融通的现代职业教育发展趋势,本套教材中的专业课程,充分考虑学生考取相关职业资格证书的需要,其内容和实训项目的选取尽量涵盖相关的考试内容,使其成为一本既是学历教育的教科书,又是职业岗位证书的培训教材,实现"双证书"培养。

7. 营造真实场景,活化教学模式　本套教材在继承保持人卫版职业教育教材栏目式编写模式的基础上,进行了进一步系统优化。例如,增加了"导学情景",借助真实工作情景开启知识内容的学习;"复习导图"以思维导图的模式,为学生梳理本章的知识脉络,帮助学生构建知识框架。进而提高教材的可读性,体现教材的职业教育属性,做到学以致用。

8. 全面"纸数"融合,促进多媒体共享　为了适应新的教学模式的需要,本套教材同步建设以纸质教材内容为核心的多样化的数字教学资源,从广度、深度上拓展纸质教材内容。通过在纸质教材中增加二维码的方式"无缝隙"地链接视频、动画、图片、PPT、音频、文档等富媒体资源,丰富纸质教材的表现形式,补充拓展性的知识内容,为多元化的人才培养提供更多的信息知识支撑。

　　本套教材的编写过程中,全体编者以高度负责、严谨认真的态度为教材的编写工作付出了诸多心血,各参编院校对编写工作的顺利开展给予了大力支持,从而使本套教材得以高质量如期出版,在此对有关单位和各位专家表示诚挚的感谢!教材出版后,各位教师、学生在使用过程中,如发现问题请反馈给我们(renweiyaoxue@163.com),以便及时更正和修订完善。

人民卫生出版社

2018 年 3 月

# 全国高等职业教育药品类专业国家卫生健康委员会"十三五"规划教材
## 教材目录

| 序号 | 教材名称 | 主编 | 适用专业 |
|---|---|---|---|
| 1 | 人体解剖生理学（第3版） | 贺 伟　吴金英 | 药学类、药品制造类、食品药品管理类、食品工业类 |
| 2 | 基础化学（第3版） | 傅春华　黄月君 | 药学类、药品制造类、食品药品管理类、食品工业类 |
| 3 | 无机化学（第3版） | 牛秀明　林 珍 | 药学类、药品制造类、食品药品管理类、食品工业类 |
| 4 | 分析化学（第3版） | 李维斌　陈哲洪 | 药学类、药品制造类、食品药品管理类、医学技术类、生物技术类 |
| 5 | 仪器分析 | 任玉红　闫冬良 | 药学类、药品制造类、食品药品管理类、食品工业类 |
| 6 | 有机化学（第3版）* | 刘 斌　卫月琴 | 药学类、药品制造类、食品药品管理类、食品工业类 |
| 7 | 生物化学（第3版） | 李清秀 | 药学类、药品制造类、食品药品管理类、食品工业类 |
| 8 | 微生物与免疫学* | 凌庆枝　魏仲香 | 药学类、药品制造类、食品药品管理类、食品工业类 |
| 9 | 药事管理与法规（第3版） | 万仁甫 | 药学类、药品经营与管理、中药学、药品生产技术、药品质量与安全、食品药品监督管理 |
| 10 | 公共关系基础（第3版） | 秦东华　惠 春 | 药学类、药品制造类、食品药品管理类、食品工业类 |
| 11 | 医药数理统计（第3版） | 侯丽英 | 药学、药物制剂技术、化学制药技术、中药制药技术、生物制药技术、药品经营与管理、药品服务与管理 |
| 12 | 药学英语 | 林速容　赵 旦 | 药学、药物制剂技术、化学制药技术、中药制药技术、生物制药技术、药品经营与管理、药品服务与管理 |
| 13 | 医药应用文写作（第3版） | 张月亮 | 药学、药物制剂技术、化学制药技术、中药制药技术、生物制药技术、药品经营与管理、药品服务与管理 |

| 序号 | 教材名称 | 主编 | 适用专业 |
|---|---|---|---|
| 14 | 医药信息检索(第3版) | 陈燕 李现红 | 药学、药物制剂技术、化学制药技术、中药制药技术、生物制药技术、药品经营与管理、药品服务与管理 |
| 15 | 药理学(第3版) | 罗跃娥 樊一桥 | 药学、药物制剂技术、化学制药技术、中药制药技术、生物制药技术、药品经营与管理、药品服务与管理 |
| 16 | 药物化学(第3版) | 葛淑兰 张彦文 | 药学、药品经营与管理、药品服务与管理、药物制剂技术、化学制药技术 |
| 17 | 药剂学(第3版)* | 李忠文 | 药学、药品经营与管理、药品服务与管理、药品质量与安全 |
| 18 | 药物分析(第3版) | 孙莹 刘燕 | 药学、药品质量与安全、药品经营与管理、药品生产技术 |
| 19 | 天然药物学(第3版) | 沈力 张辛 | 药学、药物制剂技术、化学制药技术、生物制药技术、药品经营与管理 |
| 20 | 天然药物化学(第3版) | 吴剑峰 | 药学、药物制剂技术、化学制药技术、生物制药技术、中药制药技术 |
| 21 | 医院药学概要(第3版) | 张明淑 于倩 | 药学、药品经营与管理、药品服务与管理 |
| 22 | 中医药学概论(第3版) | 周少林 吴立明 | 药学、药物制剂技术、化学制药技术、中药制药技术、生物制药技术、药品经营与管理、药品服务与管理 |
| 23 | 药品营销心理学(第3版) | 丛媛 | 药学、药品经营与管理 |
| 24 | 基础会计(第3版) | 周凤莲 | 药品经营与管理、药品服务与管理 |
| 25 | 临床医学概要(第3版)* | 曾华 | 药学、药品经营与管理 |
| 26 | 药品市场营销学(第3版)* | 张丽 | 药学、药品经营与管理、中药学、药物制剂技术、化学制药技术、生物制药技术、中药制药技术、药品服务与管理 |
| 27 | 临床药物治疗学(第3版)* | 曹红 吴艳 | 药学、药品经营与管理 |
| 28 | 医药企业管理 | 戴宇 徐茂红 | 药品经营与管理、药学、药品服务与管理 |
| 29 | 药品储存与养护(第3版) | 徐世义 宫淑秋 | 药品经营与管理、药学、中药学、药品生产技术 |
| 30 | 药品经营管理法律实务(第3版)* | 李朝霞 | 药品经营与管理、药品服务与管理 |
| 31 | 医学基础(第3版) | 孙志军 李宏伟 | 药学、药物制剂技术、生物制药技术、化学制药技术、中药制药技术 |
| 32 | 药学服务实务(第2版) | 秦红兵 陈俊荣 | 药学、中药学、药品经营与管理、药品服务与管理 |

| 序号 | 教材名称 | 主编 | 适用专业 |
|---|---|---|---|
| 33 | 药品生产质量管理(第3版)* | 李洪 | 药物制剂技术、化学制药技术、中药制药技术、生物制药技术、药品生产技术 |
| 34 | 安全生产知识(第3版) | 张之东 | 药物制剂技术、化学制药技术、中药制药技术、生物制药技术、药学 |
| 35 | 实用药物学基础(第3版) | 丁丰 张庆 | 药学、药物制剂技术、生物制药技术、化学制药技术 |
| 36 | 药物制剂技术(第3版)* | 张健泓 | 药学、药物制剂技术、化学制药技术、生物制药技术 |
|  | 药物制剂综合实训教程 | 胡英 张健泓 | 药学、药物制剂技术、化学制药技术、生物制药技术 |
| 37 | 药物检测技术(第3版) | 甄会贤 | 药品质量与安全、药物制剂技术、化学制药技术、药学 |
| 38 | 药物制剂设备(第3版) | 王泽 | 药品生产技术、药物制剂技术、制药设备应用技术、中药生产与加工 |
| 39 | 药物制剂辅料与包装材料(第3版)* | 张亚红 | 药物制剂技术、化学制药技术、中药制药技术、生物制药技术、药学 |
| 40 | 化工制图(第3版) | 孙安荣 | 化学制药技术、生物制药技术、中药制药技术、药物制剂技术、药品生产技术、食品加工技术、化工生物技术、制药设备应用技术、医疗设备应用技术 |
| 41 | 药物分离与纯化技术(第3版) | 马娟 | 化学制药技术、药学、生物制药技术 |
| 42 | 药品生物检定技术(第2版) | 杨元娟 | 药学、生物制药技术、药物制剂技术、药品质量与安全、药品生物技术 |
| 43 | 生物药物检测技术(第2版) | 兰作平 | 生物制药技术、药品质量与安全 |
| 44 | 生物制药设备(第3版)* | 罗合春 贺峰 | 生物制药技术 |
| 45 | 中医基本理论(第3版)* | 叶玉枝 | 中药制药技术、中药学、中药生产与加工、中医养生保健、中医康复技术 |
| 46 | 实用中药(第3版) | 马维平 徐智斌 | 中药制药技术、中药学、中药生产与加工 |
| 47 | 方剂与中成药(第3版) | 李建民 马波 | 中药制药技术、中药学、药品生产技术、药品经营与管理、药品服务与管理 |
| 48 | 中药鉴定技术(第3版)* | 李炳生 易东阳 | 中药制药技术、药品经营与管理、中药学、中草药栽培技术、中药生产与加工、药品质量与安全、药学 |
| 49 | 药用植物识别技术 | 宋新丽 彭学著 | 中药制药技术、中药学、中草药栽培技术、中药生产与加工 |

| 序号 | 教材名称 | 主编 | | 适用专业 |
|---|---|---|---|---|
| 50 | 中药药理学(第3版) | 袁先雄 | | 药学、中药学、药品生产技术、药品经营与管理、药品服务与管理 |
| 51 | 中药化学实用技术(第3版)* | 杨 红 | 郭素华 | 中药制药技术、中药学、中草药栽培技术、中药生产与加工 |
| 52 | 中药炮制技术(第3版) | 张中社 | 龙全江 | 中药制药技术、中药学、中药生产与加工 |
| 53 | 中药制药设备(第3版) | 魏增余 | | 中药制药技术、中药学、药品生产技术、制药设备应用技术 |
| 54 | 中药制剂技术(第3版) | 汪小根 | 刘德军 | 中药制药技术、中药学、中药生产与加工、药品质量与安全 |
| 55 | 中药制剂检测技术(第3版) | 田友清 | 张钦德 | 中药制药技术、中药学、药学、药品生产技术、药品质量与安全 |
| 56 | 药品生产技术 | 李丽娟 | | 药品生产技术、化学制药技术、生物制药技术、药品质量与安全 |
| 57 | 中药生产与加工 | 庄义修 | 付绍智 | 药学、药品生产技术、药品质量与安全、中药学、中药生产与加工 |

说明：* 为"十二五"职业教育国家规划教材。全套教材均配有数字资源。

8

# 全国食品药品职业教育教材建设指导委员会
## 成员名单

---

**主 任 委 员：** 姚文兵　中国药科大学

**副主任委员：** 刘　斌　天津职业大学　　　　　　　　马　波　安徽中医药高等专科学校

郑彦云　广东食品药品职业学院　　　　袁　龙　江苏省徐州医药高等职业学校

冯连贵　重庆医药高等专科学校　　　　缪立德　长江职业学院

张彦文　天津医学高等专科学校　　　　张伟群　安庆医药高等专科学校

陶书中　江苏食品药品职业技术学院　　罗晓清　苏州卫生职业技术学院

许莉勇　浙江医药高等专科学校　　　　葛淑兰　山东医学高等专科学校

昝雪峰　楚雄医药高等专科学校　　　　孙勇民　天津现代职业技术学院

陈国忠　江苏医药职业学院

**委　　　员**（以姓氏笔画为序）：

于文国　河北化工医药职业技术学院　　张　铎　河北化工医药职业技术学院

毛小明　安庆医药高等专科学校　　　　张志琴　楚雄医药高等专科学校

牛红云　黑龙江农垦职业学院　　　　　张佳佳　浙江医药高等专科学校

王　宁　江苏医药职业学院　　　　　　张健泓　广东食品药品职业学院

王明军　厦门医学高等专科学校　　　　张海涛　辽宁农业职业技术学院

王玮瑛　黑龙江护理高等专科学校　　　李　霞　天津职业大学

王峥业　江苏省徐州医药高等职业学校　李群力　金华职业技术学院

王瑞兰　广东食品药品职业学院　　　　杨元娟　重庆医药高等专科学校

边　江　中国医学装备协会康复医学　　杨先振　楚雄医药高等专科学校

　　　　装备技术专业委员会　　　　　邹浩军　无锡卫生高等职业技术学校

刘　燕　肇庆医学高等专科学校　　　　陈芳梅　广西卫生职业技术学院

刘玉兵　黑龙江农业经济职业学院　　　陈海洋　湖南环境生物职业技术学院

刘德军　江苏省连云港中医药高等职业　周双林　浙江医药高等专科学校

　　　　技术学校　　　　　　　　　　罗兴洪　先声药业集团

吕　平　天津职业大学　　　　　　　　罗跃娥　天津医学高等专科学校

孙　莹　长春医学高等专科学校　　　　邾枝花　安徽医学高等专科学校

朱照静　重庆医药高等专科学校　　　　金浩宇　广东食品药品职业学院

师邱毅　浙江医药高等专科学校　　　　段如春　楚雄医药高等专科学校

严　振　广东食品药品监督管理局　　　胡雪琴　重庆医药高等专科学校

张　庆　济南护理职业学院　　　　　　郝晶晶　北京卫生职业学院

张　建　天津生物工程职业技术学院　　倪　峰　福建卫生职业技术学院

徐一新　上海健康医学院

莫国民　上海健康医学院

袁加程　江苏食品药品职业技术学院

顾立众　江苏食品药品职业技术学院

晨　阳　江苏医药职业学院

黄丽萍　安徽中医药高等专科学校

黄美娥　湖南食品药品职业学院

景维斌　江苏省徐州医药高等职业学校

葛　虹　广东食品药品职业学院

蒋长顺　安徽医学高等专科学校

潘志恒　天津现代职业技术学院

# 前　言

　　本教材是根据全国高等职业教育药品类专业国家卫生健康委员会"十三五"规划教材建设的总体指导思想,按照教育部最新颁布的《普通高等学校高等职业教育(专科)专业目录(2015)》要求,针对药品生产技术(生物制药技术方向)、药品质量与安全等专业培养目标,依据高职药品类专业课程目标和课程特点,紧密联系药物检验员高级工的职业资格要求,并结合我国高等职业教育发展特点编写而成。

　　生物药物检测技术是高职高专药品生产技术(生物药物技术方向)的专业必修课程。通过本课程的学习,能让学生树立正确完整的药品质量与控制的观念和意识,能熟练使用《中国药典》,完成生物药物质量检测,具备对生物药物进行全面质量控制的能力,为将来胜任药品生产企业、研发部门及营销单位的相关技术工作或药物质量管理工作奠定基础。

　　本教材是在对接医药行业企业职业岗位,结合国家药品质量标准不断提高的新形势,在《生物药物检测技术》第1版教材的教学实践基础上,组织十余所高职高专院校一线教师,经编写、互审、集体讨论并经主编统稿终审而成。本教材供全国高职高专药品生产技术、药品质量与安全等相关专业使用,也可供药学、药品经营与管理、药品经营与服务等专业选用。

　　本教材有如下特点。

　　(1)以相关专业培养目标和课程标准为指导,以服务教与学为宗旨,全面贯彻基础理论、基本知识和基本技能的要求,力求思想性、科学性、先进性、职业性、启发性、实用性、针对性和前瞻性,充分考虑课证融通、就业岗位多元和学生的可持续发展。

　　(2)根据《中国药典》(2015年版),在前版教材的基础上,本版教材进行了内容及体系的适当调整和完善:①增加了"生物药物鉴别检验""生物药物的含量测定""生物制品的分析""基因工程类药物的分析"等共4章内容。②采用了教材内容的模块化设计理念,将制剂分析调至第五章,形成了第一模块"生物药物质量检验基础与单项检验",体现学中做,包含绪论、生物药物鉴别检验、生物药物的检查法、生物药物的含量测定、制剂分析等5章内容;将生物制品的质量监控并入了第十三章"生物制品的分析",形成了第二模块"生物药物质量综合检验",体现做中学,包含蛋白质类药物的分析、酶类药物的分析、核酸类药物的分析、抗生素类药物的分析、维生素及辅酶类药物的分析、多糖药物的分析、甾体激素类药物的分析、生物制品的分析、基因工程类药物的分析等共9章内容;第三模块为"实验实训",为了体现探中学、项目导向、任务驱动,本教材将17个单项实验实训内容以及6个综合实训项目列于第三模块。

　　(3)本教材根据各章节特点及编写内容设计了丰富新颖的活动模块,还设置了如"课件""同步练习""扫一扫,学操作""扫一扫,链拓展"等数字资源栏目,实现了职业化融合教材。有利于提高学生学习兴趣,有助于培养出既有一定的理论知识又有较强操作技能的综合职业素养药学技术技能人才。

本教材实行主编负责制,兰作平编写第一章及教材其他内容;程沁园编写第二章、第七章;朱宏阳编写第三章;谭韬编写第四章、综合实训五;谢俊霞编写第五章;刘碧林编写第六章、综合实训二和三;张明编写第八章、第十一章;陈龙华编写第九章、综合实训四;杜学勤编写第十章、综合实训一;崔俐俊编写第十二章、第十四章;张慧婧编写第十三章、综合实训六。

本教材在编写中参考了部分教材和著作,在此向有关作者和出版社致以最真诚的谢意,也衷心感谢第 1 版所有编委为本教材打下的坚实基础,感谢本版教材中各编委的辛勤劳动。本教材在编写过程中得到了人民卫生出版社的悉心指导,得到了参编院校的鼎力支持和帮助,在此一并表示最衷心的感谢。

由于编写理念和水平有限,编写时间紧张,教材中的错误实难避免,在此先致以诚挚的道歉,再恳请阅读本教材的老师和同学给予指正,以便再版时修正完善。

兰作平

2018 年 7 月

# 目　录

# 第二模块 生物药物质量综合检验

# 第三模块　实验实训

# 生物药物质量检验基础与单项检验

# 第一章

---

## 绪论

### 导学情景 ⅴ

**情景描述：**

　　2016 年 6 月，国家食品药品监督管理总局网站上公布了广西某制药有限公司有关质量保证体系涉嫌违法违规的行为，主要包括：①物料、成品的质量标准和检验规程未按照《中国药典》（2015 年版）的要求进行修订；②部分原辅料未经质量管理部门批准放行即用于药品生产；③部分检验记录无复核人签字，抽查的药材检验记录，未见高效液相纸质图谱，经查询电子图谱，发现检验人员选择性地采用实验数据，未如实记录。抽查蔗糖的检验记录，无检验用标准硫酸钾溶液、草酸铵试液、标准钙溶液等试液的配制记录，现场也未见上述溶液及配制溶液所用试剂的实物。该企业的上述行为已严重违反《中华人民共和国药品管理法》及 GMP 相关规定，广西省药监局收回该企业 GMP 证书，责令企业停止生产，并对发现的违法违规行为依法立案查处。

**学前导语：**

　　药品的质量事关人民的生命健康，国家药品质量标准是药品生产、流通、使用和行政管理、技术监督等各个环节应共同遵循的法定技术依据，对保证药品质量、保障人民群众用药安全、有效和维护人民生命健康起着极其重要的作用。本章主要介绍生物药物的性质与特点、药品质量标准、药典、化学试剂配制、药物检验的基本程序等，总结了生物药物质量检验从业人员基本要求，及要求其牢固树立药品的质量意识。

## 第一节　生物药物的性质和特点

### 学习目标 ⅴ

　　1. 熟悉生物药物的概念、性质与分类。

　　2. 熟悉生物药物分析的任务与要求。

　　3. 了解生物药物的特点。

### 一、生物药物的分类与特点

　　生物药物是指运用生物化学、现代生物技术、物理学、化学及药学等学科的原理及方法，利用生物体、生物组织、细胞、体液等制造的一类能用于临床预防、治疗和诊断的药物。广义的生物药物是指从动物、植物、微生物中直接制得的具有生理活性的物质或通过人工合成、半合成制得的天然类似物。生物药物根据来源和生产方法可分为生化药物、生物技术药物及生物制品三大类。根据生物药物的化学特性及本质可将其分为氨基酸及其衍生物类、多肽及蛋白质类、酶类、糖类、脂类、维生素类、核酸类、有机酸及醇酮类、生物技术药物类、生物制品类等。生物药物被广泛应用于感染性疾病的控制,生命要素补充、调节和恢复机体功能等。

生物药物通常为一些生物大分子,分子质量大、组成结构复杂;具有严格的空间构象,以维持其特定的生理活性。生物药物在化学构成上,十分接近于人体内的正常生理物质,进入机体后也更容易被吸收利用并参与机体的正常代谢与调节。生物药物在药理活性上具有更高的生化机制合理性及特异诊疗有效性。在临床上,生物药物具有药理活性高、针对性强、毒性低、副作用小、疗效可靠及营养价值高等特点。生物药物的有效成分在生物材料中浓度较低,而杂质的含量却相对比较高,其对酸、碱、热、重金属都较敏感,各种理化因素的改变容易对其生物活性产生影响。

## 二、生物药物分析的任务与要求

生物药物的质量直接关系到人民群众的生命健康,是大众用药安全的重要保障,必须严把质量关。生物药物的质量控制必须从其质量特性着手,其质量特性主要包括有效性、安全性、稳定性和均一性等。全面控制生物药物的质量不是一个单位或一个部门能够独立胜任的工作,它是一项涉及多学科的综合性工作,生物药物分析就是研究和发展生物药物质量控制的方法学科。生物药物分析是药品生产技术专业(生物制药技术方向)的一门核心专业课程。它是应用微生物学、生物化学、分子生物学、免疫学、化学、生化工程等学科的方法和技术,研究生物药物及其制剂质量的一门综合性学科。

生物药物分析的主要任务是在生物药物质量检验过程中,应用各种方法和技术,分析鉴定各种生物药物的化学成分及含量、化学结构及理化性质,相关物质和降解产物含量等,以此判定生物药物的真伪、纯度及有效含量,实现生物药物在生产、管理、流通及使用等环节上质量的全面控制,保障人民群众用药安全、合理、有效。因此,在生物药物的生产、保管、供应、调配及临床使用环节中,必须采用化学、物理学、物理化学、生物学、微生物学、免疫学等方法进行控制和研究产品的质量。生产企业必须对生物药物生产过程进行严格的质量控制,及时解决生产工艺中发现的质量问题,提高药品质量。药品供应和管理部门须全程监控药品贮存过程中的质量变化,研究引起药品发生变质的影响因素,完善药品贮存条件与管理方法,确保药品质量。

# 第二节 药品质量标准

**学习目标** ∨
1. 掌握国家药品质量标准的分类。
2. 熟悉药品质量标准的定义与作用。
3. 了解企业标准的基本内容。

药品的质量直接影响到药品的安全性和有效性,关系到人民的生命健康。药品的质量会因为制药企业的生产工艺、技术水平、设备条件、贮运与保养等的不同而各有差异,故为了保障药品质量,就必须加强对药品质量的控制与管理,建立统一的药品质量标准。

药品质量标准是药品现代化生产和质量管理的重要组成部分,是药品生产、流通、使用和行政管理、技术监督等各个环节应共同遵循的法定技术依据,也是药品制造和临床用药水平的重要标志。对保证药品质量、保障人民群众用药安全、有效和维护人民生命健康起着极其重要的作用。

药品质量标准是判定药品质量的依据,是检验药品质量是否合格的尺度。国家药品质量标准是针对药品生产、贮运、使用等环节,用于检验和判定药品质量是否达到用药要求并衡量其质量是否稳定、均一的技术规定,具有法律意义,是药品生产、销售、使用、检验、质量管理部门共同遵守的法定依据。

我国国家药品质量标准有《中华人民共和国药典》(简称《中国药典》)和国家药品监督管理局颁布的药品标准(简称局颁标准),两者均为国家监督管理药品质量的法定技术标准,具有等同法律效力。制药企业生产的药品必须符合国家药品质量标准,否则不得出厂、销售和使用。

### 1. 药典

药典是一个国家关于药品质量标准的法典,它不是词典、工具书或参考书,和其他法令一样都具有法律约束力,是国家管理药品生产与质量的法定依据。《中国药典》是由国家药典委员会编纂,经国务院批准后,国家药品监督管理局颁布执行。制造与供应不符合药典规定的药品是违法行为。

### 2. 局颁标准

局颁标准的主要收载范围:①新药转正后疗效好、在国内使用广泛、今后可过渡到药典的品种;②部分品种尚未被药典收载,但在国内有需求、有生产,须执行统一的质量标准,故被收入局颁标准;③被上一版药典收载,但未被新版药典收载的品种;④国外药典收载的部分品种可以优先考虑制定其局颁标准。

---

**知识链接**

局颁标准与部颁标准

在很多教材中,还将局颁标准表述为局(部)颁标准。原国家食品药品监督管理总局(CFDA)颁布的是局颁标准,而部颁标准是原卫生部颁布的药品质量标准。国家食品药品监督管理局(SFDA)成立之前,药品标准由原卫生部负责制订,标准号为WS(卫生)开头,待标准转正后,在WS后加注下标,其中$WS_1$、$WS_2$、$WS_3$分别表示化药、生物制品和中药,并在药品标准末尾加注年份和字母Z,表示该标准已转正及转正时间。标准转正后,原标准即停止使用。

SFDA于2013年3月22日又改名为CFDA,两部门都未废止上述WS标准号,并在一段时间内沿用了原卫生部标准的编号原则。

从2003年下半年开始,SFDA及其后身CFDA逐渐用新的标准命名原则来取代原卫生部标准的编号原则。新的标准号以YB(药品标准)开头,其中YBH、YBS、YBZ、YBB分别表示化学药品标准、生物制品标准、中药标准和包材标准,标准号没有表示转正的标记。目前,CFDA在药品再注册的过程中,正逐步用YB标准取代原WS标准。

### 3. 临床研究用药品质量标准

根据我国《药品管理法》的规定,为了保证在研新药的临床用药安全与临床结论的可靠,在进行临床试验前,新药研制单位必须根据药品临床前的研究结果研制一个临时性质量标准,该标准一经药品监督管理局批准,即为临床研究用药品质量标准,该标准仅在临床试验期间有效,且仅供研制单位和临床试验单位使用。

### 4. 暂行或试行药品标准

在研新药临床研究用药品质量标准,经临床试验或使用后,报试生产时修订变更为试生产药品质量标准即为暂行药品标准。该标准执行两年后,若药品质量稳定,药品转为正式生产,此时暂行药品标准修订完善为试行药品标准。如该试行标准执行两年后,药品的质量仍很稳定,则试行药品标准即可经药品监督管理局批准上升为局颁标准。

### 5. 企业标准

企业标准又称企业内部标准,是由药品生产企业结合自身的实际情况制定的,并用于控制药品质量的内部标准,以保证出厂药品的质量。企业标准仅在企业的质量管理中具有约束力,是非法定标准。企业标准往往是通过增加检测项目及提高要求,使其质量标准高于法定药品质量标准,以确保自己的产品发挥质量优势、竞争优势,因此,企业标准通常都是对外保密的。

## 第三节　药典概述

学习目标 ∨

1. 掌握《中国药典》的主要内容。

2. 熟悉《中国药典》基本知识。

3. 了解外国药典。

## 一、《中国药典》基本知识

《中华人民共和国药典》(Chinese Pharmacopoeia,ChP),简称《中国药典》,由国家药典委员会编制,是国家监督、管理药品质量的法定技术标准,是我国记载药品质量的法典。自新中国成立以来,我国已出版了 10 版药典(1953、1963、1977、1985、1990、1995、2000、2005、2010、2015 年版)。《中国药典》1953 年版仅为一册,1963—2000 年版药典分为一部和二部,一部主要收载中药材、中成药、由天然产物制得的药物纯品及油脂;二部收载化学合成药、抗生素、生化药品、放射性药品及药物制剂、血清疫苗等。2005—2010 年版药典分为三部,一部主要收载中药材、中药饮片、植物油脂及提取物、成方与单方制剂,二部收载化学合成药、抗生素、生化药品、放射性药品和药用辅料;三部收载生物制品。《中国药典》(2015 年版)分为一部、二部、三部和四部,一部主要收载中药材、中药饮片、植物油脂及提取物、成方制剂和单方制剂,品种共计 2598 种;二部收载化学药品、抗生素、生化药品和放射性药品等,品种共计 2603 种;三部收载生物制品,品种共计 137 种;四部收载通则和药用辅料,通则共计 317 个,包括制剂通则、检测方法、标准品、标准物质、试剂试药及指导原则。

## 二、《中国药典》的主要内容

《中国药典》按照内容可分为凡例、正文及引用的通则和索引等四个部分。

（一）凡例

凡例为药典的重要构成部分,是药典的总"说明书",是解释和正确使用《中国药典》进行药品质量检定的基本原则,是对《中国药典》正文品种、通则与药品质量检定有关的共性问题的统一规定,避免在药典中重复解释和说明,具有法定的约束力。

▶▶ 扫一扫，链拓展

《中国药典》（2015 年版）凡例全文。

ER-1-1

《中国药典》
（2015 年版）
凡例全文

《中国药典》将凡例中对有关药品质量检定的项目规定进行分类,其分类项目有:名称及编排,项目与要求,检验方法及限度,标准品、对照品、对照品材料、对照提取物或参考品,计量,精确度,试药、试液、指示剂,动物实验,说明书,包装、标签等,以便于查阅和使用。举例如下。

1. 标准品、对照品,是指用于生物检定、抗生素或生化药品中含量或效价测定的标准物质,用国际标准品进行标定,按效价单位（或 μg）计算;其制备与标定应符合"生物制品国家标准物质制备和标定规程"要求,并由国务院药品监督管理部门指定的机构分发。企业标准品或参考品必须经国家标准品或参考品标化后方能使用。对照品是指除另有规定外,均按干燥品（或无水物质）进行计算后使用的标准物质。药典所用的标准品和对照品均由国家药品监督管理部门指定单位制备、标定和供应,同时附有使用说明、质量要求、有效期和装量等。

2. 水浴温度,除另有规定之外,试样所用的水浴温度均指 98~100℃;室温是指 10~30℃;冷水是指 2~10℃。试验用水,除另有规定外,均系指纯化用水;酸碱度检查所用的水,均是指新沸并放冷至室温的水。

3. 溶液的滴,系指 20℃ 时,1.0ml 的水相当于 20 滴。溶液后标示的"（1→10）"的含义是:溶质 1.0g（或 1.0ml）加溶剂使成 10ml 的溶液。

4. 精确度和精密度,药典规定:试验中的供试品与试药等,称重或量取的量,均用阿拉伯数码表示,其精确度可以根据数值的有效数位来判断。如称取"0.1g",是指可称取重量为 0.06~0.14g;称取"2g",是指可称取重量为 1.5~2.5g;称取"2.0g",是指称取重量可为 1.95~2.05g;称取 2.00g,是指可称取重量为 1.995~2.005g,依次类推。精密称定是指称取重量应准确至所取重量的千分之一;称定是指称取重量应准确至所取重量的百分之一;精密量取是指量取体积的准确度应符合国家标准中对该体积移液管的精密度要求。取用量为"约"若干时,则指取用量不得超过规定量的±10%。

5. 检验方法和限度,《中国药典》收载的原料药及制剂,均应按规定的方法进行检验;如采用其他方法,应将该方法和规定的方法做对比试验,根据试验结果掌握使用,但在仲裁时仍以药典规定之方法为准。标准中规定的各种纯度和限度数值及制剂的重（装）量差异,为包括上限和下限两个数值本身及中间数值。规定的这些数值不论是百分数还是绝对数字,其最后一位数字都是有效位。试验结果在计算过程中,可以比规定多保留一位有效数字,然后根据有效数字的修约规则进舍至规定有效位。计算所得的最后数值或测定读数值均可按修约规则进舍至规定的有效位,取此数值与标准中规定的限度数值比较,以判断是否符合规定的限度。

（二）正文

正文为药典的主要内容,收载了药品或制剂、辅料等的质量标准。药品的正文内容根据品种和剂型会有所不同,一般情况下,主要包括药品的中文名称(附汉语拼音与英文名)、有机物的结构式、分子式与分子量、来源或有机药物的化学名称、含量或效价规定、处方、制法、性状、鉴别、检查、含量测定或效价测定、类别、规格、贮藏、制剂及杂质信息等。

《中国药典》(2015年版)三部主要收载生物制品、血液制品等药物,其中包括的药物主要有:预防类生物制品,以疫苗为主;治疗类生物制品,以抗毒素、抗蛇毒血清等为主;诊断类生物制品,以单抗等为主。由于生物制品的理化特性及生产要求与二部收载的化学药品截然不同,故药典三部所收载药品的正文内容与药典二部药品的也有很大差异,主要是根据批准的原材料、生产工艺、贮藏条件等所制定的,用来检测生物制品质量是否达到用药要求并判断其质量是否均一、稳定的技术规定。因此正文内容按顺序可分别列为:品名(包括中文通用名称、汉语拼音与英文名),定义、组成及用途,基本要求,制造,检定(原液、半成品、成品),保存、运输及有效期,使用说明(预防类制品)等。

（三）通则

通则主要包括制剂通则、通用检测方法和指导原则。制剂通则是指按照药物剂型分类,针对剂型的特点所规定的基本技术要求。通用检测方法是指各正文品种进行相同检查项目的检测所用的统一设备、程序、方法和限度等,包括光谱法、色谱法、物理常数测定法、一般鉴别试验、特性检查法、生物检查法、生物测定法、生物活性(效价测定)及试剂与标准物质等。指导原则是指为执行药典、考察药品质量、起草和复核药品标准等所制定的指导性规定。

（四）索引

索引则是为了方便检索和使用《中国药典》。《中国药典》的索引除一部外,主要包括中文索引(按汉语拼音顺序排列)、英文索引(按英文名称首字母顺序排列),在使用药典时,既可通过品名(通则)目次查找,也可通过索引查找。

## 三、国外药典简介

目前,全球已有很多国家编订了国家药典,另外尚有区域性药典(《北欧药典》《欧洲药典》《亚洲药典》)及世界卫生组织(WHO)编定的《国际药典》(Ph.Int)可作为药品质量标准或供参考。在药品检验工作中可供参考的国外药典主要有以下几种。

《美国药典》( the United States Pharmacopoeia, USP )和《美国国家处方集》( the National Formulary,NF)已合并出版(USP-NF)。由美国药典委员会编定出版,分类收载了药物原料、药物制剂的标准,食品补充剂及其成分标准,药用辅料的标准收载于 NF 中。

《英国药典》(British Pharmacopoeia,BP)。现行为 2017 年版,共六卷。由于 BP 直接收录了欧洲药典标准的内容,故 BP 可方便获得大多数在欧洲国家使用的药品标准。

《日本药局方》(Japan Pharmacopoeia,JP)。由日本药典委员会编制,目前为第十七修订版,其内容与我国药典有一定的相似性。

《欧洲药典》(European Pharmacopoeia,EP)。现行版本为第 9 版,由欧洲药品质量管理局编制和出版,是欧洲药品质量控制标准。欧盟各成员国必须无条件执行欧洲药典,其本国药典仅作《欧洲药典》的补充。

# 第四节　生物药物检验试剂配制

**学习目标** ╲

1. 掌握试剂配制方法。
2. 熟悉试剂分类与选择。

药典正文中收载的试验用试药,均须根据四部通则试药项下的规定,选择符合国家标准或国务院有关行政主管部门所规定的不同等级试剂标准,另有规定除外。各类化学试剂试液,如试液、缓冲液、指示剂与指示液、滴定液等,均应按照通则规定及药典相应"检验操作规程"中的配制方法进行制备。此外,试剂还须根据除药典外的其他法定标准和参考手册,及试剂所需规格的一般化学逻辑来进行配制。

## 一、试剂分类与选择

### (一)试剂分类

化学试剂分类方法有很多种,按性质可分为无机试剂、有机试剂、生化试剂、指示剂和标准样品等;根据用途可分为生物试剂(BR)、生物染色剂(BS)、生化试剂(BC)、配位滴定用(FCM)、色谱用等;使用最广泛的分类方法是按纯度分类,主要有国标试剂(GB)、基准试剂(JZ)、优级纯(GR)、分析纯(AR)、化学纯(CP)、实验纯(LR)、指定级(ZD)、色谱纯(GC、LC)、高纯试剂(EP)等。

▶ **扫一扫,链拓展**

试剂分类介绍。

ER-1-2

试剂分类
介绍

此外,还有特种试剂,生产量极小,几乎是按需定产,此类试剂其数量和质量一般为用户所指定。

### (二)试剂选择

试剂选取应遵循四条原则:一是高精确度分析实验,须选用高纯度的试剂;二是一般分析实验,选用分析纯试剂;三是普通化学实验,选用实验纯试剂;四是配制洗液、冷却浴或加热浴用药品时,选用工业品即可。

分析实验过程中要使用不含杂质的试剂是不存在的,分析实验中所用试剂虽然含有某种杂质,但对所进行的实验在事实上没有妨碍,即可以放心使用。此外,试剂中杂质的准确含量是未知的,试剂规格中所示的仅为允许存在杂质的最大限量。因此,在分析实验中若要恰当的选用试剂,就必须把分析要求、试剂规格、操作过程等综合起来考虑。

## 二、试剂配制

**1. 溶剂选择** 大多数分析实验在配制溶液时所用的水溶液,均应根据不同的实验要求来选择合适纯度的水作为溶剂,如普通化学实验只需普通蒸馏水即可,而定量分析实验所用的蒸馏水则需去离子水或符合要求的蒸馏水。

**2. 配制方法** 根据具体情况和实际需要,试剂配制方法通常有粗配和精配两种。

(1)粗配:为一般实验用试剂,无须使用精确浓度的溶液,使用近似浓度的溶液即可得到满意结果。在配制近似浓度溶液时,只需使用一般仪器,如粗天平、量筒等,通常只保留一位或两位有效数字。

(2)精配:即配制精确浓度的溶液。分析实验中,在制备定量分析用的试剂溶液时,就必须使用精密仪器,如分析天平、容量瓶、移液管等,并按照实验要求的准确度及试剂特点精确配制,其浓度通常需要保留四位有效数字。

精配方法一般有两种,一种为直接法,即准确称量基准物质,溶解后定容至一定体积;另一种为标定法(又称间接法),即先配制成近似浓度的溶液,再用基准物质或用标准溶液进行标定。

**3. 溶液配制的计算** 溶液配制过程中,计算是除实验操作误差分析外的另一个核心。在化学中,计算要根据一定的化学概念,既要把数据算对、算准,还需通过计算来表述更科学的结果。如化学中通常使用带单位的数字来表达特定的意义,体积、浓度、物质的量等数据的表达必须要有有效数字的概念。

# 第五节　生物药物检验工作的基本程序及内容

学习目标

1. 掌握药品检验工作中的取样、鉴别、检验、含量测定、检验记录及报告书写等重要环节。
2. 熟悉药品检验工作的基本要求。

## 一、药品检验工作的基本要求

药品检验工作是药品质量控制的关键环节,是指通过检验对药品的质量做出公正、科学、准确的评价和判断,其根本目的是保证人民用药的安全、有效,以维护人民群众、生产企业和国家的利益。确保公正是对药品检验工作的最基本要求,也是药品检验人员必须具备的职业道德。药品检验工作者必须不断提高自身的业务水平,以高度的责任心和科学的态度,严格按照药品质量法规和药品检验标准开展工作,要履行好药品技术监督检验的法定职能,照章办事,坚持原则,根据检验结果实事求是地做出评价和判定。

## 二、药品检验工作的基本程序

药品检验工作是按照药品质量标准对药品进行检验、比较和判定,其检验程序一般分为取样、性状检测、鉴别、检查、含量测定、检验记录及出具报告书等。

### (一)取样

为保证检验结果的科学性、真实性和代表性,取样必须坚持随机、客观、合理、均匀等基本原则,取样时必须检查品名、日期、批号、规格、来源、数量、包装等,检查符合要求后由专人负责取样,填写详细的取样记录并签字。取样时应全批取样,分部位取样,一次所取样品至少可供 3 次检验用,取样时须准确填写取样记录,取样容器、被取样包装上均应贴上标签。

取样时应根据样品的特性按批取样。设总批件数为 $\chi$(原料的单位为袋,中间体的单位为桶、锅,产品为箱、袋、盒、桶等),当 $\chi \leqslant 3$ 时逐件取样,当 $\chi \leqslant 300$ 时按 $\sqrt{\chi}+1$ 取样量随机取样,当 $\chi > 300$ 时按 $\dfrac{\sqrt{\chi}}{2}+1$ 取样量随机取样。除另有规定外,一般等量取样并混合后将其作为样品进行检验。

### (二)性状检测

药品外观性状是其质量的重要表征之一,外观、色泽、气味、晶形、物理常数等能综合地反映药品内在质量。

### (三)鉴别

药物的鉴别主要是依据药物的化学结构、理化性质和生物学特性,进行某些化学反应,测定某些理化常数或光谱特征,测试药物的生物学特性(抑菌能力、生物活性等)来判断药物及其制剂的真伪。

一般而言,某一项鉴别试验,如官能团反应、焰色反应等,只能表示药物某一方面的特征,绝不能将其作为判断的唯一依据。因此,药物的鉴别不可能只由某一项试验就能完成,往往需要采用一组(两个或几个)试验项目来全面评价一个药物,力求结论正确无误。

### (四)检查

药物的检查包括药物有效性、安全性、均一性及纯度检查。有效性包括生物利用度方面的检查,安全性涵盖使用时无毒害的检查,均一性检查每片(支)制剂含量是否一致以保证用药量安全,纯度检查是指在不影响疗效及人体健康的原则下,可以允许生产过程和贮藏过程中引入的微量杂质存在。通常按照药品质量标准规定的项目进行"限度检查",以判断药物的纯度是否符合限量规定要求。

### (五)含量测定

药物的含量测定就是测定药物中主要有效成分的含量。一般采用化学分析或理化分析方法来测定,以确定药物的含量是否符合药品标准的规定要求。关于药物含量测定的具体内容将在各章节中予以详细的论述。

### (六)检验报告的书写

药品检验及其结果必须有完整的原始记录,检验记录是出具检验报告书的重要依据,是开展科学研究与技术总结的原始资料。为保证药品检验工作的科学、规范,检验记录必须做到:记录原始性、真实性、完整性,报告书写清晰、整洁,不得涂改。

1. 在检验前,检验人员应仔细核对检品标签与所填送验单的内容是否相符,尤其是检品的编号、品名、规格、批号和有效期,生产单位或产地,检验目的、样品的数量及封装情况等。

2. 原始检验记录必须使用蓝黑墨水或碳素笔书写,不得用圆珠笔或铅笔书写。凡是打印的数据与图谱,应剪贴于记录纸上的恰当位置处,并有操作者签字;若采用热敏纸打印的数据,为防止褪色,应使用蓝黑墨水或碳素笔将主要数据书写到记录纸上。

3. 检验记录时,应先写明检验的依据。凡按《中国药典》或局(部)颁等标准进行检验的,必须列出标准名称、版本、页数或标准批准文号。

4. 检验过程中,可根据检验先后顺序依次记录各检验项目,主要内容包括:项目名称、检验日期、实验条件、操作方法、结果现象、实验数据、计算和结果判断等。

在记录过程中,若发现记录有误,可采用杠改法在错误的记录内容上画单线,不得擦抹涂改,须保持原有的字迹可辨,同时在修改处签字或盖章,以示负责。检验或试验结果无论成败,均应详细记录并保存,及时分析其可能的原因。

5. 检验中所用到的标准品、对照品或对照药材,应准确记录其来源、批号和使用前的处理等信息;若用于含量(或效价)测定的,还应注明其含量(或效价)和干燥失重(或水分)。

6. 每一个检验项目均应写明标准中规定的限度或范围,并根据检验结果做出单项结论(符合规定或不符合规定)。

7. 在整个检验工作结束后,应将检验记录逐页按顺序编号,并对检品做出明确的结论,写出书面报告。检验结论通常会出现四种情况:全面检验后各项指标均符合质量标准;全面检验后有个别项目不符合规定,但尚可供药用;全面检验后不符合规定,或虽未全面检验,但主要项目不符合规定,不可供药用;根据送检者要求,仅对个别项目作出检验是否符合规定的结论。对于检验不符合规定的药品需提出处理意见,以便供有关部门参考。检验人员在书面报告上签字后,经质量检验机构负责人指定的人员对所采用的标准、操作的规范性、计算及结果判断等项进行校核并签名,再经质量检验机构负责人审核后报告。

## 第六节 生物药物质量检验从业人员基本要求

药品质量事关人民群众身体健康与生命安危,为了保障用药安全,药检工作者必须做到以下两个方面的基本要求。

### 一、实事求是、客观公正

实事求是、客观公正是药检从业人员的最基本要求和必须具备的职业道德。一是要药检人员必须坚持实事求是的工作态度,严格遵守国家有关的药品法律法规,站在客观公平的立场来评价和处理问题,实事求是地判定检验结果,不受各种因素的干扰。二是要求药检人员牢固树立质量意识,严格执行药品质量检验技术标准、检验规程、检验方法和各项管理制度,严格履行检验工作程序和质量责任,确保检验结果客观、公正。

## 二、科学严谨、业务精湛

药检工作者要本着对人民群众生命安危高度负责的责任感和使命感从事药品检验工作。在从事药品检验工作过程中,必须要有精益求精和严谨的科学态度,其基本要求是:技术要娴熟、方法要适当、操作要规范,数据要可靠、计算要准确,结果能重复、结论要可靠,以确保检验结果的准确性。

## 复习导图

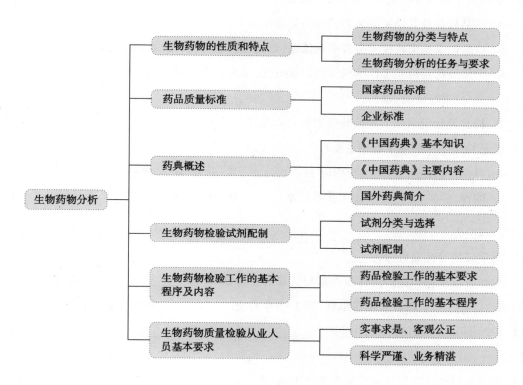

## 目标检测

### 一、单项选择题

1. 下列实验试剂的标示错误的是(　　)

　　A. 分析纯 AR　　　　B. 化学纯 CP　　　　C. 实验纯 SP　　　　D. 优级纯 GR

2. 试剂选取规则是(　　)

　　A. 越高越好　　　　B. 按需选用　　　　C. 随机选用　　　　D. 以上都对

3. 药典所指的"精密称定",系指称取重量应准确至所取重量的(　　)

　　A. 百分之一　　　　B. 千分之一　　　　C. 万分之一　　　　D. 十万分之一

4.《中国药典》(2015 年版)规定,室温是指(　　)

　　A. 20℃　　　　B. 25℃　　　　C. 10~30℃　　　　D. 5~35℃

5.《中国药典》(2015 年版)规定,称取"2.00g"系指(　　　)

　　A. 称取重量可为 1.5~2.5g　　　　　　B. 称取重量可为 1.95~2.05g

　　C. 称取重量可为 1.995~2.005g　　　　D. 称取重量可为 1.9995~2.0005g

6. 药品检验取样时,应按批取样,设批总件数为 $x$,若 $x≤3$ 时,取样量是(　　　)

　　A. 3 件　　　　　B. 1 件　　　　　C. 2 件　　　　　D. 以上都对

7. 在药物的纯度检查中,一般规定,药物在不影响疗效及人体健康的原则下,可以允许生产过程和贮藏过程中引入的微量杂质的存在,通常按照药品质量标准规定的项目进行(　　　)

　　A. 限度检查　　　B. 精确含量测定　　　C. 判断是否存在　　　D. 定性分析

8. 下列关于检验原始记录,说法**错误**的是(　　　)

　　A. 药品检验及其结果必须有完整的原始记录

　　B. 检验记录是出具检验报告书的依据,是进行科学研究和技术总结的原始资料

　　C. 为保证药品检验工作的科学性和规范化,检验记录必须做到:记录原始、真实,内容完整、齐全,书写清晰、整洁

　　D. 检验原始记录在质量检验机构负责人允许的情况下,可以随意涂改

9. 药品检验工作的基本程序主要有(　　　)

　　A. 凡例、注释、附录、用法与用途　　　　B. 正文、索引、通则

　　C. 取样、性状、鉴别、检查、含量测定等　　D. 凡例、正文、索引

二、填空题

1. 化学试剂按性质可分为_____。

2. 取样时应根据样品的特性按批取样。设总批件数为 $x$,当_____时逐件取样,当 $x≤$ 300 时按_____取样量随机取样,当 $x>300$ 时按_____取样量随机取样。

3.《中国药典》(2015 年版)由_____、_____、_____和_____组成。

4. 试剂配制视具体情况和实际需要的不同,有_____和_____两种方法。

5. 溶液的滴,系指 20℃时,1.0ml 的水相当于_____滴。

三、简答题

1. 简述国产化学试剂的分类,并按纯度分,可分几级? 各级名称、符号及主要用途是什么?

2. 简述我国国家药品质量标准有哪些?

(兰作平)

# 第二章

---

## 生物药物鉴别检验

ER-02章PPT

**导学情景** ∨

情景描述：

2017年1月份至2月份河北省各级食品药品监督管理部门共抽查检验到由吉林省某药企生产的赖氨葡锌片（批号057150907）等8批次药品不合格，不合格项目为性状、溶出度、含量等。

学前导语：

药品质量标准中，性状项下往往记载药品的外观、臭、味、溶解度以及物理常数等。《中国药典》和其他各国的药典所记载的药品项下的首要工作都是鉴别，以证实检品是否为其标签所标识的药品，只有在确证无误的情况下，再进行其他检测，这样的分析结果才有意义。

生物药物的鉴别试验常采用多种可靠的化学、物理学或生物学方法，测定其外观、组成、分子结构、理化性质、细菌形态、生物特性等，据此来判断生物药物的真伪。因此，生物药物的鉴别试验主要包括了其外观性状、理化性质、生物特征鉴别三方面的内容，是生物药物质量检验中的首项工作。

## 第一节　性状及物理常数检验

**学习目标** ∨

1. 掌握吸收系数、熔点、比旋度等物理常数的定义及其检测方法。
2. 熟悉药品性状检验、溶解度等物理常数基本检测方法与原理。
3. 了解黏度、相对密度等物理常数基本检测方法与原理。
4. 学会药品外观性状及溶解度、吸收系数、熔点、旋光度等物理参数的检测。

《中国药典》（2015年版）的各种生物药物质量标准中，正文首先收载的内容是药品的外观形状和物理参数的检测。外观性状主要包括生物药物的状态、晶型、色泽等表观内容。物理参数则包括溶解度、熔点、相对密度、比旋度、折光率、黏度、吸收系数等，都是生物药物固有的物理特性，在一定条件下为一定值或固定范围。这些参数常随着生物药物分子结构及聚集状态的不同而发生变化，因此其测定结果不仅可用于鉴别生物药物，也可反映出生物药物的纯度，是评价生物药物质量的主要指标之一。

## 一、外观性状

生物药物标准、标签或说明书上一般记载的外观性状主要包括下面三个方面,鉴别试验也可从这三方面入手。

**1. 外形与颜色**　大部分的固体生物药物为无色或白色的结晶粉末,根据其结晶形态可分为结晶性颗粒或无晶型粉末,其中结晶性颗粒又有柱状、六角形、鳞片状、片状、针状等各种形状。

少数生物药物有其他颜色,如维生素 $B_{12}$ 为红色,四环素碱、呋喃西林为黄色,硫鸟嘌呤为淡黄色。

各剂型外观颜色多同普通药品,如片剂多为扁平或上下稍凸起的白色圆片状,如有包衣则有各种颜色;注射剂中的粉针外形颜色与固体原料相同,水针则多为无色澄明液体,油针一般与溶剂注射用油同色为微黄色,混悬注射剂一般为乳白色液体,静置时分为两层(上层一般为无色液体,下层为白色沉淀),用时振摇均匀,即恢复混悬状态。

**2. 臭与味**　多数药品为无臭、无味,如氨苄西林等。少数有特殊臭、味,如维生素 $B_4$ 味微酸,乙酰半胱氨酸具有类似蒜的臭气。

**3. 其他**　有的生物药物制剂微显乳光,如右旋糖酐 40 氯化钠注射液、人血丙种球蛋白、精蛋白锌胰岛素注射液等;有的为乳白色的均匀混悬液,如吸附百日咳菌苗、吸附精制白喉类毒素、吸附精制破伤风类毒素等生物制品;另有一部分药品为胶体溶液。

## 二、溶解度

溶解度是指药物在指定溶剂中的溶解性能,其溶解规律为相似相溶。溶剂一般分为三类:极性溶剂(如水)、亲水性有机溶剂(如甲醇、乙醇等)、亲脂性有机溶剂(如苯、石油醚等)。生物药物不同的近似溶解度可以表2-1中的名词表示。

表 2-1　生物药物的近似溶解度名词的定义

| 名　词 | 定　义 |
| --- | --- |
| 极易溶解 | 系指溶质 1g(ml)能在溶剂不到 1ml 中溶解 |
| 易溶 | 系指溶质 1g(ml)能在溶剂 1~不到 10ml 中溶解 |
| 溶解 | 系指溶质 1g(ml)能在溶剂 10~不到 30ml 中溶解 |
| 略溶 | 系指溶质 1g(ml)能在溶剂 30~不到 100ml 中溶解 |
| 微溶 | 系指溶质 1g(ml)能在溶剂 100~不到 1000ml 中溶解 |
| 极微溶解 | 系指溶质 1g(ml)能在溶剂 1000~不到 10 000ml 中溶解 |
| 几乎不溶或不溶 | 系指溶质 1g(ml)在溶剂 10 000ml 中不能完全溶解 |

溶解度试验法:除另有规定外,称取研成细粉的供试品或量取液体供试品,置于温度为 25±2℃一定容量的溶剂中,每隔 5 分钟强力振摇 30 秒;观察 30 分钟内的溶解情况,如未见溶质颗粒或液滴时,即视为完全溶解。

## 三、吸收系数

吸收系数是指在一定波长、溶剂和温度等条件下，吸光物质在单位浓度、单位液层厚度时的吸光度。其检验原理为 Lambert-Beer 定律，即当入射光波长一定时，待测溶液的吸光度 $A$ 与其浓度 $c$ 和液层厚度 $l$ 成正比，如公式 2-1 所示。

$$A = Ecl \qquad 式（2-1）$$

$E$ 越大，表示对光的吸收程度越高，与波长有关，常以 $E_\lambda$ 表示。本定律适用于可见光、红外光、紫外光和均匀非散射的稀溶液。

> **案例分析**
>
> 案例：甲砜霉素样品的吸收系数检查
>
> 精密量取供试品溶液适量，用水定量稀释制成每 1ml 中约含 10μg 的溶液，照紫外-可见分光光度法（《中国药典》通则 0401），在 224nm 的波长处测定吸光度 $A$ 为 0.384。
>
> 分析：
>
> 本案例系用紫外可见分光光度法测定甲砜霉素的吸收系数。按公式（2-1）计算可得本供试品溶液在 224nm 处的吸收系数（$E_{1cm}^{1\%}$）为 384，符合《中国药典》的规定【《中国药典》（2015 年版）二部中规定甲砜霉素在 224nm 处的 $E_{1cm}^{1\%}$ 应为 370~400】。

## 四、熔点测定法

熔点是指一种物质按照标准规定的方法测定在 101.325kPa 下，物质由固相熔化成液相时的温度，是其特征性物理常数。测定结果可用于鉴别或检查药品的纯杂程度。

物质的熔点是由本身的性质决定的，分子间的作用力越大，其熔点越高。此外还有以下因素也会影响熔点的测定值：①物质的纯度，杂质的存在可使熔点降低；②大气压力；③测定方法及操作技术。

《中国药典》通则 0612 中规定：依照待测物质的性质不同，熔点测定法可分为测定易粉碎固体药品、测定不易粉碎固体药品（如脂肪、脂肪酸、羊毛脂等）、测定凡士林或其他类似物质三种。各品种项下未注明时，均系指测定易粉碎固体药品的第一法——传温液加热法，本书也仅介绍该方法。

**1. 传温液加热法的步骤**

取供试品适量，研成细粉，干燥后置熔点测定用毛细管中，轻击管壁或借助长短适宜的洁净玻璃管，垂直放在表面皿或其他适宜的硬质物体上，将毛细管自上口放入使自由落下，反复数次，使粉末紧密集结在毛细管的熔封端。装入供试品的高度为 3mm。另将分浸型温度计放入盛装传温液（熔点在 80℃ 以下者，用水；熔点在 80℃ 以上者，用硅油或液状石蜡）的容器中，使温度计汞球部的底端与容器的底部距离 2.5cm 以上；加入传温液以使传温液受热后的液面适在温度计的分浸线处。将传温液加热，待温度上升至较规定的熔点低限约低 10℃ 时，将装有供试品的毛细管浸入传温液，贴附在温度计上（可用橡皮圈或毛细管夹固定），位置须使毛细管的内容物部分适在温度计汞球中部；继续加热,调节升温速率为每分钟上升 1.0~1.5℃,不断搅拌并记录供试品在初熔至全熔时的温度,重复测定 3 次,取其平均值,即得。

**2. 传温液加热法的注意事项**

"初熔"系指供试品在毛细管内开始局部液化出现明显液滴时的温度。"全熔"系指供试品全部液化时的温度。

测定熔融同时分解的供试品时,方法如上述;但调节升温速率使每分钟上升 2.5~3.0℃;供试品开始局部液化时(或开始产生气泡时)的温度作为初熔温度;供试品固相消失全部液化时的温度作为全熔温度。遇有固相消失不明显时,应以供试品分解物开始膨胀上升时的温度作为全熔温度。某些药品无法分辨其初熔、全熔时,可以其发生突变时的温度作为熔点。

▶▶ **课堂活动**

　　试分析影响熔点测定的因素。

## 五、旋光度测定法

平面偏振光通过含有某些光学活性化合物的液体或溶液时,能引起旋光现象,使偏振光的平面向左或向右旋转。偏振光旋转的度数,称为旋光度。在一定波长与温度下,偏振光透过每 1ml 含有 1g 旋光性物质的溶液且光路长为 1dm 时,测得的旋光度称为比旋度。比旋度(或旋光度)可以用于鉴别或检查光学活性药品的纯杂程度,亦可用于测定光学活性药品的含量。

除另有规定外,本法系采用钠光谱的 D 线(589.3nm)测定旋光度,测定管长度为 1dm(如使用其他管长,应进行换算),测定温度为 20℃。用读数至 0.01°并经过检定的旋光计。

旋光度测定一般应在溶液配制后 30 分钟内进行测定。测定旋光度时,将测定管用供试液体或溶液冲洗数次,缓缓注入供试液体或溶液适量(注意勿使发生气泡),置于旋光计内检测读数,即得供试液的旋光度。使偏振光向右旋转者(顺时针方向)为右旋,以"+"符号表示;使偏振光向左旋转者(反时针方向)为左旋,以"−"符号表示。用同法读取旋光度 3 次,取 3 次的平均数,按公式(2-2)或(2-3)计算,即得供试品的比旋度。

对液体供试品　　　　　　　　$$[\alpha]_D^t = \frac{\alpha}{ld}$$ 　　　　　　　　式(2-2)

对固体供试品　　　　　　　　$$[\alpha]_D^t = \frac{100\alpha}{lc}$$ 　　　　　　　　式(2-3)

式中,$[\alpha]_D^t$ 为比旋度;D 为钠光谱的 D 线;$t$ 为测定时的温度,℃;$l$ 为测定管长度,dm;$\alpha$ 为测得的旋光度;$d$ 为液体的相对密度;$c$ 为每 100ml 溶液中含有被测物质的重量 g(按干燥品或无水物计算)。

▶▶ **扫一扫,学操作**

　　旋光度的测定。

ER-2-1

旋光度的
测定

## 六、黏度测定法

黏度系指流体对流动产生阻抗能力的性质,是液体流动时内部摩擦力的体现,是由流体物质的分子结构及分子间作用力决定的。

**1. 黏度的度量方法**

黏度可分为绝对黏度和相对黏度,其中绝对黏度可用动力黏度或运动黏度来表示,相对黏度一般用特性黏度表示。

(1)动力黏度($\eta$):也称为黏度系数,是液体以 1m/s 的速度流动时,在每 $1m^2$ 平面上所需剪应力的大小,单位是 Pa·s,常使用 mPa·s。

(2)运动黏度($\nu$):为牛顿流体的动力黏度与其在相同温度下密度的比值,单位是 $m^2/s$,常使用 $mm^2/s$。

(3)相对黏度($\eta_r$):溶剂的黏度 $\eta_0$ 常因高聚物的溶入而增大,溶液的黏度 $\eta$ 与溶剂的黏度的比值($\eta/\eta_0$)称为相对黏度,通常用乌氏黏度计中的流出时间的比值($T/T_0$)表示;当高聚物溶液的浓度较稀时,其相对黏度的对数比值与高聚物溶液浓度的比值,即为该高聚物的特性黏数$[\eta]$。根据高聚物的特性黏数可以计算其平均分子量。

**2. 黏度测定**

黏度的测定用黏度计。黏度计有多种类型,《中国药典》中列出了平氏毛细管黏度计、乌氏毛细管黏度计和旋转黏度计三种测定方法。毛细管黏度计适用于牛顿流体运动黏度的测定;旋转黏度计适用于牛顿流体或非牛顿流体动力黏度的测定。

(1)平氏毛细管黏度计测定法:本法是采用相对法测量一定体积的液体在重力的作用下流经毛细管所需时间,以求得流体的运动黏度或动力黏度。

取供试品,照各品种项下的规定,取适当的平氏毛细管黏度计1支(图2-1),在支管 F 上连接一橡皮管,用手指堵住管口2,倒置黏度计,将管口1插入供试品(或供试溶液,下同)中,自橡皮管的另一端抽气,使供试品充满球 C 与 A 并达到测定线 $m_2$ 处,提出黏度计并迅速倒转,抹去黏附于管外的供试品,取下橡皮管使连接于管口1上,将黏度计垂直固定于恒温水浴槽中,并使水浴的液面高于球 C 的中部,放置15分钟后,自橡皮管的另一端抽气,使供试品充满球 A 并超过测定线 $m_1$,开放橡皮管口,使供试品在管内自然下落,用秒表准确记录液面自测定线 $m_1$ 下降至测定线 $m_2$ 处的流出时间。不重装试样,依法重复测定3次,每次测定值与平均值的差值不得超过平均值的±0.25%。另取一份供试品同法操作。以先后两次取样测得的总平均值按式(2-4)和式(2-5)计算,即为供试品的运动黏度或

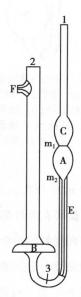

图 2-1　平氏毛细管黏度计
1. 主管;2. 宽管;3. 弯管;
A. 测定球;B. 储器;C. 缓冲球;E. 毛细管;F. 支管;
$m_1$、$m_2$. 环形测定线

动力黏度。

$$\nu = Kt \qquad\qquad 式(2\text{-}4)$$

$$\eta = 10^{-6}Kt \cdot \rho \qquad\qquad 式(2\text{-}5)$$

式中，$K$ 为用已知黏度标准液测得的黏度计常数，$mm^2/s^2$；$t$ 为测得的平均流出时间，分钟；$\rho$ 为供试品在相同温度下的密度，$g/cm^3$。除另有规定外，测定温度应为 $20\pm0.1℃$，$\rho = d_{20}^{20} \times 0.9982$，$d_{20}^{20}$ 为供试品在20℃时的相对密度。

▶▶ 扫一扫，学操作

平氏毛细管黏度计的使用。

ER-2-2

平氏毛细管
黏度计的
使用

（2）乌氏毛细管黏度计测定法：乌氏毛细管黏度计（图2-2）常用来测定高分子聚合物极稀溶液的特性黏度$[\eta]$，以用来计算平均分子量。

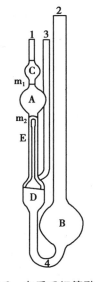

图2-2　乌氏毛细管黏度计
1. 主管；2. 宽管；3. 侧管；4. 弯管；A. 测定球；B. 储器；C. 缓冲球；D. 悬挂水平储器；E. 毛细管；$m_1$、$m_2$. 环形测定线

取供试品，照各品种项下的规定制成一定浓度的溶液，用3号垂熔玻璃漏斗滤过，弃去初滤液（1ml），取续滤液（不得少于7ml）沿洁净、干燥的乌氏毛细管黏度计的管2内壁注入B中，将黏度计垂直固定于恒温水浴槽中，并使水浴的液面高于球C的中部，放置15分钟后，将管口1、3各接一乳胶管，夹住管口3的胶管，自管口1处抽气，使供试品溶液的液面缓缓升高至球C的中部，先开放管口3，再开放管口1，使供试品溶液在管内自然下落，用秒表准确记录液面自测定线 $m_1$ 下降至测定线 $m_2$ 处的流出时间。不重装试样，重复测定2次，两次测量的流动时间之差不得超过平均值的$\pm0.5\%$。取两次的平均值为供试液的流出时间（$T$）。取经3号垂熔玻璃漏斗滤过的溶剂同法操作，重复测定2次，两次测定值应相同，取平均值为溶剂的流出时间（$T_0$）。按公式（2-6）计算特性黏数$[\eta]$：

$$[\eta] = \frac{\ln\eta_r}{c} \qquad\qquad 式(2\text{-}6)$$

式中 $\eta_r$ 为 $T/T_0$；$c$ 为供试品溶液的浓度，$g/ml$。

（3）旋转黏度计测定法：旋转黏度计测定法是通过测定转子在流体内以一定角速度（$\omega$）相对运动时其表面受到的扭矩的方式来计算流体动力黏度的。

旋转黏度计按照测量系统的类型可分为同轴圆筒旋转黏度计、锥板型旋转黏度计和转子型旋转黏度计三类。按测定结果的性质可分为绝对黏度计和相对黏度计两类，其中绝对黏度计的测量系统具有确定的几何形状，其测定结果是绝对黏度值，可以用其他绝对黏度计重现，同轴圆筒旋转黏度计和锥板型旋转黏度计均属于此类；相对黏度计的测量系统不具有确定的几何形状，其测量结果是通过和标准黏度液比较得到的相对黏度值，不能用其他绝对黏度计或相对黏度计重现,除非是采用相同的仪器和转子在相同的测定条件下获得的测定结果,转子型旋转黏度计属于此类。

▶▶ 扫一扫,学操作

旋转黏度计的使用。

旋转黏度计
的使用

## 七、相对密度法

相对密度系指在相同的温度、压力条件下,某物质的密度与水的密度之比。除另有规定外,温度为20℃。

纯物质的相对密度在特定的条件下为不变的常数。但如果物质的纯度不够,则其相对密度的测定值会随着纯度的变化而改变。因此,测定药品的相对密度,可用以检查药品的纯杂程度。

液体药品的相对密度,一般用比重瓶(图2-3)测定;测定易挥发液体的相对密度,可用韦氏比重秤。

**1. 比重瓶法**

(1)取洁净、干燥并精密称定重量的比重瓶(图2-3a),装满供试品后,装上温度计,置20℃(或各品种项下规定的温度)的水浴中放置若干分钟,用滤纸除去溢出侧管的液体,立即盖上罩。然后将比重瓶自水浴中取出,再用滤纸将比重瓶的外面擦净,精密称定,减去比重瓶的重量,求得供试品的重量后,将供试品倾去,洗净比重瓶,装满新沸过的冷水,再照上法测得同一温度时水的重量,按公式(2-7)计算,即得。

$$供试品的相对密度 = \frac{供试品重量}{水重量} \qquad 式(2-7)$$

(2)取洁净、干燥并精密称定重量的比重瓶(图2-3b),装满供试品后,插入中心有毛细孔的瓶塞,用滤纸将从塞孔溢出的液体擦干,置20℃(或各品种项下规定的温度)恒温水浴中,随着供试液温度的上升,过多的液体将不断从塞孔溢出,随时用滤纸将瓶塞顶端擦干,待液体不再由塞孔溢出,迅即将比重瓶自水浴中取出,照上述(1)法,自"再用滤纸将比重瓶的外面擦净"起,依法测定,即得。

**2. 韦氏比重秤法** 取20℃时相对密度为1的韦氏比重秤(图2-4),用新沸过的冷水将所附玻璃圆筒装至八分满,置20℃(或各品种项下规定的温度)的水浴中,搅动玻璃圆筒内的水,调节温度至20℃(或各品种项下规定的温度),将悬于秤端的玻璃锤浸入圆筒内的水中,秤臂右端悬挂游码于1.0000处,调节秤臂左端平衡用的螺旋使平衡,然后将玻璃圆筒内的水倾去,拭干,装入供试液至相同的高度,并用同法调节温度后,再把拭干的玻璃锤浸入供试液中,调节秤臂上游码的数量与位置使平衡,读取数值,即得供试品的相对密度。

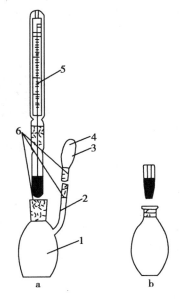

图 2-3　比重瓶
1. 比重瓶主体；2. 侧管；3. 侧孔；4. 罩；
5. 温度计；6. 玻璃磨口

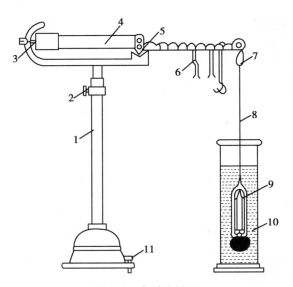

图 2-4　韦氏比重秤
1. 支架；2. 调节器；3. 指针；4. 横梁；5. 刀口；
6. 游码；7. 小钩；8. 细铂丝；9. 玻璃锤；10. 玻
璃圆筒；11. 调整螺丝

点滴积累 ∨

1. 外观性状是生物药物检验的必检项目，通常使用目测、鼻嗅、品尝等方式检查药品的外形、色泽、状态、臭、味等。

2. 溶解度显示的是生物药物在溶剂中的溶解性能，溶解的经验规则为相似相溶。

3. 吸收系数的大小跟药品的纯度相关。

4. 熔点是物质的特征性物理常数，测定结果可用于鉴别或检查药品的纯杂程度，常用熔点测定第一法。

5. 比旋度（旋光度）可用于鉴别或检查光学活性药品的纯杂程度，亦可用于测定光学活性药品的含量。

6. 黏度是由流体物质的分子结构及分子间作用力决定的，其度量方法分为：绝对黏度和相对黏度。常用检验方法：平氏黏度计测定运动黏度；旋转黏度计测定动力黏度。

7. 相对密度可用以检查药品的纯杂程度。

# 第二节　鉴别检验的类别及灵敏度

学习目标 ∨

1. 掌握红外光谱、紫外光谱法、HPLC 法及生物检定法的特点、原理和方法。

2. 熟悉专属性鉴别试验的分类及检验原理。

3. 了解一般性鉴别试验。

4. 学会生物药物红外光谱、紫外光谱法、HPLC 的鉴别检验操作。

生物药物的鉴别试验是以其组成、分子结构和理化性质为基础,利用可靠的化学、物理学或生物学方法等来判断生物药物的真伪。药品的鉴别是对已知药品的确证试验,仅是系统试验的一部分;对于某一制剂而言,还需考虑赋形剂和其他成分之间的相互干扰,因此对某一药品的鉴别判断须综合各分析试验结果。

目前药典中应用最多的鉴别方法有化学法、仪器分析法和生物检定法,尤其是生物药物的鉴别多利用生物法。

在新药的质量标准制定中,应尽量选择药典收载的鉴别方法,这类方法还需要求一定的专属性和灵敏性,且易于推广,每种药品需选用 2~4 种不同类别的鉴别试验以达到相互补充的效果。

## 一、鉴别试验类别

### (一)一般鉴别试验

一般鉴别试验具有重现性好、灵敏度高、操作简便快捷等特点,但是其结果仅能证实该药品属于哪一类物质,而不能确证是哪一种药品,且不能对未知物进行定性分析。一般鉴别试验仅提供部分药品鉴别的依据,还应结合其他鉴别试验和性状观察结果,才可证实供试品的真实性。一般鉴别试验通常仅适用于确认单一药物,若为数种药品的混合物或有其他干扰物存在时,除另有规定外,一般是不适用的。如盐酸四环素的水溶液显氯化物的鉴别反应【《中国药典》(2015 年版)二部】,三磷酸腺苷二钠的水溶液显钠盐的鉴别反应【《中国药典》(2015 年版)二部】。

▶▶ 扫一扫,链拓展

《中国药典》收录的一般鉴别试验。

ER-2-4

《中国药典》收录的一般鉴别试验

### (二)专属鉴别试验

专属鉴别试验是证实某一种药物的依据,它是根据每一种药物化学结构上的差异所引起的物理化学特性,选用某些特有的灵敏度高的反应,来鉴别药物的真伪。

依据鉴别试验的方法本质,可将专属鉴别试验分为化学法、仪器分析法和生物检定法。

**1. 化学法**　化学鉴别法利用的是药物所具备的官能团和某些试剂反应后产生肉眼可观察的反应现象,如沉淀、气体或特殊颜色等。本法反应迅速、灵敏度高、重现性好、操作简单。

(1)呈色反应鉴别法:是指供试品中加入某些试剂溶液,可在一定条件下反应生成明显的有色产物。常用的有三氯化铁呈色反应、羟肟酸铁反应、茚三酮呈色反应、molisch 反应、重氮偶合显色反应、双缩脲反应等。

(2)沉淀反应鉴别法:是指供试品中加入某些试剂溶液,可在一定条件下反应生成不同颜色或特殊性状的沉淀。常用的有沉淀试剂有重金属离子、生物碱沉淀剂等。

(3)荧光鉴别法:如生物药物本身可在可见光下发射荧光(如在透射光下维生素 $B_2$ 水溶液有强烈的黄绿色荧光),或在某些化学反应后可发射荧光,即可用本法鉴别。

(4)气体生成反应鉴别法:如胺类药品、含硫药品、含碘有机药品、含乙酸酯和乙酰胺类的药物等,经过某些化学反应后可产生特征性的气体物质。

## 2. 仪器分析法

（1）光谱法：

1）红外吸收光谱鉴别法：是通过测定药物在红外光区（2.5~25μm）的吸收光谱对药物进行鉴别的方法。生物药物的组成、结构、官能团不同时，其红外光谱也不同。生物药物的红外光谱能反映出生物药物分子的结构特点，具有专属性强、准确度高、应用广的特点，是验证已知药物的有效方法。主要用于组分单一或结构明确的原料药，特别适合用于其他方法不易区分的同类药物的鉴别。如磺胺类、甾体激素类和半合成抗生素类等生物药物的鉴别。但红外图谱绘制时受外界条件影响较大，一般与其他方法联合使用，互为佐证。

用红外吸收光谱法鉴别药物时，《中国药典》均采用标准图谱对照法。即按照规定条件测定供试品的红外吸收光谱图，将测得的供试品的红外吸收光谱图与《药品红外光谱集》中的相应标准图谱对比，对比时主要参数是吸收峰的位置和强度，另外还需分析特征区与指纹区的峰形特点。

红外吸收光谱法一般用于鉴别原料药，除另有规定外，应按照国家药典委员会编订的《药品红外光谱集》各卷收载的各光谱图所规定的制备方法制备供试品。当进行制剂鉴别时，药典品种项下均明确规定了供试品的处理方法。若处理后辅料无干扰，则可直接与原料药的标准光谱进行对比；若辅料仍存在不同程度的干扰，则可参照原料药的标准光谱在指纹区内选择3~5个辅料无干扰的待测成分的特征吸收峰，列出它们的波数位置作为鉴别的依据，实测谱带的波数误差应小于规定波数的0.5%。

用红外吸收光谱法鉴别生物药物时，还需注意以下事项：①药典各品种项下规定"应与对照的图谱（光谱集××图）一致"，系指《药品红外光谱集》第一卷（1995年版）、第二卷（2000年版）、第三卷（2005年版）、第四卷（2010年版）和第五卷（2015年版）的图谱。同一化合物的图谱若在不同卷上均有收载时，则以后卷所收载的光谱为准。②具有多晶型现象的固体药物，由于供测定的供试品晶型可能不同，导致绘制的光谱图与《药品红外光谱集》所收载的光谱图不一致。遇此情况，应按该药品光谱图中备注的方法或各品种项下规定的方法进行预处理后再绘制比对。如未规定药用晶型与合适的预处理方法，则可使用对照品，并采用适当的溶剂对供试品与对照品在相同条件下同时进行重结晶后，再依次测定比对。如已规定药用晶型的，则应采用相应药用晶型的对照品依法对比。③由于各种型号的仪器性能不同，供试品制备时研磨程度的差异或吸水程度不同等原因，均会影响光谱的形状。因此，进行光谱比对时，应考虑各种因素可能造成的影响。

2）紫外-可见分光光度鉴别法：紫外-可见分光光度鉴别法是通过测定生物药物在紫外-可见光区（200~760nm）的吸收光谱特征对生物药物进行鉴别的方法。其鉴别的主要依据是含有共轭体系的生物药物在紫外-可见光区有特征吸收，可根据生物药物的吸收光谱特征，如吸收光谱的性状、最大吸收波长、吸收峰数目、各吸收峰的位置、强度和相应的吸收系数等进行分析，最大吸收波长和吸收系数是鉴别生物药物的常用参数。

常用的鉴别方法有：①比较吸收系数（$E_{1cm}^{1\%}$）的一致性：不同的生物药物，可有相同的$\varepsilon$值，但因分子量不同,其$E_{1cm}^{1\%}$值有明显差异。因此,$E_{1cm}^{1\%}$作为化合物的特性常数,常用于生物药物的鉴别。如氟尿嘧啶在 265nm 波长处的 $E_{1cm}^{1\%}$ 值应为 535~568,维生素 $B_1$ 在 246nm 波长处的 $E_{1cm}^{1\%}$ 值应为 406~436,维生素 $D_2$ 在 265nm 波长处的 $E_{1cm}^{1\%}$ 值应为 460~490 等【《中国药典》(2015 年版)三部】。

②比较吸光度比值的一致性:有些生物药物的吸收峰虽然较多,但各峰的吸光度的比值是一定的,可作为鉴别的标准。如鉴别叶酸时需测得其在256nm、283nm 与 365nm±4nm 的波长处有最大吸收,且在 256nm 与 365mn 波长处的吸光度比值应为 2.8~3.0【《中国药典》(2015 年版)三部】。

③比较吸收光谱特性的一致性:利用生物药物具有紫外吸收或利用生物药物经化学处理后,测定其反应产物的吸收特性进行鉴别。如重组霍乱毒素 B 亚单位原液的鉴别方法之一即为利用紫外光谱,在光路 1cm、波长 230~360nm 下进行扫描,其最大吸收峰波长应为 279nm±3nm【《中国药典》(2015 年版)三部】。

3)荧光吸收光谱鉴别法:荧光现象是物质的特征性属性之一,可用于药物的鉴别。荧光分析法灵敏度高、选择性强、所需样品量少,但易受干扰,因此应用不够广泛。

(2)色谱法:色谱鉴别法是利用生物药物在一定色谱条件下,产生特征色谱行为(比移值或保留时间)进行鉴别试验,比较色谱行为和检测结果是否与药品质量标准一致来验证药物真伪的方法。

1)薄层色谱法:薄层色谱法是将供试品溶液点样于薄层板上,经展开、检视后所得的色谱图,与适宜的对照物按同法所得的色谱图作对比,进行药物的鉴别。薄层色谱法分离能力强、操作方便、仪器简单。鉴定时,可采用与同浓度的对照品溶液,在同一块薄层板上点样、展开与检视,供试品溶液所显的主斑点的颜色(或荧光)和位置($R_f$)应与对照品溶液所显的主斑点一致,而且主斑点的大小与颜色的深浅也应大致相同。或采用供试品溶液与对照品溶液等体积混合,应显示单一、紧密的斑点;或选用与供试品化学结构相似的药物对照品与供试品溶液的主斑点比较,两者 $R_f$ 应不同,或将上述两种溶液等体积混合,应显示两个清晰分离的斑点,来鉴别药物。

2)气相色谱法:气相色谱法是采用气体为流动相(载气)流经装有填充剂的色谱柱进行分离测定的色谱方法。药物或其衍生物汽化后,被载气带入色谱柱进行分离,各组分先后进入检测器,用记录仪、积分仪或数据处理系统记录色谱信号。在气相色谱分析中,因在一定操作条件下被分析药物在色谱柱上的保留值(保留时间和保留体积)是不变的,故可用保留值进行药物的鉴别,最常用的是以保留时间来作鉴别。

3)高效液相色谱法:高效液相色谱法(HPLC)的定性参数为保留时间值 $t_R$,即在供试品含量测定项下的色谱条件下,供试品应与对照品色谱峰的保留时间一致。高效液相色谱法具有精确、微量、快速等特点,还可同时进行含量测定和鉴别检验。因此高效液相色谱法在药品的鉴别中应用十分广泛。

按各品种药品项下要求对色谱系统进行适用性试验。色谱系统的适用性试验通常需要检验理论板数、分离度、灵敏度、重复性和拖尾因子五个指标。色谱柱的理论板数可用于评价色谱柱的分离效能;分离度是衡量色谱系统效能的关键指标,可用于评价待测组分与其他组分之间的分离程度;重复性是用于评价连续进样后,色谱系统响应的重复性能;拖尾因子可用于评价色谱峰的对称性。上述指标中,分离度和重复性尤为重要。

---

**案例分析**

案例:三磷酸腺苷二钠的鉴别反应

(1)取本品约 20mg,加稀硝酸 2ml 溶解后,加钼酸铵试液 1ml,水浴加热,放冷,即析出黄色沉淀。

(2)取本品水溶液(3→10 000)3ml,加 3,5-二羟基甲苯乙醇溶液(1→10)0.2ml,加硫酸亚铁铵盐酸溶液(1→1000)3ml,置水浴中加热 10 分钟,即显绿色。

(3)本品的红外光吸收图谱应与对照的图谱(光谱集 903 图)一致。

(4)本品的水溶液显钠盐鉴别(1)的反应(《中国药典》四部通则 0301):取铂丝,用盐酸湿润后,蘸取供试品,在无色火焰中燃烧,火焰即显鲜黄色。

分析:

本品的鉴别反应中试验(1)、试验(2)属于专属鉴别试验中的化学鉴别法,试验(3)属于专属鉴别试验中的仪器分析法,试验(4)属于一般鉴别试验。

---

### 3. 生物检定法

(1)动物反应法:生物制品特别是疫苗类药物,其最有效且直观的定性方法就是产生该类疫苗的抗体,因此本法常被选作第一种推荐方法。如吸附白喉疫苗、吸附破伤风疫苗等的鉴别【《中国药典》(2015 年版)三部】。

(2)体外免疫反应:

1)免疫双扩散法:本法的反应原理是抗原和其相应抗体在琼脂糖凝胶中相互扩散,直至适当比例抗原抗体特异性结合,而形成一条沉淀线。免疫双扩散法操作简单,现象明显,可用于各种疫苗、抗毒素及血清制品等的鉴别反应。如伤寒 Vi 多糖疫苗的鉴别【《中国药典》(2015 年版)三部】。

2)免疫印迹法:本法是以供试品与特异性抗体结合后,抗体再与酶标抗体特异性结合,通过酶学反应的显色,对供试品的抗原特异性进行检查,是一种特异蛋白质检测技术。免疫印迹法将 SDS-PAGE 分离的蛋白质谱带利用转移电泳转移到硝酸纤维膜上,再用特异性抗体和酶标抗体进行检测,不仅特异性高,还保留了凝胶电泳的高分辨力,具有简便、快速等优点。如注射用重组人干扰素 a2b(假单胞菌)的鉴别【《中国药典》(2015 年版)三部】。

3)免疫斑点法:与免疫印迹法类似,本法也是以供试品与特异性抗体结合后,抗体再与酶标抗体特异性结合,通过酶学反应显色,对供试品的抗原特异性进行检查。但本法中的蛋白质供试品不经过 SDS-PAGE 分离,而是直接点样在硝酸纤维素膜上,因此分辨力较低。如注射用人重组促红素(CHO 细胞)的鉴别【《中国药典》(2015 年版)三部】。

4)酶联免疫吸附测定(ELISA)法:是建立在抗原抗体特异性结合基础上的一种特异性的定量

测定方法,已广泛应用于临床疾病的诊断、样品含量测定、样品中微量杂蛋白的检测等。本法灵敏度高,常与免疫双扩散法一起用于鉴别各种生物制品。如冻干乙型脑炎灭活疫苗(Vero 细胞)、冻干人用狂犬病疫苗(Vero 细胞)等的鉴别【《中国药典》(2015 年版)三部】。

5)免疫电泳:一般为先进行电泳,再进行琼脂扩散。将供试品在琼脂糖凝胶平板上先进行电泳,此时供试品中的各蛋白质将按不同的电泳迁移率分离成区带,再沿电泳方向挖一条与之平行的抗体槽,将与抗原相应的抗体液加入后,已分离成区带的各抗原会与相应的抗体进行双相免疫扩散,最终将在两者比例合适处生成肉眼可见的沉淀弧。对比该沉淀弧的位置和形状是否与已知标准抗原、抗体生成的沉淀弧的位置和形状相同,即可分析供试品中所含成分及性质。如人血白蛋白、人免疫球蛋白 A 等的鉴别【《中国药典》(2015 年版)三部】。

（3）中和反应:生物制品的中和反应可分为发生在动物体内的反应(如与体内抗体发生免疫反应后产生硬结反应)和体外反应(生物制品与相应的抗体产生凝集反应,如血清凝集反应、絮状试验、玻片凝集反应等)。

## 二、鉴别试验的灵敏度

在一定条件下,能在尽可能稀的溶液中检测出尽可能少量的供试品,反应对这一要求所能满足的程度,即称为鉴别试验的灵敏度。即鉴别试验的灵敏度愈高,其所需要的药品量就愈少。鉴别试验的灵敏度可以检出限量 $m$(最低的检出量)和界限浓度 $c$(最低的检出浓度)来表示。鉴别试验的灵敏度与反应条件、分析方法、观察方式、操作人员的技能等因素有关。在分析工作中,可采取以下措施来提高鉴别试验的灵敏度:①降低沉淀的溶解度;②改善试验条件,使反应产生的颜色易于识别;③选择合适的观测方法。

同时,为了消除试剂和器皿可能带来的影响,需同时以空白试验为对照。空白试验是在与供试品完全相同的条件下,不加供试品,但其他试剂同样加入,且在加入时间和顺序上与供试品完全同步进行的试验。

**点滴积累** ∨

1. 生物药物的鉴别试验是用以判断生物药物的真伪,分为一般鉴别试验和专属鉴别试验。
2. 专属性鉴别试验分为化学鉴别法、仪器分析法和生物鉴别法三大类。其中化学鉴定法包括呈色反应法、沉淀反应法、荧光反应法、气体生成法等;仪器分析法包括光谱法和色谱法;生物鉴别法包括动物反应法、体外免疫反应、中和反应。
3. 鉴别试验的灵敏度愈高,其所需要的药品量就愈少,可以用检出限量 $m$(最低的检出量)和界限浓度 $c$(最低的检出浓度)来表示。

## 复习导图

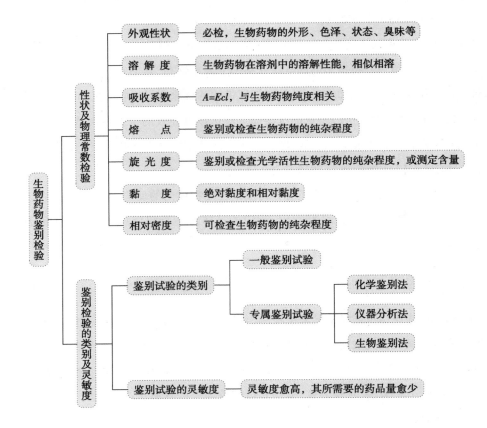

## 目标检测

### 一、单项选择题

1. 药物鉴别的主要目的是(    )

    A. 判断药物的优劣                        B. 判断药物的真伪

    C. 确定有效成分的含量                D. 判断未知物的组成和结构

2. 下列**不属于**物理常数的是(    )

    A. 折光率           B. 旋光度           C. 比旋度           D. 相对密度

3. 《中国药典》(2015 年版)中规定测定液体的相对密度时温度应控制在(    )

    A. 20℃           B. 18℃           C. 22℃           D. 30℃

4. 具有旋光性的药物,结构中应含有(    )

    A. 羰基           B. 碳-碳双键       C. 酚羟基       D. 手性碳原子

5. 熔点是指一种物质照规定方法测定,在熔化时(    )

    A. 初熔时的温度                      B. 全熔时的温度

    C. 自初熔至全熔的一段温度         D. 自初熔至全熔的中间温度

6. 比旋度是指(    )

A. 在一定条件下,偏振光透过长 1dm,且含 1g/ml 旋光物质的溶液时的旋光度

B. 在一定条件下,偏振光透过长 1cm,且含 1g/ml 旋光物质的溶液时的旋光度

C. 在一定条件下,偏振光透过长 1dm,且含 1% 旋光物质的溶液时的旋光度

D. 在一定条件下,偏振光透过长 1dm,且含 1mg/ml 旋光物质的溶液时的旋光度

7. (　　) 系指溶质 1g(ml) 能在溶剂 10~不到 30ml 中溶解。

    A. 易溶　　　　　　　B. 溶解　　　　　　　　C. 略溶　　　　　　　　D. 微溶

8. 对专属鉴别试验的叙述**不正确**的是(　　)

A. 是在一般鉴别试验的基础上,利用各种药物化学结构的差异来鉴别药物

B. 是根据某一种药物化学结构的差异及其引起的物理化学特性的不同,选用某些特有的灵敏定性反应来鉴别药物真伪

C. 是证实某一种药物的试验

D. 是证实某一类药物的试验

## 二、问答题

1. 鉴别药物常用的方法有哪些?

2. 影响旋光度测定的因素有哪些?

3. 简述相对密度测定法中比重瓶法的操作要点。

4. 一般鉴别试验和特殊鉴别试验的区别在哪里?

ER-02 章习题

（程沁园）

# 第三章

## 生物药物的检查法

**导学情景** ∨

**情景描述：**

2007 年 7 月，国家药品不良反应监测中心接获报告：广西、上海部分医院的白血病患者在使用上海某制药厂生产的"注射用甲氨蝶呤"后出现不良反应，经查发现混入硫酸长春新碱尾液，导致药品污染。

**学前导语：**

生物药物检查主要包括一般杂质、特殊杂质及安全性检查。本章主要总结介绍杂质来源、分类及限量计算，介绍一般杂质、特殊杂质及安全性检查在《中国药典》（2015 年版）四部通则中的内容，如重金属检查、砷盐检查、无菌检查、微生物限度检查等方法。

## 第一节 生物药物的杂质及其来源、分类

**学习目标** ∨

1. 掌握生物药物杂质的基本概念及来源。
2. 熟悉生物药物杂质的分类。
3. 了解生物药物在贮存过程引入杂质的典型案例。

### 一、概念

生物药物杂质是指存在于生物药物中无治疗作用或影响生物药物稳定性及疗效甚至对人体健康有害的物质。药物纯度是指药物的纯净程度，影响药物纯度的主要因素是杂质，故杂质检查又称纯度检查。

药物纯度和化学试剂纯度的区别在于：药物纯度主要考虑用药安全、有效及稳定性，而化学试剂纯度不考虑杂质对生物体的生理作用及不良反应。药物规格分为合格品与不合格品，化学试剂分为基准试剂、优级纯、分析纯及化学纯等。因此，化学试剂的质量标准不能代替药用规格，更不可将化学试剂用于临床治疗。

### 二、杂质的来源

生物药物杂质主要源自：①生产过程中引入；②贮存过程中受外界条件的影响，导致理化性质的

变化而产生。

生产过程中引入的杂质主要包括：①原料不符合要求；②部分反应原料及中间产物和副产物未能除尽；③生产中的溶剂与试剂残留。

生物药物（特别是性质不稳定的药物）在贮存过程中因保管不善或贮存时间过长，易受外界条件影响，或受微生物作用，使药物发生变化，导致药物外观、性状改变，其稳定性与质量降低，严重时失去疗效甚至对人体有害。水解反应最易发生，如青霉素遇碱易水解为青霉噻唑酸，受热进一步分解为青霉胺和青霉醛而失活。生物药物存在还原性基团时，在空气中易被氧化，使药物疗效降低、失效甚至产生毒性，如维生素 C 在空气中易被氧化、甚至开环而失效，进一步脱羧转化为糠醛并氧化、聚合呈色而产生毒性。生物药物在贮存过程中如被微生物污染，易被降解甚至产生较大毒性，如青霉素被巨大芽孢杆菌、大肠埃希菌污染后转化为 6-氨基青霉烷酸和侧链，使青霉素失效。一些真菌污染生物药物后，易产生可致癌的毒素。药物出现同分异构、同质异晶时，也影响其生物活性、生物利用度，甚至产生不良反应，如四环素在弱酸性条件下转换为差向四环素，其毒性高、活性低；盐酸金霉素在水中 β 晶型易转变为 α 晶型，后者不易被肠道吸收，生物利用度也低。微生物在适宜的水分、温度及湿度等条件下，可使生物药物发霉变质而失效。超量的稳定剂亦可能影响药物质量或干扰检查测定结果，因此应严格控制。

随着分离纯化与检测技术的发展、人们对杂质认识的加深、防病治病经验的积累及生产原料质量的提升、生产工艺的不断改进，对生物药物纯度的要求也将进一步提高。

## 三、杂质的分类

杂质可分为一般杂质和特殊杂质。一般杂质是指在自然界分布较广泛，在生物药物的生产和贮存过程中普遍易引入的杂质，《中国药典》（2015 年版）规定的一般杂质包括氯化物、硫酸盐、硫化物、硒、氟、氰化物、铁盐、铵盐、重金属、砷盐、酸碱度、溶液颜色、炭化物、炽灼残渣、干燥失重、水分、残留溶剂、甲醛、合成多肽中的醋酸、2-乙基己酸及可见异物等；特殊杂质指在合成、制剂及贮存过程中，由于副反应、自身分解等原因在该药物中引入的杂质，此类杂质因不同药物而异，如胰蛋白酶中的糜蛋白酶，胰激肽原酶中的其他蛋白酶。

**点滴积累** ╲

1. 药物纯度与化学试剂纯度　两者考虑的点不一样，药物纯度主要考虑安全性、有效性及稳定性；化学试剂纯度主要根据不同用途而分。
2. 杂质分类　杂质可分为一般杂质和特殊杂质。

## 第二节　生物药物中杂质检查的要求及限量计算

**学习目标** ∨

1. 掌握生物药物杂质限量的概念及杂质限量检查中对照法计算杂质限量。
2. 熟悉生物药物杂质检查的要求。
3. 了解灵敏度法及比较法。
4. 学会杂质限量检查法。

### 一、杂质限量的概念

杂质不仅影响药物质量,而且还可以反映出药物生产、贮藏等过程中存在的问题。杂质检查可提高用药安全和有效性,考察药物生产工艺及企业的管理。杂质的去除应与药物生产成本及杂质去除的难易程度综合考虑,因此,只要不对人体有害及不影响疗效的发挥,同时又便于生产、贮藏,可以允许一定量的杂质存在,即杂质限量存在。杂质限量是指生物药物中杂质的最大允许量,一般用百分之几或百万分之几表示。杂质限量检查即为检查杂质是否超过最大允许量,一般不要求准确测定,仅要求杂质的量在一定范围(限量)内。

### 二、杂质限量的检查方法

药物杂质限量检查方法有对照法、灵敏度法及比较法。

#### (一)对照法

对照法为取一定量被检杂质对照品溶液与一定量供试品溶液在相同条件下处理后比较结果,以确定供试品中杂质的含量是否超过杂质限量。

杂质限量($L$)的计算公式(3-1)如下:

$$杂质限量 = \frac{杂质最大允许量}{供试品量} \times 100\% \qquad 式(3\text{-}1)$$

各国药典所采用的杂质检查方法是:取一定量与被检杂质相同的纯品或对照品(标准品)作对照,与一定量生物药物供试液在相同条件下处理,比较反应后的结果(比色或比浊),从而确定所含杂质的量是否超过规定。

对照法测定杂质的量计算公式为式(3-2)和式(3-3):

$$杂质限量 = \frac{标准溶液浓度 \times 标准溶液体积}{供试品量} \times 100\% \qquad 式(3\text{-}2)$$

$$L = \frac{C \times V}{S} \times 100\% \qquad 式(3\text{-}3)$$

式中,$L$ 为杂质限量;$V$ 为标准溶液体积,ml;$C$ 为标准溶液浓度,g/ml;$S$ 为供试品量,g。

（二）灵敏度法

灵敏度法是在检测条件下，以待检杂质反应灵敏度为其最大允许量。如氨基糖苷类抗生素中糖类检查采用莫里希（Molisch）反应，即五碳糖或六碳糖在硫酸存在的条件下脱水生成羟甲基糠醛，与蒽酮呈蓝色，与α-萘酚显红紫色。反应为阴性时说明糖含量未超过最大允许量。

（三）比较法

指一定量供试品依法检查测得待测杂质的吸光度或旋光度等指标不超过药品质量标准给出的规定值。如：α-氨基酸与水合茚三酮在水溶液中共热，除脯胺酸和强脯胺酸呈黄色外，其他氨基酸均呈蓝色。此反应非常灵敏，根据反应所产生颜色的深浅，在570nm处检测吸光值即可测得样品中氨基酸的含量。当样品吸光值不超过标准品吸光值时说明杂质未超出规定的最大允许量。

点滴积累

杂质限量法　杂质限量检查主要比较样品及标准品在相同条件下的吸光值或浊度，确定杂质限量是否超标。可分为对照法、灵敏度法和比较法。

# 第三节　一般杂质检查法

学习目标

1. 掌握氯化物、硫酸盐、铁盐、重金属、砷盐、炽灼残渣等一般杂质检查法和干燥失重测定法的原理和方法。掌握杂质限量检查的操作方法。

2. 熟悉易炭化物质、水分、溶液颜色、残留溶剂和2-乙基己酸等限量检查的原理和方法。

3. 了解一般杂质对生物药物质量的影响。

4. 学会杂质限量结果判断。

在生物药物生产过程中易引入一般杂质，这些杂质不仅可反映生产工艺，且可直接影响药物的稳定性甚至对人体有害。《中国药典》规定一般杂质检查在平行操作条件下，比较供试品与对照品的反应结果，以判断供试品中杂质是否超过限量。

## 一、氯化物检查法

在生物药物生产过程中，常用到盐酸或其盐，极易引入氯化物。少量的氯化物对人体无害，但能反映出药物的洁净程度及生产工艺是否正常，因此将氯化物作为信号杂质进行检查。

（一）原理

生物药物中的微量氯化物与硝酸银作用，生成氯化银的胶体微粒显白色混浊，与一定量标准氯化钠溶液在相同条件下所产生的氯化银比浊，可判断供试品中的氯化物是否超标。

$$Cl^- + Ag^+ \longrightarrow AgCl\downarrow（白色）$$

（二）操作方法

除另有规定外，取一定量供试品，制成一定浓度的供试品溶液，置 50ml 纳氏比色管中待测。另取标准氯化钠溶液（$Cl^-$ 浓度约 $10\mu g/ml$），制成一定浓度的对照品溶液，置 50ml 纳氏比色管中备用。在供试品溶液及对照品溶液中，分别加入硝酸银试液 1.0ml，用水稀释至刻度，置暗处 5 分钟，同置黑色背景，比浊。

（三）注意事项

**1. 干扰物的排除**　检查时加入稀硝酸可加速氯化银沉淀的生成，还可避免 $CO_3^{2-}$、$PO_4^{3-}$、$SO_3^{2-}$ 等杂质与银离子产生弱酸银盐的干扰；比浊前置暗处 5 分钟，避免光线照射使氯化银分解而析出银单质。

**2. 有色供试品的处理**　供试液如有色，通常采用内消色法处理，见《中国药典》（2015 年版）通则 0801。

**3. 非澄清溶液的处理**　溶液如不澄清，可用经硝酸洗涤的滤纸过滤供试液使其澄清。如果生物药物不溶于水，可以加水振摇使所含氯化物溶解，再滤除不溶物后检查。

## 二、硫酸盐检查法

硫酸盐也是许多生物药物需检查的信号杂质之一。

（一）原理

生物药物中的微量硫酸盐与氯化钡作用生成硫酸钡白色混浊，与一定量标准硫酸钾溶液在相同条件下生成的硫酸钡比浊，判定供试品中硫酸盐是否符合限量规定。

$$SO_4^{2-}+Ba^{2+}\longrightarrow BaSO_4\downarrow（白色）$$

（二）操作方法

除另有规定外，取供试品，制成一定浓度的供试品溶液，置 50ml 纳氏比色管中待测；另取标准硫酸钾溶液（$SO_4^{2-}$ 浓度约 $100\mu g/ml$），制成一定浓度的对照品溶液，置 50ml 纳氏比色管中备用。在供试品溶液及对照品溶液中，分别加入 25% 氯化钡溶液 5ml，用水稀释至刻度，充分摇匀，静置 10 分钟，同置黑色背景，比浊。

（三）注意事项

**1. 干扰物的排除**　硫酸盐检查时加入稀盐酸可避免 $CO_3^{2-}$、$PO_4^{3-}$ 等杂质与 $Ba^{2+}$ 产生沉淀的干扰，以 50ml 溶液中含稀盐酸 2ml 为宜。

**2. 有色供试品的处理**　供试液如有色，通常采用内消色法处理。

**3. 非澄清溶液的处理**　溶液如不澄清，可用经盐酸洗涤的滤纸过滤供试液使其澄清。

▶▶ 扫一扫，链拓展

硫酸盐检查法该如何操作？

硫酸盐检查法
操作流程

### 三、铁盐检查法

生物药物中含有的微量铁盐可能加速药物的氧化与降解而变质,因此要控制铁盐的限量。《中国药典》中采用硫氰酸盐法(通则 0807)检查药品中的铁盐。

（一）原理

铁盐与硫氰酸铵生成红色可溶性的硫氰酸铁配位离子,与一定量的标准铁溶液用同法处理后进行比色。

$$Fe^{3+}+nSCN^- \xrightarrow{H^+} [Fe(SCN)_n]^{3-n} \qquad n = 1 \sim 6 (红色)$$

（二）操作方法

除另有规定外,取供试品,制成一定浓度的供试品溶液,加 30%硫氰酸铵溶液 3ml,加水定容至刻度,摇匀;如显色,立即与标准铁溶液制成的对照品溶液同法比较,同置白色背景,观察比较两支比色管的颜色深浅。

（三）注意事项

**1. 干扰物的排除**　加入盐酸可防止 $Fe^{3+}$ 水解,并可避免弱酸盐的干扰,以每 50ml 溶液中含有稀盐酸 4ml 为宜。加入过硫酸铵可将供试品中 $Fe^{2+}$ 氧化为 $Fe^{3+}$,同时可防止光线使硫氰酸铁还原或分解。

**2. 有色供试品的处理**　若供试品溶液颜色与对照管溶液色调不一致,或颜色较浅不便比较时,可分别加正丁醇或异戊醇萃取,取醇层比色。

▶▶ 扫一扫，链拓展

　　铁盐检查法原理及其操作。

ER-3-2

**铁盐检查法
原理及操作
流程**

### 四、重金属检查法

重金属是指在实验条件下能与硫代乙酰胺或硫化钠试液作用显色的金属杂质。重金属的存在将影响药物稳定性及安全性,因此必须严格控制其在药物中的含量。由于药品生产过程中遇到铅的机会较多,铅在体内易蓄积而引起中毒,故将铅作为检查重金属的代表。

（一）原理

重金属检查法主要为硫代乙酰胺法或硫化钠法,适用于溶于水、醇、稀酸的药物。其原理为硫代乙酰胺在弱酸性(pH = 3.5 醋酸盐缓冲液)条件下水解,产生硫化氢,与重金属离子(以 $Pb^{2+}$ 为代表)生成黄色到棕黑色的硫化物混悬液;或在 NaOH 碱性条件下,硫化钠与 $Pb^{2+}$ 反应生成硫化物混悬液。与一定量标准铅溶液经同法处理后生成的有色混悬液比色。

第一法:

$$CH_3CSNH_2+H_2O \xrightarrow{pH = 3.5} CH_3CONH_2+H_2S$$

$$H_2S+Pb^{2+} \xrightarrow{pH = 3.5} PbS \downarrow +2H^+$$

第二法:炽灼后同第一法。

第三法:

$$Na_2S+Pb^{2+}\xrightarrow{NaOH}PbS\downarrow+2H^+$$

（二）操作方法

《中国药典》通则 0821 中收录了三种重金属检查方法,分别为:硫代乙酰胺法、炽灼残渣法和硫化钠法。其中硫代乙酰胺法最为常用,具体方法为:除另有规定外,取 25ml 纳氏比色管三支,甲管制成加有醋酸缓冲液的一定量标准铅溶液,乙管为供试品溶液,丙管为与乙管相同量的供试品及与甲管相同量的标准铅溶液制成的溶液。分别向甲、乙、丙三管中各加入 2ml 硫代乙酰胺试液,摇匀,放置 2 分钟,同置白纸上比色,当丙管中显出颜色不浅于甲管时,乙管中显示的颜色与甲管比较,不得更深。

（三）注意事项

**1. 缓冲溶液** 硫代乙酰胺法中,溶液的 pH 值对 PbS 的呈色影响大,当 pH 值为 3.0~3.5 时,PbS 沉淀较完全,pH 值下降,PbS 呈色变浅,甚至不显色。

**2. 有色溶液的处理** 若供试品溶液带颜色,可用外消法消除干扰。

## 五、砷盐检查法

砷盐是毒性杂质,多因药物生产过程中使用的无机试剂引入,必须严格控制其限量。《中国药典》通则 0822 收录了第一法(古蔡法)和第二法(二乙基二硫代氨基甲酸银法)。

（一）古蔡法

**1. 原理** 金属锌与酸作用产生新生态的氢,与药物中的砷反应生成具有挥发性的砷化氢,遇溴化汞试纸产生黄色至棕色砷斑,与一定量标准砷溶液同法处理后生成的砷斑比较,判断药物中砷是否符合限量规定。反应式如下:

$$As^{3+}+3Zn+3H^+\longrightarrow3Zn^{2+}+AsH_3\uparrow$$

$$AsO_3^{3-}+3Zn+9H^+\longrightarrow3Zn^{2+}+3H_2O+AsH_3\uparrow$$

$$AsO_4^{3-}+4Zn+11H^+\longrightarrow4Zn^{2+}+4H_2O+AsH_3\uparrow$$

$$AsH_3+2HgBr_2\longrightarrow2HBr+AsH(HgBr)_2(黄色)$$

$$AsH_3+3HgBr_2\longrightarrow3HBr+As(HgBr)_3(棕色)$$

**2. 操作方法** 本法仪器装置见图 3-1。测试时,于导气管 C 中装入醋酸铅棉花 60mg(填装高度 60~80mm),再于旋塞 D 的顶端平面放置一片溴化汞试纸(试纸大小以能覆盖孔径而不露出平面外为宜),盖上旋塞 E 并旋紧。

（1）标准砷斑的制备:精密量取 2ml 标准砷溶液,置 A 瓶中,加 5ml 盐酸与 21ml 水,再加 5ml KI 试液与 5 滴酸性氯化亚锡试液,室温放置 10 分钟后,加 2g 锌粒,立即将装妥的导气管 C 密塞于 A 瓶上,并将 A 瓶放置于 25~40℃水浴中,反应 45 分钟,取出溴化汞试纸,即得。

（2）检查法:取按各品种项下规定方法制成的供试品溶液,置 A 瓶中,照标准砷斑的制备,自"再加 5ml KI 试液"起,依法操作。将生成的砷斑与标准砷斑比较,不得更深。

### 3. 注意事项

（1）KI 和氯化亚锡的作用：药物中的砷主要以 $AsO_3^{3-}$ 和 $AsO_4^{3-}$ 形式存在，$AsO_4^{3-}$ 在酸性溶液中生成砷化氢的速度较 $AsO_3^{3-}$ 慢，故在反应液中加入 KI 和氯化亚锡，可将 $AsO_4^{3-}$ 还原为 $AsO_3^{3-}$，加快反应速度。KI 被氧化生成的碘又被氯化亚锡还原为碘离子，碘离子又可与反应中产生的 $Zn^{2+}$ 形成配离子，有利于生成砷化氢的反应不断进行。

氯化亚锡与 KI 还能抑制锑化氢的生成，防止锑化氢与溴化汞试纸作用产生的锑斑的干扰。氯化亚锡还能与锌作用在锌粒表面生成锌锡齐，起去除极化作用，可使氢气连续均匀生成。

（2）砷斑：溴化汞试纸与砷化氢作用比氯化汞试纸灵敏，但其产生砷斑颜色不够稳定，因此在反应中应保持干燥及避光，反应完毕后应立即与标准砷斑比色。

（3）硫化物的排除：锌粒和供试品中可能含有少量的硫化物，在酸性条件能产生硫化氢气体，与溴化汞试纸作用后产生的硫化汞色斑干扰检查结果，因此采用醋酸铅棉花吸收硫化氢气体。

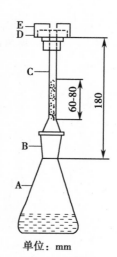

单位：mm

图 3-1　古蔡法装置

A. 100ml 标准磨口锥形瓶；B. 中空的标准磨口塞；C. 导气管，外径 8.0mm，内径 6.0mm，全长约 180mm；D. 具孔的有机玻璃旋塞；E. 具孔（孔径 6.0mm）有机玻璃旋塞盖

### （二）二乙基二硫代氨基甲酸银法（Ag-DDC 法）

1. **原理**　本法原理是利用生成的砷化氢气体，还原二乙基二硫代氨基甲酸银，产生红色的胶状银，用一定量标准砷溶液同法处理后，判定供试品砷盐是否符合限量规定，目测比色或于 510nm 处测吸光值，进行比较。

$$AsH_3 + 6 \begin{array}{c} C_2H_5 \\ \diagdown \\ N-C \\ \diagup \\ C_2H_5 \end{array} \underset{S}{\overset{S}{\diagup}} Ag \rightleftharpoons 6Ag + As \left[ \begin{array}{c} C_2H_5 \\ \diagdown \\ N-C \\ \diagup \\ C_2H_5 \end{array} \underset{S}{\overset{S}{\diagup}} \right]_3 + 3 \begin{array}{c} C_2H_5 \\ \diagdown \\ N-C \\ \diagup \\ C_2H_5 \end{array} \underset{SH}{\overset{S}{\diagup}}$$

2. **操作方法**　本法仪器装置见图 3-2。测试时，于导气管 C 中装入醋酸铅棉花 60mg（装管高度约 80mm），并于 D 管中精密加入 5ml 二乙基二硫代氨基甲酸银试液。

（1）标准砷对照样的制备：步骤与古蔡法同，反应完毕后取出 D 管，添加氯仿至刻度，混匀，即得。

（2）检查法：将所得溶液与标准砷对照液同置白色背景上，从 D 管上方向下观察、比较，所得溶液的颜色不得比对照液更深。必要时，可用照紫外-可见分光光度法（《中国药典》通则 0401）于 510nm 波长处以 Ag-DDC 试液作空白，测定吸光度，与标准砷液按同法测得的吸光值比较，即得。

### 3. 注意事项

（1）反应的试液：为使反应向右定量进行，提高检测灵敏度，常在反应中加入吡啶或 0.25% Ag-DDC 的三乙胺-三氯甲烷（1.8：98.2）溶液作砷化氢吸收液。

（2）锑盐的排除：若药物中含有锑盐，可在反应液中加入 3ml 40%氯化亚锡、5ml 15%KI 试液，以降低锑的干扰。

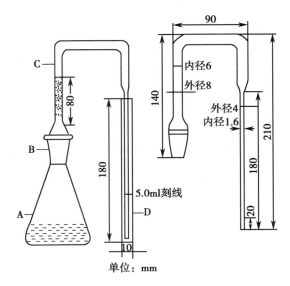

图 3-2　Ag-DDC 法装置
A. 100ml 标准磨口锥形瓶；B. 中空的标准磨口塞；C. 导气管，
外径 8.0mm，内径 6.0mm；另一端长约 180mm，外径 4.0mm，内
径 1.6mm，尖端内径为 1mm；D. 平底玻璃管，长 180mm，内径为
10mm，于 5.0ml 处有一刻度

## 六、酸碱度检查法

生物药物加水制成的溶液的 pH 值应保持恒定，否则显示其受到酸、碱污染，或发生了水解反应。检查药物的酸碱度是保证其质量的一项重要工作。《中国药典》规定溶液 pH 值低于 7.0 称为"酸度"，高于 7.0 称为"碱度"，在 7.0 左右称为酸碱度。

一般以新沸放冷的纯化水作为检查用溶剂，不溶于水的药物将其与水混匀，使所含酸碱性物质溶解，滤过，取滤液检查其酸碱度。

**1. 酸碱滴定法**　在一定指示液下，用酸或碱滴定供试液中酸性或碱性杂质，以消耗碱或酸滴定液的体积作为限度标准。

**2. 指示液法**　将一定量指示液的变色 pH 范围作为供试液中酸碱性杂质的限度指标。

**3. pH 值测定法**　用电位法测定供试品溶液中的 pH 值，判断其酸、碱性杂质是否符合限量规定。如青霉素钠的"酸碱度"检查项：将本品制成 30mg/ml 的溶液，依法测定，其 pH 值应为 5.0~7.5。

## 七、干燥失重测定法

（一）原理

干燥失重是指药物在规定的条件下，经干燥至恒重后所减失的重量，以百分率表示。干燥失重主要成分为水分及其他易挥发性物质，如残留的挥发性有机溶剂等。计算公式如下：

$$干燥失重\% = \frac{称量瓶与加入样品重 - 恒重后称量瓶与样品重}{样品重} \times 100\%　　　式（3-4）$$

（二）操作方法

干燥失重测定法主要包括常压恒温干燥法、干燥剂干燥法和减压干燥法。

**1. 常压恒温干燥法**　本法适用于受热较稳定的药物。取规定量的供试品置干燥至恒重的扁形瓶中,精密称定,于烘箱内在规定温度下(一般105℃)恒温干燥至恒重,由减失的重量和取样量计算供试品的干燥失重。

供试品如未达规定的干燥温度即融化时,除另有规定外,应先将供试品在低于熔化温度5~10℃下干燥至大部分水分除去后,再按规定条件干燥。生物制品应先将供试品于较低的温度下干燥至大部分水分除去后,再按规定条件干燥。

**2. 干燥剂干燥法**　本法适用于受热分解或易于挥发的供试品。将供试品置干燥器中,利用干燥器内的干燥剂吸收水分至恒重。常用的干燥剂有硅胶、无水$CaCl_2$和$P_2O_5$。应及时更换干燥剂,使其保持在有效状态。

**3. 减压干燥法**　本法适用于熔点低、受热不稳定及水分难以驱除的药物。本法可以使温度降低、缩短干燥时间。在一定温度下,采用减压干燥器或恒温减压干燥箱干燥(温度一般为60℃),压力控制在2.67kPa以下。

(三)注意事项

1. 供试品应平铺于扁瓶中,其厚度不超过5mm。如为疏松物质,厚度不超过10mm;大颗粒结晶物质,研细至约2mm后再进行烘干。

2. 若药品在干燥箱内干燥,需在干燥后取出放置于干燥器内冷却至室温后再精密称重,以防药品或称量瓶在空气中吸收水分。

3. 干燥失重检查法需同时做两份平行试验。整个操作过程需戴手套,避免裸手直接接触称量瓶。

## 八、炽灼残渣检查法

(一)原理

炽灼残渣是指有机药物经炭化或挥发性无机药物经加热分解后,加硫酸湿润,低温加热再高温(700~800℃)炽灼,所产生的非挥发性无机杂质的硫酸盐。其目的在于控制有机药物和挥发性无机药物中存在的非挥发性无机杂质。

(二)操作方法

取一定量供试品,置已炽灼至恒重的坩埚(如供试品分子结构中含有碱金属或氟元素则需使用铂坩埚),精密称重,缓缓炽灼至完全炭化,冷却至室温;加0.5~1.0ml硫酸使之湿润,低温加热除尽硫酸蒸气,700~800℃炽灼使供试品完全炭化,移至干燥箱内冷却,精密称重后,再在700~800℃炽灼至恒重,即得。计算公式如下:

$$残渣(\%)=\frac{残渣及坩埚重量-空坩埚重量}{供试品重量}\times100\%　　　　式(3\text{-}5)$$

## 九、易炭化物检查法

(一)原理

易炭化物检查是检查药物中夹杂有遇硫酸(含量为94.5%~95.5%)易炭化或易氧化而呈色的

有机杂质。

（二）操作方法

取内径一致的比色管两支,甲管中加 5ml 各品种项下规定的对照溶液,乙管中加 5ml 硫酸,分次缓缓加入一定量的供试品,振摇使之溶解,静置 15 分钟,将甲乙两管置同一白色背景前,平视观察,乙管中所显颜色不得更深。

（三）注意事项

1. 乙管必须先加硫酸后再加供试品,以防供试品粘结在管底,不易溶解完全。必须分次向乙管缓慢加入供试品,边加边振摇,使供试品完全溶解,避免因一次加入过多而导致供试品结团,被硫酸炭化液包裹后溶解困难。

2. 易炭化物与硫酸呈现的颜色,与硫酸浓度、温度及放置时间有关,操作中必须严格控制实验条件。

## 十、2-乙基己酸测定法

（一）原理

2-乙基己酸钠在某些 β-内酰胺类药物成盐过程中作为钠离子供体而广泛使用,其在反应过程中易转化为 2-乙基己酸而残留于药物中,2-乙基己酸具有强腐蚀性,对皮肤和黏膜具有刺激作用。《中国药典》规定采用气相色谱法测定 β-内酰胺类药物中 2-乙基己酸的量。

（二）操作方法

本法主要步骤包括:色谱条件与系统适用性试验、溶液制备、测定法。其中色谱条件为:色谱柱:聚乙二醇(PEG-20M)或极性相似的毛细管柱;柱温:150℃;进样口温度:200℃;检测器温度:300℃。理论塔板数:≥5000;各色谱峰之间的分离度大于 2.0。取对照品溶液连续进样 5 次,2-乙基己酸峰与内标峰面积之比的相对标准偏差不大于 5.0%。

各取 1μl 对照品溶液与供试品溶液,分别注入气相色谱仪中,记录色谱图,按照式 3-6 计算 2-乙基己酸含量(%)。

$$2\text{-}乙基己酸含量(\%) = \frac{A_T \times I_R \times m_R \times 0.02}{A_R \times I_T \times m_T} \times 100\% \qquad 式(3\text{-}6)$$

式中,$A_T$、$A_R$ 分别为供试品、对照品色谱图中 2-乙基己酸的峰面积;$I_T$、$I_R$ 分别为供试品、对照品色谱图中内标的峰面积;$m_T$、$m_R$ 分别为供试品、对照品的重量,g。

（三）注意事项

在对照品和供试品溶液制备过程中,如分层效果不好,可选择离心分离。必要时可进行二次提取,分取出下层溶液,精密加入 1ml 内标溶液,剧烈振摇 1 分钟,静置使分层,弃去下层溶液,合并上清液,作为试验溶液。

## 十一、水分测定法

《中国药典》通则 0832 收载了五种测定方法,分别为费休氏法、烘干法、减压干燥法、甲苯法和气相色谱法。费休氏法具有操作简便、专属性强、准确度高,可以准确测定药物中的结晶水、吸附水和游离水,适用于受热易破坏的药物,本文主要介绍费休法,其又可分为容量滴定法和库仑滴定法。

（一）原理

利用碘将$SO_2$氧化为$SO_3$时,需要一定量的水分参与反应,反应式如下:

$$I_2 + SO_2 + H_2O \rightleftharpoons 2HI + SO_3$$

根据碘的消耗量来计算水分的含量,具体公式如下:

$$供试品中水分含量(\%) = \frac{(A-B) \times F}{W} \times 100\% \qquad 式(3-7)$$

式中,$A$为供试品所消耗费休氏试液的体积,ml;$B$为空白所消耗费休氏试液的体积,ml;$F$为每1ml费休氏试液相当于水的重量,mg;$W$为供试品的重量,mg。

由于上述反应是可逆反应,加入无水吡啶可定量吸收HI和$SO_3$生成氢碘酸吡啶($C_5H_5N \cdot HI$)和硫酸酐吡啶($C_5H_5N \cdot SO_3$),使反应向右进行完全。

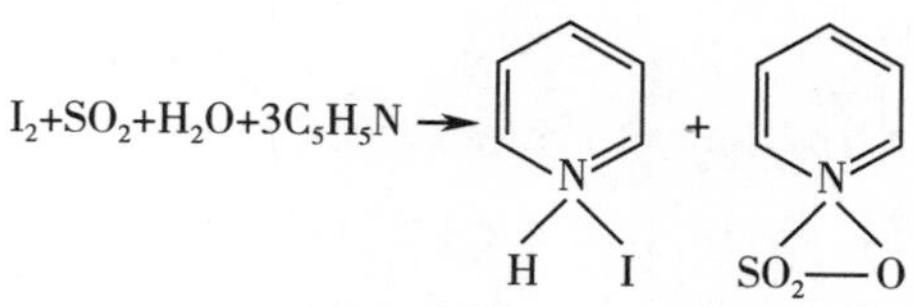

但是由于硫酸酐吡啶不稳定,可与水反应,加入无水甲醇可使其形成稳定的甲基硫酸氢吡啶($C_5H_5N \cdot HSO_4CH_3$),反应式如下:

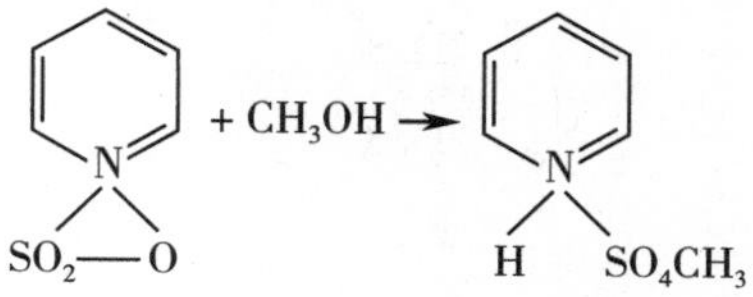

总反应式如下:

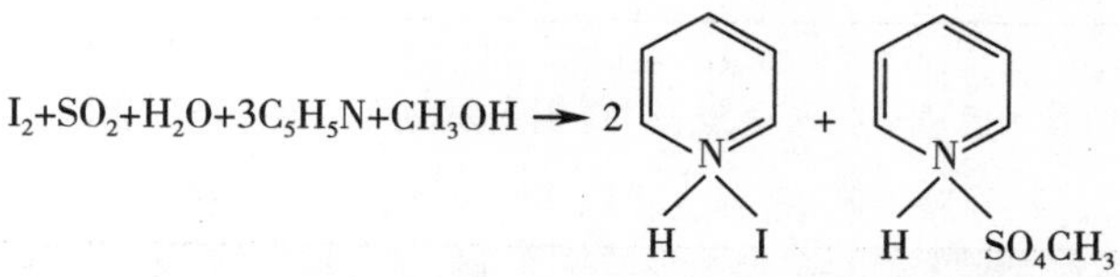

（二）操作方法

本法主要步骤包括:费休氏试液的制备与标定、测定法。测定法包括容量滴定法和库仑滴定法。容量滴定法步骤为取供试品适量,置干燥的具塞锥形瓶中,加无水甲醇适量,在不断振摇(或搅拌)下用费休氏试液滴定至溶液由浅黄色变为红棕色,另做空白试验,计算结果。

（三）注意事项

1. 费休氏试液亲水力极强,在配制、标定及滴定中所用的试剂、仪器均应干燥,并避免吸收空气中的水分。应避光、密封,阴凉干燥处保存。自制费休氏试液比较麻烦,可以使用稳定的市售费休氏试液。

2. 供试品取样量可根据费休氏试液的$F$值及供试品的含水限量来确定,$F$值应在4.0mg/ml左右为宜,费休氏试液消耗量以1~5ml为宜。

## 十二、溶液颜色检查法

### （一）原理

药物溶液的颜色差异可以直观地反映药物的纯度。溶液颜色检查是控制生物药物中可能引入的有色杂质限量的方法,将药物溶液的颜色与规定的标准比色液比较,或在规定的波长测定其吸光度,以检查供试品颜色,控制杂质的限量。品种项下规定的"无色"系指供试品溶液的颜色相同于水或所用溶剂,"几乎无色"系指供试品溶液的颜色不深于相应色调 0.5 号标准比色液。

---

**知识链接**

#### 标准比色液的配制

1）溶液配制:重铬酸钾液（黄色原液）每 1ml 溶液中含 0.800mg 的 $K_2Cr_2O_7$;硫酸铜液（蓝色原液）每 1ml 溶液中含 62.4mg 的 $CuSO_4 \cdot 5H_2O$;氯化钴液（红色原液）每 1ml 溶液中含 59.5mg 的 $CoCl_2 \cdot 6H_2O$。

2）各种色调标准贮备液的制备:按表 3-1 精密量取比色用氯化钴液、重铬酸钾液、硫酸铜液与水,混合摇匀,即可配得绿黄、黄绿、黄、橙黄、橙红和棕红 6 种色调的标准贮备液。

表 3-1　各种色调标准贮备液的配制

| 色调 | 比色用氯化钴液/ml | 重铬酸钾液/ml | 硫酸铜液/ml | 水/ml |
|---|---|---|---|---|
| 绿黄色 | 0 | 27 | 15 | 58 |
| 黄绿色 | 1.2 | 22.8 | 7.2 | 68.8 |
| 黄色 | 4.0 | 23.3 | 0 | 72.7 |
| 橙黄色 | 10.6 | 19.0 | 4.0 | 66.4 |
| 橙红色 | 12.0 | 20.0 | 0 | 68.0 |
| 棕红色 | 22.5 | 12.5 | 2.0 | 45.0 |

3）各种色调色号标准比色液的制备:按表 3-2 精密量取各色调标准贮备液与水,混合摇匀,即得。

表 3-2　各种色调色号标准比色液的配制表

| 色号 | 0.5 | 1 | 2 | 3 | 4 | 5 | 6 | 7 | 8 | 9 | 10 |
|---|---|---|---|---|---|---|---|---|---|---|---|
| 贮备液/ml | 0.25 | 0.5 | 1.0 | 1.5 | 2.0 | 2.5 | 3.0 | 4.5 | 6.0 | 7.5 | 10.0 |
| 加水量/ml | 9.75 | 9.5 | 9.0 | 8.5 | 8.0 | 7.5 | 7.0 | 5.5 | 4.0 | 2.5 | 0 |

检查时根据各种药物有色杂质的颜色及对其限量的要求,选择相应色号的标准比色液作为对照并比较。

---

### （二）操作方法

药典中收录了三种方法,分别为目视比色法、分光光度法和色差计法检查。

**1. 目视比色法**　取各品种项下规定量的供试品,加水溶解,置于 25ml 的纳氏比色管中,加水稀释至 10ml。另取 10ml 规定色调和色号的标准比色液,置于另一 25ml 的纳氏比色管中,两管同置白色背景上,比色,供试品管颜色不得更深。

**2. 分光光度法**　除另有规定外,取各供试品项下规定限量的供试品,加水溶解并使成 10ml,必要时滤过,滤液用紫外-可见光光度法(通则 0401)于规定波长处测定吸光度,吸光度不得超过规定值。

**3. 色差计法**　当供试品管与对照品管的颜色深浅非常接近或色调不完全一致,目视比色法较难判定供试品与标准比色液之间的差异时,可以改用本法测定并判定。

(三)注意事项

溶液色泽较浅时,于白色背景上自上而下透视;较深时,于白色背景前平视。操作中应遵循平行原则,比色操作需在一定时间内完成,以减少误差。

## 十三、残留溶剂测定法

(一)原理

药品中的残留溶剂系指原料药或辅料在生产过程中,以及在制剂制备过程中使用的,但在工艺过程中未能完全去除的有机溶剂。药物残留溶剂的检查对于控制药品质量、保证用药安全意义重大。

(二)操作方法

残留溶剂采用气相色谱法(通则 0521)测定,色谱柱采用毛细管柱或填充柱,检测器常用火焰离子化检测器。主要步骤包括:系统适用性试验、供试品溶液的制备、对照品溶液的制备及测定法。测定法包括等温法、程序升温法、直接进样法。

(三)注意事项

**1. 顶空条件的选择**　应根据供试品中残留溶剂来选择平衡温度、时间。

**2. 干扰峰的排除**　供试品中的未知杂质或其挥发性热降解物易对残留溶剂的测定结果产生干扰。

## 十四、生物制品中其他化学残留物测定法

生物制品中其他化学残留物还有甲醇、醋酸、氟等物质。

(一)甲醇量检查法

甲醇检查用气相色谱法(通则 0521)测定酒剂或酊剂等含乙醇制剂中甲醇的含量,可用毛细管柱法或填充柱法。

(二)醋酸测定法

合成多肽中常伴有醋酸残留,醋酸残留检测方法用液相色谱法(通则 0511)测定合成多肽中醋酸或醋酸盐的含量。

(三)氟检查法

有机氟经氧瓶燃烧分解产生氟化氢,用水吸收,$F^-$ 与茜素氟蓝、硝酸亚铈以 1∶1∶1 结合成蓝紫

色配位化合物,在规定的波长测定其吸光值,与对照液在相同条件下所得吸光值比较,以控制氟的限量。

点滴积累 ∨

1. 硫酸盐检查法　生物药物中存在的微量硫酸盐在盐酸酸性条件下,与氯化钡生成硫酸钡白色混浊,与一定量标准硫酸钾溶液在相同条件下生成的硫酸钡混浊比较,判定供试品中硫酸盐是否符合规定。
2. 古蔡法　金属锌与酸作用产生新生态的氢,与药物中的砷反应生成具有挥发性的砷化氢,遇溴化汞试纸产生黄色至棕色砷斑,与一定量标准砷溶液同法处理后生成的砷斑比较,判断药物中砷是否符合规定。
3. 水分测定法　包括费休氏法、烘干法、减压干燥法、甲苯法和气相色谱法。

# 第四节　安全性检查

学习目标 ∨

1. 掌握无菌检查、微生物限度检查、热原及内毒素等检查法的原理和方法。
2. 熟悉异常毒性、降压物质、过敏反应的原理和方法。
3. 熟练掌握无菌检查、微生物限度检查、热原及内毒素检查的操作方法。
4. 学会无菌检查、微生物限度检查、热原及内毒素检查结果判断。

生物药物由于其生产工艺一般比较复杂,容易使生物药物中残留某些特殊的杂质,这些杂质常引起机体出现毒性反应和安全问题。所以对生物药物进行安全性检查已成为生物药物质量控制标准的一个必不可少的检测项目,这也是保证临床用药安全、有效的重要指标和保障措施。

## 一、无菌检查法

由微生物污染药品导致的药害事件使人们对药品制剂进行无菌检查重要性的认识逐渐加深。

（一）无菌检查的原理

无菌检查的基本原理是在超净工作台无菌环境中,利用无菌操作的方法,将被检查的药品分别加入适合需氧菌、厌氧菌和真菌生长的液体培养基中,置于适宜温度下培养一定时间后,观察有无微生物生长,以判定药物是否合格。

无菌检查应在无菌条件下进行,试验环境必须达到无菌检查的要求,检验全过程应严格遵守无菌操作,防止微生物污染,防止污染的措施不得影响供试品中微生物的检出。单向流空气区、工作台面及环境应定期按医药工业洁净区(室)悬浮粒子、浮游菌和沉降菌的测试方法的现行国家标准进行洁净度确认。隔离系统应定期按相关的要求进行验证,其内部环境的洁净度须符合无菌检查的要求。日常检验还需对试验环境进行监控。

▶ **扫一扫，链操作**

超净工作台如何操作？

ER-3-3

**超净工作台**
**操作流程**

（二）操作法

**1. 培养基的制备及培养条件**　培养基应适合需氧菌、厌氧菌和真菌生长，其配方和制备方法应严格按照《中国药典》通则 1101 来执行。按要求制备出硫乙醇酸盐流体培养基（fluid thioglycollate medium，FTM，用于厌氧菌和需氧菌的培养）、胰酪大豆胨液体培养基（trypticase soy broth，TSB，用于真菌和需氧菌的培养），制备好的培养基应避光保存。

**2. 培养基的适用性检查**　FTM 和 TSB 应符合培养基的无菌性检查及灵敏度检查的要求。本检查可在供试品的无菌检查前或与供试品的无菌检查同时进行。

（1）无菌性检查：每批培养基随机抽取不少于 5 支（瓶），置各培养基规定的温度培养 14 天，应无菌生长。

（2）灵敏度检查：用已知的标准菌种来检定培养基的灵敏度，检定培养基敏感度的菌种为国家药品检定机构分发的标准菌种。

1）菌种：《中国药典》（2015 年版）规定使用的菌种有：金黄色葡萄球菌（*Staphylococcus aureus*）［CMCC（B）26 003］、铜绿假单胞菌（*Pseudomonas aeruginosa*）［CMCC（B）10 104］、枯草杆菌（*Bacillus subtilis*）［CMCC（B）63 501］、生孢梭菌（*Clostridium sporogenes*）［CMCC（B）64 941］、白念珠菌（*Candida albicans*）［CMCC（F）98 001］、黑曲霉（*Aspergillus niger*）［CMCC（F）98 003］。

2）菌液制备：将 *S. aureus*、*P. aeruginosa*、*B. subtilis*、*C. sporogenes* 的新鲜培养物分别接种于对应的被检培养基中，培养相应规定时间后，用 pH7.0 无菌氯化钠-蛋白胨缓冲液（sodium chloride peptone buffer，SCPB）或无菌生理盐水制成<100cfu/ml 的菌悬液。接种 *A. niger* 的新鲜培养物至沙氏葡糖糖琼脂（SDA）斜面培养基上，20~25℃培养 5~7 日，加入 3~5ml 含 0.05%（v/v）吐温 80 的 pH7.0 无菌 SCPB 或无菌生理盐水，将孢子洗脱。再用含 0.05%（V/V）吐温 80 的 pH7.0 无菌 SCPB 或无菌生理盐水制成孢子数<100cfu/ml 的菌悬液。

菌悬液若在室温下放置，应在 2 小时内使用；若保存在 2~8℃可在 24 小时内使用。黑曲霉孢子悬液可保存在 2~8℃，在验证过的贮存期内使用。

▶ **扫一扫，链操作**

常用培养基有哪些？　如何配制？

ER-3-4

**常用培养基**
**及其配制**
**方法**

3）培养基接种：取每管装量为 12ml 的 FTM 7 支，分别接种小于 100cfu 的 *S. aureus*、*P. aeruginosa*、*C. sporogenes* 各 2 支，另 1 支不接种作空白对照，培养 3 天。取每管装量为 9ml 的 TSB 7 支，分别接种小于 100cfu 的 *B. subtilis*、*C. albicans*、*A. niger* 各 2 支，另 1 支不接种作为空白对照，培养 5 日。逐日观察结果。

4）结果判定：空白对照管应无菌生产，若加菌的培养管均生长良好，判定该培养基的灵敏度检查符合规定。

**3. 稀释液、冲洗液及其制备方法**　稀释液、冲洗液配制后应采用验证合格的灭菌程序灭菌。

**4. 方法适用性试验**　进行产品无菌检查时,应进行方法适用性试验,以确认所采用的方法合适于该产品的无菌检查。若检验程序或产品发生变化可能影响检验结果时,应重新进行方法适用性试验。方法适用性试验按"供试品的无菌检查"规定及下列要求进行操作。对每一试验菌应逐一进行方法确认。

(1)薄膜过滤法:取每种培养基规定接种的供试品总量按薄膜过滤法过滤,冲洗,在最后一次的冲洗溶液中加入<100cfu 的试验菌,过滤。加 FTM 或 TSB 至滤筒内。另取一装有同体积培养基的容器,加入等量试验菌,作为对照。置规定温度培养,培养时间不得超过 5 日,各试验菌同法操作。

(2)直接接种法:取符合直接接种法培养基用量要求的 FTM 6 支,分别接入<100cfu 的 *S. aureus*、*E. coli*、*C. sporogenes* 各 2 支,取符合直接接种法培养基用量要求的 TSB 6 支,分别接入<100cfu 的 *B. subtilis*、*C. albicans*、*A. niger* 各 2 支。其中一支接入每支培养基规定的供试品接种量,另 1 支作为对照,置规定的温度培养,培养时间不得超过 5 日。

**5. 供试品的无菌检查**　无菌检查法包括薄膜过滤法和直接接种法。只要供试品性质允许,应采用薄膜过滤法。供试品无菌检查所采用的检查方法和检验条件应与方法适用性试验确认的方法相同。操作时,用适宜的消毒液对供试品容器表面进行彻底消毒,如果供试品容器内有一定的真空度,可用适宜的无菌器材向容器内导入无菌空气,再按无菌操作启开容器取出内容物。无菌检查试验过程中,若需使用表面活性剂、灭活剂、中和剂等试剂,应证明其有效性,且对微生物无毒性。

(1)检验数量:检验数量是指一次试验中所用供试品最小包装容器的数量,成品每亚批均应进行无菌检查。除另有规定外,出厂产品按表3-3规定。最少检验数量不包括阳性对照试验的供试品用量。

表3-3　批出厂产品及生物制品的原液和半成品最少检验数量

| 供试品 | 批产量 N（个） | 最少检验数量 |
| --- | --- | --- |
| 注射剂 | ≤100 | 10%或 4 个(取较多者) |
| | 100<N≤500 | 10 个 |
| | >500 | 2%或 20 个(取较少者)<br>20 个(生物制品) |
| 大体积注射液(>100ml) | | 2%或 10 个(取较少者)<br>20 个(生物制品) |
| 冻干血液制品(>5ml) | 每柜冻干≤200 | 5 个 |
| | 每柜冻干>200 | 10 个 |
| (≤5ml) | ≤100 | 5 个 |
| | 100<N≤500 | 10 个 |
| | >500 | 20 个 |

续表

| 供试品 | 批产量 N（个） | 最少检验数量 |
|---|---|---|
| 眼用及其他非注射产品 | ≤200 | 5%或 2 个（取较多者） |
| | >200 | 10 个 |
| 桶装固体原料 | ≤4 | 每个容器 |
| | 4<N≤50 | 20%或 4 个容器（取较多者） |
| | >50 | 2%或 10 个容器（取较多者） |
| 抗生素原料药（≥5g） | | 6 个容器 |
| 生物制品原液或半成品 | | 每个容器（每个容器制品的取样量为总量的 0.1%或不少于 10ml，每开瓶一次，应如上法抽验） |
| 体外用诊断制品半成品 | | 每批（抽验量应不少于 3ml） |
| 医疗器具 | ≤100 | 10%或 4 件（取较多者） |
| | 100<N≤500 | 10 件 |
| | >500 | 2%或 20 件（取较多者） |

（2）检验量：检验量是指每个最小包装接种至每份培养基的最小量（g 或 ml）。除另有规定外，供试品检验量按表 3-4 规定。若每支（瓶）供试品的装量按规定足够接种两种培养基，则应分别接种 FTM 和 TSB。采用薄膜过滤法时，只要供试品特性允许，应将所有容器内的全部内容物过滤。

表 3-4 供试品的最少检验量

| 供试品 | 供试品规格 | 每支供试品接入每种培养基的最少量 |
|---|---|---|
| 液体制剂 | $V \leq 1ml$ | 全量 |
| | $1ml < V \leq 40ml$ | 半量，但不得少于 1ml |
| | $40ml < V \leq 100ml$ | 20ml |
| | $V > 100ml$ | 10%，但不得少于 20ml |
| 固体制剂 | $M \leq 50mg$ | 全量 |
| | $50mg < M \leq 300mg$ | 半量 |
| | $300mg < M \leq 5g$ | 150mg |
| | $M > 5g$ | 500mg |
| | | 半量（生物制品） |
| 生物制品的原液及半成品 | | 半量 |
| 医疗器具 | 外科用辅料棉花及纱布 | 取 100mg 或 1cm×3cm |
| | 缝合线、一次性医用材料 | 整个材料 |
| | 带导管的一次性医疗器具（如输液袋） | 1/2 内表面积 |
| | 其他医疗器具 | 整个器具（切碎或拆散开） |

（3）阳性对照：根据供试品特性选择阳性对照，阳性对照管培养 72 小时内应生长良好。

（4）阴性对照：供试品无菌检查时，应取相对应溶剂和稀释液、冲洗液同法操作，作为阴性对照。

阴性对照不得有菌生长。

（5）薄膜过滤法：薄膜过滤法应优先用封闭式薄膜过滤器，也可采用一般薄膜过滤器。无菌检查用的滤膜孔径应≤0.45μm，直径约为50mm。根据供试品及其溶剂的特性选择滤膜材质，使用时，应保证滤膜在过滤前后的完整性。

水溶性供试品过滤前应先将少量的冲洗液过滤，以润湿滤膜。油类供试品，其滤膜和过滤器在使用前应充分干燥。为发挥滤膜的最大过滤效率，应注意保持供试品及冲洗液覆盖整个滤膜表面。供试液经薄膜过滤后，若需要用冲洗液冲洗滤膜，每张滤膜每次冲洗量一般为100ml，且总冲洗量不得超过1000ml，以避免滤膜上的微生物受损伤。详见通则1101。

（6）直接接种法：直接接种法适用于无法用薄膜过滤进行无菌检查的供试品，其方法为取规定量供试品分别等量接种至FTM和TSB中。除生物制品外，一般样品无菌检查时两种培养基接种的瓶数或支数相同；生物制品无菌检查时FTM和TSB接种的瓶数或支数为2∶1。除另有规定外，每个容器中培养基的用量应符合接种的供试品体积不得大于培养基体积的10%，同时，FTM每管装液量不低于15ml，TSB每管装液量不少于10ml。供试品检查时，培养基的用量和高度同适用性试验。

（7）培养及观察：将上述接种供试品后的培养基容器分别按各培养基规定的温度培养14天；接种生物制品供试品的FTM的容器分为2等份，1份置30~35℃培养，1份置20~25℃培养基。培养期间逐日观察并记录是否有菌生长。如在加入供试品后或在培养基过程中，培养基出现浑浊，培养14天后，不能从外观上判断有无微生物生长，可取该培养液适量转接种至同种新鲜培养基中，培养3天，观察接种的同种新鲜培养基是否再出现浑浊；或取培养液涂片、染色、镜检，判断是否有菌。

**6. 结果判断**  阳性对照管应生长良好，阴性对照管不得有菌生长。否则试验无效。若供试品管均澄清，或虽显浑浊但经确证无菌生长，判定供试品符合规定；若供试品管中任一管显浑浊并确证有菌生长，判供试品不符合规定，除非能充分证明试验结果无效，即生长的微生物非供试品所含。当符合下列至少一条时方可判定试验结果无效：

（1）无菌检查试验所用的设备及环境的微生物监控结果不符合无菌检查法的要求；

（2）回顾无菌试验过程，发现有可能引起微生物污染的因素；

（3）供试品管中生长的微生物经鉴定后，确证是因无菌试验中所使用的物品和（或）无菌操作技术不当的。

试验若经确认无效，应重试。重试时，重新取同量供试品，依法检查，若无菌生长，判定供试品符合规定；若有菌生长，判定供试品不符合规定。

（三）注意事项

1. 所有阳性菌的操作均不得在无菌区域进行，以防交叉感染。

2. 进入无菌操作室的所有培养基、供试品等的外表都应采用适宜的消毒方式处理，以避免将外包装的微生物带入无菌检查室。如可采用紫外灯照射30分钟的方式消毒。

3. 供试品的抽验数量和接种量应符合规定。

4. 真实、规范地填写检验原始记录和检验报告。出具检验结果后，所有培养物需经高压蒸气灭菌处理。

## 二、微生物限度检查法

### （一）微生物限度检查的原理

**1. 原理**　微生物限度检查是对非无菌制剂及其原料、辅料检查其受微生物污染程度的方法。所谓限度检查系指单位重量或体积药品内的微生物种类及数量均不得超过《中国药典》规定允许的种类和数量。微生物限度检查是体现药品卫生质量的重要指标之一,药品中污染的微生物越多、数量越大,则说明药品的卫生质量越差,受微生物污染的可能性越大。微生物限度检查已是药品生产企业管理和安全性评价的重要手段和依据之一。《中国药典》对微生物限度检查制定了统一的操作规程和严格的限定标准,其环境洁净度同无菌检查。

**2. 方法**　微生物限度检查的项目包括需氧菌总数、真菌和酵母菌总数、控制菌的检查。各项检查的结果均符合该品种微生物限度检查项目的规定,才能判定该供试品合格,若其中任何一项不符合规定,均应判定该供试品不合格。

微生物计数法包括平皿法、薄膜过滤法和最可能数法(most probable-number method, MPN 法)。供试品检查时,应根据供试品理化特性和微生物限度标准等因素选择计数方法,检测的样品量应保证所获得的试验结果能判断供试品是否符合规定。须确认所选方法的适用性。

**3. 微生物检查的环境要求**　《中国药典》通则 9203《药品微生物实验室质量指导原则》指出:微生物限度检查应在不低于 D 级背景下的 B 级单向流空气区域内进行。检验全过程必须严格遵守无菌操作,防止再污染,防止入网的措施不得影响供试品中微生物的检查。单向流空气区域、工作台面及环境应定期进行监测。

### （二）微生物限度检查的基本步骤

**1. 培养基**　微生物限度检查所用培养基种类较多,其配方及配制过程参照《中国药典》规定,或使用成品培养基或脱水培养基。配制后采用验证合格的灭菌程序及时灭菌。

（1）菌液制备及所用培养基:*S. aureus*、*P. aeruginosa*、*B. subtilis*、乙型副伤寒沙门菌(*Salmonella paratyphi* B)和 *E. coli* 制备可采用 TSB、TSA;*C. albicans* 和 *A. niger* 菌液制备可采用 SDB、SDA,*A. niger* 还可使用 PDA 培养基;*C. sporogenes* 菌液的制备可采用梭菌增菌培养基(reinforced medium for clostridia, RMC)。

（2）微生物计数所用培养基:需氧菌计数可采用 TSA 或 TSB(MPN 法);真菌和酵母菌计数采用 SDA;当 SDA 上生长的细菌使真菌和酵母菌数结果不符合微生物限度要求情况下可采用玫瑰红钠琼脂或 SDA(含抗生素)选择培养基进行培养。

（3）控制菌检查所用培养基:用肠道菌增菌液体培养基(enterobacteria enrichment borth medium, EEBM)或紫红胆盐葡萄糖琼脂培养基(violet red bile glucose agar, VRBG)检查耐胆盐革兰阴性菌;用麦康凯液体培养基(Mac-Conkey broth, MCB)或麦康凯琼脂培养基(Mac-Conkey agar, MCA)检查 *E. coli*;用 RV 沙门菌增菌液体培养基(RV Salmonella enrichment medium, RVSEM)、木糖赖氨酸脱氧胆酸盐琼脂培养基(xylose lysine deoxycholate agar, XLDA)或三糖铁琼脂培养基(triple sugar iron agar, TSIA)检查沙门菌;溴化十六烷基三甲铵琼脂培养基(Getrimide Agar Medium, GAM)检查

*P. aeruginosa*；用甘露醇氯化钠琼脂培养基（manitol salt agar，MSA）检查 *S. aureus*；用 RMC 或哥伦比亚琼脂培养基（columbia blood agar medium，CBAM）检查梭菌；用 SDB、SDA 或念珠菌显色培养基（candida chromogenic medium，CCM）检查 *C. albicans*。

**2. 菌种及菌液制备**

（1）菌种：试验用菌株的传代次数不得超过 5 代（从菌种保藏中心获得的干燥菌种为第 0 代），并采用适宜的菌种保藏方式进行保存，以确保试验菌株的生物学特性。

（2）需氧菌、真菌及酵母菌菌液制备：按规定程序培养各试验菌。取新鲜培养物，用 pH7.0 无菌 SCPB 或无菌生理盐水制成适宜浓度的菌悬液；其中 *A. niger* 的新鲜培养物用含 3~5ml 0.05%（V/V）吐温 80 的无菌洗液将孢子洗脱，并用含 0.05%（V/V）吐温 80 的洗液稀释成适宜浓度的孢子悬液。

（3）控制菌检查菌液制备：上述培养物用含 0.05%（V/V）吐温 80 的 pH7.0 无菌 SCPB 或无菌生理盐水制成适宜浓度的菌悬液。

菌液制备后若在室温下放置，须在 2 小时内使用；若保存于 2~8℃，可在 24 小时内使用。黑曲霉孢子悬液保存于 2~8℃，在验证过的贮存期内可使用。

（4）阴性对照：为确认试验条件是否符合要求，应进行阴性对照试验，阴性对照试验应无菌生长。如阴性对照有菌生长，应进行偏差调查。

**3. 培养基适用性检查** 供试品微生物计数、控制菌检查中所用的培养基均应进行适用性检查。

（1）微生物计数法：需氧菌、真菌和酵母菌计数所用培养基应按药典规定，接种≤100cfu 的菌液至 TSB 管或 TSA 平板或 SDA 平板，置规定条件下培养。每一试验菌株平行制备 2 管或 2 个平板。同时，用相应的对照培养基替代被检培养基进行上述试验。

被检固体培养基上的菌落平均数与对照培养基上的菌落平均数的比值应在 0.5~2 之间，且菌落形态大小应与对照培养基上的菌落一致；被检液体培养基管与对照培养基管比较，试验菌应生长良好。

（2）控制菌检查：控制菌检查所用培养基适用性检查项目包括促生长能力、抑制能力及指示特性的检查。

**4. 计数方法适用性试验** 在建立药品的微生物限度检查时，应对需氧菌、真菌和酵母菌计数方法和控制菌检查方法进行验证，以确认所采用的方法适用于该药品相关微生物限度检查。验证时，按供试液的制备和需氧菌、真菌及酵母菌或控制菌所规定的方法及相关要求进行操作，对各试验菌的回收率应逐一进行验证。

验证试验应至少进行 3 次独立平行试验，分别计算每次试验各试验菌的回收率，方法验证试验可与供试品的微生物限度检查项目同时进行。

（1）需氧菌、真菌及酵母菌计数方法的验证：

1）接种和稀释：回收试验用供试液的制备应按要求进行接种和稀释，接种体积不超过 1%。首先应选择最低稀释级的供试液进行计数方法适用性验证试验。试验组含菌量≤100cfu/ml（1 张滤膜）；供试品对照组以稀释液代替菌液同试验组操作；菌液对照组取不含中和剂及灭菌剂的相应稀释液代替供试液，按试验组操作加入试验菌并进行微生物回收试验。

2）抗菌活性的去除或灭活：消除供试品的抑菌活性的方法有：增加稀释液或培养基体积；加入适宜的中和剂或灭活剂；采用薄膜过滤法；或以上方法的联合使用。

3）供试品中微生物的回收：微生物的回收可采用平皿法、薄膜过滤法或 MPN 法。平皿法每株试验菌每种培养基至少制备 2 个平皿，以算数均值作为计数结果。薄膜过滤法所采用的滤膜孔径应 ≤0.45μm，直径一般 50mm，测定需氧菌时，滤膜菌面朝上贴于 TSA 平板上，测定真菌和酵母总数时，滤膜菌面朝上贴于 SDA 平板上，每株试验菌每种培养基至少制备一张滤膜。MPN 法的精密度和准确度不高，仅在供试品需氧菌总数没有适宜计数方法的情况下使用，真菌计数不适用于本法。

4）结果判定：计数方法适用性试验中，采用平皿法或薄膜过滤法时，试验组菌落数减去供试品对照组菌落数的值与菌液对照组菌落数的比值应在 0.5~2 之间。计算公式如下：

$$试验组菌回收率 = \frac{试验组菌落数 - 供试品对照组菌落数}{菌液对照组菌落数} \qquad 式(3-8)$$

采用 MPN 法时，试验组菌数应在菌液对照组菌数的 95% 置信限内。

（2）控制菌检查方法适用性试验：

1）供试液制备：按"供试品检查"中的规定制备供试液。

2）试验菌：根据各项下微生物限度标准中规定检查的控制菌选择相应的试验菌株，确认耐胆盐革兰阴性菌检查方法时，采用 *E.coli* 和 *P.aeruginosa* 为试验菌。

3）适用性试验：取规定量供试液及 ≤100cfu 的试验菌接种至规定的培养基中；采用薄膜过滤法时，取规定量供试液，过滤，冲洗，在最后一次冲洗液中加入试验菌，过滤后，注入规定的培养基或取出滤膜接入规定的培养基中。

4）结果判断：上述试验若检出试验菌，按此供试液制备方法和控制菌检查法进行供试品检测；若未检出试验菌，应消除供试品的抑菌活性（按通则 1105 中的"抗菌活性的去除或灭活"），并重新进行方法适用性试验。若经过试验确证供试品对试验菌的抗菌作用无法消除，可以认为受抑制的微生物不易存在于该供试品中，选择抑菌成分消除相对彻底的方法进行供试品检查。

**5. 供试品的检验量及供试液的制备**

（1）检验量：检验量是指一次试验所使用的供试品量（g、ml 或 cm²）。一般应随机抽取不低于 2 个最小包装的供试品，混合，取规定量供试品进行检验。除另有规定外，一般供试品的抽验量为 10g 或 10ml；膜剂为 100cm²；贵重药品、微量包装药品的检验量可以酌情减少。检验时，应从 2 个以上最小包装单位中抽取供试品，大蜜丸不得低于 4 丸，膜剂不得低于 4 片。

（2）供试液的制备：应根据各供试品的理化特性及生物学性质，采取适宜的方法制备供试液。供试液制备若需加热时，应均匀加热，且稳定不得超过 45℃。

**6. 供试品检查**

（1）需氧菌总数、真菌及酵母总数的计数检查：按计数方法适用性试验确认的计数方法进行供试品中需氧菌总数、真菌和酵母菌总数的测定。TSA 或 TSB 用于测定需氧菌总数；SDA 用于测定真菌和酵母菌总数。以稀释液代替供试液进行阴性对照试验，阴性对照试验应无菌生长。如果阴性对照有菌生长，应进行偏差调查。

1）平皿法：平皿法包括倾注法和涂布法。取规定量供试品，按方法适用性试验确认的方法进行供试液制备和菌数测定，每个稀释级每种培养基至少制备2块平皿。

TSA平板在30~35℃培养3~5日，SDA平板在20~25℃培养5~7日，观察菌落生长情况，点计平板上生长的所有菌落数，计数并报告。菌落蔓延成片的平板不宜计数。点计菌落数后，计算各稀释级供试液的平均菌落数，按菌落数报告规则报告菌数。若同稀释级两个平板的菌落平均数高于15，则两个平板的菌落数不能相差1倍或以上。

需氧菌总数测定宜选取平均数<300cfu的稀释级、真菌和酵母菌总数测定宜选取平均菌落数<100cfu的稀释级，作为菌数报告的依据。取最高的平均菌数，计算每1g、1ml或10cm²供试品中所含的微生物数，报告中保留两位有效数字。

如各稀释级的平板均无菌落生长，或仅最低稀释级的平板有菌落生长，但平均菌落数<1时，以<1乘以最低稀释倍数的值报告菌数。

2）薄膜过滤法：按计数方法适用性试验确认的方法进行供试液制备。取相当于1g、1ml或10cm²供试品的供试液，若供试品所含的菌数较多时，可适当稀释，立即过滤，冲洗，冲洗后取出滤膜，菌面朝上贴于TSA或SDA上培养。

培养条件和计数方法同平皿法，每张滤膜上的菌落数应不超过100cfu。菌数报告按相当于1g、1ml或10cm²供试品的菌数报告；若滤膜上无菌落生长，以<1报告菌数（每张滤膜过滤1g、1ml或10cm²供试品），或以<1乘以最低稀释倍数的值报告菌数。

3）MPN法：取规定量供试品，按方法适用性试验确认的方法进行供试液制备和接种，所有试验管在30~35℃培养3~5日，若需要确认是否有微生物生长，按方法适用性试验确认的方法进行。记录每一稀释级微生物生长的管数，从MPN表中查得每1g或1ml供试品中需氧菌总数的最可能数。

（2）控制菌检查：供试品的控制菌检查应按照经方法适用性试验确认的方法进行。阳性对照试验方法同供试品的控制菌检查，对照菌的添加量不高于100cfu。阳性对照应检出相应的控制菌。阴性对照以稀释剂代替供试液按相应控制菌检查法检查，阴性对照应无菌生长。若阴性对照有菌生长，应进行偏差调查。

1）耐胆盐革兰阴性菌：取供试品，用TSB作为稀释剂制成1∶10供试液，混匀，在20~25℃培养约2小时。除另有规定外，取适量体积（相当于1g或1ml供试品）预培养物接种至适宜体积EEBM中，30~35℃培养24~48小时后，划线接种于VRBGA培养基平板上，30~35℃培养18~24小时。如平板上无菌落生长，判供试品未检出耐胆盐革兰阴性菌。

结果判断：若VRBGA培养基平板上有菌落生长，则对应培养管为阳性，否则为阴性。

2）大肠埃希菌（E. coli）：取相当于1g或1ml供试品的供试液，接种至适宜体积的TSB中，混匀，30~35℃培养18~24小时。取上述培养物1ml接种至100ml MCB中，42~44℃培养24~48小时。取麦康凯液体培养物划线接种于MCA平板上，30~35℃培养18~72小时。

结果判断：若MCA培养基平板上有菌落生长，应进行分离、纯化及进行适宜的鉴定试验，确认是否为E. coli。若MCA培养基平板上没有菌落生长或虽有菌落生长但鉴定结果为阴性，则判定供试品未检出E. coli。

3）沙门菌（*Salmonella*）：取 10g 或 10ml 供试品直接或处理后接种至适宜体积的 TSB 中,混匀,
30~35℃培养 18~24 小时。取上述培养物 0.1ml 接种至 10ml RVSEM 中,30~35℃培养 18~24 小时。
取少量 RVSEM 培养物划线接种于 XLDA 平板上,30~35℃培养 18~48 小时。用接种针挑选疑似菌
落于 TSIA 高层斜面上进行斜面和高层穿刺接种,培养 18~24 小时,或采用其他适宜方法进一步
鉴定。

结果判断:如果 XLDA 平板上有疑似菌落生长,且 TSIA 的斜面为红色、底层为红色,或斜面黄
色、底层黄色或黑色,应进一步进行适宜的鉴定试验,确证是否为沙门菌。若平板上没有菌落生长,
或虽有菌落生长但鉴定结果为阴性,或 TSIA 的斜面未见红色、底层未见黄色,或斜面黄色、底层未见
黄色或黑色,判供试品未检出沙门菌。

4）铜绿假单胞菌（*P. aeruginosa*）:取相当于 1g 或 1ml 供试品的供试液,接种至适宜体积的 TSB
中,混匀,30~35℃培养 18~24 小时。取上述培养物划线接种至 GAM 平板上,30~35℃培养 18~72
小时。取上述平板上生长的菌落进行氧化酶试验,或采取其他适宜方法进一步鉴定。

氧化酶试验:将洁净滤纸片置于平皿内,用无菌玻璃棒取上述平板上生长的菌落涂于滤纸片上,
滴加新配制的 1%二盐酸 *N*,*N*-二甲基对苯二胺试液,在 30s 内若培养物呈粉红色并逐渐变为紫红色
为氧化酶试验阳性,否则为阴性。

结果判断:若 GAM 平板上有菌落生长,且氧化酶试验呈阳性,应进一步进行适宜的鉴定试验,确
证是否为 *P. aeruginosa*。如平板上没有菌落生长,或虽有菌落生长但鉴定结果为阴性,或氧化酶试验
阴性,判定供试品未检出 *P. aeruginosa*。

5）金黄色葡萄球菌（*S. aureus*）:取相当于 1g 或 1ml 供试品的供试液,接种至适宜体积的 TSB 中,
混匀,30~35℃培养 18~24 小时。取上述培养物划线接种至 MSA 平板上,30~35℃培养 18~72 小时。

结果判断:若 MSA 平板上有黄色菌落或外周有黄色环的白色菌落生长,应进行分离、纯化及适
宜的鉴定试验,确证是否为 *S. aureus*;如平板上没有与上述形态特征相符或疑似的菌落生长,或虽有
相符或疑似菌落生长但鉴定结果为阴性,判供试品未检出 *S. aureus*。

6）梭菌（*Clostridia*）:取相当于 1g 或 1ml 供试品的供试液 2 份,其中 1 份置 80℃保温 10 分钟后
迅速冷却。将上述 2 份供试液分别接种至适宜体积的 RMC 中,置厌氧条件下 30~35℃培养 48 小时。
取上述每一培养物少量,分别涂布接种于 CBAM 平板上,置厌氧条件下 30~35℃培养 48~72 小时。

过氧化氢酶试验:取上述平板上生长的菌落,置洁净玻璃片上,滴加 3%过氧化氢溶液,若菌落表面
有气泡产生,为过氧化氢酶试验阳性,否则为阴性。

结果判断:若 CBAM 平板上有厌氧杆菌生长(有或无芽孢),且过氧化氢酶试验阴性的,应进一步进
行适宜的鉴定试验,确证是否为梭菌;若 CBAM 平板上无厌氧杆菌生长,或虽有相符或疑似的菌落生长
但鉴定结果为阴性,或过氧化氢酶试验阴性,判供试品未检出梭菌。

7）白色念珠菌（*C. albicans*）:取相当于 1g 或 1ml 供试品的供试液,接种至适宜体积的 SDB 中,混
匀,30~35℃培养 3~5 日。取上述预培养物划线接种于 SDA 平板上,30~35℃培养 24~48 小时。
*C. albicans* 在 SDA 上生长的菌落呈乳白色,偶见淡黄色,表面光滑有浓酵母气味,培养时间稍久则菌落
增大,颜色变深、质地变硬或有皱褶。挑取疑似菌落接种至 CCM 平板上,培养 24~48 小时(必要时可延

长至 72 小时),或采用其他适宜方法进一步鉴定。

结果判断:若 SDA 平板有疑似菌落生长,且疑似菌在 CCM 平板上生长的菌落呈阳性反应,应进一步进行适宜的鉴定试验,确证是否为 *C. albicans*;如果 SDA 平板上没有菌落生长,或虽有菌落生长但鉴定结果为阴性,或疑似菌在 CCM 平板上生长的菌落呈阴性反应,判供试品未检出 *C. albicans*。

(三)结果判断

药品的微生物限度标准是基于药品的给药途径和对患者健康潜在的危害以及药品的特殊性而制订的。药品生产、贮存、销售过程中的检验,药用原料、辅料及中药提取物的检验,新药标准制订,进口药品标准复核,考察药品质量及仲裁等,除另有规定外,其微生物限度均以"非无菌药品微生物限度标准"(通则 1107)为依据。

1. 供试品检出控制菌或其他致病菌时,直接判定不合格,不再重复检查。

2. 供试品的需氧菌总数、真菌和酵母菌总数其中任何一项不符合该品种项下的规定,判定供试品不合格。

3. 若供试品的需氧菌总数、真菌和酵母菌总数以及控制菌各项检查结果均符合该品种项下的规定,则判定供试品符合规定;若其中任何一项不符合该品种项下的规定,则判定该供试品不符合规定。

4. 以口服给药制剂为例,其需氧菌总数不得超过 1000 个/g 或 100 个/ml;真菌和酵母菌总数不得超过 100 个/g(ml),控制菌不得检出。

## 三、热原及细菌内毒素检查法

(一)概述

1. **热原** 热原是指由微生物产生的能引起恒温动物体温异常升高的致热物质。含超量热原物质注射液输入人体后,会引起机体严重的临床反应即热原反应。引起热原反应的主要物质之一是革兰阴性细菌产生的内毒素(脂多糖)。

热原的性质有耐热性、水溶性、滤过性及抗原性。常用的热原消除方法有高温法、吸附法、滤过法、蒸馏法、酸碱法、离子交换法、凝胶过滤法和反渗透法。生产和质量检测过程中使用的耐热物品如玻璃器皿、金属器具采用高温法即 180℃ 3~4 小时或 250℃ 30 分钟以上进行消除。

2. **细菌内毒素** 细菌内毒素是革兰阴性菌细胞壁上的一种脂多糖和微量蛋白的复合物,是细菌死亡或解体后才释放出来的一种具有内毒素生物活性的物质,而非细菌或细菌代谢产物。细菌内毒素的脂多糖主要由 O-特异性链、核心多糖、类脂 A 三部分组成。

(二)热原检查法(家兔升温法)

1. **原理** 其基本原理是将一定量的供试品静脉注入家兔体内,在规定时间内观察家兔体温升高的情况,以判断供试品中所含热原的限度是否符合规定。

2. **操作方法**

(1)试验前的准备:按规定选择供试用的家兔,并进行试验前的准备。

(2)检查法:取适用的家兔 3 只,测定其正常体温后 15 分钟内,自耳脉缓缓注入规定剂量并温热约 38℃ 的供试品溶液,然后每隔 30 分钟按前法测量其体温 1 次,共测 6 次,以 6 次体温中的最高一次减去正常体温,即为该兔体温的升高温度(℃)。

**3. 结果判断** 按药典规定的标准来判定结果。

**4. 注意事项**

(1)所有试验用的注射器、针头及一切和供试品接触的器皿均应除去热原,以免引起假阳性结果。

(2)检查时如果遇到大幅降温的情况(降温超过0.6℃),应考虑以下原因:室温过低或大幅度波动造成大幅降温;家兔体质问题;在注射大剂量供试品时,没有进行预热至38℃处理;测量过程中,家兔肛门大量出血。

(3)家兔重复多次使用,会因少量多次接触热原导致对热原产生耐受性。

(三)细菌内毒素检查法

**1. 原理** 细菌内毒素检查法是指利用鲎试剂来检测或量化由革兰阴性菌产生的细菌内毒素,以判定供试品中细菌内毒素的限量是否符合规定的一种方法。

细菌内毒素检查法包括凝胶法和光度测定法,其中光度测定法包括浊度法和显色基质法。供试品检测时,可使用其中任何一种方法进行试验。当测定结果出现争议时,除另有规定外,以凝胶法结果为准。

本试验操作过程应防止内毒素的污染。细菌内毒素的量用内毒素单位(EU)表示,1EU与1个内毒素国际单位(IU)相当。细菌内毒素国家标准品是自大肠埃希菌提取精制而成,用于标定、复核、仲裁鲎试剂灵敏度、标定细菌内毒素工作标准品的效价,干扰试验、灵敏度复核试验、标准曲线可靠性试验及阳性对照。细菌内毒素检查用水应符合灭菌注射用水标准,其用于凝胶法含量小于0.015EU/ml,用于光度测定法小于0.005EU/ml,且对内毒素试验无干扰作用。

▶▶ 扫一扫,链拓展

　　鲎试剂检查细菌内毒素的方法。

鲎试剂检查
细菌内毒素
操作流程

**2. 试验准备** 试验所用的器皿需经处理,以去除可能存在的外源性内毒素。耐热器皿常用干热灭菌法(250℃ 30分钟以上)去除。若使用塑料器具,如微孔板和与微量加样器配套的吸头应选用标明无内毒素并对试验无干扰的器具。

**3. 操作法** 操作法包括凝胶法与光度测定法。

(1)凝胶法:凝胶法是通过鲎试剂与内毒素产生凝集反应的原理进行限度检测或半定量检测内毒素的方法。主要内容包括鲎试剂灵敏度复核试验、干扰试验、凝胶限度检查法、凝胶半定量试验检查法。

(2)光度测定法:光度测定法分为浊度法和显色基质法。浊度法是利用检测鲎试剂与内毒素反应过程中的浊度变化而测定内毒素含量的方法,可分为终点浊度法和动态浊度法。显色基质法是利用检测鲎试剂与内毒素反应过程中产生的凝固酶使特定底物释放除呈色团的多少而测定内毒素含量的方法,可分为终点显色法和动态显色法。为保证浊度和显色试验的有效性,应预先进行标准曲线的可靠性试验和供试品的干扰试验。

## 四、异常毒性检查及特异性毒性检查法

### （一）异常毒性检查

异常毒性有别于药物本身所具有的毒性特征,是指由生产过程中引入或其他原因所致的毒性。其检查的目的是检查药品及其制剂在生产制备过程中是否引入外来异物或药物降解产生的不正常毒性反应产物。

**1. 原理** 异常毒性检查法原理是利用药物急性毒性反应,将一定剂量的供试品溶液注入动物体内或口服给药,在规定的时间内观察动物出现的毒性反应和死亡情况,以判定供试品是否符合规定的方法,判断指标比较明确,在此剂量下,一般供试品不应使试验动物中毒死亡;除动物实验方法存在的差异或偶然差错外,如果出现试验动物急性中毒而死亡,则反应该供试品中含有极性毒性物质超过了正常水平。

**2. 操作法**

（1）非生物制品试验:除另有规定外,取小鼠 5 只,体重 18~22g,每只小鼠分别静脉给予供试品溶液 0.5ml,在 4~5 秒内匀速注射完毕。规定缓慢注射的品种可延长至 30 秒。除另有规定外,全部小鼠在给药后 48 小时内不得有死亡;如有死亡时,应另取体重 19~21g 的小鼠 10 只复试,全部小鼠在 48 小时内不得有死亡。

（2）生物制品试验:除另有规定外,异常毒性试验应包括小鼠试验和豚鼠试验,试验中应设同批动物空白对照,观察期内,动物全部健存并无异常反应,到期时每只动物体重应增加,则判定试验成立。按照规定的给药途径缓慢注入动物体内。

1）小鼠试验法:除另有规定外,取小鼠 5 只,体重 18~22g,每只小鼠分别腹腔注射供试品溶液 0.5ml,观察 7 日。观察期内,小鼠应全部健存并无异常反应,到期时每只小鼠体重应增加,判定供试品符合规定。如不符合上述要求,应另取体重 19~21g 的小鼠 10 只复试 1 次,判定标准同前。

2）豚鼠试验法:除另有规定外,取豚鼠 2 只,体重 250~350g,每只豚鼠分别腹腔注射供试品溶液 5.0ml,观察 7 日。观察期内,豚鼠应全部健存并无异常反应,到期时每只豚鼠体重应增加,判定供试品符合规定。如不符合上述要求,应另取豚鼠 4 只复试 1 次,判定标准同前。

### （二）特异性毒性检查法

本法主要检查某些疫苗类生物制品是否存在因自身毒素引起的特异性毒性不安全因素。

特异性毒性试验应一般包括小鼠试验和豚鼠试验。如吸附无细胞百白破三联疫苗的成品检定需进行特异性毒性检查,包括百日咳疫苗和白喉、破伤风疫苗的特异性毒性检查。

**1. 百日咳疫苗** 按药典规定应做小鼠体重减轻试验、小鼠白细胞增多试验及组胺致敏试验等。

**2. 白喉和破伤风疫苗** 取豚鼠 4 只,体重 250~350g,每只豚鼠分别腹腔注射供试品溶液 2.5ml,分两侧注射,观察 30 日。注射部位可有浸润,经 5~10 日变成硬结,可能 30 日不完全吸收。在第 10、20、30 日称体重,到期体重应增加,局部无化脓、无坏死、无破伤风症状及无晚期麻痹症者为合格。

### （三）注意事项

1. 给药后,在规定时间内不引起死亡的任何反应不属于异常毒性检查范围,不作为判断结果的依据。

2. 动物的质量是试验成功的重要因素之一,质量包括级别、来源、体重、饲养条件等。在选取动物时要选择同一批次,体重和饲养条件应相近。

3. 供试品的注射速度是试验成功的另一重要因素,注射速度过快过慢和速度不均匀均可能影响检查结果,因此要保持匀速注射给药,且注射时间要尽量一致。

## 五、降压物质检查法

降压物质是指某些药物中含有能导致降血压的杂质,包括组胺、类组胺或其他导致血压降低的物质。一些由动物脏器、组织为原料或微生物发酵法制备的生物制品均可能混入组胺、缓激肽等类组胺样的降压物质,因此对降压物质的检查是控制生物制品的质量、保证其安全性的重要检测项目之一。

（一）原理

降压物质检查法的原理是利用猫对组胺类物质具有敏感的降压作用。试验方法是通过比较组胺对照品(S)与供试品(T)引起麻醉猫血压下降的程度,以判定供试品中所含降压物质的限度是否符合规定。

（二）操作法

操作法包括:对照品溶液的制备、对照品稀释液的制备、供试品溶液的制备、检查法。其中检查法包括以下步骤:动物麻醉和手术、动物灵敏度的测定、给药、结果判断。

（三）相关要求

（1）试验中要注意调整供试品溶液浓度,使注射体积与对照组相同。

（2）如需要在同一只动物上测定多个样品时,需再经灵敏度检查,如仍符合规定时方可进行试验,依次类推。

## 六、过敏反应检查法

过敏反应检查是一种检查异性蛋白的试验方法。在某些生物制品(动物脏器、组织为原料或微生物发酵法提取物)的制备过程中,常可能混入一些具有免疫原性的特异性蛋白杂质,临床使用这些生物制品时,易引起病人出现多种过敏反应,轻者皮肤出现红斑或丘疹,严重者可出现窒息、发绀、血管神经性水肿、血压下降、甚至休克和死亡。因此对有可能存在异性蛋白的生物制品,应按要求进行过敏反应的检查,以确保生物药物的产品质量和用药的安全性。

（一）原理

本法系将一定量的供试品溶液注入豚鼠体内,间隔一定时间后静脉注射供试品溶液进行激发,观察动物出现过敏反应的情况,以判定供试品是否引起动物全身过敏反应。

（二）操作法

操作法包括:供试品溶液的制备、试验动物、检查法和结果判断。其中供试用的豚鼠应健康合格,体重250~350g,雌鼠应无孕。做过本试验的豚鼠不得重复使用。

结果判断:静脉注射供试品溶液30分钟内,不得出现过敏反应。如在同一只动物上出现竖毛、发抖、干呕、连续喷嚏3声,连续咳嗽3声、紫癜和呼吸困难等现象中的任意2种或2种以上,或出现二便失禁、步态不稳或倒地、抽搐、休克、死亡等现象之一,均判定供试品不符合规定。

致敏的途径尽可能拟用临床给药途径。

点滴积累 ∨

1. 无菌检查法　无菌检查法主要检测灭菌制剂在适宜的培养基中有无微生物即需氧菌、厌氧菌和真菌生长。　培养基为硫乙醇酸盐流体培养基(用于厌氧菌和需氧菌)、胰酪大豆胨液体培养基(用于真菌和需氧菌)。

2. 微生物限度检查法　微生物限度检查法主要检查非无菌制剂及其原辅料受微生物污染的程度。　检测的项目为需氧菌总数、真菌和酵母菌总数、控制菌。

3. 热原　革兰阴性菌产生的内毒素(脂多糖)。

4. 细菌内毒素检查　利用鲎试剂来检测。

5. 降压物质检查　猫对组胺类物质具有敏感的降压作用。

# 第五节　特殊杂质检查

学习目标 ∨

1. 掌握宿主细胞(菌体)蛋白残留量、外源性 DNA 残留量、鼠 IgG 残留量等检查法的原理和方法。

2. 熟悉抗生素残留量检查的原理和方法。

3. 了解相关杂质的检查法。

4. 学会宿主细胞(菌体)蛋白残留量、外源性 DNA 残留量、鼠 IgG 残留量检查的操作方法。

5. 具备蛋白质残留量检测、外源 DNA 残留量检测及鼠 IgG 残留量检查的素质。

特殊杂质是指在药品生产和储存过程中可能引入的一些特有的杂质。生物制品具有分子结构特殊、生产工艺复杂和生物活性显著的特点,而生物制品中残留的特殊杂质不仅可引起毒性反应及安全问题,还可改变生物制品的生物学活性及药理作用,影响产品的稳定性,因此,在生物制品的全程质量监控中,对其进行特殊杂质检查显得尤为重要。

根据生物制品的生产工艺特点及产品的稳定性,特殊杂质可分为:①生物污染物,如宿主细胞蛋白、外源性 DNA、牛血清蛋白、残余 IgG 等;②产品相关物质,如二聚体及多聚体、脱氨或氧化产物、突变物、错误裂解产物、二硫化物异构体等;③工艺添加剂,如残余抗生素、蛋白分离剂、佐剂、产品稳定剂、防腐剂、细菌及病毒灭活剂等。

## 一、宿主细胞(或菌体)蛋白残留量测定法

### (一)概念

宿主细胞(或菌体)蛋白残留量是指与生物制品生产用的细胞、基因工程菌相关的特殊蛋白杂

质。由于目前技术所限,很难保证在所有的重组药物中绝对不含宿主细胞(或菌体)蛋白质残留物,因此对此类药物的检定,需按照《中国药典》通则严格测定和控制异源蛋白质的含量,以防其超标导致机体出现不良免疫反应,以确保该类产品的质量和安全性。

（二）原理

根据《中国药典》通则规定,目前对宿主细胞(或菌体)蛋白质残留物含量的测定主要采用酶联免疫吸附测定法(enzyme linked immunosorbent assay,ELISA)。对大肠埃希菌、假单胞菌、酵母菌等工程菌的菌体蛋白质残留物的检测均采用此法。

ELISA 的原理是根据抗原抗体反应的特点,先将抗体(抗原)包被在固相载体表面后,按不同的步骤加入待测抗原(抗体)和酶标记的抗体(抗原),待充分反应后,将固相载体上形成的特异性抗原抗体复合物与其他物质洗涤分离,洗去未结合的有力酶标抗体(抗原),最后加入酶底物,根据酶对底物催化的显色反应程度对标本中的抗原(抗体)进行定性或定量检测。

常用的 ELISA 法包括夹心法、间接法、竞争法、捕获法等。检测生物制品中的宿主细胞(或菌体)蛋白质残留物一般采用双抗夹心法。

（三）检查法

以大肠杆菌菌体蛋白质残留量测定法(《中国药典》通则 3412)为例介绍 ELISA 双抗夹心法。

检查法主要步骤包括:标准品溶液的制备、供试品溶液的制备、测定法。其中测定法包括:包被抗体、加待测标本并孵育、加酶标抗体孵育、加底物显色及标准曲线及供试品蛋白含量的计算。

本法也可用经验证的酶联免疫试剂盒进行测定。

由于酶具有极高的催化效率,可间接放大免疫反应的结果,从而提高了检测残留宿主细胞(菌体)蛋白试验的灵敏度,以确保生物制品的安全性。

## 二、外源性脱氧核糖核酸（DNA）残留量测定法

生物制品中残留的外源性 DNA 对人体的危害问题,已成为国际医药学界和生物制药行业所共同关注的热点问题。随着生物技术的不断发展,及对细菌、病毒和细胞结构研究的深入,人们对生物制品中残留的外源性 DNA 的安全性问题认识得更为清楚。研究表明,生物制品中残留的外源性 DNA 一般不会对人体的健康造成潜在的威胁,而应将其看作生物制品中的一类杂质成分,故目前对生物制品中残留的相关外源性 DNA 的限量要求有所放宽。

（一）原理

外源性 DNA 的测定方法主要包括 DNA 探针杂交法和荧光染色法,其中 DNA 探针杂交法最为常用。

DNA 探针杂交法是采用 DNA 探针检测固定在硝酸纤维素膜上的变性的宿主细胞 DNA。供试品中的外源性 DNA 经变性为单链,再吸附于固相膜上,在一定条件下可与匹配的单链 DNA 杂交结合成双链 DNA。阳性对照和标记探针的 DNA 可由生产供试品所用的传代细胞、工程菌及杂交瘤细胞提取纯化而得。根据试验要求的不同,探针可分别用酶、生物素、放射性同位素、地高辛等来标记,其中地高辛最常用,其具有灵敏度高、稳定性好、易于储存和操作简便等特点。

#### （二）检查法

DNA探针杂交法的基本步骤（《中国药典》通则3407），主要有：蛋白酶K预处理、点膜及杂交及显色。

#### （三）注意事项

因点样时有蛋白质沉淀，故要视沉淀的多少来确定加样量，以避免加入蛋白质沉淀。所有供试品、阳性对照、阴性对照与空白对照的加样量应一致，或按同样比例加样。

### 三、鼠免疫球蛋白G（IgG）残留量测定法

#### （一）原理

本法采用酶联免疫法测定经单克隆抗体亲和色谱方法纯化的重组制品中的鼠IgG残留量。

#### （二）操作法

与宿主细胞（或菌体）蛋白残留量测定法相同，本法主要包括以下步骤：标准品溶液的制备、供试品溶液的制备、检查法。其中检查法包括以下内容：

1. **包被抗体** 将山羊抗鼠IgG抗体包被于固相载体上，洗涤去除未吸附的抗体和杂质；

2. **加待测标本并孵育** 使标本中的待测抗原和标准品溶液与上述固相抗体结合形成抗原抗体复合物，洗涤除去未结合的抗原及杂质；

3. **加酶标抗体孵育** 使固相抗原抗体复合物中的抗原再与对应经辣根过氧化物酶标记的绵羊抗鼠IgG抗体结合，形成固相抗体-待测抗原-酶标抗体复合物，洗涤去除未结合的酶标抗体和杂质；

4. **加底物显色** 固相上辣根过氧化物酶加入底物液，根据颜色反应的程度来进行该抗原的定性或定量检测。用酶标仪测定$A_{492nm}$，应用计算机分析软件进行读数和数据分析，也可使用手工作图法计算。

### 四、抗生素残留量检查法

目前在生物制品的制造工艺中原则上不主张使用抗生素。如在注射用重组人干扰素α2a（酵母）和注射用重组人促红细胞素（CHO细胞）产品生产的各个环节严格限制抗生素的使用。对该类产品（包括原液、半成品、成品）的检定，不需要检查残余抗生素活性。对另外一些生物制品如由大肠埃希菌表达系统生产的注射用重组人干扰素α1b、注射用重组人干扰素α2a、注射用重组人干扰素α2b、注射用重组人干扰素γ和注射用重组人白介素-2等，由于此类制品在生产过程中使用了抗生素如氨苄西林或四环素，根据《中国药典》通则的要求，对此类产品进行质量检定时，除了要在纯化工艺过程中除去抗生素以外，还需在原液检定中增加抗生素残留量的检查。

对生物制品抗生素残留量的检查原理是在琼脂培养基内检测抗生素对微生物的抑制作用，比较对照品和供试品对接种的试验菌产生的抑菌圈的大小，以检查供试品中氨苄西林或四环素的残留量。具体详见第九章抗生素类药物的分析。

### 五、产品相关杂质的检查法

生物制品相关杂质是指在生产制造、分离纯化和储存过程中产生的与产品结构类似的同系物、异构体、突变物、氧化物、聚合体和降解产物等。目前已有研究资料显示，许多产品相关杂质具有与

生物制品相同或相似的生物学活性,而且部分产品相关杂质还被认为是生物制品的活性成分,尽管有经验表明许多产品相关杂质具有均一性和非免疫原性,但由于对其生物学效应还未经过长期严格的安全性试验研究,故仍应对其制定出相应的限量控制标准,以确保生物制品质量的安全性。

生物制品中产品相关杂质常用分离检测方法如高效液相色谱法和电泳法。如对破伤风抗毒素中的痕量清蛋白的检查,将供试品稀释至2%的蛋白质浓度,进行琼脂糖凝胶电泳分析(《中国药典》通则 0541 第三法),应不含或仅含痕量白蛋白迁移率的蛋白质成分。

**点滴积累** 〤

1. 宿主细胞蛋白残留量测定法 主要采用酶联免疫吸附测定法测定,即 ELISA。最常用的为双抗夹心法。
2. 外源 DNA 残留量测定法 采用 DNA 探针杂交法和荧光染色法。

# 复习导图

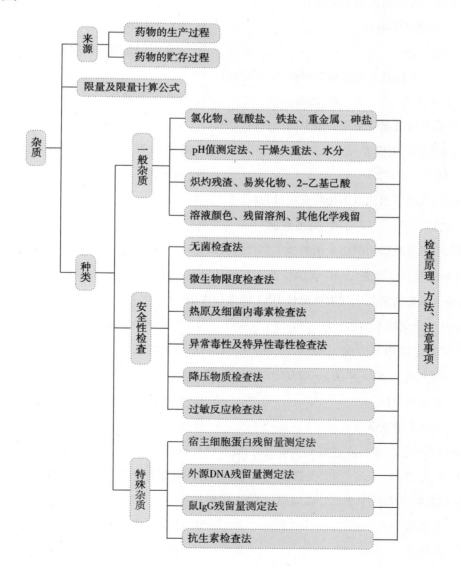

## 目标检测

### 一、选择题

（一）单项选择题

1. 药物纯度符合要求是指（　　）

  A. 含量符合药典的规定　　　　　　　B. 药物中的杂质不超过限量规定

  C. 不存在杂质　　　　　　　　　　　D. 对患者无不良作用

2. 药物中氯化物杂质检查的原理是：利用酸性溶液中杂质与硝酸银试液生成氯化银浑浊。所用的酸是（　　）

  A. 硫酸　　　　　B. 硝酸　　　　　C. 盐酸　　　　　D. 醋酸

3. 在药物的重金属检查第一法中，溶液的酸碱性通常是（　　）

  A. 强酸性　　　　B. 弱酸性　　　　C. 中性　　　　　D. 弱碱性

4. 下列哪一种药品**无须**无菌检查（　　）

  A. 注射剂及输液剂　　　　　　　　　B. 眼科外伤用药

  C. 口服药物　　　　　　　　　　　　D. 大面积烧伤创面外用制剂

5. 微生物限度检查法是针对下列哪种药物的（　　）

  A. 粉末片剂　　　B. 丸剂　　　　　C. 动物脏器制剂　　D. 以上均是

6. 注射剂及输液剂应采用的微生物检查项目为（　　）

  A. 微生物限度检查　　　　　　　　　B. 无菌检查

  C. 活螨　　　　　　　　　　　　　　D. 控制菌

7. 口服制剂应采用的微生物检查项目为（　　）

  A. 控制菌　　　　B. 染菌数量　　　C. 需氧菌　　　　D. 以上均是

8. 深部腔道及黏膜用剂应采用的微生物检查项目为（　　）

  A. 微生物限度检查　　B. 无菌检查　　C. 活螨　　　　　D. 控制菌

9. 目前检查生物药品中残留外源性 DNA 的常用方法有（　　）

  A. 分子杂交技术　　　　　　　　　　B. 基于 DNA 结合蛋白分析系统

  C. 实时定量 PCR 方法　　　　　　　　D. 以上均是

10.《中国药典》（2015 年版）三部规定的微生物限度检查的指标菌包括（　　）

  A. 大肠埃希菌　　　　　　　　　　　B. 金黄色葡萄球菌

  C. 铜绿假单胞菌　　　　　　　　　　D. 以上均是

11. 下列哪种生物制品在进行安全检定时，需要进行解毒试验（　　）

  A. 抗毒素　　　　B. 类毒素　　　　C. 病毒类疫苗　　　D. 血液制品

12. 单克隆抗体制品中小鼠骨髓瘤细胞 DNA 残留量用（　　）进行检定

  A. 电泳法　　　　　　　　　　　　　B. 高效液相色谱法

  C. 中和法　　　　　　　　　　　　　D. DNA 分子杂交

13. 热原质试验以(　　)试验法作为基准方法

　　A. 豚鼠　　　　　　　B. 小鼠　　　　　　　C. 家兔　　　　　　　D. 以上均是

14. 在安全检定时,以下哪项实验**不属于**一般安全性试验

　　A. 安全试验　　　　　B. 热原质试验　　　　C. 无菌试验　　　　　D. 防腐剂试验

15. 生物制品在制造过程中,常加入(　　)试剂作为防腐剂或灭活剂

　　A. 硫柳汞　　　　　　B. 甲醛　　　　　　　C. 三氯甲烷　　　　　D. 以上均是

(二)多项选择题

1. 在药物的一般杂质检查中必须严格控制限量的是(　　)

　　A. 氯化物　　　　　　　　　　B. 铁盐　　　　　　　　　　C. 砷盐

　　D. 以铅为代表的重金属　　　　E. 硫酸盐

2. 古蔡法检查砷盐时,酸性氯化亚锡的作用是(　　)

　　A. 使正五价的砷转化成正三价　　B. 除去硫化氢　　　　　C. 使生成的碘转化成碘离子

　　D. 形成锌-锡齐　　　　　　　　E. 除去其他杂质

3. 药物的干燥失重检查时常用的干燥剂是(　　)

　　A. 五氧化二磷　　　　　　　　B. 硫酸　　　　　　　　　　C. 变色硅胶

　　D. 无水氯化钙　　　　　　　　E. 无水硫酸钠

二、简答题

1. 简述应用硫代乙酰胺检查药物中重金属杂质的原理。

2. 药物的砷盐检查中加入碘化钾、酸性氯化亚锡的作用是什么?

3. 试述细菌特殊杂质的概念及分类。

4. 我国目前采用的生物制品特殊杂质检测方法主要有哪些?

5. 无菌检查法的检查项目包括哪些? 判定该供试品合格的标准是什么?

6. 微生物限度检查法的检查项目包括哪些? 判定该供试品合格的标准是什么?

三、计算题

《中国药典》(2015 年版)规定肾上腺素中检查肾上腺素酮的方法为:取本品,加盐酸溶液(9→2000)制成每 1ml 中含 3.0mg 的溶液,于 310nm 波长处测定,吸收度不得超过 0.06,已知肾上腺素酮在 310nm 波长处的为 453,肾上腺素在该波长处无吸收。请计算肾上腺素酮的限量。

ER-03章习题

(朱宏阳)

# 第四章

## 生物药物的含量测定

**导学情景** ∨

情景描述：

2005 年上海市食品药品监管局抽验发现，广西某药业有限公司及上海某药业有限公司生产的维 C 银翘片均被认定为"含量测定"不合格。

学前导语：

所谓"含量测定"不合格，通常是指药物的有效成分含量不足，无法有效发挥药效。含量测定是评价药物质量、判断药物优劣的重要手段。对药物进行含量测定，应按照药物质量标准进行。本章主要总结介绍常见的定量分析方法，介绍常见定量分析方法在《中国药典》（2015 年版）中的应用，如容量分析法（滴定分析法）、光谱法、色谱法、生物测定法等方法。

药物的定量分析是指准确测定药物有效成分或指标性成分的含量。药品质量标准的含量测定项下规定的试验方法，一般可采用化学、仪器和生物测定方法。

化学分析法包括重量分析和容量分析。容量分析法的设备简单、操作简便、成本低、速度快，其准确度和精密度都较高，其专属性虽低于仪器分析法，但仍在国内外药典等药物质量标准中有广泛应用，特别适合于原料药的含量测定。

仪器分析法主要包括电化学分析法、分光光度法和色谱法。仪器分析法的准确度、精密度、专属性均强于化学分析，尤其适合于成分复杂的制剂的含量测定，以及原料药和制剂的杂质检查。《中国药典》中仪器分析技术得到越来越广的应用，一方面，越来越多的药物品种开始采用紫外可见分光光度法、高效液相色谱法进行含量测定；另一方面，《中国药典》（2015 年版）在保留常规检测方法的基础上，进一步扩大了仪器分析法中新技术、新方法的应用，以提高检测的灵敏度、专属性和稳定性。

生物测定法是利用某些生物对药物（如维生素、氨基酸）的特殊需要，或对药物（如激素、植物激素、抗生素等）的特殊反应来定性、定量测定药物的方法，如用小鼠的惊厥反应测定胰岛素、用微生物测定维生素 $B_{12}$ 等。生物测定法的灵敏度和专属性有时比其他测定方法更优。

含量测定的结果是判断药品质量优劣的重要依据，原料药与制剂的含量表示方法不同，含量的计算方法也因分析测定方法不同而异。理化分析中，原料药的含量用百分含量表示，制剂的含量则用标示量的百分含量表示，其中生物药物的含量也常用效价（活性）来表示。

原料药的百分含量计算为：

$$含量 = \frac{供试品中待测组分实测量}{供试品量} \times 100\%$$

$$含量 = \frac{m_x}{m} \times 100\% \qquad\qquad 式(4\text{-}1)$$

式中，$m_x$ 为供试品中待测组分的实测量；$m$ 为供试品的总取样量。原料药多为固体，故其含量多表达为质量分数或质量百分数。

制剂的标示量的百分含量计算为：

$$标示量的百分含量 = \frac{每片（每支）实测量}{标示量} \times 100\%$$

# 第一节　容量分析法

**学习目标**　∨

1. 掌握容量分析法的概念、分类、基本原理、滴定条件与指示剂的选择，以及计算。
2. 熟悉直接滴定法、返滴定法的操作方法。
3. 了解配位滴定法的基本原理。
4. 学会滴定管、移液管及容量瓶的规范操作。

## 一、容量分析基本概念

滴定分析法是将一种已知准确浓度溶液（滴定液）滴加到待测物质的溶液中，直到化学反应按计量关系反应完全为止，然后根据所用滴定液的浓度和体积计算出待测物质含量的一种分析方法，又称"容量分析法"。

> **知识链接**
>
> 重量分析法
>
> 重量分析法是以质量为测定值的定量分析方法，与容量分析法同属于化学分析法。测定时，通常是称取一定重量的供试品，然后用适当的方法将被测组分与试样中其他组分分离，称定被测组分或其他组分的重量，最后根据称量结果计算被测组分含量。由于供试品中被测组分的性质不同，采用的分析方法也不相同。
>
> 重量分析法对低含量组分的测定误差较大，一般适用于含量大于 1% 的组分测定。《中国药典》采用了固体总量测定法，如炔孕酮片的含量测定就采用了此法。

滴定分析法分类如下：

1. **按化学反应类型不同**，滴定分析分为酸碱滴定法、氧化还原滴定法、沉淀滴定法、配位滴定法等。

2. 按滴定方式不同,滴定分析可分为直接滴定法、剩余滴定法(返滴定法)、置换滴定法和间接滴定法,这些滴定方式的应用大大扩展了滴定分析的使用范围。

3. 按溶液种类不同,滴定分析可分为水溶液滴定法和非水溶液滴定法,也分别包括了酸碱滴定法、沉淀滴定法、配位滴定法和氧化还原滴定法。非水溶液滴定法在药物分析中较多地应用于测定有机弱酸弱碱药物。

## 二、容量分析滴定方法

在实际滴定分析时,常在待滴定的溶液中加入指示剂,以滴定过程中指示剂颜色的突变点作为滴定终点。滴定终点与化学计量点很难完全吻合,由此造成的误差称为滴定误差或终点误差。

容量分析法具有仪器简单,操作方便、快捷、安全等优点,是药物分析中常见的含量测定方法。容量分析法主要用于常量组分(含量>1%以上)的含量测定,在药物分析中主要用于原料药的含量测定,因为原料药的含量普遍高于98%。

（一）滴定液（标准溶液）配制

滴定液又叫标准溶液,是浓度已知准确的试液。其配制方法有两种,即直接配制法和间接配制法。

1. **直接配制法** 精密称取一定质量的基准物质定容至一定体积的容量瓶中,即可算出该滴定液的准确浓度。此种配制方法称直接配制法。

能用于直接配制滴定液或标定滴定液的物质称为基准物质。基准物质应具备以下四个条件：

（1）纯度高,试剂的纯度一般应在99.9%以上。

（2）试剂组成和化学式完全相符,若含结晶水,也应标明。

（3）性质稳定,加热恒重时不发生分解,称量时不吸潮,不与空气中的 $O_2$ 或 $CO_2$ 等反应。

（4）当有多种基准物质可选时,最好选择有较大的摩尔质量的基准物质,以减少称量误差。

▶▶ **课堂活动**

基准物质为什么应具备较大分子量？

参与化学反应的物质通常以物质的量 $n$ 计算, $n$ 一定时, 基准物质的摩尔质量 $M$ 越大, 称量质量 $m$ 就越大, 相对误差 $RE$ 就越小, 能减少称量误差。

2. **间接配制法** 如 $NaOH$、$HCl$ 等不符合基准物质的要求的物质,只能采用间接法配制其滴定液。通常先配制成近似浓度的溶液,再用基准物质或其他滴定液来标定出该溶液的准确浓度。标定常分为基准物质标定法和比较标定法。大多数滴定液都是用基准物质标定法进行标定,可再细分为多次称量法和移液管法。

（二）滴定度

每毫升规定浓度的滴定液 A 相当于被测组分 X 的质量，称为滴定度，符号为 $T_{X/A}$，是药物分析常用的含量测定的参数之一，常以文字表述于质量标准中。如门冬氨酸含量测定中滴定度表述为：每 1ml 高氯酸滴定液（0.1mol/L）相当于 13.31mg 的 $C_4H_7NO_4$。

$$m_X = T_{X/A}FV_A \qquad\qquad 式(4-2)$$

式中，$m_X$ 为被测组分 X 的质量；$T_{X/A}$ 为规定滴定度；$F$ 为校正因子（$F=c_{实际}/c_{规定}$）；$V_A$ 为滴定液消耗体积。

当已知滴定液种类和被测物质分子量，规定了滴定液的浓度之后，滴定度可以直接计算，无须实测。《中国药典》等药品质量标准中都给出规定了滴定液浓度的规定滴定度，而实际工作中不可能刚好将滴定液浓度配制成规定浓度，因而，为了简化工作，滴定液浓度配制成规定浓度的±5%以内，再直接利用校正因子 $F$ 与规定滴定度相乘求算实际滴定度。

## 三、常用容量分析法

（一）酸碱滴定法

酸碱滴定法又称为中和法，是以酸、碱中和反应为基础的滴定分析法。该滴定法一般以酸（碱）性滴定液滴定被测物质，以酸碱指示液或仪器指示终点，根据酸（碱）滴定液的浓度和消耗的体积，计算出被测物质的含量。

酸碱滴定法在药品检验中的应用十分广泛，按滴定方式的不同，其操作方法可分为：

**1. 直接滴定法**　$c \cdot K_a \geq 10^{-8}$ 的弱酸都可用碱滴定液直接滴定；$c \cdot K_b \geq 10^{-8}$ 的弱碱都可用酸滴定液直接滴定。精密称取供试品适量，置于锥形瓶中，加入适当的溶剂使其溶解，加指示液数滴，用酸（碱）滴定液滴定至规定的突变颜色为终点。

**2. 剩余滴定法**　若药物难溶于水或有其他原因不宜采用直接滴定法时，可采用剩余滴定法，即精密称取供试品适量，置于锥形瓶中，加入适当的溶剂使其溶解，精密加入准确过量的第一种滴定液，待反应完全后，加指示液数滴，再用第二种滴定液滴定至规定的突变颜色即为终点。

**案例分析一**

案例：门冬酰胺的含量测定

取本品约 0.15g，精密称定，照氮测定法（通则 0704 第一法）测定，每 1ml 硫酸滴定液（0.05mol/L）相当于 6.606mg 的 $C_4H_8N_2O_3$。

分析：

本法系依据含氮有机物经硫酸消化后，生成的硫酸铵被氢氧化钠分解释放出氨，后者借水蒸气被蒸馏入硼酸液中生成硼酸铵，最后用强酸滴定，依据强酸消耗量可计算出供试品的氮含量。本法系用氮测定法第一法对药品进行含量测定，其指示剂为甲基红-溴甲酚绿混合指示液，滴定液为硫酸滴定液，属于酸碱滴定法中的置换滴定法。

### 案例分析二

案例：谷氨酸的含量测定

取本品约 0.25g，精密称定，加沸水 50ml 使溶解，放冷，加溴麝香草酚蓝指示液 5 滴，用氢氧化钠滴定液（0.1mol/L）滴定至溶液由黄色变为蓝绿色。每 1ml 氢氧化钠滴定液（0.1mol/L）相当于 14.71mg 的 $C_5H_9NO_4$。

分析：

谷氨酸有酸性较强的羧基，可以用 NaOH 滴定液进行直接准确滴定分析。谷氨酸片也采用了类似的酸碱滴定法。

#### （二）氧化还原滴定法

氧化还原滴定法是建立在氧化还原反应基础上的一种滴定分析方法。根据所应用的氧化剂或还原剂不同，氧化还原滴定法根据滴定液种类不同，分为碘量法、亚硝酸钠法、溴量法、铈量法、高锰酸钾法和重铬酸钾法等。

**1. 碘量法**

（1）基本原理：碘量法是以碘的氧化性或 I⁻ 的还原性进行的氧化还原滴定分析方法。根据滴定方式的不同，碘量法分为直接碘量法（亦称碘滴定法）和间接碘量法（亦称滴定碘法），间接碘量法又分为置换碘量法和剩余碘量法两种。

1）直接碘量法：直接碘量法是用碘滴定液直接滴定的方法。用于测定具有较强还原性的药物，$I_2$ 作为氧化剂氧化被测定的药物，本身被还原为 I⁻，可用淀粉指示剂指示终点，化学计量点稍后，溶液中有多余的碘，与淀粉结合显蓝色；还可以利用碘自身的颜色指示终点，化学计量点后，溶液中稍过量的碘显黄色而指示终点。淀粉指示剂在滴定前加入。

2）剩余碘量法：剩余碘量法是在供试品中先加入一定量、过量的碘滴定液，待 $I_2$ 将测定组分反应完全后，再用硫代硫酸钠滴定液滴定剩余的碘，根据与药物作用的碘的量来计算药物含量。淀粉指示剂在近终点时加入。

3）置换碘量法：置换碘量法主要用于强氧化剂的测定，如 $K_2Cr_2O_7$、$H_2O_2$ 等，硫代硫酸钠滴定液的标定也采用了置换碘量法。在供试品溶液中加入碘化钾，氧化剂将碘化钾氧化成 $I_2$，$I_2$ 再用硫代硫酸钠滴定，用淀粉作指示剂。淀粉指示剂在近终点时加入。

### 案例分析

案例：右旋糖酐 20 葡萄糖注射液中葡萄糖的含量测定

精密量取本品 2ml，置碘瓶中，精密加入碘滴定液（0.1mol/L）25ml，在不断振摇下，滴加 NaOH 溶液（0.1mol/L）50ml，密塞，在暗处放置 30 分钟，加稀硫酸 5ml，用硫代硫酸钠滴定液（0.1mol/L）滴定，近终点时加淀粉指示液 2ml，继续滴定至蓝色消失，并将滴定的结果用 0.12g（6%规格）或 0.2g

（10%规格）的右旋糖酐 20 作空白试验校正。 1ml 碘滴定液（0.05mol/L）相当于 9.909mg 的 $C_6H_{12}O_6 \cdot H_2O$。

分析：

葡萄糖分子中的醛基有还原性，能在碱性条件下被 $I_2$ 氧化成羧基。 先加入一定量过量的碘滴定液，待反应完全后，用硫代硫酸钠滴定液滴定剩余的碘。 本法系剩余碘量法，其指示剂为淀粉指示液应于近终点时加入，滴定液为硫酸滴定液。

（2）注意事项：溶液酸度的控制；指示剂加入的时机；使用碘量瓶防止碘挥发及被空气氧化等。

**2. 亚硝酸钠滴定法**

（1）基本原理：亚硝酸钠滴定法是利用亚硝酸钠在盐酸存在下可与具有芳香第一胺的化合物发生重氮化反应，定量生成重氮盐，根据滴定时消耗亚硝酸钠的量来计算药物含量的方法。《中国药典》采用永停滴定法指示终点。

（2）应用：对于含有芳香第一胺或水解后能生成芳香第一胺的化合物，可选用亚硝酸钠法测定。 本法受滴定条件的影响很大，主要的滴定条件有：

1）加入过量的盐酸：加入过量的盐酸可加快反应的速度，又可使产物重氮盐在酸性溶液中稳定存在，同时还可防止偶氮氨基化合物的形成。

2）在室温条件（10~30℃）下滴定：温度太高，可使亚硝酸逸失；温度过低，反应的速度太慢。

3）滴定时加入溴化钾作为催化剂，以加快滴定反应的速度。

4）滴定的方式——快速滴定法：插入 Pt-Pt 电极后，将滴定管尖端插入液面下约 2/3 处，一次将大部分亚硝酸钠滴定液在搅拌下迅速加入，在近终点时，将滴定管尖端提出液面，用少量水淋洗尖端，洗液并入溶液中，再缓缓滴定至终点。将滴定管尖端插入液面下滴定是为了避免 $HNO_2$ 的逸失。近终点时，药物浓度极稀，滴定反应的速度变慢，所以应缓缓滴定。若使用自动永停终点仪，则直接将滴定管尖端和电极插入液面下，在磁力搅拌器搅拌下由仪器自动滴定。

5）指示终点的方法：《中国药典》采用永停滴定法指示终点。亚硝酸钠滴定液及其分解产物为可逆电对，待测芳伯胺类药物及其产物为不可逆电对。终点前，溶液中无亚硝酸，线路无电流通过，化学计量点后，溶液中有微量亚硝酸存在，电极即起氧化还原反应，电路中有电流通过，使电流计指针突然偏转，不再回复，即为终点。电极反应如下：

$$\text{阳极} \quad NO+H_2O \rightarrow HNO_2+H^++e$$

$$\text{阴极} \quad HNO_2+H^++e \rightarrow NO+H_2O$$

电极应及时清洁，污染的电极反应迟钝，终点时电流变化小。可将电极插入 10ml 浓硝酸和 1 滴三氯化铁的溶液中，煮沸数分钟，或用洗液浸泡数分钟后取出用水洗净。亚硝酸钠滴定液应于棕色具塞玻璃瓶中避光保存。

**3. 溴量法**　溴量法是以溴的氧化作用和溴代作用为基础的滴定法。由于溴溶液易挥发,浓度不稳定,难于操作,因此常用溴酸钾和溴化钾的混合溶液代替溴溶液进行分析测定。滴定时先将上述混合液加到含被测物的酸性溶液中,KBrO$_3$与KBr在酸性溶液中立即反应生成Br$_2$,待生成的Br$_2$与被测物反应完成后,向溶液中加入过量KI与剩余的Br$_2$作用,置换出化学计量的I$_2$,再用Na$_2$S$_2$O$_3$滴定液滴定I$_2$,以淀粉为指示剂,最后根据溴溶液的加入量和Na$_2$S$_2$O$_3$滴定液用量计算被测物的含量。

溴量法主要用来测定能和Br$_2$发生溴代反应或能被溴氧化的药物的含量。如司可巴比妥钠、依他尼酸、盐酸去氧肾上腺素等的含量测定。

（三）非水溶液滴定法

**1. 基本原理**　非水溶液滴定法是在非水溶剂中进行滴定的滴定分析方法。以非水溶剂作为介质,不仅能增大有机药物的溶解度,而且能改变物质的化学性质(如酸碱性及其强度),达到直接准确测量的滴定条件,从而扩大了滴定分析的应用范围。本法在《中国药典》含量测定方法中仅用于非水酸碱溶液滴定。

**2. 应用**　非水酸碱溶液滴定法,主要用来测定有机碱及其氢卤酸盐、磷酸盐、硫酸盐或有机酸盐、以及有机酸碱金属盐类药物的含量,也用于测定某些有机弱酸的含量。其中,以非水碱量法在药物含量测定中较为常见。

非水碱量法是用高氯酸滴定液(0.1mol/L)滴定弱碱性药物,主要用于含氮碱性有机药物及其氢卤酸盐、硫酸盐、磷酸盐或有机酸盐的测定。这类药物碱性比较弱,一般在水溶液中不能直接滴定,使用冰醋酸或冰醋酸-醋酐作溶剂,可提高药物的表观碱强度,从而能被直接准确测定,常采用结晶紫作为指示剂。对于生物药物,由于表观碱强度较弱,常采用电位滴定法来指示滴定终点。

（1）有机弱碱的滴定:有机弱碱如胺类、生物碱类等,只要其在水溶液中的$K_b \geqslant 10^{-10}$都能在冰醋酸介质中用高氯酸滴定液进行定量测定。如肾上腺素的含量测定。对$K_b < 10^{-10}$的极弱碱,需使用冰醋酸-醋酐的混合溶液为介质,且随着醋酐用量的增加,滴定范围显著增大。

（2）有机酸碱金属盐的滴定:由于有机酸的酸性较弱,其共轭碱(有机酸根)在冰醋酸中显较强的碱性,故可用高氯酸滴定液直接滴定。

（3）有机碱的氢卤酸盐的滴定:大多数有机碱均难溶于水,且不太稳定,故常将有机碱与酸成盐后做药用,所用酸大多为氢卤酸,如盐酸麻黄碱、氢溴酸东莨菪碱等。由于氢卤酸的酸性较强,可使滴定反应进行不完全,所以当用高氯酸滴定时应先加入一定量醋酸汞冰醋酸溶液,使形成难电离的卤化汞,将氢卤酸盐转化成可测定的醋酸盐,然后用高氯酸滴定,其用量按醋酸汞与氢卤酸的摩尔比(1:2)计算,可稍过量,一般加3~5ml以消除氢卤酸的干扰,反应式如下:

$$2B \cdot HX + Hg(Ac)_2 \rightarrow 2B \cdot HAc + HgX_2$$

（4）有机碱的硫酸盐的滴定:由于硫酸的酸性强,用非水碱量法测定有机碱的硫酸盐时,只能滴定至HSO$_4^-$的程度,即在滴定过程中,SO$_4^{2-}$作为共轭碱,只能生成HSO$_4^-$。如硫酸阿托品和硫酸奎宁的含量测定。

（5）有机碱的硝酸盐的滴定：此类药物滴定的产物有硝酸，可氧化破坏指示剂，因此只能用电位法指示终点。如硝酸士的宁的含量测定。

（6）有机碱的有机酸盐的滴定：如重酒石酸、枸橼酸盐类药物都属于有机碱的有机酸盐，其通式为 B · HA。冰醋酸或冰醋酸-醋酐的混合溶剂，能增强有机碱的有机酸盐的碱性，因此可以结晶紫为指示剂，用高氯酸滴定液滴定。

---

**案例分析**

案例：门冬氨酸的含量测定

取本品约 0.1g，精密称定，加无水甲酸 5ml 使溶解，加冰醋酸 30ml，照电位滴定法（通则 0701），用高氯酸滴定液（0.1mol/L）滴定，并将滴定的结果用空白试验校正。每 1ml 高氯酸滴定液（0.1mol/L）相当于 13.31mg 的 $C_4H_7NO_4$。

分析：

门冬氨酸既含有氨基又含有羧基，呈现酸碱两性，但在水溶液中 $K_a$ 和 $K_b$ 很小，且互相干扰无法准确滴定。所以采用非水滴定法，增强氨基碱性，再进行准确滴定。采用了电位滴定法来指示滴定终点，须采用相关方法确定滴定消耗体积。

---

▶▶ 扫一扫，链拓展

电位滴定法确定滴定液消耗体积的方法。

ER-4-1

**电位滴定法
确定滴定液
消耗体积的
方法**

---

**知识链接**

非水溶液中和法的电极系统

非水溶液中和法的电极系统为玻璃-饱和甘汞电极。应注意，饱和甘汞电极套管内装氯化钾的饱和无水甲醇溶液。玻璃电极用过后应立即清洗并浸在水中保存。

---

由于冰醋酸的膨胀系数较大，所以若滴定样品和标定高氯酸滴定液时的温度差别超过 10℃ 时，应重新标定，若未超过 10℃ 时，则应对温度引起体积的改变进行校正。

$$N_1 = \frac{N_0}{1+0.0011(t_1-t_0)} \qquad\qquad 式（4-3）$$

式中，0.0011 为冰醋酸的膨胀系数；$t_0$ 为标定高氯酸滴定液时的温度；$t_1$ 为滴定样品时的温度；$N_0$ 为 $t_0$ 时高氯酸滴定液的浓度；$N_1$ 为 $t_1$ 时高氯酸滴定液的浓度。

#### （四）沉淀滴定法

沉淀滴定法是以沉淀反应为基础的滴定分析法。目前应用较广的是银量法。沉淀滴定法可用于无机卤化物以及能与 $Ag^+$ 或 $SCN^-$ 形成沉淀的离子的测定。如氯化钾、氯化钠及其制剂、碘酊中碘化钾以及巴比妥类药物的含量测定。

银量法按所用的指示剂不同又分为铬酸钾法、铁铵矾指示剂法和吸附指示剂法，也可采用电位滴定判断终点。药典中常用的吸附指示剂有荧光黄。电位滴定时用银电极为指示电极，饱和甘汞电极为参比电极（或者采用银-硝酸钾盐桥-饱和甘汞电极系统），按电位滴定法判断终点。银电极在使用前须用稀硝酸浸泡 1~2 分钟，再用水冲洗干净。

---

**案例分析**

案例：氯化钠的含量测定

取本品约 0.12g，精密称定，加水 50ml、2% 糊精溶液 5ml、2.5% 硼砂溶液 2ml 与荧光黄指示剂 5~8 滴，用硝酸银滴定液（0.1mol/L）滴至出现粉红色即为终点。药典规定每 1ml 硝酸银滴定液（0.1mol/L）相当于 5.844mg 的氯化钠。

分析：

氯化钠是制作生理盐水的原料药。滴定中加入糊精溶液的目的是为了让沉淀呈现为胶体状态，提高指示剂变色的灵敏度；加入硼砂溶液是为了调节溶液 pH，利于荧光黄充分电离出其阴离子，提高变色的灵敏度。

---

#### （五）配位滴定法

配位滴定法是以配位反应为基础的滴定分析方法。应用最广泛的是以乙二胺四乙酸（EDTA）为配位剂，用金属指示剂（In）指示终点。在直接滴定法中，In（甲色）先加入，在一定条件下与金属离子（M）形成有色配合物（MIn）（乙色），再滴入 EDTA 先与 M 反应，当到达近终点时，EDTA 继续与 MIn 反应使 In 游离出来，显示 In 自身的甲色，从而指示终点。

▶▶ **课堂活动**

返滴定法中，配位滴定法终点颜色是由乙色变为甲色，还是由甲色变为乙色？

控制酸度是配位滴定法的关键条件，这是因为酸度不但影响配位化合物的稳定性，还影响金属指示剂的颜色，因此，滴定须在一定的酸度范围内进行。为排除其他金属离子的干扰，常加入三乙醇胺等掩蔽试剂。

### 四、含量的计算

由式（4-1）、式（4-2）可推知滴定分析法测定原料药的含量计算公式，如下。

直接滴定法：
$$含量 = \frac{TF(V-V_0) \times 10^{-3}}{m} \times 100\%$$
式（4-4）

剩余滴定法：

$$含量 = \frac{TF(V_0 - V) \times 10^{-3}}{m} \times 100\%$$

式(4-5)

式中，$T$ 为规定滴定度（mg）；$F$ 为校正因子（$F = c_{实际}/c_{规定}$）；$V$ 为滴定液消耗体积（ml）；$V_0$ 为空白值（ml）；$m$ 为供试品的取样量（g 或 ml）。

　　值得注意的是在剩余滴定法中，采用了 2 种滴定液。先加入的准确过量的第 1 种滴定液与被测物质发生反应后会有剩余，再用第 2 种滴定液测量第 1 种滴定液的剩余量，由此计算被测物质的含量。在剩余滴定法的计算公式(4-5)中，$T$ 为第 1 种滴定液的规定滴定度；$F$、$V$ 和 $V_0$ 均为第 2 种滴定液的校正因子、消耗体积及空白试验消耗体积。此外，第 1 种滴定液只需配制成接近质量标准规定的浓度，无须标定。

---

## 案例分析

　　案例：谷氨酸的含量测定

　　精密称取本品 0.2695g，置锥形瓶中，加沸水 50ml 使溶解，放冷，加溴麝香草酚蓝指示液 5 滴，用氢氧化钠滴定液（0.1003mol/L）滴定至溶液由黄色变为蓝绿色，滴定液消耗体积为 18.09ml。每 1ml 氢氧化钠滴定液（0.1mol/L）相当于 14.71mg 的 $C_5H_9NO_4$。计算谷氨酸的含量。本品干燥失重项目的检验结果为 0.02%。《中国药典》（2015 年版）规定，按干燥品计算，含 $C_5H_9NO_4$ 不得少于 98.5%。

　　解：本品为原料药，检测方法是酸碱滴定法，滴定方式为直接滴定法，没有做空白实验。

$$含量 = \frac{TF(V - V_0) \times 10^{-3}}{m \times (1 - 干燥失重)} \times 100\%$$

$$= \frac{14.71 \times \dfrac{0.1003}{0.1} \times 18.09 \times 10^{-3}}{0.2695 \times (1 - 0.02\%)} \times 100\%$$

$$= 99.06\%$$

　　《中国药典》（2015 年版）规定，按干燥品计算，含 $C_5H_9NO_4$ 不得少于 98.5%。本品的含量测定检验结果符合规定。

　　注释：干燥失重测定法是为了控制药物中水分及挥发性物质（如乙醇等）的量。"按干燥品计算"即为了扣除药物中水分及挥发性物质的质量，修正出样品真实质量，使计算结果更接近实际情况，常见于原料药的含量测定中。为简化公式，方便记忆，本书仅举本案例说明"按干燥品计算"的处理方式，后不再累述。

---

▶▶ **技能赛点**

　　1. 滴定分析法的实验操作、数据记录及结果判定。

　　2. 滴定管的校正值和温度校正值的使用和计算。

**点滴积累** ∨

1. 滴定分析按化学反应类型分为酸碱滴定法、氧化还原滴定法、沉淀滴定法、配位滴定法等。按滴定方式不同，分为直接滴定法、剩余滴定法。按溶液种类不同，分为水溶液和非水溶液滴定法。

2. 滴定分析法主要用于原料药的含量测定。

3. 滴定液的配制方法有直接配制法和间接配制法。能用于直接配制滴定液或标定滴定液的物质称为基准物质。

4. 滴定度的概念和计算。

5. 碘量法应注意溶液酸度的控制、指示剂加入的时机、使用碘量瓶防止碘挥发和被空气氧化等。

6. 亚硝酸钠滴定法的主要滴定条件和指示终点的方法。

7. 非水溶液滴定法测定不同有机物盐的注意事项。

8. 沉淀滴定法的吸附指示剂法和电位滴定法。

9. 滴定分析法的计算和结果判断。

# 第二节　仪器分析法

**学习目标** ∨

1. 掌握仪器分析法的概念、分类。紫外-可见分光光度法、气相色谱法及高效液相色谱法的基本原理和定量分析方法与计算。

2. 熟悉紫外-可见分光光度计、气相色谱仪及高效液相色谱仪的仪器结构。

3. 了解仪器的校正和检定。

4. 学会紫外-可见分光光度计、气相色谱仪及高效液相色谱仪的操作及维护方法。

仪器分析是生物药物进行定量和效价分析的重要手段。《中国药典》(2015 年版)收录的主要定量分析仪器方法有光谱法和色谱法。

**1. 光谱法**　是根据样品的光吸收情况或者光释放情况来进行定量分析的方法,可分为吸收光谱法和发射光谱法。根据待测样品在检时的状态或获得的信号来源,分为分子光谱法和原子光谱法。本节重点介绍的是紫外-可见分光光度法,该法属于分子吸收光谱法。紫外可见分光光度法的光谱范围大致分成紫外区(190~400nm)和可见区(400~760nm)。

> **知识链接**
>
> **红外光谱法**
>
> 红外光谱法属于分子吸收光谱,研究样品分子在红外光波段范围内的吸收情况。由于红外光谱包含有大量的分子基团与化学键类型等结构信息,能进行准确的结构解析,因此红外光谱主要应用于定性鉴别,极少用于含量测定。红外光谱法是一种专属性极强的鉴别方法。

至 1995 年版起,《中国药典》每版均会附带出版一卷《药品红外光谱集》,后续卷不再包含前卷的内容,除非某药的红外谱图有更新。 若《中国药典》规定了该药品鉴别项下有红外检验条目,则需依法测出该药品的红外谱图,再和《药品红外光谱集》中该药品的标准物红外谱图进行比对,若谱图一致,则可认定该药品为真品,否则为伪品。 药品须制作成合适的检品才能进行红外光谱法的检验,《药品红外光谱集》中药品最常见的制样方法为: KBr 压片法。 由于辅料的干扰,因此红外光谱法一般用于纯度较高的原料药的鉴别。

**2. 色谱法**　色谱法是一种分离分析方法,在《中国药典》中应用非常广泛,既可应用于含量测定,也可应用于杂质检查,还能用于鉴别实验。色谱法根据流动相类型不同分为气相色谱法和液相色谱法。本节重点介绍的是高效液相色谱法和气相色谱法。

## 一、紫外-可见分光光度法

紫外-可见分光光度法(UV-Vis)一般通过测量样品在最大吸收波长处的吸光度,采用朗伯-比尔定律对样品进行定量分析。

### (一)朗伯比尔定律

朗伯-比尔定律认为,一束平行单色光穿过某一被测物质溶液时,在入射光强度、入射光波长、溶剂等检测条件不变的情况下,被测物质对光的吸收量与该被测物质的浓度和液层厚度成正比,其公式如下:

$$A = E_{1cm}^{1\%} cl \qquad \qquad 式(4\text{-}6)$$

式中,$A$ 为吸光度;$E_{1cm}^{1\%}$ 为百分吸收系数,其物理意义为当溶液浓度为 1%( g/ml),液层厚度为 1cm 时的吸收系数;$c$ 为质量百分浓度,单位为 g/100ml,指 100ml 溶液中所含被测物质的重量(按干燥品或无水物计算)( g),可用符号%来表示;$l$ 为液层厚度( cm)。

▶▶ **课堂活动**

维生素 $B_{12}$ 水溶液在波长为 361nm 处的百分吸光系数为 207。 取某维生素 $B_{12}$ 样品溶液,将溶液盛于 1cm 的吸收池,在波长 361nm 处测得吸光度为 0.621,试求样品中维生素 $B_{12}$ 的质量浓度( g/ml)。

朗伯-比尔定律也叫光的吸收定律,是紫外-可见分光光度法进行定量分析的理论依据。该定律只适合于稀溶液的检测,若样品浓度过高,将会出现偏离。

**1. 单色光**　具有单一波长的光,称为单色光。朗伯-比尔定律认为,只有照射到样品上的光的波长固定不变时,此定律才适用。因此,在进行定量分析时,必须选择某一单色光作为检测波长。一般常选择该待测物质的最大吸收波长 $\lambda_{max}$ 作为检测波长,因为该波长处,样品的吸收信号强,不光能对较低浓度产生响应,也能分辨出极细小的浓度变化,使得该方法检测的灵敏度高,检测限低。

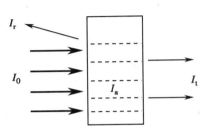

图 4-1　光通过样品时的示意图

**2. 透光率与吸光度**　如图 4-1 所示，入射光强度 $I_0$ 主要分成了 $I_t$、$I_a$、$I_r$ 三部分。透射光强度 $I_t$ 与入射光强度 $I_0$ 的百分比值，称为透光率或透光度 $T$。

$$T = \frac{I_t}{I_0} \times 100\% \qquad 式(4-7)$$

其中 $I_r$ 为溶液对光的散射、比色皿对光的反射和折射等情况，可通过选择一个与样品池具有相同光学性能的参比池装入参比溶液来进行测量，由此建立起式(4-8)。

$$I_a = I_0 - I_t - I_r \qquad 式(4-8)$$

测量时，$I_0$ 的分布情况远比此复杂，但式(4-8)说明了物质的透光性越强，其吸光就越弱。因此提出了吸光度 A 的计算方法，见式(4-9)。

$$A = -\lg T \qquad 式(4-9)$$

**（二）紫外-可见光分光度计**

朗伯-比尔定律认为定量分析时入射光强度应当不变。对于紫外-可见分光光度计，其最简单的仪器结构为单波长单光束分光光度计。该型仪器只有一条光路，不能同时检测样品池和参比池的反射及参比池中空白对照溶液的吸收情况，若光源强度波动，将使得样品池和参比池检测时条件不一致，造成较大的测量误差。单波长双光束分光光度计，由于其采用了切光器，具有 2 束同强度的光，即可避免单波长单光束分光光度计的问题。此外，还有双波长双光束的分光光度计。

（1）光源：紫外-可见分光光度计常见的光源，有能发射可见波段光的钨灯及卤钨灯，以及能发射紫外波段光的氢灯和氘灯。

（2）单色器：单色器通过光栅的散射及狭缝的宽窄调节，从光源放出的连续波段光中分离出单色光，再照射到样品上。仪器的精密度和准确度主要由单色器来决定。

（3）吸收池：吸收池又称比色皿或比色杯，用来盛装样品溶液或参比溶液。吸收池的材料至少有石英和光学玻璃两种，石英材料的吸收池适合于紫外和可见光波段下的样品检测，光学玻璃材料的吸收池在紫外光下有较强吸收，不适合于该波段下的检测因此只适合于可见光波段下的样品检测。吸收池应当配套使用，使用前应进行吸收池配套实验，《中国药典》规定吸收池间透光率之差不得超过 0.3% 即可配套使用。

▶▶ 扫一扫，学操作

吸收池的配套性实验。

吸收池的配
套性实验

▶ **技能赛点**

1. 吸收池的配套性实验操作、数据记录及结果判定。

2. 吸收池的正确清洗、擦拭、装液。

（4）检测器:检测器将透过的光信号转换为相应强度的电信号。常见检测器为光电倍增管。检测器的稳定性将影响到信号中噪音及漂移情况。

（三）紫外-可见分光光度计的校正和检定

为保证测量的精密度和准确度,所用仪器应按照国家计量检定规程(JJG)及《中国药典》(2015年版)四部规定,定期进行校正检定。

1. **波长**　由于环境因素对机械部分的影响,仪器的波长经常会略有变动,因此除应定期对所用的仪器进行全面校正检定外,还应于测定前校正测定波长。常用汞灯中的较强谱线 237.83nm、253.65nm、275.28nm、296.73nm、313.16nm、334.15nm、365.02nm、404.66nm、435.83nm、546.07nm 与576.96nm,或用仪器中氘灯的 486.02nm 与 656.10nm 谱线进行校正。钬玻璃在波长 279.4nm、287.5nm、333.7nm、360.9nm、418.5nm、460.0nm、484.5nm、536.2nm 与 637.5nm 处有尖锐吸收峰,也可作波长校正用,但因来源不同或随着时间的推移会有微小的变化,使用时应注意;近年来,常使用高氯酸钬溶液校正双光束仪器,以 10%高氯酸溶液为溶剂,配制含氧化钬($Ho_2O_3$)4%的溶液,该溶液的吸收峰波长为 241.13nm,278.10nm,287.18nm,333.44nm,345.47nm,361.31nm,416.28nm,451.30nm,485.29nm,536.64nm 和 640.52nm。

仪器波长的允许误差为,紫外光区±1nm,500nm 附近±2nm。

2. **吸光度的准确度**　可用重铬酸钾的硫酸溶液检定。取在120℃干燥至恒重的基准重铬酸钾约 60mg,精密称定,用 0.005mol/L 硫酸溶液溶解并稀释至 1000ml,在规定的波长处测定并计算其吸收系数 $E_{1cm}^{1\%}$,并与规定的吸收系数 $E_{1cm}^{1\%}$ 比较,应符合表 4-1 中的规定。

表 4-1　分光光度计吸光度的检定

| 波长（nm） | 235（最小） | 257（最大） | 313（最小） | 350（最大） |
| --- | --- | --- | --- | --- |
| 吸收系数的规定值 | 124.5 | 144.0 | 48.6 | 106.6 |
| 吸收系数的许可范围 | 123.0~126.0 | 142.8~146.2 | 47.0~50.3 | 105.5~108.5 |

3. **杂散光的检查**　可按表 4-2 所列的试剂和浓度,配制成水溶液,置 1cm 石英吸收池中,在规定的波长处测定透光率,应符合表中的规定。

表 4-2　分光光度计杂散光的检查

| 试剂 | 浓度/%（g/100ml） | 测定用波长/nm | 透光率/% |
| --- | --- | --- | --- |
| 碘化钠 | 1.00 | 220 | <0.8 |
| 亚硝酸钠 | 5.00 | 340 | <0.8 |

（四）对溶剂的要求

含有杂原子的有机溶剂,通常均具有很强的末端吸收。因此,当作溶剂使用时,它们的使用范围均不能小于截止使用波长。例如甲醇、乙醇的截止使用波长为 205nm。另外,当溶剂不纯时,也可能增加干扰吸收。因此,在测定供试品前,应先检查所用的溶剂在供试品所用的波长附近是否符合要求,即将溶剂置 1cm 石英吸收池中,以空气为空白(即空白光路中不置任何物质)测定其吸光度。溶剂和吸收池的吸光度:在 220~240nm 范围内不得超过 0.40,在 241~250nm 范围内不得超过 0.20,在 251~300nm 范围内不得超过 0.10,在 300nm 以上时不得超过 0.05。

### (五) 紫外-可见分光光度法的定量分析方法

采用紫外-可见分光光度法进行定量分析时,除另有规定外,应以配制供试品溶液的同批溶剂为空白对照,采用 1cm 的石英吸收池,在规定的吸收峰波长±2nm 以内测试几个点的吸光度,或由仪器在规定波长附近自动扫描测定,以核对供试品的吸收峰波长位置是否正确。除另有规定外,吸收峰波长应在该品种项下规定的波长±2nm 以内,并以吸光度最大的波长作为测定波长。一般供试品溶液的吸光度读数,应控制在 0.3~0.7 之间为宜。仪器的狭缝波带宽度宜小于供试品吸收带的半高宽度的十分之一,否则测得的吸光度会偏低;狭缝宽度的选择,应以减小狭缝宽度时供试品的吸光度不再增大为准。由于吸收池和溶剂本身可能有空白吸收,因此测定供试品的吸光度后应减去空白读数,或由仪器自动扣除空白读数后再计算含量。

当溶液的 pH 值对测定结果有影响时,应将供试品溶液的 pH 值和对照品溶液的 pH 值调成一致。

配制测定溶液时稀释转移次数应尽可能少,转移稀释时所取容积一般应不少于 5ml。含量测定时供试品应称取 2 份,如为对照品比较法,对照品一般也应称取 2 份。吸收系数检查也应称取供试品 2 份,平行操作,每份结果对平均值的偏差应在±0.5% 以内。作鉴别或检查可取样品 1 份。

紫外-可见分光光度法的定量分析方法在《中国药典》(2015 年版)中收录有如下几种:

**1. 对照品比较法**　按各品种项下的方法,分别配制供试品溶液和对照品溶液,对照品溶液中所含被测成分的量应为供试品溶液中被测成分规定量的 100%±10%,所用溶剂也应完全一致,在规定的波长处测定供试品溶液和对照品溶液的吸光度后,按下式计算供试品中被测溶液的浓度:

$$c_X = (A_X/A_R) \times c_R \qquad \text{式(4-10)}$$

式中,$c_X$ 为供试品溶液的浓度;$A_X$ 为供试品溶液的吸光度;$c_R$ 为对照品溶液的浓度;$A_R$ 为对照品溶液的吸光度。

**2. 吸收系数法**　按各品种项下的方法配制供试品溶液,在规定的波长处测其吸光度,再以该品种在规定条件下的吸收系数计算含量。用本法测定时,吸收系数通常应大于 100,并注意仪器的校正和检定。

$$c_X = \frac{A_X}{E_{1cm}^{1\%} l} \qquad \text{式(4-11)}$$

式中,$c_X$ 为供试品溶液的浓度;$A_X$ 为供试品溶液的吸光度;$E_{1cm}^{1\%}$ 为待测组分百分吸收系数;$l$ 为比色皿宽度。

**3. 计算分光光度法**　该法一般不宜用作含量测定,使用时均应严格按各品种项下规定的方法进行。当吸光度处在吸收曲线的陡然上升或下降的部位测定时,波长的微小变化可能对测定结果造成显著影响,故对照品和供试品的测试条件应尽可能一致。若该品种不用对照品,如维生素A测定法,则应在测定前对仪器作仔细的校正和检定。

**4. 比色法**　供试品本身在紫外-可见光区没有强吸收,或在紫外光区虽有吸收但为了避免干扰或提高灵敏度,可加入适当的显色剂,发生显色反应,得到的反应产物具有颜色,其最大吸收波长移至可见光区,这种测量方法称为比色法。如甾体激素类含量测定中四氮唑比色法、异烟肼比色法、柯柏反应比色法等。

用比色法测定时,由于显色时影响显色深浅的因素较多,应取供试品与对照品或标准品同时操作。除另有规定外,比色法所用的空白溶液系指用同体积的溶剂代替对照品或供试品溶液,然后依次加入等量的相应试剂,并用同样方法处理。在规定的波长处测定对照品和供试品溶液的吸光度后,按上述对照品比较法计算供试品浓度。

**5. 标准曲线法**　当吸光度和浓度关系不呈良好线性时,应取数份梯度量的对照品溶液,用溶剂补充至同一体积,如有必要须显色后测定各份溶液的吸光度,然后以吸光度与相应的浓度绘制标准曲线,再根据供试品的吸光度在标准曲线上查得其相应的浓度,并求出其含量。或者,计算出标准曲线的线性回归方程,将待测样品吸光度代入进行含量计算。

(1)一元线性回归模型:对于具有线性关系的两个变量,可以用一个线性方程来表示它们之间的数量依存关系。描述 $y$ 的期望值如何依赖于 $x$ 的数学方程称为回归方程;通过样本拟合的统计量而得到的回归方程,称为估计的线性回归方程,其中一元线性回归方程的形式如下:

$$y = a + bx$$

(2)回归直线拟合优度的评价:所谓拟合优度,是指样本观察值聚集在估计回归直线周围的紧密程度。回归方程 $y = a + bx$ 在一定程度上描述了 $x$ 和 $y$ 变量的数量关系,根据这一方程,我们可以根据 $x$ 的具体数值来估计或预测 $y$ 的取值,估计或预测准确程度取决于回归直线对观察数据的拟合程度。各观察点越是紧密围绕直线,直线对观察值的拟合程度越好,在紫外-可见分光光度法的标准曲线法的应用中,浓度计算结果的准确度就越高,反之则越差。

判定系数是说明回归直线拟合优度最常用的数量指标。判定系数 $R^2$ 是回归方程拟合优度的综合度量。$R^2$ 越接近于1,表明回归直线与各观察点越接近,回归直线的拟合优度就越好;反之,$R^2$ 越接近于0,回归直线的拟合优度就越差。$R^2$ 的取值范围是0～1之间。可以证明:$R^2 = (r)^2$,$r$ 为一元线性回归分析的线性相关系数。因此,在标准曲线法中,$r$ 越接近于1,测量结果的准确度就越高。《中国药典》(2015年版)规定紫外-可见分光光度法的标准曲线法在应用时,直线回归方程的 $r$ 应不低于0.99;在预处理过程较少的含量测定方案中,《中国药典》(2015年版)常规定 $r$ 应不低于0.999。

▶▶ 扫一扫,链拓展

　　如何应用相关计算软件进行线性回归方程与判定系数 $R^2$ 的计算。

**(六)应用**

紫外-可见分光光度法因仪器操作简便、准确度高,而大量应用于药物的溶出度、含量均匀度、含量、效价及活性测定,收录在《中国药典》(2015 年版)四部通则中。该方法可以单独使用直接测定药物的含量,如维生素 $B_{12}$ 原料药及制剂的含量测定。

▶▶ **边学边练**

　　如何进行维生素 $B_{12}$ 的含量测定,请见实训六:维生素 $B_{12}$ 的含量测定。

ER-4-3

如何应用相关计算软件进行线性回归方程与判定系数 $R^2$ 的计算

　　此外,维生素 A 的测定法(通则 0721)采用了紫外–可见分光光度法中的三点法进行校正计算,属于计算分光光度法。

　　在生物药物的含量、效价及活性测定的众多方法中,多数方法利用被测组分与显色剂发生显色反应,再结合紫外–可见分光光度法进行含量测定,见表 4-3。

表 4-3　紫外–可见分光光度法在生物药物含量、效价及活性测定中的应用

| 方法 | 《中国药典》通则编号 | 含量测定方法 |
| --- | --- | --- |
| 蛋白质含量测定法(第二、三、四、五法) | 0731 | 标准曲线法 |
| 蛋白质含量测定法(第六法) | 0731 | 吸收系数法、对照品比较法、双波长测定法 |
| 细胞色素 C 活力测定法 | 1206 | |
| 唾液酸测定法 | 3102 | 标准曲线法 |
| 磷测定法 | 3103 | 标准曲线法 |
| 枸橼酸离子测定法(第一法) | 3108 | 标准曲线法 |
| 乙酰色氨酸测定法 | 3112 | 吸收系数法 |
| 间甲酚测定法 | 3114 | 标准曲线法 |
| O-乙酰基测定法 | 3117 | 标准曲线法 |
| 己二酰肼含量测定法 | 3118 | 标准曲线法 |
| 高分子结合物含量测定法 | 3119 | 标准曲线法 |
| IgG 含量测定法 | 3126 | 标准曲线法 |
| 激肽释放酶原激活剂测定法 | 3409 | 标准曲线法 |
| 人免疫球蛋白 Fc 段生物学活性测定法 | 3514 | |

**案例分析一**

　　案例:乙酰色氨酸测定法

　　用生理氯化钠溶液将供试品蛋白质稀释至 5%,即为供试品溶液。 量取供试品溶液 0.1ml,分别加入生理氯化钠溶液 0.3ml 和 0.3mol/L 高氯酸溶液 3.6ml,混匀;另取生理氯化钠溶液 0.4ml,加 0.3mol/L 高氯酸溶液 3.6ml,混匀,作为空白对照。 室温放置 10 分钟,以每分钟 3500 转离心 20 分钟,取上清

液在波长 280nm 处测定吸光度，用空白溶液调零点。按下式计算供试品中的 $N$-乙酰-DL-色氨酸含量。

$$供试品 N\text{-乙酰-DL-色氨酸含量}（mmol/g）= \frac{(A_{280} \times n)/5.25}{P}$$

式中 $n$ 为供试品的稀释系数；5.25 为 $N$-乙酰-DL-色氨酸的摩尔吸收系数；$P$ 为供试品的蛋白质含量，g/L。

分析：

本法系用紫外可见分光光度法的吸收系数法测定人血白蛋白供试品中的 $N$-乙酰-DL-色氨酸含量。

---

**案例分析二**

案例：细胞色素 C 活力测定法

1. 供试品溶液的制备　取供试品，加水制成每 1ml 中含细胞色素 C 约 3mg 的溶液。

2. 测定法　取磷酸盐缓冲液（0.2mol/L）5ml、琥珀酸盐溶液 1.0ml 与供试品溶液 0.5ml（如系还原型制剂，应加入 0.01mol/L 铁氰化钾溶液 0.05ml），置 25ml 具塞比色管中，加去细胞色素 C 的心悬浮液 0.5ml 与氰化钾溶液 1.0ml，加水稀释至 10ml，摇匀，以同样的试剂作空白，照紫外-可见分光光度法（通则 0401），在 550nm 的波长处附近，间隔 0.5nm 找出最大吸收波长，并测定吸光度，直至吸光度不再增大为止，作为酶还原吸光度；然后各加连二亚硫酸钠约 5mg，摇匀，放置约 10 分钟，在上述同一波长处测定吸光度，直至吸光度不再增大为止，作为化学还原吸光度；按下式计算：

$$细胞色素 C 活力 = \frac{酶还原吸光度}{化学还原吸光度} \times 100\%$$

分析：

细胞色素 C 活力测定法采用酶可还原率法，其原理是以琥珀酸为底物，在去细胞色素 C 心悬浮液中的琥珀酸脱氢酶和细胞色素氧化酶存在时，氧化型的细胞色素 C 先接受琥珀酸脱下氢的电子，变成还原型的细胞色素 C，加入氰化钾溶液终止酶促反应，在 550nm 波长处测定吸光度为酶还原吸光度；加入连二亚硫酸钠使不能被酶系统还原的细胞素 C 进一步还原，在 550nm 波长处测定吸光度为化学还原吸光度，两个吸光度之比为酶可还原率（活力）。

## 二、高效液相色谱法

色谱法根据其分离原理可分为：吸附色谱法、分配色谱法、离子交换色谱法与排阻色谱法等。吸附色谱法是利用被分离物质在吸附剂上吸附能力的不同，用溶剂或气体洗脱使组分分离；常用的吸附剂有氧化铝、硅胶、聚酰胺等有吸附活性的物质。分配色谱法是利用被分离物质在两相中分配系数的不同使组分分离，其中一相被涂布或键合在固体载体上，固定不动，称为固定相，另一相为液体或气体，带动样品流动，称为流动相；常用的载体有硅胶、硅藻土、硅镁型吸附剂与纤维素粉等。离子交换色谱法是利用被分离物质在离子交换树脂上交换能力的不同使组分分离；常用的树脂有不同强度的阳离子交换树脂、阴离子交换树脂，流动相为水或含有机溶剂的缓冲液。分子排阻色谱法又称凝胶色谱法，是利用被分离物质分子大小的不同导致在填料上渗透程度不同使组分分离；常用的填料有分子筛、葡聚糖凝胶、微孔聚合物、微孔硅胶或玻璃珠等，根据固定相和供试品的性质选用水或有机溶剂作为流动相。

色谱法又可根据分离方式分为：纸色谱法、薄层色谱法、柱色谱法、气相色谱法、高效液相色谱法等。所用溶剂应与供试品不起化学反应，纯度要求较高。分离时的温度，除气相色谱法或另有规定外，系指在室温操作。分离后各成分的检测，应采用各品种项下所规定的方法。柱色谱法、气相色谱法和高效液相色谱法可用接于色谱柱出口处的各种检测器检测。柱色谱法还可分部收集流出液后再用适宜方法测定。

高效液相色谱法（HPLC）已成为药物含量测定非常重要的方法，《中国药典》越来越多地采用高效液相色谱法来进行鉴别、杂质检查和含量测定。

（一）基本原理

高效液相色谱法系采用高压输液泵将规定的流动相泵入装有填充剂的色谱柱，对供试品进行分离测定的色谱方法。注入的供试品，由流动相带入色谱柱内，各组分在柱内被分离，并进入检测器检测，由积分仪或数据处理系统记录和处理色谱信号。

（二）对仪器的一般要求和色谱条件

高效液相色谱仪由高压输液泵、进样器、色谱柱、检测器、积分仪或数据处理系统组成。色谱柱内径一般为 $3.9 \sim 4.6\text{mm}$，填充剂粒径为 $3 \sim 10\mu\text{m}$。超高效液相色谱仪是适应小粒径（约 $2\mu\text{m}$）填充剂的耐超高压、小进样量、低死体积、高灵敏度检测的高效液相色谱仪。所用的高效液相色谱仪器应定期检定并符合有关规定。

▶ 扫一扫，链拓展

高效液相色谱仪六通阀进样器。

ER-4-4

高效液相色谱仪六通阀进样器

1. **色谱柱**　常用的色谱柱填充剂为化学键合硅胶，反相色谱系统使用非极性填充剂，以十八烷基硅烷键合硅胶（$C_{18}$，ODS）最为常用，辛基硅烷键合硅胶和苯基硅烷键合硅胶也有使用。正相色谱系统使用极性填充剂，常用的填充剂有硅胶等。

色谱柱的内径与长度，填充剂的形状、粒径与粒径分布、孔径、表面积，键合基团的表面覆盖度，载体表面基团残留量，填充的致密与均匀程度等均影响色谱柱的性能，应根据被分离物质的性质来选择合适的色谱柱。

温度会影响分离效果，品种正文中未指明色谱柱温度时系指室温，应注意室温变化的影响。为改善分离效果可适当提高色谱柱的温度，但一般不宜超过 $60℃$。

残余硅羟基未封闭的硅胶色谱柱，流动相 pH 值一般应在 $2 \sim 8$ 之间。当 pH 大于 8 时，可使载体硅胶溶解；当 pH 小于 2 时，与硅胶相连的化学键合相易水解脱落。残余硅羟基已封闭的硅胶、聚合物复合硅胶或聚合物色谱柱可耐受更广泛 pH 值的流动相，适合于 pH 小于 2 或大于 8 的流动相。

当色谱系统中需使用 pH 大于 8 的流动相时,应选用耐碱的填充剂,如采用高纯硅胶为载体并具有高表面覆盖度的键合硅胶、包覆聚合物填充剂、有机-无机杂化填充剂或非硅胶填充剂等;当需使用 pH 小于 2 的流动相时,应选用耐酸的填充剂,如具有大体积侧链能产生空间位阻保护作用的二异丙基或二异丁基取代十八烷基硅烷键合硅胶、有机-无机杂化填充剂等。

2. **检测器** 常用的检测器为紫外检测器,包括二极管阵列检测器(DAD)。其他常见的检测器有荧光检测器、示差折光检测器、蒸发光散射检测器、电化学检测器和质谱检测器等。

紫外-可见分光检测器、荧光检测器、电化学检测器为选择性检测器,其响应值不仅与被测物质的量有关,还与其结构有关;蒸发光散射检测器和示差折光检测器为通用检测器,对所有物质均有响应,结构相似的物质在蒸发光散射检测器的响应值几乎仅与被测物质的量有关。

紫外-可见分光检测器、荧光检测器、电化学检测器和示差折光检测器的响应值与被测物质的量在一定范围内呈线性关系,但蒸发光散射检测器的响应值与被测物质的量通常呈指数关系,需经对数转换。

不同的检测器,对流动相的要求不同。紫外-可见分光检测器所用流动相应符合紫外-可见分光光度法项下对溶剂的要求;采用低波长检测时,还应考虑有机溶剂的截止使用波长,并选用色谱级有机溶剂。蒸发光散射检测器和质谱检测器中不得使用含不挥发性盐的流动相。

3. **流动相** 反相色谱系统的流动相常用甲醇-水系统和乙腈-水系统,用紫外末端波长检测时,宜选用乙腈-水系统。流动相中应尽可能不用缓冲盐,如需用时,应尽可能使用低浓度缓冲盐。由于十八烷基硅烷键合硅胶色谱柱的 $C_{18}$ 链在水相环境中不易保持伸展状态,其碳链的卷曲程度将发生随机变化进而导致组分保留值变化,导致柱效下降、色谱系统不稳定。故对于十八烷基硅烷键合硅胶为固定相的反相色谱系统,其流动相中有机溶剂的比例一般不低于 5%。

流动相须用合适种类的 0.45μm 微孔滤膜过滤,并脱气处理后方可使用。

各品种项下规定的条件除固定相种类、流动相组成、检测器类型不得改变外,其余如色谱柱内径、长度、固定相牌号、载体粒度、流动相流速、混合流动相各组成的比例、柱温、进样量、检测器的灵敏度等,均可适当改变,以达到系统适用性试验的要求。调整流动相组分比例时,当小比例组分的百分比例 $X$ 小于等于 33% 时,允许改变范围为 $0.7X \sim 1.3X$;当 $X$ 大于 33% 时,允许改变范围为 $X-10\% \sim X+10\%$。

高效液相色谱仪,特别其是色谱柱、检测器和进样器,须及时清洗。对于反相色谱柱,如使用含盐缓冲液作为流动相,在试验结束后,应用 10 倍柱体积(如 150mm 柱长,约 15ml)的低浓度的甲醇/乙腈-水溶液(10%~20%)冲洗,使色谱柱内的盐完全溶解洗脱出,再用较高浓度的甲醇/乙腈-水溶液(50%)冲洗,最后用高浓度的甲醇/乙腈-水溶液(80%~100%)冲洗,使色谱柱中的强保留物质冲洗出来。

**(三)高效液相色谱系统适用性试验**

色谱系统的适用性试验通常包括理论板数、分离度、灵敏度、拖尾因子和重复性等五个参数。其中,分离度和重复性是系统适用性试验中更具实用意义的参数。

按各品种项下要求对色谱系统进行适用性试验,即用规定的对照品溶液或系统适用性试验溶液在规定的色谱系统进行试验,必要时,可对色谱系统进行适当调整,以符合要求。

**1. 色谱柱的理论板数(n)**　用于评价色谱柱的分离效能。由于不同物质在同一色谱柱上的色谱行为不同,采用理论板数作为衡量色谱柱效能的指标时,应指明测定物质,一般为待测物质或内标物质的理论板数。在规定的色谱条件下,注入供试品溶液或各品种项下规定的内标物质溶液,记录色谱图,量出供试品主成分峰或内标物质峰的保留时间 $t_R$、峰宽($W$)或半高峰宽($W_{h/2}$),这 3 个参数以分钟或长度计(下同),但应取相同单位。按下式计算色谱柱的理论板数:

$$n = 5.54 \times (t_R / W_{h/2})^2 \qquad \text{式(4-12)}$$

$$n = 16 \times (t_R / W)^2 \qquad \text{式(4-13)}$$

**2. 分离度(R)**　用于评价待测物质与被分离物质之间的分离程度,是衡量色谱系统分离效能的关键指标。可以通过测定待测物质与已知杂质的分离度,也可以通过测定待测物质与某一指标性成分(内标物质或其他难分离物质)的分离度,或将供试品或对照品用适当的方法降解,通过测定待测物质与某一降解产物的分离度,对色谱系统分离效能进行评价与调整。

无论是定性鉴别还是定量分析,均要求待测物质色谱峰与内标物质色谱峰或特定的杂质对照色谱峰及其他色谱峰之间有较好的分离度。除另有规定外,定量分析时待测物质色谱峰与相邻色谱峰之间的分离度应大于 1.5。分离度的计算公式为:

$$R = \frac{2 \times (t_{R_2} - t_{R_1})}{W_1 + W_2} \qquad \text{式(4-14)}$$

式中,$t_{R_2}$ 为相邻两峰中后一峰的保留时间;$t_{R_1}$ 为相邻两峰中前一峰的保留时间;$W_1$ 及 $W_2$ 为此相邻两峰的峰宽(图 4-2)。

**3. 灵敏度**　用于评价色谱系统检测微量物质的能力,通常以信噪比($S/N$)来表示。通过测定一系列不同浓度的供试品或对照品溶液来测定信噪比。定量测定时,信噪比应不小于 10;定性测定时,信噪比应不小于 3。系统适用性试验中可以设置灵敏度实验溶液来评价色谱系统的检测能力。

**4. 拖尾因子(T)**　为保证分离效果和测量精度,应检查待测峰的拖尾因子是否符合各品种项下的规定。拖尾因子计算公式为:

$$T = \frac{W_{0.05h}}{2 \times d_1} \qquad \text{式(4-15)}$$

式中,$W_{0.05h}$ 为 5% 峰高处的峰宽;$d_1$ 为峰顶点至峰前沿之间的距离(图 4-3)。

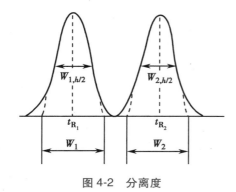

图 4-2　分离度

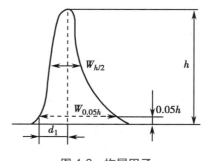

图 4-3　拖尾因子

以峰高作为定量参数时,除另有规定外,$T$ 应在 $0.95 \sim 1.05$ 之间。

以峰面积作定量参数时,一般的峰拖尾或前伸不会影响峰面积积分,但严重拖尾会影响基线和色谱峰起止的判断和峰面积积分的准确性,此时应在品种正文项下对拖尾因子作出规定。

5. **重复性** 用于评价色谱系统连续进样时响应值的重复性能。采用外标法时,通常取各品种项下的对照溶液,连续进样 5 次,除另有规定外,其峰面积测量值的相对标准偏差应不大于 2.0%。采用内标法时,通常配制相当于 80%、100% 和 120% 的对照品溶液,再加入规定量的内标溶液,配成 3 种不同浓度的供试溶液,分别至少进样 2 次,计算各供试溶液平均校正因子,其相对标准偏差应不大于 2.0%。

（四）测定方法

1. **内标法测定供试品中主成分或某个杂质含量** 按各品种项下的规定,精密称(量)取对照品和内标物质,分别配成溶液,精密量取各溶液,配成校正因子测定用的对照溶液。取一定量注入仪器,记录色谱图。测量对照品和内标物质的峰面积或峰高,按下式计算校正因子:

$$校正因子(f) = \frac{A_S/c_S}{A_R/c_R} \qquad 式(4\text{-}16)$$

式中,$A_S$ 为内标物质的峰面积或峰高;$A_R$ 为对照品的峰面积或峰高;$c_S$ 为内标物质的浓度;$c_R$ 为对照品的浓度。

再取各品种项下含有内标物质的供试品溶液,注入仪器,记录色谱图,测量供试品中待测主成分(或其杂质)和内标物质的峰面积或峰高,按下式计算含量:

$$含量(c_X) = f \times \frac{A_X}{A_S'/c_S'} \qquad 式(4\text{-}17)$$

式中,$A_X$ 为供试品(或其杂质)峰面积或峰高;$c_X$ 为供试品(或其杂质)的浓度;$A_S'$ 为内标物质的峰面积或峰高;$c_S'$ 为内标物质的浓度;$f$ 为内标法校正因子。

采用内标法,可避免因供试品前处理及进样体积误差对测定结果的影响。

2. **外标法测定供试品中主成分或某个杂质含量** 按各品种项下的规定,精密称(量)取对照品和供试品,配制成溶液,分别精密量取一定量,注入仪器,记录色谱图。测量对照品溶液和供试品溶液中待测成分的峰面积(或峰高)。按下式计算含量:

$$含量(c_X) = c_R \times \frac{A_X}{A_R} \qquad 式(4\text{-}18)$$

式中,$A_X$ 为供试品(或其杂质)峰面积或峰高;$A_R$ 为对照品的峰面积或峰高;$c_X$ 为供试品(或其杂质)的浓度;$c_R$ 为对照品的浓度。

由于微量注射器不易精确控制进样量,当采用外标法测定供试品中某杂质或主成分含量时,以定量环或自动进样器进样为好。

▶▶ 课堂活动

试说明外标法和内标法的优点和缺点。

**3. 加校正因子的主成分自身对照法** 测定杂质含量时,可采用加校正因子的主成分自身对照法。在建立方法时,按各品种项下的规定,精密称(量)取杂质对照品和参比物质对照品各适量,配制待测物校正因子的溶液,进样,记录色谱图,按式(4-16)计算杂质的校正因子;也可精密称(量)取主成分对照品和杂质对照品各适量,分别配制成不同浓度的溶液,进样,记录色谱图,绘制主成分浓度和杂质浓度对其峰面积的回归曲线,以主成分回归直线斜率与杂质回归直线斜率的比计算校正因子。此校正因子可直接载入各品种项下,用于校正杂质的实测峰面积。需作校正计算的杂质,通常以主成分为参比,采用相对保留时间定位,其数值一并载入各品种项下。

测定杂质含量时,按各品种项下规定的杂质限度,将供试品溶液稀释成与杂质限度相当的溶液,作为对照溶液;进样,调节检测灵敏度(以噪音水平可接受为限)或进样量(以柱子不过载为限),使对照溶液的主成分色谱峰的峰高约达满量程的 10%~25%。除另有规定外,通常含量低于 0.5% 的杂质,峰面积的相对标准偏差(RSD)应小于 10%;含量在 0.5%~2% 的杂质,峰面积的 RSD 应小于 5%;含量大于 2% 的杂质,峰面积的 RSD 应小于 2%。然后,取供试品溶液和对照品溶液适量,分别进样,除另有规定外,供试品溶液的记录时间,应为主成分色谱峰保留时间的 2 倍,测量供试品溶液色谱图上各杂质的峰面积。分别乘以相应的校正因子后与对照溶液主成分的峰面积比较,计算各杂质含量。

**4. 不加校正因子的主成分自身对照法** 测定杂质含量时,若无法获得待测杂质的校正因子,或校正因子可以忽略,也可采用不加校正因子的主成分自身对照法。同上述 3 法配制对照溶液、进样调节纵坐标范围和计算峰面积的相对标准偏差后,取供试品溶液和对照品溶液适量,分别进样。除另有规定外,供试品溶液的记录时间应为主成分色谱峰保留时间的 2 倍,测量供试品溶液色谱图上各杂质的峰面积并与对照溶液主成分的峰面积比较,依法计算杂质含量。

**5. 面积归一化法** 按各品种项下的规定,配制供试品溶液,取一定量进样,记录色谱图。测量各峰的面积和色谱图上除溶剂峰以外的总色谱峰面积,计算各峰面积占总峰面积的百分率。用于杂质检查时,由于仪器响应的线性限制,峰面积归一化法一般不宜用于微量杂质的检查。由于峰面积归一化法测定误差大,因此,本法通常只能用于粗略考察供试品中的杂质含量。

## 三、气相色谱法

### (一)基本原理

气相色谱法(GC)系采用气体为流动相(载气)流经装有填充剂的色谱柱进行分离测定的色谱方法。物质或其衍生物汽化后,被载气带入色谱柱进行分离,各组分先后进入检测器,用数据处理系统记录色谱信号。

气相色谱在《中国药典》(2015 年版)中主要用于溶剂残留量的检查、乙醇测定、挥发性杂质检查、维生素 E 及其制剂的含量测定。

### (二)对仪器的一般要求

气相色谱仪由载气源、进样部分、色谱柱、柱温箱、检测器和数据处理系统组成。进样部分、色谱柱和检测器的温度均应根据分析要求适当设定,精确控温。

**1. 载气源** 气相色谱法的流动相为气体,称为载气,氦、氮和氢可用作载气,可由高压钢瓶或高纯度气体发生器提供,经过适当的减压装置,以一定的流速经过进样器和色谱柱,根据供试品的性质和检测器种类选择载气,除另有规定外,常用载气为氮气。载气须进行去水、去氧、去总烃的净化处理。

**2. 进样部分** 进样方式一般可采用溶液直接进样、自动进样或顶空进样。

溶液直接进样采用微量注射器、微量进样阀或有分流装置的汽化室进样。采用溶液直接进样时,进样口温度应高于柱温30~50℃,进样量一般不超过数微升;柱径越细,进样量应越少,采用毛细管柱时,一般应分流以免过载。

顶空进样适用于固体和液体供试品中挥发性组分的分离和测定。将固态或液态的供试品制成供试液后,置于密闭小瓶中,在恒温控制的加热室中加热至供试品中挥发性组分在非气态和气态达至平衡后,由进样器自动吸取一定体积的顶空气注入色谱柱中。

▶▶ 扫一扫,链拓展

气相色谱仪进样器。

ER-4-5

**气相色谱仪进样器**

**3. 色谱柱** 色谱柱为填充柱或毛细管柱。填充柱的材质为不锈钢或玻璃,内径为2~4mm,柱长为2~4m,内装吸附剂、高分子多孔小球或涂渍固定液的载体。粒径为0.18~0.25mm、0.15~0.18mm或0.125~0.15mm。常用载体为经酸洗并硅烷化处理的硅藻土或高分子多孔小球,常用固定液有甲基聚硅氧烷、聚乙二醇等。毛细管柱的材质为玻璃或石英,内壁或载体经涂渍或交联固定液,内径一般为0.25mm、0.32mm或0.53mm,柱长5~60m,固定液膜厚0.1~5.0μm。常用的固定液有甲基聚硅氧烷、不同比例组成的苯基甲基聚硅氧烷、聚乙二醇等。

新填充柱和毛细管柱在使用前需老化处理,以除去残留溶剂及易流失的低分子量的聚合物,色谱柱如长期未用,使用前应老化处理,使基线稳定。

**4. 柱温箱** 由于柱温箱温度的波动会影响色谱分析结果的重现性,因此柱温箱控温精度应在±1℃,且温度波动小于每小时0.1℃。温度控制系统分为恒温和程序升温两种。

**5. 检测器** 适合气相色谱法的检测器分为浓度型和质量型,有火焰离子化检测器(FID)、热导检测器(TCD)、氮磷检测器(NPD)、火焰光度检测器(FPD)、电子捕获检测器(ECD)、质谱检测器(MS)等。火焰离子化检测器对碳氢化合物响应良好,适合检测大多数的药物;氮磷检测器对含氮、磷元素的化合物灵敏度高;火焰光度检测器对含磷、硫元素的化合物灵敏度高;电子捕获检测器适于含卤素的化合物;质谱检测器还能给出供试品某个成分相应的结构信息,可用于结构确证。除另有规定外,一般用火焰离子化检测器,用氢气作为燃气,空气作为助燃气。在使用火焰离子化检测器时,检测器温度一般应高于柱温,并不得低于150℃,以免水汽凝结,通常为250~350℃。

**6. 数据处理系统** 可分为记录仪、积分仪以及计算机工作站等。各品种项下规定的色谱条件,除检测器种类、固定液品种及特殊指定的色谱柱材料不得改变外,其余如色谱柱内径、长度、载体牌号、粒度、固定液涂布浓度、载气流速、柱温、进样量、检测器的灵敏度等,均可适当改变,以适应具体品种并符合系统适用性试验的要求。一般色谱图约于 30 分钟内记录完毕。

（三）系统适用性试验

除另有规定外,应照"高效液相色谱法"项下的规定。

（四）测定法

1. 内标法加校正因子测定供试品中主成分或某个杂质含量。

2. 外标法测定供试品中主成分或某个杂质含量。

3. 面积归一化法。

上述 1~3 法的具体内容与本节中高效液相色谱法相应的内容相同。

4. 标准溶液加入法测定供试品中主成分或某个杂质含量 精密称（量）取待测成分或某个杂质对照品适量,配制成适当浓度的对照品溶液,取一定量,精密加入到供试品溶液中,根据外标法或内标法测定主成分或杂质含量,再扣除加入的对照品溶液含量,即得供试液溶液中主成分和某个杂质含量。

也可按下述公式进行计算,加入对照品溶液前后校正因子应相同,即:

$$\frac{A_{is}}{A_X} = \frac{c_X + \Delta c_X}{c_X} \qquad 式（4\text{-}19）$$

则待测组分的浓度 $c_X$ 可通过如下公式进行计算:

$$c_X = \frac{\Delta c_X}{(A_{is}/A_X) - 1} \qquad 式（4\text{-}20）$$

式中,$c_X$ 为供试品中组分 X 的浓度;$A_X$ 为供试品中组分 X 的色谱峰面积;$\Delta c_X$ 为所加入的已知浓度的待测组分对照品的浓度;$A_{is}$ 为加入对照品后组分 X 的色谱峰面积。

由于气相色谱法的进样量一般仅数微升,为减小进样误差,尤其当采用手工进样时留针时间和室温等对进样量也有影响,故以采用内标法定量为宜;当采用自动进样器时,由于进样重复性的提高,在保证分析误差的前提下,也可采用外标法定量。当采用顶空进样时,由于供试品和对照品处于不完全相同的基质中,故可采用标准溶液加入法,以消除基质效应的影响;当标准溶液加入法与其他定量方法结果不一致时,应以标准加入法结果为准。

## 四、含量的计算

在仪器分析法中,样品一般会被先溶解再稀释配成一定浓度的供试液进行检测,因此由仪器测得参数算出的该供试液的量通常就是某浓度。根据式（4-1）,在仪器分析法中,固体原料药的含量计算公式如下:

$$含量 = \frac{c_X D V}{m} \times 100\%$$

结合式（4-10）、式（4-11）,紫外-可见分光光度法测定原料药的含量计算公式,如下:

对照品比较法：

$$含量 = \frac{c_R \dfrac{A_X}{A_R} DV}{m} \times 100\%$$  式（4-21）

吸收系数法：

$$含量 = \frac{\dfrac{A_X}{E_{1cm}^{1\%} l} \times \dfrac{1}{100} \times DV}{m} \times 100\%$$  式（4-22）

式中，$c_X$为供试品溶液的浓度；$A_X$为供试品溶液的吸光度；$c_R$为对照品溶液的浓度；$A_R$为对照品溶液的吸光度；$E_{1cm}^{1\%}$为待测组分百分吸收系数；$l$为比色皿宽度；$D$为稀释倍数；$V$为样品初溶体积；$m$为供试品的取样量（g 或 ml）。

结合式（4-16）至式（4-20），色谱法测定原料药的含量计算公式，如下：

外标法：

$$含量 = \frac{c_R \dfrac{A_X}{A_R} DV}{m} \times 100\%$$  式（4-23）

内标法：

$$含量 = \frac{f \dfrac{A_X}{A'_S / c'_S} DV}{m} \times 100\%$$  式（4-24）

式中，$f$为内标法校正因子$\left(f = \dfrac{A_S / c_S}{A_R / c_R}\right)$；$A_R$为对照品的峰面积或峰高；$c_R$为对照品的浓度；$A_X$为供试品（或其杂质）峰面积或峰高；$c_X$为供试品（或其杂质）的浓度；$A_S$和$A'_S$为内标物质的峰面积或峰高；$c_S$和$c'_S$为内标物质的浓度；$D$为稀释倍数；$V$为样品初溶体积；$m$为供试品的取样量（g 或 ml）。

▶▶ **课堂活动**

称取某固体原料药 $m$ g，溶解至 $V$ ml，再稀释了 $D$ 倍，最后用旋光法测定其旋光度为 $\alpha$。旋光管长度为 $l$，规定其比旋度为 $[\alpha]$，试推导该方法的含量计算公式。

---

**案例分析一**

案例：醋酸去氧皮质酮的含量测定

精密称取本品干燥品 34.90mg，加无醛乙醇溶解并定容至 100ml 量瓶中，精密移取 5ml 溶至 50ml 量瓶中，精密量取 10ml，置 25ml 量瓶中，加氯化三苯四氮唑试液 2ml，在氮气流下，迅速加入氢氧化四甲基铵试液 2ml，通氮气后，密塞，摇匀，在 30℃水浴中放置 1 小时，迅速冷却，用无醛乙醇稀释至刻度，摇匀，照紫外-可见分光光度法，在 485nm 的波长处测定吸光度为 0.412；另精密称取醋酸去氧皮质酮对照品 35.11mg，同法测定，吸光度为 0.416。《中国药典》（2015 年版）规定，按干燥品计算，含 $C_{23}H_{32}O_4$ 应为 97.0%～103.0%。

解：本品为醋酸去氧皮质酮原料药，检测方法是紫外-可见分光光度法，采用了对照品比较法进行含量测定。但没有进行干燥失重的参数测定，本解析略去此参数。

$$含量 = \frac{c_R \frac{A_X}{A_R} DV}{m} \times 100\%$$

$$= \frac{\dfrac{35.11}{100 \times \dfrac{50}{5} \times \dfrac{25}{10}} \times \dfrac{0.412}{0.416} \times \dfrac{25}{10} \times \dfrac{50}{5} \times 100}{34.90} \times 100\%$$

$$= 99.63\%$$

《中国药典》（2015年版）规定，含 $C_{23}H_{32}O_4$ 应为 97.0%～103.0%。 本品的含量测定检验结果符合规定。

## 案例分析二

案例：头孢唑林钠含量测定

精密称取含量为 99.5% 的头孢唑林钠对照品 25.13mg，加磷酸盐缓冲液（pH=7.0）5ml 溶解后，再加流动相溶解并定量稀释制成对照溶液，取此溶液 10μl 注入液相色谱仪，测定峰面积，测定值为 2 491 721；另外称取头孢唑林钠供试品 28.13mg，同法测定，测得峰面积为 2 634 858，按外标法以峰面积计算供试品中 $C_{14}H_{14}N_8O_4S_3$ 的含量。

《中国药典》（2015年版）规定，本品含头孢唑林（$C_{14}H_{14}N_8O_4S_3$）不得少于 86.0%。

解：本品为头孢唑林钠原料药，检测方法是高效液相色谱法中的反相色谱法，采用了外标法进行含量测定。

计算公式为：

$$含量 = \frac{c_R \frac{A_X}{A_R} DV}{m} \times 100\% = \frac{\frac{m_R}{VD} \times \frac{A_X}{A_R} DV}{m} \times 100\%$$

本法中，供试品和对照品配制溶液的方法一样，即初溶体积和稀释倍数完全相同，故：

$$含量 = \frac{m_R \frac{A_X}{A_R}}{m} \times 100\% = \frac{25.13 \times 99.5\% \times \dfrac{2\,634\,858}{2\,491\,721}}{28.13} \times 100\% = 93.99\%$$

《中国药典》（2015年版）规定，本品含头孢唑林（$C_{14}H_{14}N_8O_4S_3$）不得少于 86.0%。 本品的含量测定检验结果符合规定。

## 案例分析三

案例：丁酸氢化可的松的含量测定

内标溶液的制备：取甲睾酮，加流动相溶解并稀释制成每 1ml 中含 0.1805mg 的溶液，即得。

精密称取本品 26.00mg，置 100ml 量瓶中，精密量取该溶液与内标溶液各 5ml，置 50ml 量瓶中，用甲醇稀释至刻度，摇匀，取 20μl 注入液相色谱仪，记录色谱图，丁酸氢化可的松与甲睾酮的峰面积分别为 11 569 176 和 10 458 986。

另精密称取丁酸氢化可的松对照品 25.90mg，同法测定，丁酸氢化可的松与甲睾酮的峰面积分别为 11 550 112 和 10 452 195。 按内标法以峰面积计算，即得。《中国药典》（2015 年版）规定，本品含丁酸氢化可的松（$C_{25}H_{36}O_6$）应为 97.0%～102.0%。

解：本品为丁酸氢化可的松原料药，检测方法是高效液相色谱法中的反相色谱法，采用了内标法进行含量测定。

$$f = \frac{A_S/c_S}{A_R/c_R} = \frac{10\,452\,195 / \left(0.1805 \times \frac{5}{50}\right)}{11\,550\,112 / \left(25.90 \times \frac{1}{100} \times \frac{5}{50}\right)} = 1.299$$

$$含量 = \frac{f \dfrac{A_X}{A_S'/c_S'} DV}{m} \times 100\%$$

$$= \frac{1.299 \times \dfrac{11\,569\,176}{10\,458\,986 / \left(0.1805 \times \frac{5}{50}\right)} \times \frac{50}{5} \times 100}{26.00} \times 100\%$$

$$= 99.75\%$$

《中国药典》（2015 年版）规定，本品含丁酸氢化可的松（$C_{25}H_{36}O_6$）应为 97.0%～102.0%。 本品的含量测定检验结果符合规定。

**点滴积累** ✓

1. 紫外–可见分光光度法朗伯–比尔定律（光的吸收定律）是该法定量分析的理论依据。 定量分析时应采用最大吸收波长为分析波长，样品吸光度应控制在 0.3～0.7 为宜。 吸收池的材料分为石英和光学玻璃两种，使用前应完成配套性检验。
2. 紫外–可见分光光度法常见的定量分析方法　对照品比较法，吸光系数法，标准曲线法等。
3. 高效液相色谱法中反相色谱法的常见固定相、流动相和检测器。 流动相的配制和仪器的清洗。 气相色谱仪的基本构造和特点。
4. 系统适用性试验各参数概念、计算及其规定。 内标法和外标法的计算。
5. 仪器分析法中，原料药的含量计算。

# 第三节　生物测定法

**学习目标** ✓

1. 掌握生物测定法的概念、分类。 生物检定法、酶法、电泳法及免疫法的基本原理和分类。
2. 熟悉生物检定法、酶法、电泳法及免疫法的效价测定的基本方法。
3. 了解毛细管电泳法。
4. 学会统计学处理和其他效价运算的基本思路。

## 一、生物检定法

生物检定法是以药物的药理作用为基础,生物统计为工具,利用生物体包括整活体动物、离体组织、器官、细胞和微生物等的反应情况来评估药物的生物活性(包括药效或毒性),评价药物有效性和安全性的一种方法。

生物检定作为常规方法应用较广泛,包括整体和离体测定,其方法的选择性和可靠性都经过反复系统研究,在《中国药典》(2015年版)中有详细收录,其生物反应指标基本上与临床一致。但与其他方法比较,生物检定方法相对精密度低、专业性强,且费用较高。

生物反应主要分为质反应和量反应。质反应是反映某一特定程度是否出现。它不能以量来表示个体的反应程度,只能用一组动物中出现正或负反应的百分率来表示,如死亡率和惊厥率。量反应是指生物体反应能随药物剂量的增减而引起的可测性量变。其中,时反应为特殊的量反应,它是观察某一反应或反应程度出现所需要的时间,如血液凝结时间、动物生存时间。

生物检定法常运用特定的实验设计,在一定条件下比较供试品(T)和标准品(S)或对照品所产生的特定反应(如抑菌圈直径、惊厥反应指标、血压、血糖、重量等),通过等反应剂量间比例的运算或限值剂量引起的生物反应程度,从而测得供试品的效价、生物活性或杂质引起的毒性。对一些理化方法不能测定含量或理化测定不能反映临床生物活性的药物,可用生物检定来控制药物质量。如抗生素常采用抗生素微生物检定法进行效价的测定。

### (一) 基本原理

在生物检定中,剂量与反应间一般都是曲线关系,可通过数学处理方法,使剂量与反应间呈直线关系,则其数学表达式为简单的直线方程:$y=a+bx$,便于处理和应用。

生物检定是将供试品(T)和已知效价的标准品(S)进行效力对比,根据两者的反应程度,求供试品的效力相当于标准品效力的倍数,再从中计算出供试品的效价,因此它属于对比检定。

但是,标准品和供试品效价高低的对比,不直接等于反应强弱的对比,因此,大多数药物的剂量和生物反应关系不成正比例,不能以反应增减值来代表药物效价或剂量的增减值,T与S效价的高低对比应该从产生的计量对比关系上去看。生物检定中,T和S各自的对数剂量和反应(或反映的函数)应呈直线关系,T和S的两条直线应相互平行(T和S的作用性质相同)。

在生物检定中,T和S的等反应剂量大多不是通过实验直接得到的,而是根据药物作用的特性、反应指标的性质、剂量与反应的关系以及生物差异的规律等,运用生物统计的原理设计各种类型的检定方法,由检定结果的计算所得。

生物检定是将T和S在相同的实验条件下同时对生物体或其离体器官组织等的作用进行比较,通过对比,计算出它们的等反应剂量比值(R),以测得T的效价$P_T$。

$$P_T = A_T \cdot R = A_T \cdot antilgM \qquad 式(4-25)$$

式中,$A_T$是T的标示量或估计效价,$M$是S和T的对数等反应剂量($x_S$、$x_T$)之差,即$R=antilgM$。

检定时,S按标示效价计算剂量,T按标示量或估计效价($A_T$)计算剂量,注意调节T的剂量或调整其标示量或估计效价,使S和T的相应剂量组所致的反应程度相近。

对比检定还需要对实验结果进行误差估计。生物检定常用可信限（FL）标志检定结果的精密度。M 的可信限是 M 的标准误 $S_M$ 和 $t$ 值的乘积，概率水平 $P$ 为 95%。$M \pm t \cdot S_M$ 是可信限的高限和低限。用其反对数计算得 $R$ 和 $P_T$ 的可信限低限及高限，是在 95% 的概率水平下从样品的检定结果估计其真实结果的所在范围。

（二）生物检定的常用统计方法

根据测定方法不同，生物检定统计方法可分为质反应的直接测定法、量反应的平行线测定法和质反应的平行线测定法。

▶▶ 扫一扫，链拓展

《中国药典》（2015 年版）生物检定统计法（通则 1431）。

ER-4-6

《中国药典》（2015 年版）生物检定统计法（通则 1431）

**1. 质反应的直接测定法**　该法是在较短的时间内准确地测得各个动物对 S 和 T 的最小有效量的方法。某些药物注入体内后，反应指标（如死亡、心脏停搏、痉挛）明确可靠，能清楚地分辨并记录达到该特定反应指标的最小有效量。该法优点是可使用较少量的动物直接测得 T 和 S 的等反应剂量，比较简单，但其应用受到药物性质及给药方法的限制，用在生物检定的例子不多，如洋地黄效价测定（鸽法）。

**2. 量反应的平行线测定法**　该法是指药物对生物体所引起的反应（如血压、血糖的变化值）随着药物剂量的增加而产生变化。量反应的平行线测定法要求在一定剂量范围内，S 和 T 的对数剂量 $x$ 和反应或反应的特定函数 $y$ 呈直线关系，当 S 和 T 的活性组分基本相同时，两直线平行。《中国药典》多采用这种生物检定统计法进行效价的测量，如抗生素微生物检定法、升压素生物测定法。

**3. 质反应的平行线测定法**　生物检定法首选准确度相对较高的量反应平行线法，若供试品不能通过可靠性检验，可按质反应平行线法检测。对准确性要求不太高时，也可选质反应平行线法，其操作相对更简单。如 A 型肉毒毒素效价测定法。它是依据 A 型肉毒毒素的肌肉麻痹效应对小鼠的致死作用，将供试品与参考品分别做系列稀释后注入小鼠体内，通过计算半数致死量（$LD_{50}$），并根据质反应平行线法对供试品的 $LD_{50}$ 测定值进行校正，从而推算出每瓶供试品中所含 A 型肉毒毒素的小鼠 $LD_{50}$ 总量（1$LD_{50}$ 即为 1 个 A 型肉毒毒素效价单位）。

生物检定法还可分为体内测定、体外测定。体内测定的受试对象一般是整体动物，给药后观察规定时间内的反应，此时的反应代表了药物对整个动物的综合作用，例如绒促性素的生物检定法（幼小鼠子宫增重法），但需要活体动物，需用供试品多，耗时长，精密度和灵敏度较差。体外测定的受试对象一般为细胞、酶、受体等，例如细胞毒性试验等；其受试对象个体差异小，实验时间较短，精密度和灵敏度较高，能在一定程度上保留药理作用特性，尤其适用于微量激素的测定，缺点是不一定能反映供试品在整体的作用。

**案例分析**

案例：肝素生物测定法

本法系比较肝素标准品（S）与供试品（T）延长新鲜兔血或兔、猪血浆凝结时间的作用，以测定供试品的效价。

分析：

肝素系由健康牛、猪、羊等食用动物的肝、肺、肠黏膜中提取的有延长凝血时间作用的黏多糖类物质，为白色或淡黄色无晶形粉末，有吸湿性，在水中易溶。本品相对分子质量及抗凝血效价随动物种属和脏器来源不同而有差异，相对分子质量为 6000～20 000，由肝肺提出的肝素，每 mg 不得低于 110U，由肠黏膜提出的肝素，每 mg 不得低于 140U。本品在中性及微碱性中较稳定。肝素的生物检定法是根据对数剂量与血凝时间的对数呈线性关系而设计的，《中国药典》（2015 年版）常用的有兔全血法、血浆复钙法、APTT 法，此外还有使用牛、羊血法等测定肝素效价的方法。将上述方法测得的凝结时间换算成对数，照生物检定统计法（通则 1431）中的量反应平行线测定法计算效价及实验误差。本法的可信限率（FL%）不得大于 10%。

## 二、酶法

酶是一类专一性强、催化效率高的生物大分子，在一定条件下可催化专属的生化反应。

酶法包括两种，一种是酶活力测定法，以酶为分析对象，目的在于测定样品中某种酶的含量或活性，也称为酶分析法；另一种酶分析法是以酶为分析工具或分析试剂，测定样品中酶以外的其他物质的含量，如底物、辅酶、酶抑制剂和激动剂（活化剂）或辅助因子，也称为酶法分析。酶法的特点是不依赖于活的生物系统，主要基于药物与某种物质的结合或药物本身的化学反应，一般用理化方法难以检测的物质的含量，其操作简便、精确、稳定。

### （一）酶活力测定法

酶活力是指酶催化一定化学反应的能力。酶反应速度越快表示酶活力越高。酶活力一般用单位时间内，单位体积中的底物减少量或产物增加量来表示，单位为 IU（μmol/min）。酶的比活力指每 mg 酶蛋白（或蛋白氮）所含的酶活力单位数，它能表示酶制剂的纯度，比活力越高，酶越纯。

**1. 按反应时间分类**　20 世纪 50 年代以前大都使用固定时间法。这种方法是以酶催化反应的平均速度来计算酶的活性，现多已不用。50 年代中期开始采用连续检测法。这种方法用自动生化分析仪上完成，可以测酶反应的初速度，其结果远比固定时间法准确，在高浓度标本尤为明显，但本法也受到反应时间、反应温度、试剂等的影响，应加以注意。

（1）取样测定法：通过测定酶反应开始后某一时间段内（$t_1$ 到 $t_2$）产物或底物浓度的总变化量来求取酶反应初速度的方法，称为定时法，或两点法，其中 $t_1$ 往往取反应开始的时间。在酶反应一定时间后，往往通过加入强酸、强碱、蛋白沉淀剂、或加热等，使反应完全停止，所以也叫中止反应法。这是最经典最常用的方法，几乎所有的酶都可根据这一方式来设计测定其活力。

（2）连续检测法：又称为动力学法或速率法、连续反应法。在酶反应过程中,用仪器监测某一反应产物或底物浓度随时间的变化所发生的改变,通过计算求出酶反应初速度,并间接求算酶活性。连续法使用方便,一个样品可多次测定,且有利于动力学研究,但很多酶反应还不能用到该法。

（3）平衡法：通过测定酶反应开始至反应达到平衡时产物或底物浓度总变化量来求出酶活力的方法,又叫终点法。可分为单酶反应定量法和偶联酶反应定量法。当单酶反应的底物或产物不便用常规方法检测时,可用偶联酶反应定量法。

**2. 按测量方法分类**　可分为：①分光光度法（见玻璃酸酶测定法）；②旋光法；③荧光法；④电化学方法；⑤化学反应法,如滴定方法（见青霉素酶及其活力测定法）；⑥核素测定法；⑦量热法。

（二）酶法分析

在进行酶法分析时,先要根据检测对象选择合适的"工具酶",然后再通过酶反应的测定,并借助相应校正曲线来检测其浓度或含量。该"工具酶"仅作用于检测对象,利用该酶的特异性,不需要分离就能辨别试样中的检测对象,从而对检测对象进行定性和定量分析。

所以,酶法分析常用于复杂组分中结构和物理化学性质比较相近的同类物质的鉴别和分析,且不需要很复杂的预处理。酶法分析具有特异性强、干扰少、操作简便、样品和试剂用量少、测定快速精确、灵敏度高等特点。通过了解酶对底物的特异性。可以预料可能发生的干扰反应并设法纠正。在以酶作分析试剂测定非酶物质时,也可用偶联反应;而且偶联反应的特异性,可以增加反应全过程的特异性。此外,由于酶反应一般在温和的条件下进行,不需使用强酸强碱,它还是一种无污染或污染很少的分析方法。

除底物可以采用终点法（总变量分析法）外,其他对象一般用动力学分析法。

## 三、电泳法

电泳是指溶解或悬浮于电解液中的带电荷的蛋白质、胶体、大分子或其他粒子,在电流作用下向与其自身所带电荷相反的电极方向迁移。例如蛋白质具有两性电离性质,当蛋白质溶液的pH值大于其等电点时,该蛋白质带负电荷,在电场中向正极移动,相反则带正电荷,向负极移动。

电泳法是指利用溶液中带有不同量电荷的阳离子或阴离子,在外加电场中使供试品组分以不同的迁移速度向对应的电极移动,实现分离并通过适宜的检测方法记录或计算,达到测定目的的分析方法。电泳法一般可分为两大类：一类为自由溶液电泳或移动界面电泳,另一类为区带电泳。前者不含支持物,适用于高分子的检测,后者系指在惰性支持介质（如纸、醋酸纤维素、琼脂糖凝胶、聚丙烯酰胺凝胶等）中,带电荷供试品（如蛋白质、多肽、核苷酸等）在电场作用下,在惰性介质中按各自速度向极性相反的电极方向进行泳动,使组分分离成狭窄的区带,再用适宜的方法进行检测,并计算含量。

根据区带电泳支持介质的不同,《中国药典》（2015年版）收载了纸电泳法、醋酸纤维素薄膜电泳法、琼脂糖凝胶电泳法、聚丙烯酰胺凝胶电泳法、SDS-聚丙烯酰胺凝胶电泳法、等电聚焦电泳法等六种。毛细管电泳法源于电泳法,分离原理极其相似,可实现在线检测,分析手段类似于色谱法。

电泳法具有灵敏度高、分辨率好、分析速度快、检测范围广、操作简便并兼备分离、鉴定等优点,已经成为生物药物检测的重要手段之一。

## 四、免疫分析法

该法是以抗原-抗体特异性反应,检测各种物质(药物、激素、蛋白质、微生物等)的分析方法,具有高特异性、高灵敏度的特点,常用于测定各种抗原、半抗原或抗体。

免疫分析法可分为:

**1. 非标记免疫分析技术**　免疫扩散、免疫电泳。

**2. 标记的免疫分析技术**　酶免疫分析、放射免疫分析、磁敏免疫分析、其他免疫分析法(如荧光免疫技术、胶体金免疫技术、发光免疫技术和铁蛋白免疫技术等)。

《中国药典》(2015 年版)收载有四种免疫分析法:

**1. 免疫印迹法**　本法属于标记的免疫分析技术,系以供试品与特异性抗体结合后,抗体再与酶标抗体特异性结合,通过酶学反应的显色,对供试品的抗原特异性进行检查。

**2. 免疫斑点法**　本法是一种酶免疫分析技术,系以供试品与特异性抗体结合后,抗体再与酶标抗体特异性结合,通过酶学反应的显色,对供试品的抗原特异性进行检查。

**3. 免疫双扩散法**　本法系在琼脂糖凝胶板上按一定距离打数个小孔,在相邻的两孔内分别加入抗原与抗体,若抗原、抗体互相对应,浓度、比例适当,则一定时间后,在抗原与抗体孔之间形成免疫复合物的沉淀线,以此对供试品的特异性进行检查。如乌司他丁溶液的鉴别。

**4. 免疫电泳法**　本法系将供试品通过电泳分离成区带的各抗原,然后与相应的抗体进行双相免疫扩散,当两者比例合适时形成可见的沉淀弧。将沉淀弧与已知标准抗原、抗体生成的沉淀弧的位置和形状进行比较,即可分析供试品中的成分及其性质。

目前,《中国药典》(2015 年版)中免疫分析法常用酶联免疫吸附测定法(ELISA)进行含量测定,如牛血清白蛋白残留量测定法、大肠杆菌菌体蛋白质残留量测定法、无细胞百日咳疫苗鉴别试验等就采用了该技术。ELISA 是一种固相免疫测定技术,它先将抗体或抗原包被到某种固相载体表面,并保持其免疫活性。测定时,将待测样品和酶标抗原或抗体按不同步骤与固相载体表面吸附的抗体或抗原发生反应,再加入酶标抗体与免疫复合物结合,分离抗原抗体复合物和游离的未结合成分,最后加入酶反应底物,根据底物被酶催化产生的颜色及其吸光度值的大小进行定性或定量分析。

▶ 扫一扫,链拓展

《中国药典》(2015 年版)生物药物质量分析方法指导原则。

点滴积累 ∨

1. 生物检定法在一定条件下比较供试品（T）和标准品（S）或对照品所产生的特定反应，通过等反应剂量间比例的运算或限值剂量引起的生物反应程度，从而测得供试品的效价、生物活性或杂质引起的毒性，属于对比检定。

2. 根据测定方法不同，生物检定方法可分为质反应的直接测定法、量反应的平行线测定法和质反应的平行线测定法。

3. 酶法包括酶活力测定法和酶法分析。

4. 电泳是指溶解或悬浮于电解液中的带电荷的蛋白质、胶体、大分子或其他粒子，在电流作用下向其自身所带电荷相反的电极方向迁移。

5. ELISA 是一种固相免疫测定技术。

《中国药典》
（2015 年版）
生物药物质
量分析方法
指导原则

# 复习导图

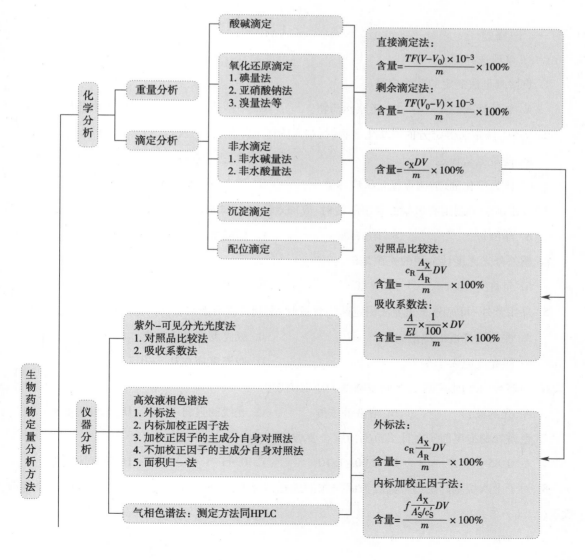

化学分析
　重量分析
　滴定分析
　　酸碱滴定
　　氧化还原滴定
　　　1. 碘量法
　　　2. 亚硝酸钠法
　　　3. 溴量法等
　　非水滴定
　　　1. 非水碱量法
　　　2. 非水酸量法
　　沉淀滴定
　　配位滴定

直接滴定法：
$$含量=\frac{TF(V-V_0)\times10^{-3}}{m}\times100\%$$

剩余滴定法：
$$含量=\frac{TF(V_0-V)\times10^{-3}}{m}\times100\%$$

$$含量=\frac{c_X DV}{m}\times100\%$$

生物药物定量分析方法

仪器分析
　紫外-可见分光光度法
　　1. 对照品比较法
　　2. 吸收系数法
　高效液相色谱法
　　1. 外标法
　　2. 内标加校正因子法
　　3. 加校正因子的主成分自身对照法
　　4. 不加校正因子的主成分自身对照法
　　5. 面积归一法
　气相色谱法：测定方法同HPLC

对照品比较法：
$$含量=\frac{c_R\frac{A_X}{A_R}DV}{m}\times100\%$$

吸收系数法：
$$含量=\frac{\frac{A}{E1}\times\frac{1}{100}\times DV}{m}\times100\%$$

外标法：
$$含量=\frac{c_R\frac{A_X}{A_R}DV}{m}\times100\%$$

内标加校正因子法：
$$含量=\frac{f\frac{A_X}{A'_S/c'_S}DV}{m}\times100\%$$

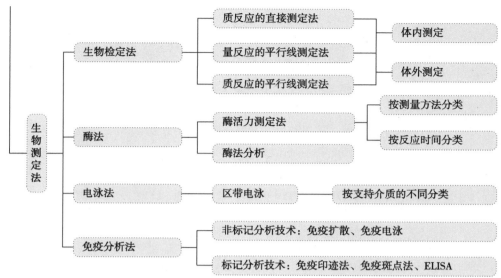

## 目标检测

### 一、选择题

#### （一）单项选择题

1. 直接碘量法测定的药物应是（　　）

　　A. 氧化性药物　　　　B. 还原性药物　　　　C. 中性药物　　　　D. 无机药物

2. $NaNO_2$滴定法测定芳伯氨基化合物时,加入固体KBr的作用是（　　）

　　A. 使重氮盐稳定　　　　　　　　　　B. 防止偶氮氨基化合物形成

　　C. 作为催化剂,加速重氮化反应速度　　D. 使$NaNO_2$滴定液稳定

3. 非水碱量法测定有机碱的氢卤酸盐时,应加入（　　）试剂消除干扰

　　A. 醋酸铵　　　　　　B. 硝酸银　　　　　　C. 醋酸汞　　　　　　D. 溴化钾

4. 紫外分光光度计常用的光源是（　　）

　　A. 氘灯　　　　　　　B. 钨灯　　　　　　　C. 卤钨灯　　　　　　D. Nernst灯

5. 采用紫外-可见分光光度法测定药物含量时,配制待测溶液浓度的依据是（　　）

　　A. 测得吸光度应尽量大　　　　　　　B. 吸光度应大于1.0

　　C. 吸光度应大于0.7　　　　　　　　　D. 吸光度应在0.3～0.7

6. 当溶液的厚度不变时,吸收系数的大小取决于（　　）

　　A. 光的波长　　　　　B. 溶液的浓度　　　　C. 光线的强弱　　　　D. 溶液的颜色

7. 色谱峰的拖尾因子在什么范围内符合要求（　　）

　　A. 0.85～1.15　　　　B. 0.90～1.10　　　　C. 0.95～1.05　　　　D. 0.99～1.01

8. 对于十八烷基硅烷键合硅胶为固定相的反相色谱系统,流动相中有机溶剂的比例通常应不低于（　　）

　　A. 5%　　　　　　　　B. 10%　　　　　　　C. 15%　　　　　　　D. 0.5%

9. 《中国药典》(2015 年版)规定 HPLC 法采用的检测器是(　　)

    A. 热导检测器　　　　　　　　　　B. 氢火焰离子化检测器

    C. 氮磷检测器　　　　　　　　　　D. 紫外分光光度计

10. 酶活力测定法是以(　　)

    A. 酶为分析对象　　B. 酶为分析工具　　C. 酶为溶剂　　D. 酶为指示剂

11. 定量分析时,R 要求(　　)

    A. <1　　　　　　B. >1　　　　　　C. <1.5　　　　　　D. >1.5

12. 在标准曲线法中,r 越接近于(　　),测量结果的准确度就越高

    A. 1　　　　　　　B. 0　　　　　　　C. 100　　　　　　　D. 100%

(二) 多项选择题

1. 药品质量标准的含量的常见表示方法有(　　)

    A. 净含量　　　　　　B. 质量百分数　　　　　　C. 标示量的百分含量

    D. 效价　　　　　　　E. 当量

2. 剩余碘量法需用滴定液有(　　)

    A. 铬酸钾滴定液　　　　B. 重铬酸钾滴定液　　　　C. 硫代硫酸钠滴定液

    D. 硫氰酸钾滴定液　　　E. 碘滴定液

3. 非水碱量法最常使用的试剂有(　　)

    A. 冰醋酸　　　　　　B. 高氯酸　　　　　　C. 结晶紫

    D. 甲醇钠　　　　　　E. 纯化水

4. 药品质量标准中进行含量测定的试验方法一般可采用(　　)

    A. 化学分析法　　　　B. 仪器分析法　　　　C. 生物测定法

    D. 鉴别分析法　　　　E. 检查分析法

5. 药物分析工作中常用的氧化还原滴定法有(　　)

    A. 铈量法　　　　　　B. 溴量法　　　　　　C. 碘量法

    D. 银量法　　　　　　E. 酸量法

6. 紫外分光光度法应用于含量测定的方法为(　　)

    A. 吸收系数法　　　　B. 对照品对照法　　　　C. 计算分光光度法

    D. 内标法　　　　　　E. 标准曲线法

7. 《中国药典》(2015 年版)收载主要免疫分析法有(　　)

    A. 免疫印迹法　　　　B. 免疫斑点法　　　　C. 免疫双扩散法

    D. 免疫电泳法　　　　E. 免疫色谱法

8. 《中国药典》(2015 年版)规定 GC 与 HPLC 的系统适用性试验内容包括(　　)

    A. 分离度　　　　　　B. 拖尾因子　　　　　　C. 灵敏度

    D. 重复性　　　　　　E. 色谱柱的理论塔板数

9. 下列属于滴定分析法的有(　　)

　　A. 直接碘量法　　　　　　　B. 溴量法　　　　　　　C. 非水碱量法

　　D. 吸附指示剂法　　　　　　E. 重量法

10.《中国药典》(2015 年版)规定测定吸光度时的要求为(　　　)

　　A. 适宜的溶剂　　　　　　B. 空白试验　　　　　　C. 校正波长

　　D. 合适的供试品溶液浓度　E. 选择合适的仪器狭缝宽度

11. 光谱法可分为(　　　)

　　A. 吸收光谱法　　　　　　B. 发射光谱法　　　　　　C. 分子光谱法

　　D. 原子光谱法　　　　　　E. 旋光法

12. 生物检定统计法的常用方法有(　　　)

　　A. 质反应的直接测定法　　　　　　　　B. 量反应的平行线测定法

　　C. 质反应的平行线测定法　　　　　　　D. 量反应的直接测定法

　　E. 质量反应的平行线测定法

13. 酶活力测定法按反应时间分类分为(　　　)

　　A. 定时法　　　　　　　　B. 定量法　　　　　　　C. 连续监测法

　　D. 平衡法　　　　　　　　E. 近终点法

二、问答题

1. 药物的容量分析方法有哪些？试比较直接滴定法和剩余滴定法含量计算的区别。

2. 试阐述滴定误差产生的原因是什么？

3. 简述分光光度计的校正和检定的方法。

4. 简述电泳法的概念及分类。

三、实例分析

1. 维生素 C 的含量测定

精密称取维生素 C 0.2014g,加新沸冷水 100ml 与稀醋酸 10ml 使溶解,加淀粉指示液 1ml,立即用碘滴定液(0.050 32mol/L)滴定,至溶液显蓝色并持续 30 秒钟不褪。滴定液消耗体积为 22.57ml。每 1ml 碘滴定液(0.05mol/L)相当于 8.806mg 的 $C_6H_8O_6$。《中国药典》(2015 年版)规定,本品含维生素 C($C_6H_8O_6$)不得少于 99.0%。

(1) 本方法是直接滴定法还是间接滴定法？本方法指示剂加入的时机是？

(2) 求算样品的含量。

(3) 样品含量是否符合规定？

2. 甲地高辛的含量测定

色谱条件与系统适用性试验:用十八烷基硅烷键合硅胶为填充剂;以乙腈-水(40∶60)为流动相;检测波长为 218nm。理论板数按甲地高辛峰计算不低于 1000,甲地高辛峰与内标物质峰的分离度应符合要求。

内标溶液的制备:精密取洋地黄毒苷对照品 0.0101g,置 100ml 量瓶中,用流动相溶解并稀释至刻度,即得。

测定法:精密称取本品 0.0509g,置 500ml 量瓶中,用流动相溶解并稀释至刻度,即得。精密量取样品溶液和内标溶液各 2ml,置 10ml 量瓶中,用流动相稀释至刻度,摇匀,取 20μl 注入液相色谱仪,记录色谱图;测得数据如下:

| 试样 | 峰面积 |
| --- | --- |
| 甲地高辛 | 18 301 972 |
| 内标物 | 16 457 632 |

另精密称取甲地高辛对照品 10.0mg,置 100ml 量瓶中,同法测定。测得数据如下:

| 试样 | 峰面积 |
| --- | --- |
| 对照品 | 18 301 591 |
| 内标物 | 16 410 126 |

按内标法以峰面积计算。本品含甲地高辛($C_{42}H_{66}O_{14}$)不得少于 95.0%。

（1）本方法是反相色谱法还是正相色谱法？检测器是什么？

（2）甲地高辛峰与内标物质峰的分离度应符合什么要求？

（3）求算样品的含量。

（4）样品含量测定检验结果是否符合规定？

3. 用气相色谱法的内标加校正因子法检查地塞米松磷酸钠中甲醇和丙酮的残留量。称取供试品 0.1236g,加 0.5%正丙醇内标液 0.5ml,定容成 5ml,取 0.3μl 进样,所得色谱图中未出现甲醇峰。测得丙酮峰面积为 191 200,正丙醇峰面积为 132 525。已知其校正因子为 1.0380。《中国药典》（2015 年版）规定其限量为 5.0%。

（1）本检验属于含量测定项还是检查项下的内容？

（2）求供试品中丙酮的残留量。

（3）本项检验结果是否符合规定？

4. 两性霉素 B 的含量测定

色谱条件与系统适用性试验:用十八烷基硅烷键合硅胶为填充剂;以乙腈-磷酸溶液（pH = 1.00±0.05）（370∶630）为流动相;流速为每分钟 0.8ml;柱温为 25℃;检测波长为 383nm。取两性霉素 B 对照品溶液 10μl 注入液相色谱仪,记录色谱图,两性霉素 B 峰与相邻杂质峰间的分离度应符合要求。

测定法:临用新制。精密称取本品 0.2009g,置 250ml 棕色量瓶中,加 $N,N$-二甲基甲酰胺溶解并定量稀释至刻度,摇匀;精密量取 1ml,置 10ml 棕色量瓶中,用 $N,N$-二甲基甲酰胺-水（1∶1）稀释至刻度,摇匀,作为供试品溶液,精密量取 10μl 注入液相色谱仪,记录色谱图,测得主峰面积为 1 510 211;另精密称取两性霉素 B 对照品 0.1956g,同法配制并测定其主峰面积为 1 569 748。按外标法以峰面积计算,即得。每 1mg 的 $C_{47}H_{73}NO_{17}$ 相当于 1049 两性霉素 B 单位。《中国药典》（2015 年版）规定,按干燥品计算,本品每 1mg 的效价不得少于 850 两性霉素 B 单位。

（1）除另有规定外，流动相的流速应为？

（2）是磷酸溶液还是流动相乙腈-磷酸溶液的 pH＝1.00±0.05？

（3）求算样品的效价。

（4）样品的含量测定检验结果是否符合规定？

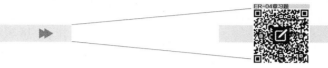

（谭　韬）

# 第五章

---

## 制剂分析

ER-05章PPT

**导学情景** ⋁

情景描述：

2016 年 1 月国家食品药品监督管理总局发布了个别企业药品不符合规定的通告：经广东省药品检验所检验，发现标示某药厂生产的注射用头孢孟多酯钠有的批次酸碱度和含量测定不符合规定，有的批次溶液的澄清度与颜色和装量差异不符合规定；经北京市药品检验所检验，发现标示某公司生产的注射用盐酸甲氯芬酯装量差异和含量测定不符合规定。国家食品药品监督管理总局要求上述企业暂停销售上述不合格药品、立即召回不合格批次产品，彻查药品质量问题原因，针对查明的原因制定整改措施并切实整改。产品流入地各级食品药品监督管理部门要监督当地药品经营使用单位及时将不合格药品下架封存，并配合做好召回工作。相关召回和查处情况及时向社会公布。

学前导语：

注射用头孢孟多酯钠和注射用盐酸甲氯芬酯均为粉针剂，是临床上常用的制剂类型，这些注射剂涉及了包括酸碱度、溶液的澄清度、装量差异、含量测定等不合格项目，这些项目的检查有的是制剂检查所独有的项目，也是本章重点介绍的部分内容。

## 第一节 概述

**学习目标** ⋁

1. 掌握制剂分析的概念。
2. 掌握制剂分析与原料分析项目的主要差异。
3. 熟悉药物制剂的概念。
4. 熟悉制剂含量计算与原料含量计算差异。

采用合格的原料药按照一定的生产工艺而制成的适合临床使用的形式即为药物制剂。药物制剂不仅可以保证人们使用药物用量准确，而且可以使药物的使用、运输、储存更为方便，此外还可以增加药物的稳定性和增加药物的生物利用度及降低药物的毒副作用。

制剂分析是采用物理、化学、物理化学或微生物测定方法，对各种剂型的药物制剂进行检测分析，以检验被测制剂是否符合药品质量标准的要求。

药物制剂制备是采用合格的原料药，按照一定的制备工艺加工而成，因此，原料药检测过的杂质项目,制剂分析时一般不再检测,以减少重复检查。制剂分析进行的杂质检查项目主要是制剂生产和储存过程产生的杂质。制剂分析除杂质检查外还要进行剂型常规特性方面的检查,如片剂、胶囊剂进行崩解时限或溶出度(释放度)检查,注射剂要进行可见异物的检查等。

药物制剂和原料药物不同点在于,它们除了含有主药外,还含有稀释剂、赋形剂、抗氧化剂、稳定剂、着色剂、防腐剂等辅料。由于这些辅料的存在,常常会影响主药鉴别及含量的测定,导致制剂分析的复杂化。如在进行含量测定时,要充分考虑所加辅料的影响,尽量选择专属性好的测定方法,以减少辅料的干扰。如片剂中含有润滑剂硬脂酸镁时,因硬脂酸镁会与高氯酸反应,用高氯酸滴定方法测定主药的含量,硬脂酸镁会消耗高氯酸,因此会导致测定结果偏高,所以在制剂分析时要充分考虑到避免辅料干扰。

制剂分析中的含量测定与原料药的含量表示方法不同:原料药一般用百分含量来表示,即主成分的量占总量的百分数:

$$含量 = \frac{测得量}{供试品量} \times 100\% \qquad\qquad 式(5\text{-}1)$$

制剂的含量一般用标示量的百分含量来表示,即测定的量占标示量的百分数:

$$标示量的百分含量 = \frac{测得量}{标示量} \times 100\% \qquad\qquad 式(5\text{-}2)$$

# 第二节　片剂分析

**学习目标** V

1. 掌握片剂分析的一般步骤。
2. 熟悉片剂的常规检查包含的项目。
3. 掌握重量差异、崩解时限的操作技能和一般步骤;熟悉重量差异、崩解时限测定结果的判断方法。
4. 熟悉采用滴定法、紫外法、高效液相色谱法测定片剂含量的计算。
5. 了解片剂常用辅料的干扰与排除。

片剂不仅服用、运输、贮存方便,而且适宜机械化生产、卫生标准容易达到,所以一般较同类产品注射液成本低。片剂可以根据需要制成不同的类型,例如:分散(速效)片、控释(长效)片、肠溶包衣片、咀嚼片及口含片等,也可以制成两种或两种以上药物的复方片剂,从而满足临床医疗和预防的不同需要。因此片剂成为最常用的剂型之一。

## 一、片剂分析的步骤

片剂分析一般先进行外观性状检查。片剂的外观应完整光洁,色泽均匀,无异物,无杂斑,该项目一般通过目视检测,片剂的性状应符合该品种标准项下的规定。片剂的外观性状符合规定后再进行鉴别、常规检查、杂质检查、含量测定。

## 二、片剂的常规检查

片剂的常规检查项目一般有：脆碎度、硬度、重量差异、崩解时限、溶出度（或释放度）、含量均匀度、微生物检查等。

### （一）脆碎度、硬度检查

硬度、脆碎度检查是为了保证片剂有适宜的硬度和耐磨性，防止包装、运输过程中发生磨损或破碎。除另有规定外，非包衣片要进行脆碎度检查并应符合（《中国药典》通则0923）规定。脆碎度采用脆碎度检查仪进行测定，脆碎度检查仪见图5-1。片剂的硬度采用硬度仪测定，硬度仪见图5-2。

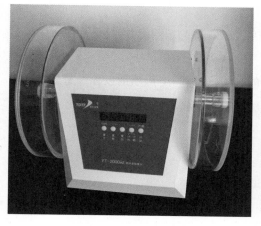

图 5-1　脆碎度检查仪

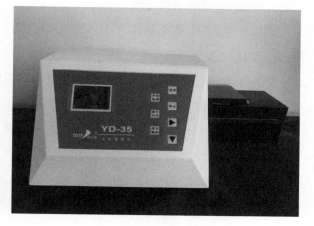

图 5-2　硬度仪

### （二）重量差异

重量差异是指按规定称量方法测得每片的重量与平均重量之间的差异程度，从而评价药品质量的均一性。

由于药物本身的性质，以及在片剂的生产过程中，颗粒的流动性、均匀度、生产设备等原因，会引起每片重量有差异，从而引起各片间主药的含量差异。药品的重量差异不可避免，在一定范围内是允许的，但是超出限度，则难以保证临床用药剂量的准确性，剂量太小难以达到预期的疗效，剂量过大可能引起严重的不良反应甚至中毒。因此，重量差异检查对于保证药品的安全性和有效性是非常必要的。

重量差异的检查方法是，取20片供试品，精密称定总重，计算出平均重量，再精密称量每一片的重量，将每片的重量与平均重量相比较（凡无含量测定的片剂或有标示重量的中药片剂，每片的重量应与标示的片重相比较），按表5-1规定的限度判断，超出重量差异限度的不得多于2片，并不得有1片超出限度的1倍。糖衣片应在包衣之前检查片芯的重量差异并符合规定，包糖衣后不再检查重量差异。薄膜衣片应在包薄膜衣后检查重量差异。

表 5-1　片剂的重量差异限度

| 平均片重或标示片重 | 重量差异限度 |
| --- | --- |
| 0.3g 以下 | ±7.5% |
| 0.3g 或 0.3g 以上 | ±5% |

当每片含主药小于 25mg 或主药含量小于每片重量的 25% 的片剂,需检查含量均匀度。凡规定检测了含量均匀度的片剂,一般不再进行重量差异的检测。

(三) 含量均匀度检查

含量均匀度用于检查单剂量固体制剂、半固体制剂和非均相液体制剂含量符合标示量的程度。

除另有规定外,片剂、硬胶囊剂、颗粒剂或散剂等,每一个单剂标示量小于 25mg 或主药含量小于每一个单剂重量 25% 者;药物间或药物与辅料间采用混粉工艺制备的注射用无菌粉末;内容物为非均相溶液的软胶囊;单剂量包装的口服混悬液、透皮贴剂、吸入剂和栓剂等品种项下规定含量均匀度应符合要求的制剂,均应检查含量均匀度。复方制剂仅检查符合上述条件的组分,多种维生素或微量元素一般不检查含量均匀度。

凡检查含量均匀度的制剂,一般不再检查重(装)量差异,如全部主成分均进行含量均匀度检查时,复方制剂一般亦不再检查重(装)量差异。

除另有规定外,取供试品 10 个,照各品种项下规定的方法,分别测定每单剂以标示量为 100 的相对含 $x_i$,求其均值 $\bar{X}$ 和标准差 $S$ 以及标示量与均值之差的绝对值 $A(A=|100-\bar{X}|)$。

若 $A+2.2S \leqslant L$,则供试品的含量均匀度符合规定;

若 $A+S>L$,则不符合规定;

若 $A+2.2S>L$,且 $A+S \leqslant L$,则应另取 20 个供试品复试。

根据初、复试结果,计算 30 个单剂的均值 $\bar{X}$、标准差 $S$ 以及标示量与均值之差的绝对值 $A$。再按下述公式计算判定。

当 $A \leqslant 0.25L$ 时,若 $A^2+S^2 \leqslant 0.25L^2$,则供试品含量均匀度符合规定;若 $A^2+S^2>0.25L^2$ 则供试品不符合规定。

当 $A>0.25L$ 时,若 $A+1.7S \leqslant L$,则供试品含量均匀度符合规定;若 $A+1.7S>L$ 则供试品不符合规定。

上述公式中的 $L$ 为规定值。除另有规定外,$L=15.0$;单剂量包装的口服混悬液、内容物为非均相溶液的软胶囊、胶囊型或泡囊型粉雾剂、单剂量包装的眼用、耳用、鼻用混悬剂、固体、半固体制剂 $L=20.0$;透皮贴剂和栓剂 $L=25.0$。

如该品种项下规定含量均匀度的限度为 ±20% 或其他数值时,则 $L=20.0$ 或其他相应的数值,但各判断式中的系数不变。

当各品种正文项下含量限度规定的上下限的平均值($T$)大于 100.0% 时,若 $\bar{X}<100.0$,则 $A=100-\bar{X}$;若 $100.0 \leqslant \bar{X} \leqslant T$,则 $A=0$;若 $\bar{X}>T$,则 $A=\bar{X}-T$。同上法计算和判定结果。当 $T$ 小于 100.0% 时,应按品种正文项下规定的 $A$ 值计算方法。

如含量测定与含量均匀度检查所用的方法不同时,而且含量均匀度未能从响应值求出每个单剂量含量时,可取供试品 10 个,照该品种含量均匀度项下规定的方法,分别测定,得仪器测得的响应值 $Y_i$(可为吸光度、峰面积等),求其均值 $\bar{Y}$。另由含量测定法测得以标示量为 100 的含量 $X_A$,由 $X_A$ 除以响应值的均值 $\bar{Y}$,得比例系数 $K(K=X_A/\bar{Y})$。将上述诸响应值 $Y_i$ 与 $K$ 相乘,求得每个单剂以标示量为 100 的相对含量(%)$X_i(X_i=KY_i)$,同上法求 $\bar{X}$ 和 $S$ 以及 $A$,计算,判定结果,即得。如需复试,应另取供试品 20 个,按上述方法测定,计算 30 个单剂的均值 $\bar{Y}$、比例系数 $K$、相对含量(%)$X_i$、标准偏差 $S$ 及 $A$ 值,判定结果,即得。

（四）崩解时限

崩解时限是指固体制剂在规定的介质中,以规定的方法检查其全部崩解溶散或成碎粒并通过筛网(不溶性包衣材料或破碎的胶囊壳除外)所需时间的限度,也就是《中国药典》所规定的允许该制剂崩解的最长时间。《中国药典》收载了三种崩解时限检查方法(《中国药典》通则 0921),分别是吊篮法、烧杯法和崩解篮法。其中吊篮法是最常用的方法,大多数口服固体制剂崩解时限检查采用此方法,如普通片剂、丸剂(除大蜜丸)、滴丸剂、胶囊剂等多采用此法,吊篮法所用的仪器为崩解仪,见图 5-3;烧杯法适用于泡腾片检查;崩解篮法适用于口崩片的检查。

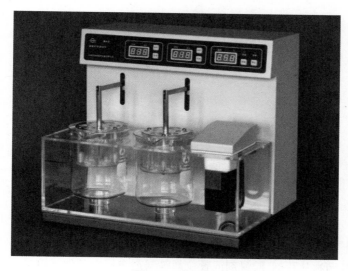

图 5-3　崩解仪

咀嚼片因咀嚼后服下,因此不检查崩解时限;阴道片应进行融变时限检查,阴道泡腾片还应进行发泡量检查。除另有规定外,凡规定检查溶出度、释放度或分散均匀性的制剂,一般不再进行崩解时限检查。

**1. 吊篮法**　吊篮法实际上是人工模拟胃肠道蠕动,采用规定溶剂,检查在规定时限内能否崩解或溶散,并全部通过筛网,它可以模拟片剂在胃肠道的情况,因此,崩解时限在一定程度上可以间接反映药物的生物利用度。测定步骤为:

（1）打开电源,将吊篮通过上端的不锈钢轴悬挂于金属支架上,浸入 1000ml 烧杯中,调节吊篮位置使其下降时筛网距烧杯底部 25mm。

（2）设定温度 37℃,烧杯内盛有温度为 37℃±1℃的崩解实验用溶剂,调节液面高度使吊篮上升时筛网在液下面 15mm 处。

（3）待水箱及烧杯内温度均为 37℃后,可开始试验。

（4）除另有规定外,取供试品 6 片,分别置上述吊篮的玻璃管中,启动崩解仪检查,各片均应在规定的时间内全部崩解。如有 1 片不能完全崩解,应另取 6 片复试,均应符合规定。

**2. 烧杯法**　用于泡腾片检查。取 6 只 250ml 烧杯中分别加入 200ml 的 15~25℃纯化水;取药片 6 片,分别置上述 6 只烧杯中,有许多气泡放出,当片剂或碎片周围的气体停止逸出时,片剂应崩解、溶解或分散在水中,无聚集的颗粒剩留,除另有规定外,各片均应在 5 分钟内崩解。如有 1 片不能完全崩解,应另取 6 片复试,均应符合规定。

▶▶ 扫一扫，链拓展

    各类片剂进行崩解时限检查的相关规定。

**各类片剂的
进行崩解时
限检查的
一般规定**

▶▶ 扫一扫，学操作

    吊篮法崩解时限检查视频。

**吊篮法崩解
时限检查
视频**

▶▶ 技能赛点

    1. 崩解时限的配套性实验操作、数据记录及结果判定。

    2. 吊篮及水位高度的正确调节。

**（五）溶出度检查**

溶出度系指活性药物从片剂、胶囊剂或颗粒剂等制剂在规定条件下溶出的速率和程度。《中国药典》(2015 年版)收载了 5 种溶出度检查方法(《中国药典》通则 0931):第一法(篮法)、第二法(桨法)、第三法(小杯法)、第四法(桨碟法)、第五法(转筒法)。溶出仪器装置见图 5-4。

**1. 第一法(篮法)**

（1）仪器装置:

1）转篮:分篮体与篮轴两部分,均为不锈钢金属材料或其他惰性材料(所用材料不应有吸附作用或干扰试验中供试品活性成分的测定)制成。篮体由方孔筛网(丝径 0.28mm±0.03mm,网孔 0.40mm±0.04mm)制成,呈圆柱形,转篮内径为 20.2mm±1.0mm,上下两端都有封边。篮轴的直径为 9.75mm±0.35mm,轴的末端连一圆盘,作为转篮的盖;盖上有一通气孔(孔径 2.0mm±0.5mm);盖边系两层,上层直径与转篮外径相同,下层直径与转篮内径相同;盖上的三个弹簧片与中心呈 120°角。

2）溶出杯:由硬质玻璃或其他惰性材料制成的透明或棕色的、底部为半球形的 1000ml 杯状容器,内径为 102mm±4mm,高为 185mm±25mm;溶出杯配有适宜的盖子,防止在试验过程中溶出介质的蒸发;盖上有适当的孔,中心孔为篮轴的位置,其他孔供取样或测量温度用。溶出杯置恒温水浴中或其他适当的加热装置。

3）篮轴与电动机相连,由速度调节装置控制电动机的转速,使篮轴的转速在各品种项下规定转速的±4%范围之内。运转时整套装置应保持平稳,均不能产生明显的晃动或振动(包括装置所处的环境)。转篮旋转时,篮轴与溶出杯的垂直轴在任一点的偏离均不得大于2mm,且摆动幅度不得偏离轴心1.0mm。仪器一般配有6套以上测定装置。仪器见图5-4。

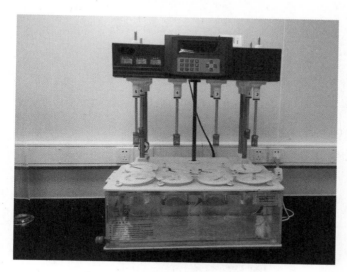

图5-4 溶出仪

（2）测定法:测定前,应对仪器装置进行必要的调试,使转篮底部距溶出杯的内底部25mm±2mm。除另有规定外,分别量取经脱气处理的溶出介质,置各溶出杯内,实际量取的体积与规定体积的偏差应不超过±1%,待溶出介质温度恒定在37℃±0.5℃后,取供试品6片(粒、袋),分别投入6个干燥的转篮内,将转篮降入溶出杯中,注意供试品表面上不要有气泡,按各品种项下规定的转速启动仪器,计时至规定的取样时间(实际取样时间与规定时间的差异不得过±2%),吸取溶出液适量(取样位置应在转篮顶端至液面的中点,距溶出杯内壁不小于10mm处;须多次取样时,所量取溶出介质的体积之和应在溶出介质的1%之内,如超过总体积的1%时,应及时补充相同体积的温度为37℃±0.5℃的溶出介质,或在计算时加以校正),立即用适当的微孔滤膜滤过,自取样至滤过应在30秒钟内完成。取澄清续滤液,照该品种项下规定的方法测定,计算每片(粒、袋)的溶出量。

$$溶出度 = \frac{溶出量}{标示量} \times 100\%$$ 式(5-3)

（3）结果判定:普通制剂符合以下条件之一的可判为符合规定:

当6片中,每片的溶出量按标示量计算,均不低于规定限度(Q);

当6片中,如有1~2片低于Q,但不低于Q-10%,且其平均溶出量不低于Q;

当6片中,有1~2片低于Q,其中仅有1片低于Q-10%,但不低于Q-20%,且其平均溶出量不低于Q时,应另取6片复试;初、复试的12片中仅有1~3片低于Q,其中仅有1片低于Q-10%,但不低于Q-20%,且其平均溶出量不低于Q。

以上结果判断中的10%、20%是指相对于标示量的百分率(%)。

**案例分析一**

案例：

甲硝唑片的溶出度测定：取本品，照溶出度与释放度测定法（《中国药典》通则0931 第一法），以盐酸溶液（9→1000）900ml 为溶出介质，转速为每分钟100 转，依法操作，经30 分钟时，取溶液，滤过，精密量取续滤液3ml，置50ml 量瓶中，用盐酸溶液（9→1000）稀释至刻度，摇匀，照紫外-可见分光光度法（《中国药典》通则0401），在277nm 的波长处测定吸光度，按 $C_6H_9N_3O_3$ 的吸收系数（$E_{1cm}^{1\%}$）为377 计算每片的溶出量。限度为标示量的80%。已知：标示量为0.2g；测定6 片样品的吸光度分别是0.407、0.412、0.385、0.421、0.433、0.415。判断该样品溶出度是否符合规定。

分析：

按溶出度计算公式，可以列出计算式（式中 $A$ 为吸收度；$E_{1cm}^{1\%}$ 为百分吸收系数；$l$ 为液层的厚度，cm；$N_{样}$ 为样品的稀释度；$S$ 为标示量）。

$$溶出度 = \frac{溶出量}{标示量} \times 100\% = \frac{A}{100 \times E_{1cm}^{1\%} \times l \times N_{样} \times S} \times 100\%$$

$$= \frac{A}{100 \times 377 \times 1 \times \frac{1}{900} \times \frac{3}{50} \times 0.2} \times 100\%$$

计算每一片的溶出量，填入下表

| 样品号 | 1 | 2 | 3 | 4 | 5 | 6 | 平均溶出量（%） |
|---|---|---|---|---|---|---|---|
| 吸光度 | 0.407 | 0.412 | 0.385 | 0.421 | 0.433 | 0.415 | 82.0 |
| 溶出量（%） | 81.0 | 82.0 | 76.6 | 83.8 | 86.1 | 82.6 | |

可以看出当6 片中，有1 片溶出量（76.6%）低于 Q，但不低于 Q-10%，且其平均溶出量不低于 Q，因此判定该样品的溶出度符合规定。

**2. 第二法（桨法）**

（1）仪器装置：除将转篮换成搅拌桨外，其他装置和要求与第一法相同。搅拌桨的下端及桨叶部分可使用涂有合适的惰性物质的材料（如聚四氟乙烯）。桨杆旋转时，桨轴与溶出杯的垂直轴在任一点的偏差均不得大于2mm；搅拌桨旋转时桨叶两端点的摆动幅度不得超过0.5mm。

（2）测定法：测定前，应对仪器装置进行必要的调试，使桨叶底部距溶出杯的内底部25mm±2mm。除另有规定外，取供试品6 片（粒、袋），分别投入6 个溶出杯内（当品种项下规定需要使用沉降篮或其他沉降装置时，可将片剂或胶囊剂先装入规定的沉降篮内，品种项下未规定使用沉降篮时，如胶囊剂浮于液面，可用一小段细金属丝轻绕于胶囊）。取样位置应在桨叶顶端至液面的中点，距溶出杯内壁不小于10mm 处。其他操作要求及结果判定要求同第一法。

**3. 第三法（小杯法）**

（1）仪器装置：

1）搅拌桨：桨杆上部直径为9.75mm±0.35mm，桨杆下部直径为6.0mm±0.2mm；桨杆旋转时，桨轴与溶出杯的垂直轴在任一点的偏差均不得大于 2mm;搅拌桨旋转时,桨叶两端点的摆动幅度不得超过 0.5mm。

2）溶出杯:由硬质玻璃或其他惰性材料制成的透明或棕色的、底部为半球形的 250ml 杯状容器,内径为 62mm±3mm,高为 126mm±6mm,其他要求同第一法仪器装置。

3）桨杆与电动机相连,其他要求同第二法。

（2）测定法:测定前,应对仪器装置进行必要的调试,使桨叶底部距溶出杯的内底部 15mm±2mm。取样位置应在桨叶顶端至液面的中点,距溶出杯内壁不小于 6mm 处。其他操作同第二法。结果判定同第一法。

**4. 溶出度测定注意事项**

（1）溶出度仪的适用性及性能确认试验:除仪器的各项机械性能应符合上述规定外,还应用溶出度标准片对仪器进行性能确认试验,按照标准片的说明书操作,试验结果应符合标准片的规定。

▶ 扫一扫,链拓展

　　溶出度仪的校正方法。

ER-5-3

溶出度仪
的校正

（2）溶出介质:应使用各品种项下规定的溶出介质,并应新鲜制备和经脱气处理（溶解的气体在试验过程中可能形成气泡,从而影响试验结果,因此溶解的气体应在试验之前除去。脱气方法:将溶出介质在缓慢搅拌下加热至约 41℃,并在真空条件下不断搅拌 5 分钟以上;或采用煮沸、超声、抽滤等其他有效的除气方法）;如果溶出介质为缓冲液,当需要调节 pH 值时,一般调节 pH 值至规定 pH 值±0.05 之内。

（3）如胶囊壳对分析有干扰,应取不少于 6 粒胶囊,尽可能完全地除尽内容物,置同一溶出杯内,用该品种项下规定的分析方法测定每个空胶囊的空白值,作必要的校正。如校正值大于标示量的 25%,试验无效。如校正值不大于标示量的 2%,可忽略不计。

**（六）微生物检查**

以动物、植物、矿物来源的非单体成分制成的片剂,生物制品片剂,及黏膜或皮肤炎症或腔道等局部用片剂,按照非无菌产品微生物限度检查:微生物计数法(《中国药典》通则 1105)、控制菌检查法(《中国药典》通则 1106)和非无菌药品微生物限度标准(《中国药典》通则 1107),应符合规定。具体的微生物限度检测方法详见第三章"生物药物的检查法"的第四节"安全性检查"中微生物限度检查法的内容。

## 三、片剂的含量测定

### （一）片剂含量计算

片剂除含主药外,还含有赋形剂和其他成分,故每片的实际重量超过标示量,制剂的含量一般采用标示量的百分含量。片剂的含量测定结果按下式计算:

$$标示量的百分含量 = \frac{每片的实际含量}{标示量} \times 100\% \qquad 式(5\text{-}4)$$

1. 采用滴定分析法,测定片剂含量时用下式计算:

（1）直接滴定法：

$$标示量的百分含量 = \frac{T \times F \times V \times 10^{-3} \times \overline{W}}{m \times S} \times 100\%　　　　式(5-5)$$

式中,$V$ 为样品消耗滴定液的体积（ml）；$T$ 为滴定度,每 1ml 标准滴定液相当于被测组分的量（mg/ml）；$F$ 为浓度校正因子（$F = c_{实际}/c_{规定}$）；$m$ 为供试品取样质量（g）；$S$ 为标示量（g）；$\overline{W}$ 为平均片重（g）。

（2）剩余滴定法：

$$标示量的百分含量 = \frac{T \times F \times (V_0 - V) \times 10^{-3} \times \overline{W}}{m \times S} \times 100\%　　　　式(5-6)$$

式中,$V_0$ 为空白溶液消耗滴定剂的体积（ml）；$V$ 为样品消耗滴定液的体积（ml）；$T$ 为滴定度,即每 1ml 标准滴定液相当于被测组分的量（mg/ml）；$F$ 为浓度校正因子（$F = c_{实际}/c_{规定}$）；$m$ 为供试品取样质量（g）；$\overline{W}$ 为平均片重（g）；$S$ 为标示量（g）。

---

**案例分析二**

案例:烟酸片标示量 0.1g/片的含量测定

取本品 10 片,精密称定总重量为 1.3560g 研细,精密称定粉末 0.2730g,加新沸的纯化水 50ml,置水浴上加热,使其溶解,放至室温,加酚酞指示剂 3 滴,氢氧化钠滴定液滴定,已知氢氧化钠滴定液的浓度为 0.1003mol/L 滴定,消耗氢氧化钠滴定液的体积为 16.21ml,每 1ml 氢氧化钠滴定液（0.1mol/L）相当于 12.31mg 烟酸,计算烟酸片的含量。

分析:

烟酸具有酸性,可采用用氢氧化钠溶液直接滴定,因为属于强碱滴定弱酸,所以用酚酞指示终点,由无色变为淡红色即为终点。 含量计算如下:

$$标示量的百分含量 = \frac{T \times F \times V \times 10^{-3} \times \overline{W}}{m \times S} \times 100\%$$

$$= \frac{12.31 \times 10^{-3} \times \dfrac{0.1003}{0.1} \times 16.21 \times \dfrac{1.3560}{10}}{0.2730 \times 0.1} \times 100\% = 99.4\%$$

---

2. 采用紫外-可见分光光度法测定含量:

（1）已知吸收系数的,采用下式计算：

$$标示量的百分含量 = \frac{\dfrac{A_{\mathrm{X}}}{E_{1cm}^{1\%} l} \times \dfrac{1}{100} \times D \times V \times \overline{W}}{m \times S} \times 100\%　　　　式(5-7)$$

式中,$A_{\mathrm{X}}$ 为供试品溶液的吸光度；$E_{1cm}^{1\%}$ 为待测组分百分吸收系数；$l$ 为液层的厚度（盛装溶液的比色皿厚度）；$D$ 为稀释倍数；$V$ 为样品初溶体积；$\overline{W}$ 为平均片重（g）；$m$ 为供试品的取样质量（g）；$S$ 为标示量(g)。

（2）采用对照品比较法时，采用下式计算：

$$标示量的百分含量 = \frac{c_R \frac{A_X}{A_R} D \times V \times \overline{W}}{m \times S} \times 100\% = \frac{f \times A_X \times D \times V \times \overline{W}}{m \times S} \times 100\% \qquad 式（5-8）$$

式中，$A_X$ 为供试品溶液的吸光度；$c_R$ 为对照品溶液的浓度（g/ml）；$A_R$ 为对照品溶液的吸光度；$D$ 为稀释倍数；$V$ 为样品初溶体积；$\overline{W}$ 为平均片重（g）；$m$ 为供试品的取样质量（g）；$S$ 为标示量（g）；$f = c_R / A_R$。

3. 采用高效液相色谱法测定含量多采用外标法，采用以下公式计算：

$$标示量的百分含量 = \frac{c_R \frac{A_X}{A_R} D \times V \times \overline{W}}{m \times S} \times 100\% = \frac{f \times A_X \times D \times V \times \overline{W}}{m \times S} \times 100\% \qquad 式（5-9）$$

式中，$A_R$ 为对照品的峰面积或峰高；$c_R$ 为对照品的浓度（g/ml）；$A_X$ 为供试品的峰面积或峰高；$D$ 为稀释倍数；$V$ 为样品初溶体积；$\overline{W}$ 为平均片重（g）；$m$ 为供试品的取样量（g）；$S$ 为标示量（g）；$f = c_R / A_R$。

（二）片剂含量测定的干扰消除方法

赋形剂等辅料在片剂中的存在对药物的测定有影响时，应根据主药、附加成分的理化性质，采用适当的方法予以排除。下面介绍常见附加成分的干扰及排除方法。

1. **糖类的干扰及排除**　淀粉、糊精、蔗糖、乳糖等是片剂常用的赋形剂。其中乳糖有还原性，淀粉、糊精、蔗糖无还原性，但水解后可产生葡萄糖，葡萄糖为醛糖，它可被强氧化剂氧化成葡萄糖酸。因此糖类可能干扰氧化还原滴定，特别是使用具有较强氧化性的滴定剂，如高锰酸钾、溴酸钾等。在选择含糖类附加剂的片剂含量测定方法时，应避免使用氧化性强的滴定剂。如硫酸亚铁片用铈量法测定含量，而不采用原料药测定时的高锰酸钾法。《中国药典》（2015 年版）对维生素 C 原料采用碘量法测定，但在测定维生素 C 片时，为了防止辅料的干扰，采取加水和稀醋酸，使主药溶解后，过滤，除去辅料后，再用碘量法测定。

2. **硬脂酸镁的干扰及排除**　硬脂酸镁是片剂常用的润滑剂，干扰配位滴定法的测定。采用非水溶液滴定法测定主药含量时，一般硬脂酸镁的干扰不严重，如果主药的含量较少，而硬脂酸的含量较大时由于硬脂酸镁也能消耗高氯酸，造成干扰。硬脂酸镁的干扰常用下列方法排除：

（1）用有机溶剂（如三氯甲烷、丙酮和乙醚等）进行提取后蒸干或部分蒸干后再进行非水溶液滴定。

（2）加入掩蔽剂以排除干扰。如加草酸或酒石酸等有机酸掩蔽，机制为有机酸与硬脂酸镁作用，生成在冰醋酸和醋酐中难溶的酒石酸镁沉淀，同时产生的硬脂酸，对测定结果无干扰。

（3）若片剂中主药含量很少时，为了消除硬脂酸镁的干扰，可采用紫外-可见分光光度法。

3. **滑石粉等的干扰及其排除**　赋形剂中如有滑石粉、硫酸钙、淀粉等，因在水中不易溶解，而使溶液浑浊。若用紫外-可见分光光度法、比旋法和比浊法等测定片剂中主药的含量时，可采用过滤法排除干扰。

此外,还可以采用专属性较好的分析方法进行测定,如许多制剂采用了高效液相色谱法,以减少或消除辅料的干扰。

**案例分析三**

案例:甲硝唑和甲硝唑片含量测定方法分析

甲硝唑含量测定方法:取本品约 0.13g,精密称定,加冰醋酸 10ml 溶解后,加萘酚苯甲醇指示液 2 滴,用高氯酸滴定液(0.1mol/L)滴定至溶液显绿色,并将滴定的结果用空白试验校正。 每 1ml 高氯酸滴定液(0.1mol/L)相当于 17.12mg 的 $C_6H_9N_3O_3$。

甲硝唑片含量测定方法:照高效液相色谱法(《中国药典》通则 0502)用十八烷基硅烷键合硅胶为填充剂;以甲醇-水(20:80)为流动相;检测波长为 320nm。 理论板数按甲硝唑峰计算应不低于 2000。 取本品 20 片,精密称定,研细,精密称取细粉适量(约相当于甲硝唑 0.25g),置 50ml 量瓶中,加 50% 甲醇适量,振摇使甲硝唑溶解,用 50% 甲醇稀释至刻度,摇匀,滤过,精密量取续滤液 5ml,置 100ml 量瓶中,用流动相稀释至刻度,摇匀,精密量取 10μl,注入液相色谱仪,记录色谱图;另取甲硝唑对照品约 25mg,精密称定,置 100ml 量瓶中,加流动相溶解并稀释至刻度(每 1ml 中约含 0.25mg 的甲硝唑),摇匀,同法测定。 按外标法以峰面积计算,即得。

分析:

甲硝唑采用高氯酸非水滴定,而甲硝唑片中含有多种辅料,特别是作为润滑剂的硬脂酸镁会影响高氯酸非水滴定法测定含量,因此,测定甲硝唑片含量时,应用 50% 甲醇溶解后,再过滤,通过过滤消除了不溶性辅料的干扰,同时有采用了专属性较好的高效液相色谱法测定含量,进一步减少和消除干扰。

**▶▶ 课堂活动**

1. 片剂应用比较广泛的原因是什么?
2. 片剂中除了普通片外还有哪几种?

# 第三节　注射剂分析

**学习目标** ∨

1. 掌握注射剂分析的一般步骤。
2. 掌握可见异物测定的操作技能和一般步骤和测定结果的判定。
3. 熟悉注射剂的常规检查包含的项目。
4. 熟悉 pH 值测定的操作技能和一般步骤。
5. 熟悉采用滴定法、紫外法、高效液相色谱法测定注射剂含量的计算。
6. 了解注射剂常用辅料的干扰与排除。

注射剂是指原料药与适宜的辅料制成的供注入体内的无菌制剂。制剂的类型包括溶液、乳状液或混悬液以及供临用前配制或稀释成溶液或混悬液粉末或浓溶液的无菌制剂。可用于皮下注射、皮内注射、肌内注射、静脉滴注、静脉注射等。注射剂分为注射液、注射用无菌粉末与注射用浓溶液。其中,供静脉滴注用的大体积(除另有规定外,一般不小于 100ml)注射液称为静脉输液。

## 一、注射剂分析的基本步骤

注射液分析一般先检查注射剂的密封性、外观性状,再进行鉴别、常规检查、杂质检查、含量测定。

## 二、注射剂的常规检查

注射剂的常规检查项目有:装量或装量差异、澄清度、可见异物、不溶性微粒、pH 值、无菌、细菌内毒素或热原的检查。

**1. 装量检查**　为保证注射液的注射用量不少于标示量,需对注射液及注射液浓溶液进行装量检查(《中国药典》通则0102)。检查方法为注射液的标示装量不大于 2ml 者取供试品 5 支;2ml 以上至 50ml 者取供试品 3 支。开启时应注意避免损失,将内容物分别用相应体积的干燥注射器及注射针头抽尽,然后注入经标化的量具内(量具的大小应使待测体积至少占其额定体积的 40%),在室温下检视,测定油溶液和混悬液的装量时,应先加温摇匀,再用干燥注射器及注射针头抽尽,同前法操作,放冷至室温,检视。每支注射液的装量均不得少于其标示量。

标示装量为 50ml 以上的注射液及注射用浓溶液照最低装量检查法(《中国药典》通则 0942)检查,应符合规定。

**2. 装量差异检查**　注射用无菌粉末需检查装量差异(《中国药典》通则 0102)。检查的方法为:取供试品 5 瓶(支),除去标签、铝盖,容器外壁用乙醇擦净,干燥,开启时注意避免玻璃屑等异物落入容器中,分别迅速精密称定,倾出内容物,容器可用水或乙醇洗净,在适宜条件下干燥后,再分别精密称定每一容器的重量。求出每 1 瓶(支)的装量与平均装量。每 1 瓶(支)中的装量与平均装量比较,应符合表 5-2 的规定,如有 1 瓶(支)不符合规定,应另取 10 瓶(支)复试,均应符合规定。

表 5-2　注射用无菌粉末装量差异限度

| 平均装量或标示装量 | 装量差异限度 |
| --- | --- |
| 0.05g 及 0.05g 以下 | ±15% |
| 0.05g 以上至 0.15g | ±10% |
| 0.15g 以上至 0.50g | ±7% |
| 0.50g 以上 | ±5% |

凡规定检查含量均匀度的注射用无菌粉末,一般不再进行装量差异检查。

注意事项:

(1)开启安瓿装粉针时,应避免玻璃屑落入或溅失;开启橡皮塞铝盖玻璃瓶装粉针时,应先稍稍打开橡皮塞使瓶内外的气压平衡,再盖紧后称重。

（2）用水、乙醇洗涤倾去内容物后的容器时,勿将瓶外编号的字迹擦掉,以免影响称量结果;并将空容器与原橡皮塞或安瓿颈部配对放于原固定位置。

（3）空容器的干燥,一般可于 $60\sim70^{\circ}C$ 加热 $1\sim2h$,也可在干燥器内干燥较长时间。

（4）称量空容器时,应注意瓶身与瓶塞(或折断的瓶颈部分)的配对。

**3. 澄清度检查**　澄清度是检查药品溶液的浑浊程度,即浊度。药品溶液中如存在细微颗粒,当直射光通过溶液时,可引致光散射和光吸收的现象,致使溶液微显浑浊;所以澄清度可在一定程度上反映药品的质量和生产工艺水平。澄清度检查法是用规定级号的浊度标准溶液与供试品溶液比较,以判定药品溶液的澄清度或其浑浊程度。

---

**知识链接**

品种项下规定的"澄清",系指供试品溶液的澄清度与所用溶剂相同, 或不超过 0.5 号浊度标准液的浊度。"几乎澄清",系指供试品溶液的浊度介于 0.5 号至 1 号浊度标准液的浊度之间。 如《中国药典》(2015 年版)规定注射用头孢哌酮钠、注射用头孢美唑钠、注射用头孢唑林钠等按标示量分别加水制成 0.1g/ml 的溶液,溶液应澄清,如显混浊不得超过 1 号浊度标准。

---

▶ 扫一扫,链拓展

澄清度检查及浊度标准液的配制。

**4. 可见异物检查**　可见异物是指存在于注射液中,在规定条件下目视可以观测到的不溶性物质,其粒径或长度通常大于 $50\mu m$。可见异物能引起脉管炎、过敏反应,较大的甚至堵塞毛细血管,因此注射液的可见异物检查是注射液的常规检查项目之一。

ER-5-4

澄清度检查
及浊度标准
液的配制

《中国药典》收载的可见异物检查法有灯检法和光散射法两种(《中国药典》通则 0904)。其中灯检法较常用,灯检法不适用的品种,如用深色透明容器包装或深色液体(一般深于各标准比色液 7 号)的注射剂可以采用光散射法;混悬型、乳状液型注射液不能使用光散射法。

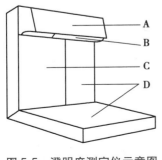

图 5-5　澄明度测定仪示意图

（1）灯检法:灯检法所用到仪器为澄明度测定仪,仪器结构示意如图 5-5,仪器实物见图 5-6。仪器的主要组成:A. 带有遮光板的日光灯光源,光照度可在 1000~4000lx 范围内调节;B. 反光的白色背景(指遮光板内侧);C. 不反光的黑色背景;D. 不反光的白色背景和底部(供检查有色异物)。可见异物检查要求检查人的视力,要求较高,要求远距离和近距离视力要求均应为 4.9 或 4.9 以上(矫正后应为 5.0 或 5.0 以上)同时应无色盲。检视距离为供试品位于眼部的明视距离(一般为 25cm)。灯检法检查可见异物应在暗室中进行。

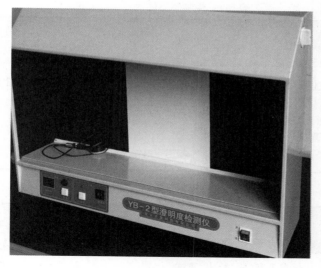

图 5-6　澄明度测定仪

1）溶液型、乳状液及混悬型液体制剂：不同药品检查时对光照度要求也不同。无色透明的包装容器和无色供试品溶液，检查时被观察样品所在处的光照度应为 1000~1500lx；透明塑料容器包装或用棕色透明容器包装的供试品溶液或有色供试品溶液，检查时被观察样品所在处的光照度应为 2000~3000lx；混悬型供试品或乳浊液，检查时被观察样品所在处的光照度应增加至约 4000lx。

取供试品 20 支（瓶），除去容器标签，擦净容器外壁；置供试品于遮光板边缘处，在明视距离，分别在黑色和白色背景下，手持供试品颈部轻轻旋转和翻转容器使药液中存在的可见异物悬浮，供试品装量在 10ml 或以下时，每次检查可手持 2 支（瓶），轻轻翻摇后即用目检视，在黑色背景和白色背景下观察，无色或白色异物用正面不反光的黑色面作为背景，检查有色异物用侧面和底面白色面作为背景。分别重复 3 次，总检查时限为 20 秒。

20 支（瓶）检查的供试品中，在静置一定时间后轻轻旋转时均不得检出烟雾状微粒柱，且不得检出金属屑、玻璃屑、长度或最大粒径超过 2mm 的纤维和块状物等明显可见异物。如检出微细可见异物的供试品（如点状物、2mm 以下的短纤维和块状物等），按表 5-3 和表 5-4 进行判定。

2）注射用无菌粉末：取供试品 5 支（瓶），用加入规定量的溶剂溶解。操作过程应避免引入可见异物。检查可见异物所用到的水应或溶剂应用经过滤的无毛点纯化水。当制备注射用无菌粉末和无菌原料药供试品溶液时，或供试品溶液的容器不适于检测（如不透明、不规则形状容器等），需转移至适宜容器中时，均应在 B 级的洁净环境（如层流净化台）中进行操作，避免人为带入可见异物，引起误判。

按上述方法检查，被检查的 5 支（瓶）供试品中，均不得检出明显可见异物。如检出微细可见异物，每支（瓶）供试品中检出微细可见异物的数量应符合表 5-5 的规定；如有 1 支（瓶）不符合规定，另取 10 支（瓶）同法复试，均应符合规定。

表 5-3 生物制品注射液结果判定

| 细微可见异物 | |
| --- | --- |
| 初试 20 支（瓶） | 初、复试 40 支（瓶） |
| 装量 50ml 及以下，每支（瓶）细微可见异物不得超过 3 个<br>装量 50ml 及以上，每支（瓶）细微可见异物不得超过 5 个<br>如仅有 1 支（瓶）超出，符合规定<br>如检出 2 支（瓶）超出，复试<br>如检出 3 支（瓶）及以上超出，不符合规定 | 2 支（瓶）以上超出，不符合规定 |

表 5-4 非生物制品注射液结果判定

| 类别 | 细微可见异物 | |
| --- | --- | --- |
| | 初试 20 支（瓶） | 初、复试 40 支（瓶） |
| 静脉用注射液 | 如仅有 1 支（瓶）检出，复试<br>如检出 2 支（瓶），不符合规定 | 超过 1 支（瓶）检出，<br>不符合规定 |
| 非静脉用注射液 | 如仅有 1~2 支（瓶）检出，复试<br>如检出 2 支（瓶）以上，不符合规定 | 超过 2 支（瓶）检出，<br>不符合规定 |

表 5-5 注射用无菌制剂判定

| 类别 | | 每支（瓶）中细微可见异物 |
| --- | --- | --- |
| 生物制品 | 复溶体积 50ml 及以下 | ≤3 个 |
| | 复溶体积 50ml 以上 | ≤5 个 |
| 非生物制品 | 冻干 | ≤3 个 |
| | 非冻干 | ≤5 个 |

▶▶ 扫一扫，学操作

可见异物检查实验。

ER-5-5

可见异物
检查实验

▶▶ 技能赛点

1. 可见异物实验操作、数据记录及结果判定。

2. 可见异物检查的注意事项。

（2）光散射法：光散射法检查的原理是当一束单色激光照射溶液时，溶液中存在的不溶性物质使入射光发生散射，散射的能量与不溶性物质的大小有关。光散射法就是通过对溶液中不溶性物质引起的光散射能量的测量，并与规定的阈值比较，以检查可见异物。仪器由旋瓶装置、激光光源、图像采集器、数据处理系统和终端显示系统组成，并配有自动上瓶和下瓶装置。

光散射法测定时一般情况下取样视窗的左右边线和底线应与瓶体重合，上边线与液面的弯月面成切线；旋转时间的设置应能使液面漩涡到底，以能带动固体物质悬浮并消除气泡；静置时间的设置应尽可能短，但不能短于液面漩涡消失的时间，以避免气泡干扰并保证摄像启动时固体物质仍在转动。

**5. 不溶性微粒检查** 除另有规定外,溶液型静脉用注射液、注射用无菌粉末及注射用浓溶液均进行不溶性微粒检查。不溶性微粒检查是检查静脉用注射剂(溶液型注射液、注射用无菌粉末、注射用浓溶液)及供静脉注射用无菌原料药中不溶性微粒的大小及数量。在可见异物检查符合规定后,再进行本项检查。检查方法包括光阻法和显微计数法,光阻法测定不溶性微粒,所用的仪器为微粒测定仪。

当光阻法测定结果不符合规定或供试品不适用于光阻法测定时,应采用显微计数法进行测定,并以显微计数法的测定结果作为判定依据。光阻法不适用于黏度过高和易析出结晶的制剂,也不适用于进入传感器时容易产生气泡的注射剂。对于黏度过高,采用两种方法都无法直接测定的注射液,可用适宜的溶剂经适当稀释后测定。

**6. pH 值测定** pH 值为氢离子活度的负对数,它可以表示溶液的酸碱度。pH 值测定是检查药品水溶液氢离子活度的一种方法(《中国药典》通则 0631)。

pH 值是测定是注射剂的一项重要指标,它关系到有效成分的溶解度、稳定性。除另有规定外,水溶液的 pH 值应以玻璃电极为指示电极,饱和甘汞电极为参比电极,用 pH 计进行测定。pH 计应定期检定,精密度和准确度符合要求。pH 计见图 5-7。

(1)测定 pH 值的步骤:

1)检查合格证:首先检查 pH 计要贴有合格证。

2)校正仪器:使用前还要进行校正,按各品种项下的规定,选择两种 pH 值约相差 3 个 pH 单位的标准缓冲液,并使供试液的 pH 值处于两者之间。

3)制备样品溶液:按品种项下要求,一般粉针要称量溶解,水针剂一般直接测定。

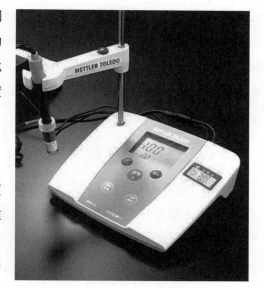

图 5-7 pH 计

4)测定样品

(2)pH 值测定的注意事项:

1)测定前校正仪器,选择两种 pH 值约相差 3 个 pH 单位的标准缓冲液,并使供试液的 pH 值处于两者之间。

2)配制标准缓冲液与溶解供试品的水,应是新沸过并放冷的纯化水,其 pH 值应为 5.5~7.0,防止空气中的二氧化碳干扰。

3)每次更换标准缓冲液或供试液前,应用纯化水充分洗涤电极,然后将水吸尽,也可用所换的标准缓冲液或供试液洗涤。

4)在测定高 pH 值的供试品和标准缓冲液时,应注意碱误差的问题,必要时选用适当的玻璃电极测定。

5)对弱缓冲或无缓冲作用溶液的 pH 值测定,先用苯二甲酸盐标准缓冲液校正仪器后测定供试液,并重取供试液再测,直至 pH 值的读数在 1 分钟内改变不超过 ±0.05 止;然后再用硼砂标准缓冲液校正仪器,再如上法测定;两次 pH 值的读数相差应不超过 0.1,取两次读数的平均值为其 pH 值。

6）标准缓冲液一般可保存 2~3 个月，但如果发现有溶液浑浊、发霉或沉淀等现象，则不能继续使用。

▶ 扫一扫，学操作

　　pH 值测定实验操作。

**pH 值测定**
**实验操作**

▶ 技能赛点

　　1. pH 值的测定实验操作、数据记录及结果判定。

　　2. pH 值的测定实验的注意事项。

**7. 热原或细菌内毒素的检查**　热原是指能引起恒温动物体温异常升高的物质。当含有热原的注射液注入人体后，能引起发冷、寒战、发热，严重时可能出现昏迷、休克和死亡。热原检查是将一定剂量的供试品，从静脉注入家兔体内，在规定时间内，观察家兔体温升高情况，判断供试品所含的热原是否符合限度规定。细菌内毒素是菌体细胞裂解时释放出来的，它含有脂多糖的复合物，具有很强的致热作用。细菌内毒素检查是利用鲎试剂与细菌内毒素产生凝聚反应的机理，来检测由革兰阴性菌产生的细菌内毒素，以判定供试品中细菌内毒素的限量是否符合规定的一种方法。详细内容见第三章第四节。

## 三、注射剂的含量测定

### （一）注射剂含量计算

注射剂含量测定的计算与片剂的计算类似，为计算标示量的百分含量，以判断结果是否符合药典规定的含量限度。注射液的含量测定结果按下式计算：

$$标示量的百分含量 = \frac{实测浓度}{标示浓度} \times 100\% \qquad 式(5\text{-}10)$$

1. 采用滴定分析法，测定注射剂含量时用下式计算：

（1）直接滴定法：

$$标示量的百分含量 = \frac{T \times F \times V \times 10^{-3}}{V_{样} \times S_{标}} \times 100\% \qquad 式(5\text{-}11)$$

式中，$V$ 为样品消耗滴定液的体积（ml）；$T$ 为滴定度，每 1ml 标准滴定液相当于被测组分的量（mg/ml）；$F$ 为浓度校正因子（$F = c_{实际}/c_{规定}$）；$V_{样}$ 为供试品的体积（ml）；$S_{标}$ 为注射液的标示浓度（g/ml）。

（2）剩余滴定法：

$$标示量的百分含量 = \frac{T \times F \times (V_0 - V) \times 10^{-3}}{V_{样} \times S_{标}} \times 100\% \qquad 式(5\text{-}12)$$

式中，$V_0$ 为空白溶液消耗滴定剂的体积（ml）；$V$ 为样品消耗滴定液的体积（ml）；$T$ 为滴定度，每 1ml 标准滴定液相当于被测组分的量（mg/ml）；$F$ 为浓度校正因子（$F = c_{实际}/c_{规定}$）；$V_{样}$ 为供试品的体积（ml）；$S_{标}$ 为注射液的标示浓度（g/ml）。

2. 采用紫外-可见分光光度法测定含量

（1）已知吸收系数的，采用下式计算：

$$标示量的百分含量 = \frac{\frac{A_X}{E_{1cm}^{1\%}l} \times \frac{1}{100} \times D}{S_{标}} \times 100\% \qquad 式(5-13)$$

式中,$A$ 为供试品溶液的吸收度;$E_{1cm}^{1\%}$ 为百分吸收系数;$l$ 为液层的厚度(盛装溶液的比色皿厚度);$S_{标}$ 为标示浓度(g/ml);$D$ 为供试品溶液的稀释倍数。

**案例分析四**

案例:维生素 $B_{12}$ 注射液含量测定

精密量取本品 6ml,置 25ml 量瓶中,加蒸馏水稀释至刻度,摇匀,在 361nm±1nm 处测定吸收度为 0.490。已知:维生素 $B_{12}$ 的 $E_{1cm}^{1\%}$ 为 207;该注射液的标示量为 0.1mg:1ml,计算该注射液的含量。

分析:

维生素 $B_{12}$ 在紫外区有最大吸收,而且已知百分吸收系数,所以采用下式计算:

$$标示量的百分含量 = \frac{\frac{A_X}{E_{1cm}^{1\%}l} \times \frac{1}{100} \times D}{S_{标}} \times 100\%$$

$$= \frac{0.490 \times 25}{207 \times 1 \times 100 \times 6 \times 0.1 \times 10^{-3}} \times 100\% = 98.6\%$$

(2)采用对照品比较法时,采用下式计算

$$标示量的百分含量 = \frac{c_R \frac{A_X}{A_R} D}{S_{标}} \times 100\% = \frac{f \times A_X \times D}{S_{标}} \times 100\% \qquad 式(5-14)$$

式中,$A_X$ 为供试品溶液的吸光度;$c_R$ 为对照品溶液的浓度(g/ml);$A_R$ 为对照品溶液的吸光度;$D$ 为稀释倍数;$S_{标}$ 为标示浓度(g/ml);$f = c_R/A_R$。

3. 采用高效液相色谱法测定含量多采用外标法,采用以下公式计算:

$$标示量的百分含量 = \frac{c_R \frac{A_X}{A_R} D}{S_{标}} \times 100\% = \frac{f \times A_X \times D}{S_{标}} \times 100\% \qquad 式(5-15)$$

式中,$A_X$ 为供试品溶液的峰面积;$c_R$ 为对照品溶液的浓度(g/ml);$A_R$ 为对照品溶液的峰面积;$D$ 为稀释倍数;$S_{标}$ 为标示浓度(g/ml);$f = c_R/A_R$。

(二)注射剂含量测定的干扰消除方法

在制备注射剂的过程中,为了保证注射液稳定、减少对人体组织的刺激等原因,常常需要添加一些附加剂,如调节酸度、调节等渗、加入助溶剂、抗氧剂(如亚硫酸钠、亚硫酸氢钠、焦亚硫酸钠和硫代硫酸钠等)、抑菌剂和止痛剂等。这些添加的成分不是所有的附加成分都有干扰,但是有些成分会给含量测定带来一些干扰,因此,在注射剂含量测定时要充分考虑附加成分是否会产生干扰。当注射剂的处方较简单或注射剂中主药含量大、无附加成分或附加成分不干扰主药测定时,可直接测定主药的含量,当附加成分对主药的含量测定有干扰时,可分别采用下列方法排除。

**1. 抗氧剂的干扰与排除** 注射剂中常加入的抗氧剂有亚硫酸钠、亚硫酸氢钠、焦亚硫酸钠、硫代硫酸钠、维生素 C 等。这些附加成分,对氧化还原滴定法、重氮化法和紫外-可见分光光度法(如维生素 C)有干扰。排除干扰的方法有以下几种。

(1)加丙酮或甲醛作掩蔽剂:利用丙酮和甲醛的亲核加成反应,消除亚硫酸钠、亚硫酸氢钠及焦亚硫酸钠的干扰。

例如,维生素 C 注射液中添加亚硫酸氢钠作抗氧剂,在采用碘量法测定维生素 C 的含量,亚硫酸氢钠也消耗碘滴定液,会使测定结果偏高。加入丙酮作掩蔽剂,以消除亚硫酸氢钠(或亚硫酸钠)的干扰。

丙酮和甲醛均可掩蔽亚硫酸钠、亚硫酸氢钠和焦亚硫酸钠,由于甲醛有还原性,因此,本实验选择了丙酮做掩蔽剂。

(2)加酸分解法:亚硫酸钠、亚硫酸氢钠和焦亚硫酸钠均可被强酸分解,产生二氧化硫气体,经加热可全部逸出而除去。其分解反应为:

$$NaHSO_3 + HCl \rightarrow NaCl + H_2O + SO_2 \uparrow$$

(3)加入弱氧化剂氧化法:加入一种弱氧化剂将亚硫酸盐或亚硫酸氢盐氧化成硫酸盐或硫酸氢盐,而被测药物不被弱氧化物氧化,因此不消耗滴定溶液,从而排除干扰。常用的弱氧化剂有过氧化氢和硝酸。

(4)选用合适的波长测定:选择一个合适的波长进行测定,可以消除干扰。

例如:盐酸氯丙嗪注射液中添加维生素 C 作抗氧化剂。盐酸氯丙嗪在紫外区有两个最大吸收,峰值分别为 254nm 和 306nm 波长,而维生素 C 的最大吸收在 243nm,在 254nm 也有吸收,但在 306nm 波长处却没有吸收,因此,在 306nm 波长处测定注射液中的氯丙嗪的含量,维生素 C 不会干扰。

**2. 等渗调节剂的干扰与排除** 制备注射液时为了调成等渗溶液,常在溶液中加入氯化钠。钠离子对离子交换法有干扰,氯离子对银量法有干扰,可以选择无干扰的方法进行测定。如:右旋糖酐氯化钠注射液,由于右旋糖酐有旋光性,而氯化钠无旋光性,因此用旋光度法测定右旋糖酐,氯化钠不会干扰。

**3. 助溶剂的干扰与排除** 注射液中常添加一些能帮助主药溶解并使注射液比较稳定的物质,即助溶剂。助溶剂有时会影响主药的含量测定。例如,葡萄糖酸钙在水中的溶解度为 3%,若需配成 10% 的葡萄糖酸钙注射液,就需要加入如乳酸钙、乳糖酸钙等钙盐作为助溶剂。当用配位滴定法测定主药含量时,助溶剂会消耗滴定液导致测定结果偏高。为消除影响,一般根据处方中添加助溶剂钙盐的量,折算成葡萄糖酸钙的量,并从测定结果中扣除。加入的钙盐按钙(Ca)计算,不得超过葡萄糖酸钙中含有钙量的 5.0%。

**4. 溶剂水的干扰与排除** 水是注射剂最常用的溶剂,当采用非水溶液滴定法测定主药含量时,水分对非水溶液滴定法有干扰,必须先将溶剂水除掉,再进行测定。如果主药对热稳定,可在水浴上加热蒸发或在 105℃ 干燥,除去水分后再按非水溶液滴定法滴定;如果主药热不稳定,则可在适当的 pH 下,先用有机溶剂提取,再按原料药的方法进行测定。

**5. 溶剂油的干扰及其排除** 许多脂溶性的药物注射液须配成油溶液。常用植物油有麻油、茶

油或核桃油。溶剂油对以水为溶剂的分析方法会产生干扰,如容量法、反相高效液相色谱法等。可以用以下几种方法排除干扰:

(1)有机溶剂稀释法:当某些含量较高,而测定方法中规定取样量较少的注射剂,可用有机溶剂稀释将油溶液对测定的影响减至最小。

(2)萃取法:选择适宜的溶剂,如甲醇、乙醇等,将药物提取出后再进行测定。

(3)色谱分离法:当前两种方法不能消除溶剂油的干扰时,可以采用柱色谱和薄层色谱分离。

综上所述,注射剂含量测定时可根据辅料的性质进行处理或尽量采用专属性较好的检测方法,如高效液相色谱法、气相色谱法等。

---

**案例分析五**

案例:维生素 C 和维生素 C 注射液含量测定方法分析

维生素 C 的含量测定:取本品约 0.2g,精密称定,加新沸过的冷水 100ml 与稀醋酸 10ml 使溶解,加淀粉指示液 1ml,立即用碘滴定液(0.05mol/L)滴定,至溶液显蓝色并在 30 秒钟内不褪色。每 1ml 碘滴定液(0.05mol/L)相当于 8.806mg 的 $C_6H_8O_6$。

维生素 C 注射液的含量测定:取本品,精密量取本品适量(约相当于维生素 C 0.2g),加水 15ml 与丙酮 2ml 摇匀,放置 5 分钟,加稀醋酸 4ml 与淀粉指示液 1ml,用碘滴定液(0.05mol/L)滴定,至溶液显蓝色并在 30 秒钟内不褪色。每 1ml 碘滴定液(0.05mol/L)相当于 8.806mg 的 $C_6H_8O_6$。

分析:

维生素 C 又称抗坏血酸,它具有还原性,可被碘定量氧化,因此维生素 C 可以用碘滴定液直接滴定而测定其含量;维生素 C 注射液中加入了亚硫酸氢钠(或亚硫酸钠),亚硫酸氢钠具有还原性,作抗氧剂,在处方中起到了稳定剂的作用,而在采用碘量法测定维生素 C 的含量,亚硫酸氢钠也消耗碘滴定液,会使测定结果偏高。《中国药典》(2015 年版)规定在维生素 C 注射液的含量测定时,加入丙酮作掩蔽剂,以消除亚硫酸氢钠(或亚硫酸钠)的干扰。

---

**点滴积累** ∨

1. 原料药的分析与制剂分析含量表示方法不同,原料药以百分含量表示,制剂含量用标示量的百分含量表示。

2. 片剂分析的常规检查项目有:外观性状、重量差异、崩解时限(溶出度或释放度)、微生物限度。小剂量的药品还要进行含量均匀度检查。

3. 在制剂的含量测定中,重点在辅料的干扰及其排除方法,应充分考虑辅料与药物主成分的性质。

4. 注射剂的要求比片剂严格。注射剂在检查中除了与片剂类似的装量、装量差异项外,还有可见异物、不溶性微粒、无菌、热原和细菌内毒素的检查。

5. 注射剂中附加剂的干扰必须明了,干扰的排除方法应综合考虑附加剂的性质、主药的性质及分析方法的特点等因素。

## 复习导图

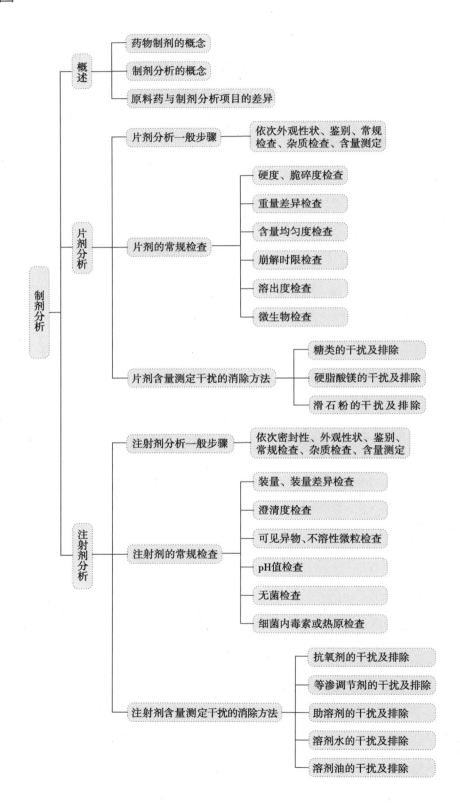

# 目标检测

## 一、选择题

### （一）单项选择题

1. 吊篮法测定片剂崩解时限时,测定温度是（　　　）
   A. 15~25℃　　　B. 10~20℃　　　C. 10~30℃　　　D. 37℃±1℃

2. 在排除赋形剂对测定方法的干扰时,下列的哪项因素**不必**考虑（　　　）
   A. 赋形剂的颗粒大小　　　　　　B. 赋形剂的性质
   C. 赋形剂与主药含量之比　　　　D. 测定方法的专属性

3. 碘量法测定维生素 C 片含量时,采用加水和稀醋酸滤过后测定,滤过目的是（　　　）
   A. 防止赋形剂消耗标准溶液　　　B. 防止赋形剂吸附主药
   C. 防止赋形剂干扰终点的观察　　D. 防止滴定时主药与赋形剂起反应

4. 烧杯法测定泡腾片崩解时限时,测定温度是（　　　）
   A. 15~25℃　　　B. 10~20℃　　　C. 10~30℃　　　D. 37℃±1℃

5. 用碘量法测定加有焦亚硫酸钠的维生素 C 注射液,在滴定前应加入（　　　）
   A. 丙酮　　　B. 乙醇　　　C. 草酸　　　D. 盐酸

6. 可见异物检查时,人眼距离供试品为（　　　）
   A. 10cm　　　B. 15cm　　　C. 30cm　　　D. 25cm

7. 注射剂中的水会对哪种方法产生干扰（　　　）
   A. 紫外法　　　B. 双相滴定法　　　C. 重氮化法　　　D. 非水碱量法

8. 硬脂酸镁对下列哪一种含量测定方法会产生干扰（　　　）
   A. 氧化还原性　　　B. 非水碱量法　　　C. 水溶液中和法　　　D. 紫外法

9. 制剂通则的要求是药典对各种制剂所规定的一般性要求,它收载在的哪一部药典中（　　　）
   A. 一部　　　B. 二部　　　C. 三部　　　D. 四部

10. 药物制剂含量测定结果的表示方法为（　　　）
    A. 相当于标示量的百分含量(标示量百分数)　　B. 百万分之几
    C. 主成分的百分含量　　　　　　D. 标示量

### （二）多项选择题

1. 注射剂中溶剂水的干扰排除方法有（　　　）
   A. 有机溶剂提取主药　　　B. 吸附水分　　　C. 105℃干燥
   D. 水浴加热　　　E. 非水滴定

2. 片剂的检查项目有（　　　）
   A. 重量差异　　　B. 崩解时限　　　C. 含量均匀度
   D. 装量差异　　　E. 不溶性微粒

3. 制剂含量要求不正确的表示方法有（　　　）

A. 不少于 100.0%　　　B. 不少于 101.0%　　　C. 相当于标示量的 90.0%

D. 相当于标示量的 110.0%　　E. 相当于标示量的 90.0% ~ 110.0%

4. 需检查重量差异限度的是(　　)

A. 片剂　　　　　　　　B. 糖衣片　　　　　　　C. 糖衣片芯

D. 薄膜衣片　　　　　　E. 薄膜衣片芯

5. 分散片的检查项目有(　　)

A. 重量差异　　　　　　B. 崩解时限　　　　　　C. 可见异物

D. 分散均匀性　　　　　E. 无菌

6. 药物制剂的检查中,描述正确的是(　　)

A. 杂质检查项目应与原料药的检查项相同

B. 杂质检查项目应与辅料的检查项相同

C. 杂质检查主要是检查制剂生产、贮存过程中引入或产生的杂质

D. 不再进行杂质检查

E. 除杂质检查外还应进行制剂学方面的相关检查

7. 滑石粉与硫酸钙类物质干扰的排除方法是(　　)

A. 过滤　　　　　　　　B. 有机溶剂提取主药　　C. 水解

D. 氧化　　　　　　　　E. 还原

8. 注射剂的常规检查包括(　　)

A. 装量　　　　　　　　B. 装量差异　　　　　　C. 不溶性微粒

D. 微生物限度　　　　　E. 热原

9. 当注射剂中含有 $NaHSO_3$、$Na_2SO_3$ 等抗氧剂干扰测定时,可以用(　　)

A. 加入丙酮作掩蔽剂　　B. 加入甲酸作掩蔽剂　　C. 加入甲醛作掩蔽剂

D. 加盐酸酸化,加热使分解　E. 加入氢氧化钠,加热使分解

10. 注射剂中常加入的抗氧剂有(　　)

A. 亚硫酸钠　　　　　　B. 亚硫酸氢钠　　　　　C. 硫代硫酸钠

D. 维生素 C　　　　　　E. 硫酸钠

## 二、简答题

1. 细菌内毒素检查用的玻璃器皿为何要在 250℃ 进行烘烤?

2. 哪些药物要进行崩解时限检查? 崩解时限检查分为几类?

3. 药典收载可见异物检查有几种? 各适用于什么样的药物?

4. 简述药物制剂分析的特点。

5. 为何灯检法检查可见异物应在暗室中进行?

## 三、实例分析

1. 盐酸吗啡缓释片的含量测定。

用十八烷基硅烷键合硅胶为填充剂；以 0.05mol/L 磷酸二氢钾溶液-甲醇（4∶1）为流动相；检测波长为 280nm。配制本品供试液和吗啡对照液，准确量取续滤液各 20μl 注入液相色谱仪，记录色谱图。按外标法以峰面积计算。列出含量测定所用的公式。

2. 烟酸注射液（标示量 2ml∶20mg）的含量测定。

精密量取本品 5ml，置 100ml 量瓶中，加 0.1mol/L 的氢氧化钠溶液稀释至刻度，摇匀，精密量取稀释液 5ml，置 100ml 量瓶中，用 0.1mol/L 的氢氧化钠溶液稀释至刻度，摇匀，照分光光度法，在 263nm 波长处测得的吸光度为 0.643，按 $C_6H_5NO_2$ 的吸收系数为 263 计算，计算本品含量并判断是否符合药典规定。《中国药典》（2015 年版）规定本品应为标示量的 95.0%～105.0%。

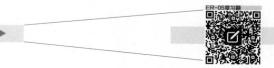

ER-05章习题

（谢俊霞）

# 第二模块

生物药物质量综合检验

# 第六章

## 蛋白质类药物的分析

导学情景 ╲/ ⋯⋯⋯⋯⋯⋯⋯⋯⋯⋯⋯⋯⋯⋯⋯⋯⋯⋯⋯⋯⋯⋯⋯⋯⋯⋯⋯⋯⋯⋯

情景描述:

目前已上市或进入临床试验的蛋白质类药物已经达到了数百种,涉及的病症也超过了200种。众多新型多肽和蛋白质类药物在治疗艾滋病、癌症、肝炎、糖尿病、慢性疼痛等疾病方面效果显著,是目前医药研发领域中最活跃,进展最快的部分。

学前导语:

氨基酸、多肽和蛋白质类药物主要来源于生物体,其来源复杂,组成不明确,单靠质量标准无法有效地控制产品质量,故控制原材料的来源和工艺工程,再加上原液、半成品和成品的质量标准才能较好地控制产品质量。本章主要总结介绍常见的氨基酸、多肽和蛋白质类药物的质量控制方法。

氨基酸、多肽和蛋白质是人体内的重要组成成分和重要的生理活性物质,有着广泛的生化作用和临床疗效。氨基酸是治疗蛋白质代谢紊乱、蛋白质缺损所引起的一系列疾病的重要生化药物,也是具有高度营养价值的蛋白质补充剂。蛋白质类药物则可分为多肽和基因工程药物、单克隆抗体、基因工程抗体和重组疫苗等。与以往的小分子药物相比,蛋白质类药物具有活性高、特异性强、毒性低、生物功能明确的特点,有利于临床应用。

## 第一节 概述

学习目标 ╲/ ⋯⋯⋯⋯⋯⋯⋯⋯⋯⋯⋯⋯⋯⋯⋯⋯⋯⋯⋯⋯⋯⋯⋯⋯⋯⋯⋯⋯⋯⋯

1. 掌握氨基酸的结构和分类;氨基酸、多肽及蛋白质类药物的物理和化学性质。

2. 熟悉多肽、蛋白质的化学组成和分子量。

3. 了解氨基酸、多肽及蛋白质类药物的临床应用。

4. 学会旋光度法和分光光度法在氨基酸、多肽及蛋白质类药物质量控制中的应用。

氨基酸是生物有机体的重要组成部分,是合成人体蛋白质、激素、酶及抗体的原料,在生命体内物质代谢调控、信息传递方面起着至关重要的作用。用氨基酸及其衍生物可作为营养剂、代谢改良剂,可治疗各种疾病,具有抗溃疡、防辐射、抗菌、抗肿瘤、催眠、镇痛及为特殊病人配制特殊膳食的功效。随着生物技术和基因工程技术的发展,氨基酸及其衍生物临床应用不断发展和扩大,如甲基酪氨酸治疗嗜铬细胞瘤,氧苯丙氨酸用于类癌瘤综合征,偶氮丝氨酸治疗白血病,乙酰羟脯氨酸用于治疗类风湿关节炎等。

> **知识链接**
>
> 临床上常用的氨基酸、多肽和蛋白质类药物
>
> 氨基酸药物:牛磺酸(解热镇痛药)、谷氨酸(肝病用药)、N-乙酰半胱氨酸(化痰药)、左旋多巴。多肽类药物:胰高血糖素、胸腺肽、降钙素、杆菌肽;蛋白类药物:硫酸鱼精蛋白、脑蛋白水解物。

## 一、氨基酸的结构与分类

### (一)氨基酸的结构

氨基酸是组成蛋白质的基本单位。按照氨基酸中氨基与羧基的位置,可将氨基酸分为 α、β、γ、δ-氨基酸,其中氨基连接在羧基相邻的 α-碳原子上的被称为 α-氨基酸,参与蛋白质组成的 20 种氨基酸都是 α-氨基酸(脯氨酸为 α-亚氨基酸),结构通式为:

$$R—\overset{\overset{\displaystyle NH_2}{|}}{CH}—\overset{\overset{\displaystyle O}{||}}{C}—OH$$

R 为脂肪烃基或其他基团残基

从结构上看,除甘氨酸外,其他氨基酸的 α-碳原子均为不对称碳原子,因此氨基酸具有旋光性,根据空间的排列位置不同,可将氨基酸分为 D、L 型氨基酸。组成蛋白质的氨基酸,都属 L 型,但在生物体中(如细菌的细胞壁)也含有 D 型氨基酸。

### (二)氨基酸的分类

常见的 α-氨基酸(包括脯氨酸)按照侧链 R 基的性质不同可分为以下四类:

**1. 非极性 R 基氨基酸** 共有八种,即丙氨酸、亮氨酸、异亮氨酸、缬氨酸、脯氨酸、苯丙氨酸、色氨酸、蛋氨酸,它们在水中溶解度比极性 R 基氨基酸小。

**2. 不带电荷的极性 R 基氨基酸** 共有七种,即甘氨酸、丝氨酸、苏氨酸、半胱氨酸、酪氨酸、天冬酰胺、谷氨酰胺。它们比非极性 R 基氨基酸更易溶于水,它们的侧链中含有不解离的极性基,能与水形成氢键。

**3. 带正电荷的 R 基氨基酸(碱性氨基酸)** 在 pH=7.0 时,这类氨基酸带正电荷,属于这一类的有赖氨酸、精氨酸和组氨酸。

**4. 带负电荷的 R 基氨基酸(酸性氨基酸)** 这一类氨基酸含两个羧基,且第二个羧基在 pH 6~7 范围内也完全解离,主要包括谷氨酸和天冬氨酸。

此外,还可以按营养功能把氨基酸分为必需氨基酸、半必需氨基酸和非必需氨基酸三类;按 R 基的化学结构,可分为脂肪族、芳香族、杂环族三类;按其在体内代谢途径可分为成酮氨基

酸和成糖氨基酸;按其酸碱性质又可分为中性氨基酸、酸性氨基酸和碱性氨基酸,大多数氨基酸属于中性。

## 二、氨基酸的物理和化学性质

氨基酸都是无色结晶,熔点约在230℃以上,大多没有确切的熔点,熔融时分解并放出$CO_2$;能溶于强酸和强碱溶液中,除胱氨酸、酪氨酸、二碘甲状腺素外,均溶于水;除脯氨酸和羟脯氨酸外,均难溶于乙醇和乙醚。

### (一)旋光性和光吸收

从$\alpha$-氨基酸的结构通式可以看出,除了R基为H原子的甘氨酸外,其他氨基酸中的$\alpha$-碳原子是不对称碳原子,具有立体异构和旋光性。比旋度是$\alpha$-氨基酸的物理常数之一,是鉴别各种氨基酸的重要依据。

---

**知识链接**

比 旋 光 度

旋光度,又称旋光率,比旋光度,即比旋光度【θ】表示,当平面偏振光通过含有某些光学活性的化合物液体或溶液时,能引起旋光现象,使偏振光的平面向左或向右旋转(按顺时针方向转动称为右旋,用"+"表示;按逆时针方向转动称为左旋,用"-"表示),比旋度是旋光物质的重要物理常数,可以用来区别药物或检查药物的纯杂程度。

---

构成蛋白质的20种常见氨基酸中苯丙氨酸的最大吸收峰在259nm附近,色氨酸、酪氨酸的最大吸收峰在280nm附近,由于大多数蛋白质都含有色氨酸和酪氨酸残基,所以测定蛋白质溶液280nm的光吸收值,既可用于氨基酸的鉴别和含量测定,也可用于快速简便地测定溶液中蛋白质的含量(图6-1)。此外,$\alpha$-氨基酸在红外区均具有特征吸收图谱,也是氨基酸鉴别的重要依据之一。

### (二)两性解离

氨基酸在水中的两性离子既能像酸一样放出质子,也能像碱一样接受质子,具有酸碱两性。不同pH值溶液中,氨基酸所带正、负电荷数不同。改变溶液的pH值,使氨基酸呈电中性,即带相等的正、负电荷数(两性离子或兼性离子状态),此时溶液的pH值即为该氨基酸的等电点(pI),氨基酸在等电点时溶解度最小,最稳定,可利用该性质从混合蛋白质溶液中沉淀分离不同的蛋白质。酸性、中性、碱性氨基酸的等电点分别在2.8~3.2、5~6.3、7.6~10.8左右。

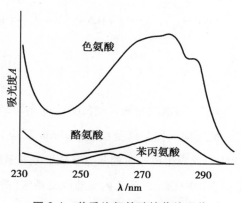

图6-1　芳香族氨基酸的紫外吸收

## （三）茚三酮反应

当茚三酮在弱酸性条件下和氨基酸反应时,氨基酸被氧化分解生成醛放出氨和二氧化碳,水合茚三酮则变成还原型茚三酮,然后还原型茚三酮与氨和另一分子茚三酮进一步缩合生成蓝紫色化合物,最大吸收值的波长为570nm。所有的α-氨基酸(脯氨酸除外)都能与茚三酮发生颜色反应,生成蓝紫色化合物。脯氨酸与茚三酮生成黄色化合物。

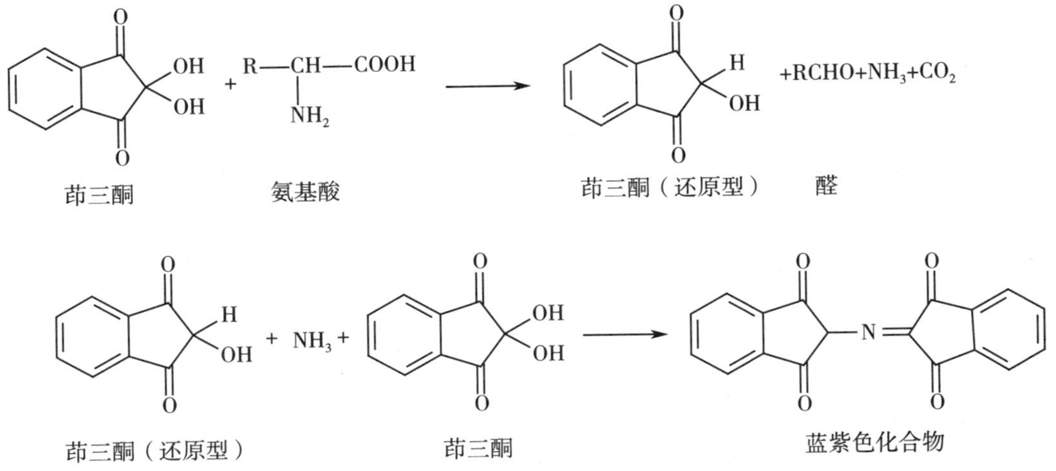

茚三酮　　　　氨基酸　　　　　　　　茚三酮（还原型）　　醛

茚三酮（还原型）　　　茚三酮　　　　　　　蓝紫色化合物

## （四）与2,4-二硝基氟苯的反应（Sanger反应）

此反应又称桑格反应。在弱碱性(pH=8~9)、暗处、室温或40℃条件下,氨基酸的α-氨基很容易与2,4-二硝基氟苯(FDNB)反应,生成黄色的2,4-二硝基氨基酸(DNP-氨基酸)。该反应由 F. Sanger 首先发现。

多肽或蛋白质的N-末端氨基酸的α-氨基也能与FDNB反应,生成一种二硝基苯肽(DNP-肽)。当DNP-多肽在酸性条件下水解时,除因硝基苯与氨基结合牢固,不易被水解,N-末端氨基酸仍连接在DNP外,所有肽键均被水解,产物为黄色的DNP-氨基酸和其他氨基酸的混合液,利用乙酸乙酯提取混合液中DNP-氨基酸并进行色谱分析,再以标准的DNP-氨基酸作为对照品可鉴定出此氨基酸的种类。因此2,4-二硝基氟苯法可用于鉴定多肽或蛋白质的N-末端氨基酸。

DNP-氨基酸（黄色）

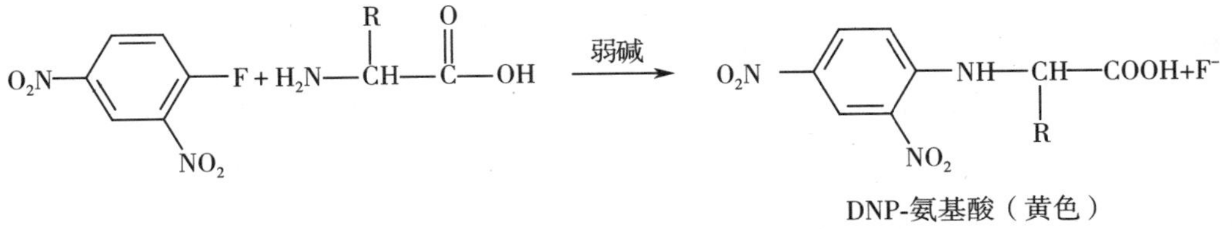

## （五）氨基酸与苯异硫氰酸（phenylisothiocyanate,PITC）的反应

此反应又称艾德曼反应(Edman反应)。在弱碱性条件下,氨基酸的α-氨基可与苯异硫氰酸(PITG)反应生成相应的苯氨基硫甲酰氨基酸(简称PTC-氨基酸)。在酸性条件下,PTC-氨基酸环化形成在酸中稳定的苯乙内酰硫脲氨基酸(简称PTH)。蛋白质多肽链N-末端氨基酸的α-氨基也可有此反应,生成PTC-肽,在酸性溶液中释放出末端的PTH-氨基酸和比原来少一个氨基酸残基的多肽

链。PTH-氨基酸在酸性条件下极稳定并可溶于乙酸乙酯,用乙酸乙酯提取后,经高效液相色谱鉴定就可以确定肽链 *N*-末端氨基酸的种类。该法的优点是可连续分析出 N 端的十几个氨基酸。瑞典科学家 P. Edman 首先使用该反应测定蛋白质 *N*-末端的氨基酸。氨基酸自动顺序分析仪就是根据该反应原理而设计的。

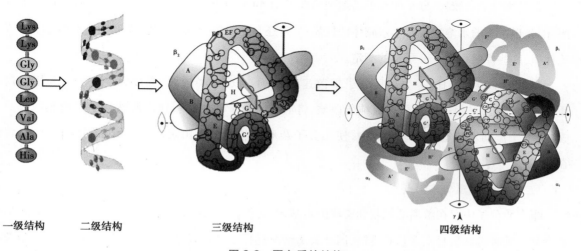

## 三、多肽、蛋白质的化学组成和分子量

多肽和蛋白质都是氨基酸的多聚缩合物。

多肽是 α-氨基酸以肽链连接在一起而形成的化合物,它也是蛋白质水解的中间产物。由两个氨基酸分子脱水缩合而成的化合物叫作二肽,同理类推还有三肽、四肽、五肽等。通常由 10～100 个氨基酸分子脱水缩合而成的化合物叫多肽。它们的分子量低于 10 000Da(Dalton 道尔顿),能透过半透膜,不被三氯乙酸及硫酸铵所沉淀。和蛋白质相比,多肽中氨基酸残基数较少,但它们之间在数量上没有严格的分界线。

蛋白质是大分子化合物,大多由 100 个以上氨基酸残基组成,其分子量变化范围很大,从几千到几百万。和蛋白质相比,多肽一般没有严密并相对稳定的空间结构,即其空间结构比较易变具有可塑性,而蛋白质分子则具有相对严密、比较稳定的空间结构,这是蛋白质发挥生理功能的基础。蛋白质的结构见图 6-2。

**一级结构　　二级结构　　　　三级结构　　　　　　　　　　　四级结构**

图 6-2　蛋白质的结构

蛋白质的基本化学组成是二十种常用的 L 型 α-氨基酸,平均含氮量为 16%,这是蛋白质元素组成的一个特点,也是凯氏定氮法测定蛋白质含量的理论基础。

**知识链接**

**蛋白质的结构**

1. 蛋白质的一级结构　蛋白质分子中各个氨基酸残基的排列顺序。蛋白质的一级结构是由肽键连接起来的肽链，它和多肽的区别仅仅在于蛋白质有较高的相对分子量（一般认为在一万以上）和较为复杂的一些结构而已。肽键是蛋白质一级结构的基本结构键。

2. 蛋白质的二级结构　蛋白质多肽链本身可依靠氢键、疏水作用、盐键、范德华引力等作用力产生折叠与盘绕，使肽链和链中的某些部分联系在一起，形成特定的空间结构，包括 α-螺旋、β-折叠、β-转角、自由回转等几种方式，其中 α-螺旋是最常见的二级结构形式。

3. 蛋白质的三级结构　多肽键在二级结构的基础上，通过侧链基团的相互作用进一步卷曲折叠，借助次级键维系使 α-螺旋、β-折叠、β-转角等二级结构相互配置而形成特定的构象。三级结构的形成使肽链中所有的原子都达到空间上的重新排布，具有三级结构的某些蛋白质多肽链即可表现生物学活性。

4. 蛋白质的四级结构　许多蛋白质含有 2 条或 2 条以上多肽链，才能全面地执行功能。每一条多肽链都有其完整的三级结构，称为亚基，亚基与亚基之间呈特定的三维空间分布，并以非共价键相链接，这种蛋白质分子中各亚基的空间排布及亚基接触部位的布局和相互作用，称为蛋白质的四级结构。

## 四、多肽、蛋白质的物理和化学性质

蛋白质是由氨基酸组成的大分子化合物，其理化性质一部分与氨基酸相似，如两性电离、等电点、呈色反应、成盐反应等；也有一部分不同于氨基酸，如高分子量、胶体性、变性等。

### （一）高分子量

蛋白质分子量较大，分子的大小已达到胶粒 1~100nm 范围之内。球状蛋白质的表面多亲水基团，因此蛋白质的水溶液具有亲水胶体的性质；另外还具有扩散和沉降作用，黏度大及不透过半透膜等性质，这些性质可用于分子量的测定。

与低分子量物质比较，蛋白质分子扩散速度慢，不易透过半透膜，黏度大。我们可利用蛋白质的这一性质，采用透析法分离提纯蛋白质，将混有小分子杂质的蛋白质溶液置于半透膜制成的囊内，置于流动水或适宜的缓冲液中，使小分子杂质能从囊中自由透出，比较纯的蛋白质则保留在囊内。

### （二）两性解离与等电点

蛋白质分子中存在游离的氨基和游离的羧基，因此蛋白质同样具有两性解离的性质。但蛋白质所含氨基酸种类和数目众多且有支链，因此解离情况远比氨基酸复杂。蛋白质分子所带正、负电荷相等时溶液的 pH 值称为蛋白质的等电点。

由于蛋白质的两性解离，因此可以对蛋白质进行电泳分离。通电时，带电荷的蛋白质粒子向带相反电荷的电极移动。

（三）显色反应

**1. 双缩脲反应**　蛋白质在碱性溶液中与硫酸铜作用呈现紫红色,称双缩脲反应。凡分子中含有两个以上—CO—NH—键的化合物都呈此反应,蛋白质分子中的氨基酸是以肽键相连,因此,所有蛋白质及二肽以上的多肽都能与双缩脲试剂发生反应。用此法可以鉴定蛋白质的存在或借助分光光度法测定蛋白质含量。

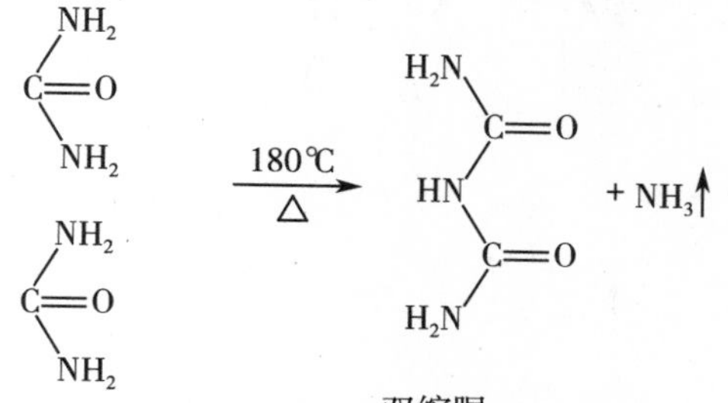

双缩脲

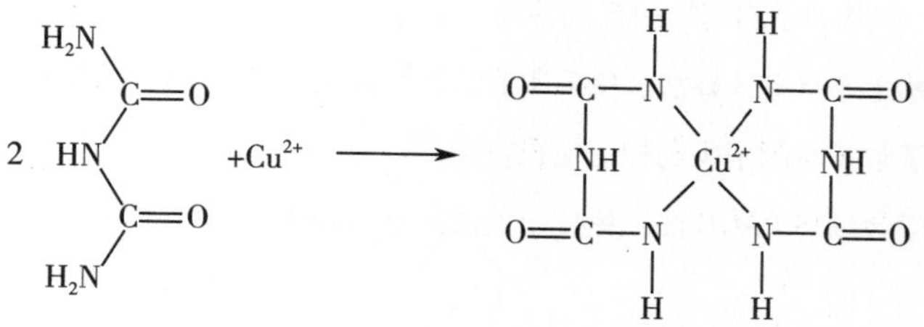

双缩脲配位物（紫红色）

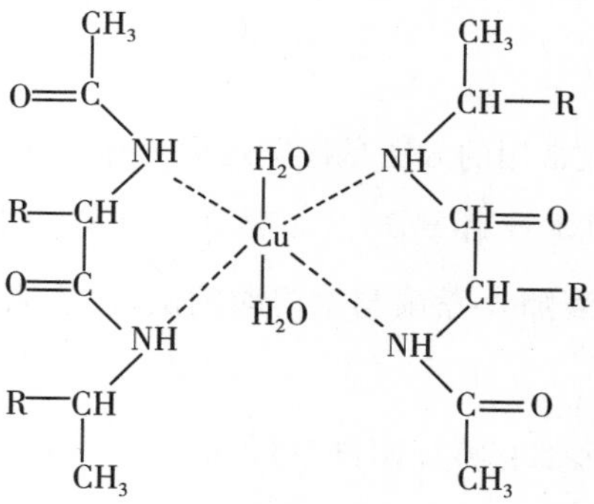

**2. 茚三酮反应**　与氨基酸一样,蛋白质也具有此颜色反应,是蛋白质鉴定的重要依据。

**3. 福林-酚法**　该方法是双缩脲法的发展,包括两步反应,首先在碱性条件下,蛋白质与铜作用生成蛋白质-铜配位物,然后此配位物将试剂磷钼酸-磷钨酸（Folin-酚试剂）还原,生成深蓝色混合物（磷钼蓝和磷钨蓝混合物）。该法也适用于酪氨酸和色氨酸的定量测定,比双缩脲法灵敏,但花费时间较长。反应时,因福林试剂仅在酸性条件下稳定,因此当福林试剂加入后应立即混匀,使福林试剂在被碱性条件破坏前,还原反应就能发生。

（四）蛋白质的紫外吸收

蛋白质分子中的色氨酸、酪氨酸和苯丙氨酸残基对紫外光有吸收,苯丙氨酸的最大吸收峰在259nm 附近,色氨酸、酪氨酸的最大吸收峰在 280nm 附近,以色氨酸吸收最强。

点滴积累 ∨

1. **氨基酸的理化性质**　常见氨基酸共有 20 种，属于两性物质，除甘氨酸和脯氨酸均为 L-$\alpha$-氨基酸，且具有旋光性，其中酪氨酸、苯丙氨酸和色氨酸自紫外区有最大光吸收。均可发生茚三酮反应、Sanger 反应、Edman 反应。

2. **多肽和蛋白质的理化性质**　多肽和蛋白质是氨基酸的聚合物，属于两性物质，具有旋光性，可发生双缩脲反应、茚三酮反应、福林酚反应，多数具有紫外吸收。

# 第二节　鉴别与检查

学习目标 ∨

1. 熟悉氨基酸的定性鉴别方法、特殊杂质及安全性检查方法；蛋白质类药物的鉴别和检查方法；多肽因子类药物的定性鉴别方法。

2. 熟悉 SDS-PAGE 法、免疫印迹法等基因重组多肽类药物的鉴别方法的基本原理。

3. 了解多肽因子类药物的检查方法。

4. 学会 SDS-PAGE 法、免疫印迹法鉴别基因重组多肽类药物。

## 一、鉴别

（一）氨基酸的鉴别

1. **茚三酮反应**　氨基酸鉴别最常用的方法是根据几乎所有氨基酸均能与茚三酮反应显蓝紫色的性质，采用显色法进行鉴别（详见本章第一节）。如要对某种氨基酸加以鉴别，还可借助于一些特定的显色反应进行，如精氨酸样品液加 $\alpha$-萘酚与次溴酸钠试液，溶液显红色；蛋氨酸溶液与无水硫酸铜饱和硫酸液反应显黄色等。

2. **红外光谱**　氨基酸在红外区都有特征图谱，可以通过将氨基酸压制成 KBr 片测定其红外吸收光谱，再与标准氨基酸图谱进行比较加以鉴别。

3. **紫外光谱**　酪氨酸、色氨酸、苯丙氨酸在紫外区有最大吸收，根据最大吸收波长和紫外吸收图谱形状可鉴别这三种氨基酸。

4. **色谱法**　通过薄层色谱法或纸色谱法，与标准氨基酸对照进行鉴别。

5. 另外，熔点、旋光度、氨基酸自动分析、气相色谱等均可作为氨基酸鉴别的依据。

（二）蛋白质的鉴别

1. **显色反应**　茚三酮反应、福林-酚反应、双缩脲反应均可用来鉴别蛋白质（详见本章第一节）。

2. **紫外吸收**　由于组成蛋白质的氨基酸中，酪氨酸、色氨酸、苯丙氨酸在紫外区有光吸收，可用来鉴别蛋白质。

一些特殊性质的蛋白质可利用其各自的理化性质、生理作用加以鉴别。如对重组人生长激素的鉴别《中国药典》（2015 年版）收载了四种方法：HPLC 法鉴别、胰蛋白酶结合 HPLC 检测肽谱法、分子排阻色谱法、等电聚焦电泳法。

（三）基因重组多肽类药物的鉴别

**1. SDS-聚丙烯酰胺电泳法**　蛋白质在普通聚丙烯酰胺凝胶中的电泳速度取决于蛋白质分子的大小、分子形状和所带电荷的多少。SDS 是一种表面活性剂，可使蛋白质变性并解离成亚基，当蛋白质样品中加入 SDS 后，SDS 与蛋白质分子结合，使蛋白质分子带上大量的强负电荷，形状变成短棒状，消除了蛋白质分子之间原有的带电荷量和分子形状的差异，这时电泳的速度只取决于蛋白质分子量的大小。具体做法参见《中国药典》通则 0541 电泳法第五法。用此法鉴别生物样品时要求有极纯的标准对照品，通过与标准对照品电泳结果的对比，确定所测样品是否与标准品有相同的迁移率，从而鉴别该样品。

**2. 免疫印迹法**　免疫印迹的基本原理是借助聚丙烯酰胺凝胶技术，将生物活性物质高效分离，再与固相免疫学方法相结合，使分离后的样品几乎可以原位、定量驱动或吸印在另一种固相载体上，因为能保持原有的生物活性和物质类型，所以可以进行各种生物检测、免疫识别、扫描和保存。基本操作包括三个部分：聚丙烯酰胺电泳法；将在凝胶中已经分离的多肽条带转移到硝酸纤维素膜上；检测或鉴定硝酸纤维素膜上的多肽条带。

## 二、检查

（一）一般检查

包括酸度、水分、无机盐、溶液颜色和澄清度、无菌、热原、致敏性、异常毒性等，与其他药品基本相同，参照《中国药典》（2015 年版）检查进行。

（二）特殊杂质检查

氨基酸原料药中所含的特殊杂质一般为其他种类的氨基酸或大分子蛋白质，其他种类的氨基酸可用薄层色谱法进行限量检查，大分子蛋白质可用磺基水杨酸反应是否产生沉淀来检查。蛋白质类药物中所含的相关杂质检查一般采用 SDS-聚丙烯酰胺电泳法、液相色谱法、毛细管电泳法、HPLC 法等方法。

对于基因工程类药物的检查主要测定以下内容：分子量、肽图、等电点、紫外吸收、纯度、N-末端氨基酸序列、外源 DNA、残余 IgG 等。

**1. 分子量检查**

（1）沉降法（超速离心法）：沉降系数（$S$）是指单位离心场强度溶质的沉降速度。$S$ 也常用于近似地描述生物大分子的大小。蛋白质溶液经高速离心分离时，由于比重关系，蛋白质分子趋于下沉，沉降速度与蛋白质颗粒大小成正比，应用光学方法观察离心过程中蛋白质颗粒的沉降行为，可判断出蛋白质的沉降速度。根据沉降速度可求出沉降系数，将 $S$ 代入公式，即可计算出蛋白质的分子质量。

（2）SDS-PAGE 法：此法除了可用于蛋白质种类的定性鉴别外，也可用于蛋白质分子量的测定。因电泳的速度只取决于蛋白质分子量的大小，且蛋白质分子在电泳中的相对迁移率和分子质量的对数成直线关系。以标准蛋白质分子质量的对数和其相对迁移率作图，得到标准曲线，根据所测样品的相对迁移率,从标准曲线上便可查出其分子质量。

用此法测定蛋白质分子量应注意以下几个问题:

1) 如果蛋白质-SDS复合物不能达到1.4g/g蛋白质的比率并具有相同的构象,就不能得到准确的结果。

2) 不同凝胶浓度适用于不同的分子量范围。在5%的凝胶中,相对分子质量为25 000~2 000 000的蛋白质,其分子量的对数与迁移率呈直线关系;在10%的凝胶中,相对分子质量为10 000~70 000的蛋白质,其分子量的对数与迁移率呈直线关系;在15%的凝胶中,相对分子质量为10 000~50 000的蛋白质,其分子量的对数与迁移率呈直线关系。可根据所测分子量范围选择最适凝胶浓度,并尽量选择分子量范围和性质与待测样品相近的蛋白质为标准蛋白质。标准蛋白质的迁移率($R_f$)最好在0.2~0.8之间。用此法测定分子量时,每次测定样品必须同时做标准曲线,不得利用另一次电泳的标准曲线。

3) 许多蛋白质是由亚基(如血红蛋白)或两条以上肽链(如胰凝乳蛋白酶)组成的,它们在SDS和巯基乙醇的作用下,解离成亚基或单条肽链,对于这类蛋白质,SDS-PAGE法测定的只是它们的亚基或单条肽链的分子量,而不是完整分子的分子量。

4) 不是所有的蛋白质都能用SDS-PAGE法测定分子量,例如:电荷异常或构象异常的蛋白质、带有较大辅基的蛋白质(如某些糖蛋白)以及一些结构蛋白如胶原蛋白等,已发现用SDS-PAGE法测出的分子量不可靠。

(3) 凝胶过滤法:凝胶过滤法分离蛋白质的原理是不同排阻范围的葡聚糖凝胶有一特定的蛋白质分子量范围,在此范围内,分子量的对数和洗脱体积之间成线性关系。因此,可用几种已知分子量的蛋白质为标准,进行凝胶层析,以每种蛋白质的洗脱体积对它们的分子量的对数作图,绘制出标准洗脱曲线。未知蛋白质在同样的条件下进行凝胶层析,根据其所用的洗脱体积,从标准洗脱曲线上可求出此未知蛋白质对应的分子量。此法误差比SDS-PAGE法大,目前应用较少,但因其测定的是完整蛋白质的分子量,所以用SDS-PAGE和凝胶过滤法测定同一种蛋白质的分子量,可以判断样品是否属于寡聚蛋白质。

此外,毛细管电泳法用于精确测定蛋白质的分子量仅需要ng级;高分辨率的质谱法可精确测定相对分子质量2000以下的多肽。

**2. 肽图检查** 肽图分析可作为与天然产品或参考品的蛋白质一级结构做精密比较的手段。与氨基酸组成和序列分析合并研究,可作为蛋白质一级结构的精确鉴别。一般将蛋白质酶解(如胰蛋白酶)或化学降解(常用溴化氰裂解)后,用SDS-PAGE法、高效液相色谱法(HPLC)、毛细管电泳法(capillary electro-phoresis,CE)测定。《中国药典》收载的肽图检查方法(《中国药典》通则3405)有胰蛋白酶裂解-反相高效液相色谱法和溴化氰裂解结合SDS-PAGE法检测。同种产品不同批次的肽图的一致性是工艺稳定性的验证指标。因此,肽图分析在基因工程产品质控中尤为重要。

**3. 等电点测定** 一般采用凝胶等电聚焦电泳技术进行等电点的测定。等电聚焦电泳技术是根据蛋白质分子的静电荷或等电点进行分离的技术。等电聚焦中,蛋白质分子在含有载体两性电解质形成的一个连续而稳定的线性pH梯度中电泳,由于蛋白质是两性物质,在偏离其等电点的pH条件下带有电荷,因此可以在电场中移动,当到达等电点时,其净电荷为零而停止泳动,电流达到最小,形成区带,可用银染或考马斯亮蓝进行染色。

**4. 紫外吸收**　对于某些蛋白质或多肽来说,它的最大吸收波长是固定的。可用紫外吸收光谱对蛋白质进行检查,这是检查蛋白质的一个重要的指标。

**5. 纯度**　蛋白质的纯度一般是指是否含有其他杂蛋白,而不包括盐、缓冲液离子、SDS 等小分子在内。较常用的方法是高效液相法、非还原 SDS-PAGE 电泳法、毛细管电泳法、等电聚焦法、质谱分析法等。当用一种方法测定蛋白质纯度时,可能有两种或更多的蛋白质表现出相似的行为,故只用一种方法作为纯度实验的标准很不可靠,必须选择多种测定纯度的方法。世界卫生组织规定必须用 HPLC 和非还原 SDS-PAGE 两种方法测定,其纯度都应达到 95% 以上才能合格。此外,也可应用一些化学方法,例如观察末端是否均一等。

**6. N 端和 C 端氨基酸序列分析**　N 端氨基酸序列作为重组蛋白质和肽的重要鉴别指标,一般至少测定 15 个氨基酸。两种不同蛋白质 N 端 15 个氨基酸序列完全一致的可能性是很小的,因此测定基因工程产物 N 端 15 个氨基酸序列,可以很大程度上排除蛋白质混淆的可能。目前 N 端测序在自动氨基酸测序仪上进行,其基本原理是 Edman 法(见本章第一节)。C 端氨基酸序列则是确证蛋白质或多肽一级结构的必要环节与指标,中试生产的前三批产品应当测定 C 端氨基酸序列 1~3 个。

**7. 外源 DNA 含量测定**　外源性 DNA 残留量测定可采用 DNA 探针法、荧光染色法或实时荧光 PCR 法。

**8. 残余 IgG 含量测定**　采用酶联免疫法(ELISA 法)测定。

**点滴积累** V

1. 氨基酸的鉴别　茚三酮反应、红外光谱、紫外光谱、熔点、旋光度、氨基酸自动分析、气相色谱等。
2. 氨基酸的检查　薄层色谱法、磺基水杨酸反应。
3. 蛋白质的鉴别　茚三酮反应、福林酚反应、双缩脲反应。
4. 蛋白质的检查　SDS-聚丙烯酰胺电泳法、液相色谱法、毛细管电泳法、HPLC 法。
5. 基因重组多肽类药物的鉴别　SDS-聚丙烯酰胺电泳法、免疫印迹法。
6. 基因重组多肽类药物的检查　分子量、肽图、等电点、紫外吸收、纯度、*N*-末端氨基酸序列、外源 DNA、残余 IgG 等。

# 第三节　氨基酸的含量测定

**学习目标** V

1. 熟悉茚三酮反应法测定氨基酸含量的原理。
2. 熟悉甲醛滴定法测定氨基酸含量的原理。
3. 了解非水滴定法测定氨基酸含量的原理。
4. 学会茚三酮反应法测定氨基酸含量的操作。

## 一、茚三酮反应法

本法是氨基酸定量测定应用最广泛的方法之一,本法可允许的测定范围是 $0.5 \sim 50\mu g$ 氨基酸。

### (一) 试剂配制

1. $0.3mmol/L$ 的标准氨基酸溶液。

2. $pH = 5.4, 2mol/L$ 醋酸缓冲液。

3. 茚三酮显色液。

4. 每毫升含 $0.5 \sim 50\mu g$ 氨基酸的样品液。

### (二) 标准曲线的制作

分别准确量取 $0.3mmol/L$ 的标准氨基酸溶液 0、0.2、0.4、0.6、0.8、1.0ml 于具塞刻度管中,用蒸馏水补足至 1ml。各加入 1ml $pH = 5.4$、$2mol/L$ 醋酸缓冲液,再加入 1ml 茚三酮显色液,充分混匀后,盖上活塞,在 100℃ 水浴中加热 15 分钟,用自来水冷却。放置 5 分钟后,加入 3ml 60% 乙醇稀释,充分摇匀,用紫外-可见分光光度计测定 570nm 时吸光度,以 $A_{570nm}$ 为纵坐标,氨基酸含量为横坐标,绘制标准曲线(脯氨酸和羟脯氨酸与茚三酮反应呈黄色,应测定 $A_{440nm}$)。

### (三) 氨基酸样品的测定

取样品液 1ml,置具塞刻度管中,加入 $pH = 5.4$、$2mol/L$ 醋酸缓冲液 1ml 和茚三酮显色液 1ml,充分混匀,盖上活塞后于 100℃ 沸水浴中加热 15 分钟,自来水冷却。放置 5 分钟后,加 3ml 60% 乙醇稀释,摇匀后测定 $A_{570nm}$(生成的颜色在 60 分钟内稳定)。

将样品测定的 $A_{570nm}$ 与标准曲线对照,可确定样品中氨基酸含量。

### (四) 结果计算

$$氨基酸含量(mmol/L) = A_{570nm}处对应标准曲线查得值 \times 10^{-3}$$

## 二、甲醛滴定法

氨基酸 $N^+H_3$ 的 pH 值通常情况在 9.0 以上,不能用一般指示剂作酸碱滴定,但在 pH 中性和常温下,甲醛可与氨基酸上的氨基(或亚氨基)结合,使 $N^+H_3$ 上的 $H^+$ 游离出来,这样就可以用碱滴定,每释放出一个 $H^+$,就相当于一个氨基氮,从而可以计算氨基酸的含量。

若样品中只含有单一的已知氨基酸,则可由此法滴定的结果算出氨基酸的含量。蛋白质水解时,随水解程度的增加滴定值也增加,当滴定值不再增加时,表示水解已完全。此法简便快速,常用来测定蛋白质的水解程度。若样品中含有多种氨基酸(如蛋白质水解液),则不能由此法进行含量测定。

## 三、非水滴定法

根据酸碱质子理论：一切能给出质子的物质为酸，接受质子的物质为碱。弱酸在碱性溶剂中酸性显得更强，弱碱在酸性溶剂中碱性显得更强。氨基酸有氨基和羧基，水中呈现中性，在冰醋酸中显示出碱性，因此可以用高氯酸等强酸进行滴定。

## 四、高效液相色谱法

氨基酸可用高效液相色谱法进行含量测定，由于大多数氨基酸(酪氨酸、色氨酸和苯丙氨酸除外)无紫外吸收，因此利用 HPLC 法测定氨基酸含量时需要进行衍生化反应后再进行测定。

此外，常用来测定氨基酸的方法还有电泳法、分光光度法等。

点滴积累　∨
--------------------------------------------------------

1. 茚三酮反应法　氨基酸定量测定应用最广泛的方法之一，测定范围是 0.5 ~50μg 氨基酸。
2. 甲醛滴定法　简便快速，常用来测定蛋白质的水解程度。

# 第四节　多肽、蛋白质类药物的含量测定或效价测定

学习目标　∨
--------------------------------------------------------

1. 熟悉凯氏定氮法、双缩脲法、福林酚法等多肽、蛋白质类药物的含量测定方法。 SDS-聚丙烯酰胺凝胶电泳法测定蛋白质分子量，MTT 法测定白介素效价，WISH 细胞病变抑制法测定干扰素效价的技能。

2. 熟悉常见多肽、蛋白质类药物的含量测定方法的操作要点。

3. 了解多肽、蛋白质类药物的效价测定方法的应用。

4. 学会多肽、蛋白质类药物的含量测定方法的应用。

## 一、多肽、蛋白质类药物的含量测定

不同品种多肽、蛋白质类药物应针对自身蛋白质特性选择适宜的测定方法并做相应方法学验证，同时应尽可能选用与待测定品种蛋白质结构相同或相近的蛋白质作对照品。常用的多肽及蛋白

质含量测定方法有以下几种：

### （一）凯氏定氮法（《中国药典》通则0731第一法）

蛋白质是一类复杂的含氮化合物，每种蛋白质都有其恒定的含氮量，约在14%～18%，平均为16%（质量分数）。凯氏定氮法测定出的含氮量，再乘以系数6.25，即为蛋白质含量。

凯氏定氮法首先将含氮有机物与浓硫酸共热，经一系列的分解、炭化和氧化还原反应等复杂过程，最后有机氮转变为无机氮硫酸铵，这一过程称为有机物的消化。消化完成后，将消化液转入凯氏定氮仪反应室，加入过量的浓氢氧化钠，将$NH_4^+$转变成$NH_3$，通过蒸馏把$NH_3$驱入过量的硼酸溶液接受瓶内，硼酸接受氨后，形成四硼酸铵，然后用标准盐酸滴定，直到硼酸溶液恢复原来的氢离子浓度。滴定消耗的标准盐酸摩尔数即为$NH_3$的摩尔数，通过计算即可得出总氮量。在滴定过程中，滴定终点采用甲基红-次甲基蓝混合指示剂的颜色变化来判定。测定出的含氮量是样品的总氮量，其中包括有机氮和无机氮。

消化：有机氮+浓$H_2SO_4$ $\xrightarrow[\text{煮沸}]{\text{催化剂}}$ $CO_2$+$SO_2$+$NH_3$

$$2NH_3+\text{浓}H_2SO_4 \longrightarrow (NH_4)_2SO_4$$

蒸馏：$(NH_4)_2SO_4+2NaOH \longrightarrow 2NH_3\uparrow+Na_2SO_4+2H_2O$

吸收：$2NH_3+4H_3BO_3 \longrightarrow (NH_4)_2B_4O_7+5H_2O$

滴定：$(NH_4)_2B_4O_7+5H_2O+2HCl \longrightarrow 2NH_4Cl+4H_3BO_3$

凯氏定氮法的装置见图6-3。

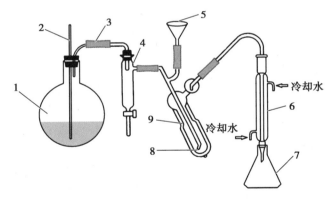

图6-3 凯氏定氮法装置
1. 蒸汽发生瓶；2. 安全管；3. 导管；4. 汽水分离器；5. 样品入口；
6. 冷凝管；7. 吸收瓶；8. 蒸馏器；9. 隔热管

### （二）福林-酚法（《中国药典》通则0731第二法）

蛋白质分子中含有的肽键在碱性溶液中与$Cu^{2+}$螯合形成蛋白质-铜复合物，此复合物使酚试剂的磷钼酸还原，产生蓝色化合物，同时，在碱性条件下，酚试剂易被蛋白质中的酪氨酸、色氨酸、半胱氨酸还原呈蓝色，在一定浓度范围内其颜色与蛋白质浓度呈正比，以蛋白质对照品溶液做标准曲线，在750nm波长处测定吸收度，计算蛋白质含量。此方法操作简便，灵敏度高，定量范围为0.025～0.25mg/ml。除另有规定外，测定方法如下：

**1. 试剂配制**

（1）福林-酚试剂：取氢氧化钠10g，碳酸钠50g，加水400ml使溶解，作为甲液；取酒石酸钾0.5g，加水50ml使溶解，另取硫酸铜0.25g，加水30ml使溶解，将两液混合作为乙液。临用前，合并甲、乙液，并加水至500ml。

（2）对照品溶液的制备：除另有规定外，取血清白蛋白（牛）对照品或蛋白质含量测定国家标准品，加水溶解并制成每1ml中含0.2mg的溶液。

**2. 标准曲线和样品测定**　精密量取对照品溶液0.0、0.2、0.4、0.6、0.8、1.0ml（对照品溶液取用量可在本法测定范围内进行适当调整），分别置具塞试管中，各加水至1.0ml，再分别加入碱性铜试液1.0ml，摇匀，室温放置10分钟，各加入福林酚试液［取福林试液中的贮备液（2mol/L酸浓度）1→16］4.0ml，立即混匀，室温放置3分钟，照紫外-可见分光光度法（《中国药典》通则0401），在650nm的波长处测定吸光度；同时以0号管作为空白。以对照品溶液浓度与其相对应的吸光度计算线性回归方程。另精密量取供试品溶液适量，同法测定。根据线性回归方程计算供试品溶液中的蛋白质浓度，并乘以稀释倍数，即得。

（三）双缩脲法（《中国药典》通则0731第三法）

该法原理见本章第一节，蛋白质与铜离子结合的紫红色化合物可在540nm比色测定，其颜色深浅与蛋白质浓度成正比，该法测定范围为1～10mg/ml。

测定方法如下：

**1. 试剂配制**

（1）标准蛋白质溶液：除另有规定外，取血清白蛋白（牛）对照品或蛋白质含量测定国家标准品，加水溶解成每1ml含10mg的溶液，可用BSA浓度1mg/ml的$A_{280nm}$为0.66来校正其纯度。如有需要，标准蛋白质还可预先用微量凯氏定氮法测定蛋白氮含量，计算出其纯度，再根据其纯度，称量配制成标准蛋白质溶液。血清白蛋白（牛）用$H_2O$或0.9%NaCl配制，酪蛋白用0.05mol/L NaOH配制。

（2）双缩脲试剂：取硫酸铜（$CuSO_4 \cdot 5H_2O$）1.5g、酒石酸钾钠（$KNaC_4H_4O_6 \cdot 4H_2O$）6.0g、碘化钾5.0g加水500ml使溶解，边搅拌边加入10%氢氧化钠溶液300ml，用水稀释至1000ml，摇匀，即得，贮存于塑料瓶中（或内壁涂以石蜡的瓶中）。此试剂可长期保存。若贮存瓶中有黑色沉淀出现，则需要重新配制。

**2. 标准曲线的测定**　精密量取对照品溶液0.0、0.2、0.4、0.6、0.8、1.0ml（对照品溶液的用量可在本法测定范围内进行调整），分别置具塞试管中，加水至1.0ml，再分别加入双缩脲试液4.0ml，立即混匀，室温下放置30分钟，照紫外-可见分光光度法（《中国药典》通则0401），在540nm的波长处测定吸光度。同时以0号管作为空白，以对照品溶液的浓度与其相对应的吸光度计算线性回归方程。

**3. 样品的测定**　另取供试品适量，同法操作，根据线性回归方程计算供试品溶液中蛋白质浓度，并乘以稀释倍数，即得。注意样品浓度不要超过10mg/ml。

此法的优点是较快速，不同的蛋白质产生颜色的深浅相近，以及干扰物质少。主要的缺点是灵敏度差。因此双缩脲法常用于需要快速,但并不需要十分精确的蛋白质测定。

**(四)考马斯亮蓝 G-250 染色法(《中国药典》通则 0731 第五法)**

考马斯亮蓝 G-250 在游离状态下呈红色,在酸性溶液中与蛋白质分子中的碱性氨基酸(精氨酸)和芳香族氨基酸结合形成蓝色复合物,最大吸收从 465nm 变为 595nm。蛋白质-染料复合物具有很高的吸光系数,因此蛋白质测定的灵敏度较高,最低检出量为 1μg 蛋白质。染料与蛋白质的结合,大约只需 2 分钟,该复合物的颜色在 1 小时内是稳定的。一定范围(1~200μg/ml)内,溶液在 595nm 波长下的吸光度与蛋白质含量成正比,可用比色法测定。该法操作简便,消耗样品少,但不同蛋白质之间差异大,且标准曲线线性差。测定方法如下:

**1. 溶液的配制**

(1)酸性染色液:称取 0.1g 考马斯亮蓝 G-250 溶解于 50ml 乙醇中,加 100ml 的磷酸,加水稀释到 1000ml。该染色液可保存数月,若不加水可长期保存,临用前稀释。

(2)对照品溶液的制备:除另有规定外,取血清白蛋白(牛)对照品或蛋白质含量测定国家标准品,加水溶解并制成每 50ml 中含 1mg 的溶液。

(3)供试品溶液的制备:照各品种项下规定的方法制备(蛋白质浓度应与对照品溶液基本一致)。

**2. 标准曲线和样品的测定**  精密量取对照品溶液 0.0、0.01、0.02、0.04、0.06、0.08、0.1ml,分别置于具塞试管中,各加水至 0.1ml,再分别加入酸性染色液 5ml,立即混匀,照紫外-可见分光光度法(通则 0401),立即在 595mn 的波长处测定吸光度;同时以 0 号管作为空白。以对照品溶液浓度与其相对应的吸光度计算线性回归方程。另精密量取供试品溶液适量,同法测定,从线性回归方程计算供试品溶液中的蛋白质浓度,并乘以稀释倍数,即得。

**(五)紫外吸收法**

蛋白质分子中的酪氨酸、色氨酸等残基在 280nm 波长处具有最大吸收。由于蛋白质中多含有酪氨酸,因此 280nm 的光吸收度是蛋白质的一种普遍性质。在一定程度下,蛋白质溶液在 280nm 吸光度与其浓度成正比,故可作定量测定。该法测定范围是 0.01~0.1mg/ml。此法简便快速,非破坏性,不需要标准品,但准确度较差。

此外,对于一些特殊蛋白质的含量测定还可采用 ELISA 法、HPLC 法、点膜结合法等。

---

**案例分析**

案例:双缩脲法测定人血白蛋白中 *N*-乙酰-DL-色氨酸的含量

用蒸馏水将供试品蛋白质稀释至一定浓度(5%),即为供试品溶液。量取供试品溶液 0.5ml,分别加入生理氯化钠溶液 0.3ml 和 0.3mol/L 高氯酸溶液 3.6ml,混匀;另取生理氯化钠溶液 0.4ml,加 0.3mol/L 高氯酸溶液 3.6ml,混匀,作为空白对照。室温放置 10 分钟,以每分钟 3500 转离心 20 分钟,取上清液在波长 280nm 处测定吸光度,用空白溶液调零点。按下式计算供试品中的 *N*-乙酰-DL-色氨酸含量。

$$N\text{-乙酰-DL-色氨酸含量}（\text{mmol/g}）=\frac{(A_{280} \times n)/5.25}{P}$$

式中　$n$ 为供试品的稀释系数；

　　　5.25 为 $N$-乙酰-DL-色氨酸的摩尔吸收系数；

　　　$P$ 为供试品的蛋白质含量，g/L。

分析：

本法系用紫外-可见分光光度法的吸收系数法测定人血白蛋白供试品中的 $N$-乙酰-DL-色氨酸含量。

## 二、多肽、蛋白质类药物的效价测定

生化制剂或生物制剂因受外界因素影响（温度、湿度、时间、生产过程的各环节等）而导致其生物活性降低或全部丧失，从而失去药理作用，所以除含量测定之外，还要测定其生物学活性以确定其是否具有体内或体外作用。多肽、蛋白质类药物的效价测定较多地采用生物检定法。《中国药典》（2015 年版）规定了胰岛素、肝素、重组人促红素、重组人白介素、重组人表皮生长因子、绒毛膜促性腺激素等药品的生物检定法，规定了各种蛋白质类抗生素的微生物效价测定法，还收载了菌苗、疫苗、抗毒素、类毒素等的效力测定法。

### （一）蛋白质类激素的效价测定法

对蛋白质类激素的效价测定多根据该药物的药理作用设计动物实验。如胰岛素的效价测定《中国药典》（2015 年版）采用小鼠血糖法（《中国药典》通则 1211），比较胰岛素标准品与供试品引起小鼠血糖下降的剂量与反应的两条平行直线关系，间接测定反应剂量。绒毛膜促性腺激素的效价测定（《中国药典》通则 1209）采用小鼠子宫增重法，比较标准品与供试品对雌小鼠子宫增重的作用，并采取量反应平行线测定法计算效价。生长激素的效价测定采用去垂体体重法和去垂体大鼠胫骨法（《中国药典》通则 1219），前者比较标准品与供试品对幼龄去垂体大鼠体重增加程度，后者在显微镜下测量胫骨骨骺宽度，采用量反应平行线测定法计算效价。降钙素采用大鼠血钙降低法（《中国药典》通则 1218），比较标准品与供试品对大鼠血钙降低的程度以测定供试品的效价。

### （二）免疫血清及毒素的效价测定法

多数抗毒素及免疫血清可采用动物中和实验法，即将供试品与标准品抗毒素分别与试验毒素结合后，通过动物实验进行对比试验，由标准品效价求出其效价单位。如白喉抗毒素采用家兔皮肤实验法测定效价（《中国药典》通则 3507），破伤风毒素采用小鼠实验法测定效价（《中国药典》通则 3508）。

### （三）人免疫球蛋白及凝血因子的效价测定法

人乙型肝炎免疫球蛋白可采用经验证的酶联免疫疗法或放射免疫测定法进行测定，放射免疫测定法利用供试品中的乙肝表面抗体与包被球上的乙肝表面抗原结合，再与 [125]I-乙肝表面抗原结合，形成免疫复合物，样品中乙肝表面抗体含量与 [125]I-乙肝表面抗原结合量成正相关函数，在一定浓度范围内，将供试品与标准品测定结果相比较，通过回归分析，计算出样品中乙肝表面抗体的含量。

人破伤风免疫球蛋白可利用小鼠中和试验法,利用该免疫球蛋白能中和相应毒素的作用,将供试品与标准品分别与试验毒素结合后,通过动物进行对比试验,由标准品效价求出供试品效价。

人凝血因子Ⅷ效价测定多采用一期法(《中国药典》通则3521),即将标准品和供试品分别与缺乏凝血因子基质血浆混合,通过激活的部分凝血活酶、钙离子以及凝血因子参与的凝血反应测定基质血浆的凝固时间,根据标准品浓度与相应凝固时间的标准曲线,计算供试品凝血因子的效价。

（四）细胞因子的效价测定法

**1. 网织红细胞法** 根据重组人促红细胞生成素（EPO）可刺激网织红细胞生成的作用,给小鼠皮下注射EPO,其网织红细胞数量随EPO注射剂量的增加而升高,利用网织红细胞数对红细胞数的比值变化,按照剂量反应平行线法计算人红细胞生成素的效价。

**2. 细胞病变抑制法** 根据干扰素可保护人羊膜细胞（WISH）免受水疱性口炎病毒（VSV）破坏的作用,用结晶紫对存活的WISH细胞染色,于波长570nm处测定其吸光度,可得到干扰素对WISH细胞的保护效应曲线,以此测定干扰素的效价。

**3. CELL-2细胞/MTT比色法** 白介素-2、粒细胞集落刺激因子、碱性成纤维细胞生长因子、表皮生长因子等均可采用微量酶检测（MTT比色法）,即根据不同药物的浓度下,其相应的细胞依赖株存活率不同,活细胞的线粒体脱氢酶能将染料四唑蓝（MTT）转变为不溶的紫色甲臜颗粒,后者的生成量与细胞数目或细胞活性呈正相关,用二甲亚砜（DMSO）溶解所生成的甲臜,通过检测光密度值变化,可间接反映细胞生长及增殖活性,以此来检测该药物的效价。

（五）蛋白质类酶的效价测定法

详见第七章。

（六）蛋白质类抗生素的效价测定法

详见第九章。

除了《中国药典》收载的品种外,有些新药经系统的理化特性和药理学、毒理学研究后,被推荐到临床使用,但一时尚未找到合适的理化检验方法来控制质量,可根据生物检定的原理,从系统的药理作用中选择一种能代表临床疗效或毒性反应的指标,建立能控制质量的生物检定方法。

**点滴积累** ∨

1. 氨基酸的含量测定 茚三酮反应法、甲醛滴定法、非水滴定法、高效液相色谱法。

2. 多肽、蛋白质类药物的含量测定 凯氏定氮法、双缩脲法、考马斯亮蓝G-250染色法、紫外吸收法。

3. 多肽、蛋白质类药物的效价测定 小鼠血糖法、动物中和实验法、酶联免疫疗法、放射免疫测定法、网织红细胞法、细胞病变抑制法、CELL-2细胞/MTT比色法等。

## 第五节 几种氨基酸、多肽、蛋白质类药物的质量分析

学习目标 ╲┊

1. 了解甘氨酸、白细胞介素-2注射液和干扰素的质量分析。

2. 了解常见氨基酸及蛋白质类药物的鉴别方法。

3. 了解常见氨基酸及基因工程类药物的质量分析。

4. 学会常见氨基酸及基因工程类药物的质量分析方法。

### 一、甘氨酸的质量分析

（一）鉴别

1. 取本品与氨基酸对照品适量，分别加水溶解并稀释制成约 10mg/ml 的溶液，照氨基酸色谱条件实验，供试品主斑点的位置和颜色应与对照品溶液的主斑点相同。

2. 本品的红外光吸收图谱应与对照品的图谱（《药品红外光谱集》929 图）一致。

（二）检查

1. **酸度** 取本品 1.0g，加水 20ml 溶解后，依法测定，pH 值应为 5.6~6.6。

2. **透光率** 取本品 1.0g，加水 20ml 溶解后，照紫外-可见分光光度法（《中国药典》通则 0401）于 430nm 处测定透光率，不得低于 98.0%。

3. **氯化物** 取本品 1.0g，依法检查，与 7.0ml 标准氯化钠溶液制成的对照溶液比较，不得更浓（0.007%）。

4. **硫酸盐** 取本品 2.5g，依法检查，与 1.5ml 标准硫酸钾溶液制成的对照溶液比较，不得更浓（0.006%）。

5. **铵盐** 取本品 0.1g，依法检查，与 2.0ml 标准氯化铵溶液制成的对照溶液比较，不得更深（0.02%）。

6. **其他氨基酸** 用薄层色谱法检查。

7. **干燥失重** 取本品 1.50g，在 105℃ 干燥 3 小时，减失重量不得超过 0.2%。

8. **炽灼残渣** 不得超过 0.1%。

9. **铁盐** 取本品 1.50g，依法检查，与 1.5ml 标准铁溶液制成的对照溶液比较，不得更深（0.001%）。

10. **重金属** 取本品 2.0g，加水 23ml 溶解，加醋酸盐缓冲液（pH = 3.5）2ml，依法检查（第一法），含重金属不得超过百万分之十。

11. **砷盐** 取本品 2.0g，加水 23ml 溶解，加盐酸 5ml，依法检查（第一法），应符合规定（0.0001%）。

12. **细菌内毒素（供注射用）** 取本品，依法检查，每 1g 甘氨酸含内毒素的量应小于 20EU。

（三）含量测定

精密称取甘氨酸约 70mg，加无水甲酸 1.5ml 溶解，加冰醋酸 50ml，按照电位滴定法（《中国药典》通则 0701），用高氯酸滴定液（0.1mol/L）滴定至绿色，同时作空白。1ml 高氯酸（0.1mol/L）相当于 7.507mg 甘氨酸。

## 二、白细胞介素-2 注射液的质量分析

白细胞介素-2 主要由活化的 T 细胞产生，作用于表达白细胞介素-2 受体的淋巴细胞，促进淋巴细胞生长、增殖、分化，为抗肿瘤的生物治疗用药。本品由高效表达人白细胞介素-2（简称人白介素-2）的大肠杆菌，经发酵、分离和高度纯化后获得的重组人白介素-2 制成。含适宜稳定剂，不含防腐剂和抗生素。

（一）原液检定

**1. 生物学活性**　《中国药典》通则 3524 规定了重组白细胞介素-2 生物活性的测定方法。该法是依据在不同白细胞介素-2 的浓度下，其细胞依赖株 CTLL-2 细胞存活率不同而检验 IL-2 的生物学活性。

（1）标准品溶液的制备：取重组人白介素-2 生物学活性测定的国家标准品，按使用说明书复溶后，用基础培养液稀释至每 1ml 含 200IU。在 96 孔细胞培养板中，做 2 倍系列稀释，共 8 个稀释度，每个稀释度做 2 孔。每孔分别留 50μl 标准品溶液，弃去孔中多余溶液。以上操作在无菌条件下进行。

（2）供试品溶液的制备：将供试品按标示量复溶后，用基础培养液稀释成每 1ml 约含 200IU。在 96 孔细胞培养板中，做 2 倍系列稀释，共 8 个稀释度，每个稀释度做 2 孔。每孔分别留 50μl 供试品溶液，弃去孔中多余溶液。以上操作在无菌条件下进行。

（3）测定法：CTLL-2 细胞用完全培养液于 37℃、5% 二氧化碳条件下培养至足够量，离心收集 CTLL-2 细胞，用 RPMI1640 培养液洗涤 3 次，然后重悬于基础培养液中配制成每 1ml 含 $6.0×10^5$ 个细胞的细胞悬液，于 37℃、5% 二氧化碳条件下备用。在加有标准品溶液和供试品溶液的 96 孔细胞培养板中，每孔加入细胞悬液 50μl，于 37℃、5% 二氧化碳条件下培养 18~24 小时；然后每孔加入 MTT 溶液 20μl，于 37℃、5% 二氧化碳条件下培养 4~6 小时后，每孔加入裂解液 150μl，于 37℃、5% 二氧化碳条件下保温 18~24 小时。以上操作均在无菌条件下进行。混匀细胞板中的液体，放入酶标仪，以 630nm 为参比波长，在波长 570nm 处测定吸光度，记录测定结果。

（4）计算：试验数据采用计算机程序或四参数回归计算法进行处理，并按下式计算结果：供试品

$$生物学活性（IU/ml）＝P_r×\frac{D_s×E_s}{D_r×E_r}$$

式中，$P_r$ 为标准品生物学活性，IU/ml；$D_s$ 为供试品预稀释倍数；$D_r$ 为标准品预稀释倍数；$E_s$ 为供试品相当于标准品半效量的稀释倍数；$E_r$ 为标准品半效量的稀释倍数。

**2. 蛋白质的含量**　采用福林酚法测定。

**3. 比活性**　生物学活性与蛋白质含量之比，不低于 $1.0×10^7$ IU/mg 蛋白质。

**4. 纯度**

（1）电泳法：依法测定（《中国药典》通则0541第五法）。用非还原型SDS-聚丙烯酰胺凝胶电泳法，分离胶胶浓度为15%，加样量应不低于10μg（考马斯亮蓝R250染色法）或5μg（银染法）。经扫描仪扫描，纯度应不低于95.0%。

（2）高效液相色谱法：依法测定（《中国药典》通则0512）。色谱柱以适合分离分子质量为5~60kD蛋白质的色谱用凝胶为填充剂；流动相为0.1mol/L磷酸盐-0.1mol/L氯化钠缓冲液，pH7.0（含适宜的表面活性剂），上样量应不低于20μg，在波长280mn处检测，以人白介素-2色谱峰计算的理论板数应不低于1500。按面积归一化法计算，人白介素-2主峰面积应不低于总面积的95.0%。

**5. 分子量**　依法测定（《中国药典》通则0541第五法）。用还原型SDS-聚丙烯酰胺凝胶电泳法，分离胶胶浓度为15%，加样量应不低于1.0μg，制品的分子质量应为15.5kD±1.6kD。

**6. 外源性DNA残留量**　每1支/瓶应不高于10ng（《中国药典》通则3407）。

**7. 宿主菌蛋白质残留量**　应不高于蛋白质总量的0.10%（《中国药典》通则3412）。

**8. 残余抗生素活性**　依法测定（《中国药典》通则3408），不应有残余氨苄西林或其他抗生素活性。如制品中含有SDS，应将SDS浓度至少稀释至0.01%再进行测定。

**9. 细菌内毒素检查**　依法检查（《中国药典》通则1143），每100万IU应小于10EU。如制品中含有SDS，应将SDS浓度至少稀释至0.0025%再进行测定。

**10. 等电点**　主区带应为6.5~7.5，且供试品的等电点图谱应与对照品的一致（《中国药典》通则0541第六法）。

**11. 紫外光谱**　用水或生理氯化钠溶液将供试品稀释至100~500μg/ml，在光路1cm、波长230~360nm下进行扫描，最大吸收峰波长应为277nm±3nm（《中国药典》通则0401）。

**12. 肽图**　依法测定（《中国药典》通则3405），应与对照品图形一致。

**13. N-端氨基酸序列（至少每年测定1次）**　用氨基酸序列分析仪测定，N端序列应为：（Met）-Ala-Pro-Thr-Ser-Ser-Ser-Thr-Lys-Lys-Thr-Gln-Leu-Gln-Leu-Glu。

（二）半成品检测

**1. 细菌内毒素检查**　依法测定（《中国药典》通则1143），每100万IU应小于10EU。如制品中含有SDS，应将SDS浓度至少稀释至0.0025%再进行测定。

**2. 无菌检查依法**　依法测定（《中国药典》通则1101），应符合规定。

（三）成品检定

**1. 鉴别试验**　按免疫印迹法（《中国药典》通则3401）或免疫斑点法（《中国药典》通则3402）测定，应为阳性。

**2. 物理检查**

（1）外观：应为无色或微黄色澄明液体。

（2）可见异物：依法测定（《中国药典》通则0904），应符合规定。

（3）装量：依法测定（《中国药典》通则0102），应不低于标示量。

### 3. 化学检定

（1）pH 值：应为 3.5～4.5（《中国药典》通则 0631）。

（2）渗透压摩尔浓度：依法测定（《中国药典》通则 0632），应符合批准的要求。

### 4. 生物学活性
应为标示量的 80%～150%（《中国药典》通则 3524）。

### 5. 残余抗生素活性
依法测定（《中国药典》通则 3408），不应有残余氨苄西林或其他抗生素活性。如制品中含有 SDS，应将 SDS 浓度至少稀释至 0.01%再进行测定。

### 6. 无菌检查
依法测定（《中国药典》通则 1101），应符合规定。

### 7. 细菌内毒素检查
依法测定（《中国药典》通则 1143），每 1 支/瓶应小于 10EU。如制品中含有 SDS，应将 SDS 浓度至少稀释至 0.0025%再进行测定。

### 8. 异常毒性试验
依法测定（《中国药典》通则 1141 小鼠试验法），应符合规定。

### 9. 残余乙腈含量
如工艺中采用乙腈，则按照气相色谱法（《中国药典》通则 0521）进行。色谱柱采用石英毛细管柱，柱温 45℃，汽化室温度 150℃，检测器温度 300℃，载气为氮气，流速为每分钟 4.0ml，用水稀释乙腈标准溶液使其浓度为 0.0004%，分别吸取 1.0ml 上述标准溶液及供试品溶液顶空进样 400μl，通过比较标准溶液和供试品溶液的峰面积判定供试品溶液乙腈含量。乙腈含量不高于 0.0004%。

▶▶ 边学边练

如何进行人血白蛋白中蛋白质的含量测定，请见实训十：双缩脲法测定人血白蛋白中蛋白质的含量。

## 三、干扰素的质量分析

干扰素是一组多功能的细胞因子，根据其结构和来源可分三种：α、β、γ，其中干扰素 α 又分为多种亚型，干扰素 α、β 的结构功能相似，抗病毒和抗肿瘤功能较强；干扰素 γ 免疫调节功能较强，现已被正式批准生产的有干扰素 α1b、α2a、α2b、β、γ 等。下面以重组人干扰素 α1b 注射液为主介绍干扰素的分析方法。

本品系由高效表达人干扰素 α1b 基因的大肠杆菌，经发酵、分离和高度纯化后获得的重组人干扰素 α1b 制成。含适宜稳定剂，不含防腐剂和抗生素。

（一）原液检定

### 1. 生物学活性
依法测定（《中国药典》通则 3523）。

### 2. 蛋白质含量
依法测定（《中国药典》通则 0731 第二法）。

### 3. 比活性
为生物学活性与蛋白质含量之比。每 1mg 蛋白质应不低于 $1.0 \times 10^7$ IU。

### 4. 纯度

（1）电泳法：依法测定（《中国药典》通则 0541 第五法）。用非还原型 SDS-聚丙烯酰胺凝胶电泳法，分离胶胶浓度为 15%，加样量应不低于 10μg（考马斯亮蓝 R250 染色法）或 5μg（银染法）。经扫描仪扫描,纯度应不低于95.0%。

（2）高效液相色谱法:依法测定（《中国药典》通则0512）。色谱柱以适合分离分子质量为5~60kD蛋白质的色谱用凝胶为填充剂;流动相为0.1mol/L磷酸盐-0.1mol/L氯化钠缓冲液,pH7.0;上样量应不低于20μg,在波长280nm处检测,以干扰素色谱峰计算的理论板数应不低1000。按面积归一化法计算,干扰素主峰面积应不低于总面积的95.0%。

5. **分子量**　依法测定（《中国药典》通则0541第五法）,用还原型SDS-聚丙烯酰胺凝胶电泳法,分离胶胶浓度为15%,加样量应不低于1.0μg,制品的分子质量应为19.4kD±1.9kD。

6. **外源性DNA残留量**　每1支/瓶应不高于10ng（《中国药典》通则3407）。

7. **鼠IgG残留量**　如采用单克隆抗体亲和色谱法纯化,应进行本项检定。每次人用剂量鼠IgG残留量应不高于100ng（《中国药典》通则3416）。

8. **宿主菌蛋白质残留量**　应不高于蛋白质总量的0.10%（《中国药典》通则3412）。

9. **残余抗生素活性**　依法测定（《中国药典》通则3408）,不应有残余氨苄西林或其他抗生素活性。

10. **细菌内毒素检查**　依法测定（《中国药典》通则1143）,每30万IU应小于10EU。

11. **等电点**　主区带应为4.0~6.5,且供试品的等电点图谱应与对照品的一致（《中国药典》通则0541第六法）。

12. **紫外光谱**　用水或生理氯化钠溶液将供试品稀释至100~500μg/ml,在光路1cm、波长230~360nm下进行扫描,最大吸收峰波长应为278nm±3nm（《中国药典》通则0401）。

13. **肽图**　依法测定（《中国药典》通则3405）,应与对照品图形一致。

14. **N端氨基酸序列**　（至少每年测定1次）用氨基酸序列分析仪测定,N端序列应为:（Met)-Cys-Asp-Leu-Pro-Glu-Thr-His-Ser-Leu-Asp-Asn-Arg-Arg-Thr-Leu。

（二）半成品检定

1. **细菌内毒素检查**　依法测定（《中国药典》通则1143）,每30万IU应小10EU。

2. **无菌检查**　依法测定（《中国药典》通则1101）,应符合规定。

（三）成品检定

1. **鉴别试验**　按免疫印迹法（《中国药典》通则3401）或免疫斑点法（《中国药典》通则3402）测定,应为阳性。

2. **物理检查**

（1）外观:应为澄明液体。

（2）可见异物:依法检查（《中国药典》通则0904）,应符合规定。

（3）装量:依法检查（《中国药典》通则0102）,应不低于标示量。

3. **化学检定**

（1）pH值:应为6.5~7.5（《中国药典》通则0631）。

（2）渗透压摩尔浓度:依法检查（《中国药典》通则0632）,应符合批准的要求。

4. **生物学活性**　应为标示量的80%~150%（《中国药典》通则3523）。

5. **残余抗生素活性**　依法检查（《中国药典》通则3408）不应有残余氨苄西林或其他抗生素活性。

6. **无菌检查**　依法检查(《中国药典》通则1101),应符合规定。

7. **细菌内毒素检查**　依法检查(《中国药典》通则1143),每1支/瓶应小于10EU。

8. **异常毒性检查**　依法检查(《中国药典》通则1141小鼠试验法),应符合规定。

点滴积累 ╲

1. SDS-PAGE法　即十二烷基硫酸钠-聚丙烯酰胺凝胶电泳法,可用于基因重组多肽类药物的鉴别、蛋白质的鉴别和分子量的测定。

2. 免疫印迹法　又称蛋白质印迹(westernblotting),是根据抗原抗体的特异性结合检测复杂样品中的某种蛋白的方法。可用于各种生物检测、免疫识别、扫描和保存。

3. MTT法　又称MTT比色法,是一种检测细胞存活和生长的方法。广泛用于一些生物活性因子的活性检测、大规模的抗肿瘤药物筛选、细胞毒性试验以及肿瘤放射敏感性测定等。

## 复习导图

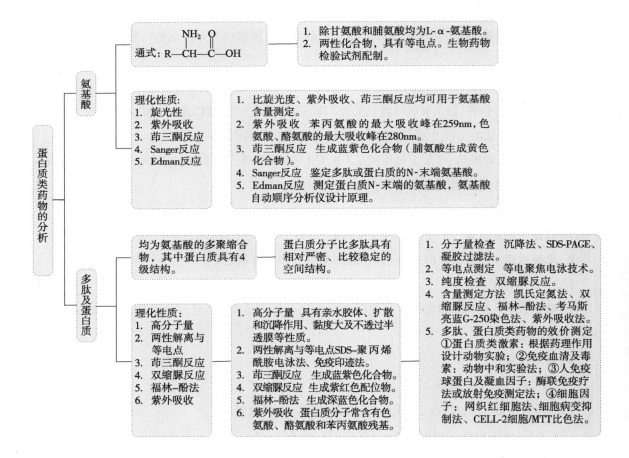

## 目标检测

一、选择题

(一)单项选择

1. 干扰素的效价测定可采用(　　)

A. 网织红细胞法        B. MTT 比色法

C. WISH 细胞病变抑制法      D. 一期法

2. 氨基酸与蛋白质类药物的鉴别中都可用(　　)

A. 福林酚法            B. 纸层析法

C. 茚三酮反应         D. 双缩脲反应

3. 以下哪一种氨基酸不具备不对称碳原子(　　)

A. 甘氨酸      B. 丝氨酸      C. 半胱氨酸      D. 苏氨酸

4. 对基因工程类药物的检查项目不包括(　　)

A. 肽图             B. N-端氨基酸序列

C. 外源性 DNA       D. 蛋白质含量

5. 下列哪类制品需要检查外源性 DNA 残留量(　　)

A. 维生素           B. 血液制品

C. 重组 DNA 制品     D. 抗生素

(二) 多项选择题

1. 在下列方法中,可以用于测定蛋白质分子量的有(　　)

A. 凝胶层析法      B. 还原型 SDS-PAGE 法      C. 超速离心法

D. 免疫电泳法      E. 紫外-可见分光光度法

2. SDS-PAGE 法可以用于(　　)

A. 蛋白质类药物的分子量测定    B. 蛋白质类药物的等电点测定

C. 基因重组多肽药物的鉴别      D. 蛋白质类药物的纯度检查

E. 蛋白质类药物的含量测定

3. 基因工程类药物的特殊检查项目包括(　　)

A. 肽图检查        B. 熔点          C. N-端氨基酸序列

D. 纯度            E. 残留溶剂

4. 氨基酸类药物的鉴别可用(　　)

A. 红外光谱        B. 气相色谱法      C. 氨基酸自动分析

D. 分光光度法      E. 层析法

5. 对基因重组多肽类药物的鉴别中可采用(　　)

A. SDS-PAGE      B. HPLC         C. 免疫印迹法

D. 甲醛滴定法      E. 茚三酮反应法

## 二、填空题

1. 紫外吸收法(280nm)定量测定蛋白质时,其主要依据是因为大多数可溶性蛋白质分子中含有_____氨基酸、_____氨基酸。

2. 氨基酸与茚三酮反应的基团是_____,除脯氨酸以外反应产物的颜色是_____;脯氨酸与茚三酮反应则显示_____色。

3. 氨基酸的结构通式是_____。

4. 不同蛋白质的含_____量颇为相近,平均含量为_____%。

5. 蛋白质具有两性电离性质,当蛋白质处在某一 pH 值溶液中时,它所带的正负电荷数相等,此时的蛋白质呈_____,该溶液的 pH 值称为蛋白质的_____。

三、问答题

1. 对于基因工程类药物的特殊检查项目主要有哪些?

2. 基因重组多肽药物的鉴别方法有几种? 它们的原理和特点?

3. 氨基酸类药物的含量测定方法有哪几种?

4. 常用的蛋白质类药物的含量测定方法有哪几种?

四、实例分析

称取某氨基酸样品 1.2568g,置于烧杯中,加入 50ml 蒸馏水和 5g 左右活性炭,加热煮沸,过滤,用 30~40ml 热水洗涤活性炭,收集滤液于 100ml 容量瓶中,加水至标线,摇匀,作为样品溶液。取样品液 1ml,加入 pH5.4,2mol/L 醋酸缓冲液 1ml 和茚三酮显色液 1ml,混匀后于 100℃ 沸水浴中加热 15 分钟,自来水冷却。放置 5 分钟后,加 3ml 60% 乙醇稀释,于 570nm 处测定吸光度 $A$ 为 0.317,已知该氨基酸标准溶液(mg/ml)在相同实验条件下的回归方程为 $A=0.0256c-0.0013$,求该氨基酸的含量。

(刘碧林)

# 第七章

## 酶类药物的分析

ER-07章PPT

情景描述：

国家食品药品监督管理局 2010 年第 2 期国家药品质量公告中列出了抽验的注射用尿激酶有 5 批次产品不合格，不合格项目为干燥失重、效价测定等。

学前导语：

酶是由生物体活细胞产生的具有高度专一性的高效生物催化剂，参与生物体内的各种酶促反应，维持着机体正常的新陈代谢。酶类药物的质量检测包括其鉴别试验、多项检查试验及效价测定。其中效价高低是研究酶的特性、生产及应用酶制剂的一项不可或缺的指标。

## 第一节 概述

学习目标 ∨

1. 掌握酶含量的测定方法；酶活力和比活力的计算。
2. 熟悉酶的定义和性质。
3. 了解酶促反应的影响条件。

酶是一种由生物体活细胞产生的高效、高度专一的生物催化剂。它的化学本质是蛋白质（少数为 RNA）。酶参与生物体内的物质代谢和能量代谢，除了高效、专一特点外，还有反应条件温和、易受调控等催化特性。

酶制剂广泛用于制药工业、轻工业、食品和农业方面，在疾病的诊断和治疗上使用的种类和数量十分可观，如消化酶类、消炎抑菌酶类、心血管疾病治疗酶、抗肿瘤酶类等。

### 一、酶含量测定原理

除了少数核酶外，酶化学本质都是蛋白质，一般酶含量的测定就是测定酶中蛋白质含量，酶含量测定主要是用于酶比活力计算和酶制剂成品规格的控制。可根据它们的物理化学性质选择采用凯氏定氮法、双缩脲法、Folin-酚试剂法（Lowry 法）、考马斯亮蓝 G250 染色法（Bradford 法）、紫外吸收、HPLC 法等。其中凯氏定氮法是经典的标准方法；Lowry 法和 Bradford 法是在蛋白质质量检定中经常使用的方法。

几种常见的酶含量测定方法的精确度和各自的优缺点如表 7-1：

表 7-1　酶常用的蛋白定量方法比较

| 方法 | 精确度 | 优点 | 缺点 |
| --- | --- | --- | --- |
| 凯氏定氮法 | 0.2~1.0mg 氮 | 设备简单 | 灵敏度低,操作烦琐,易受干扰 |
| 双缩脲法 | 0.5~10mg/ml | 方便快速 | 灵敏度低,存在干扰物 |
| Bradford 检测法 | 25~200μg/ml | 方便快速,干扰物少,灵敏度高 | 使蛋白不可逆变性 |
| 280nm 光吸收法 | 0.2~2mg/ml | 方便快速,不会蛋白变性 | 精度不高,一般不用来定量测定 |
| HPLC 法 | 0.5~10μg/ml | 定量精确,灵敏度高,重复性好,易自动化 | 设备昂贵,需要蛋白标准品 |

## 二、 酶活力的检测方法

酶活力(enzyme activity)也称为酶活性,是指酶催化一定化学反应的能力。检查酶的含量及存在,常用它催化某一特定反应的能力来表示,即用酶的活力来表示。酶活力的高低是研究酶的特性、生产及应用酶制剂的一项不可缺少的指标。

### (一) 酶活力与酶反应速度

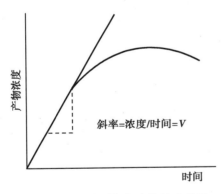

图 7-1　酶反应时间与产物浓度关系

斜率=浓度/时间=V

酶活力的大小可以用在一定条件下它所催化的某一化学反应的反应速度来表示,所以测定酶活力(实质上就是测定酶的量)就是测定酶促反应的速度(用 $V$ 表示)。酶促反应速度可用单位时间内、单位体积中底物的减少量或产物的增加量来表示,在一般的酶促反应体系中,底物往往是过量的,测定初速度时,底物减少量占总量的极少部分,不易准确检测,而产物则是从无到有,只要测定方法灵敏,就可准确测定。将产物浓度对反应时间作图,反应速度即图 7-1 中曲线的斜率。

从图 7-1 中可知,反应速度只在最初一段时间内保持恒定,随着反应时间的延长,酶反应速度下降。引起下降的原因很多,如底物浓度的降低,酶在一定的 pH 值及温度下部分失活;产物对酶的抑制、产物浓度增加而加速了逆反应的进行等。因此,研究酶反应速度应以酶促反应的初速度为准,这时上述各种干扰因素尚未起作用,速度基本保持恒定不变。

### (二) 酶促反应的条件

在选择合适方法测定酶活力时,首先要满足酶促反应最佳条件,即反应系统中除了待测定的酶浓度是影响速度的唯一因素外,其他因素都处于最适于酶发挥催化作用的水平。确定反应条件时应考虑以下几个因素：

**1. 底物** 为了便于测定,选用底物最好在物理化学性质上和产物不同。有些酶的底物和产物本身就有这个特点,有的则需要用色源或荧光源底物。为了不使酶反应速度受它限制,反应系统应该使用足够高的底物浓度,理论上选用底物浓度 $[S] = 100K_m$($K_m$为米氏常数),这种情况下反应速度可达到最大速度的99%。

---

**知识链接**

**米氏常数 $K_m$**

$K_m$:米氏常数,是研究酶促反应动力学最重要的常数。它的意义如下:它的数值等于酶促反应达到其最大速度 $V_m$ 一半时的底物浓度 $[S]$。它可以表示酶和底物之间的亲和能力,$K_m$ 值越大,亲和能力越弱,反之亦然。它可以确定一条代谢途径中的限速步骤:代谢途径是指由一系列彼此密切相关的生化反应组成的代谢过程,前面一步反应的产物正好是后面一步反应的底物,例如糖酵解途径。限速步骤就是一条代谢途径中反应最慢的那一步,即 $K_m$ 值最大的那一步反应,该酶也叫这条途径的关键酶。它可以用来判断酶的最适底物,某些酶可以催化几种不同的生化反应,叫多功能酶,其中 $K_m$ 值最小的那个反应的底物就是酶的最适底物。$K_m$ 是一种酶的特征常数,只与酶的种类有关而与酶的浓度无关,与底物的浓度也无关,这一点与 $V_m$ 是不同的,因此,我们可以通过 $K_m$ 值来鉴别酶的种类,但是它会随着反应条件($T$、pH 值)的改变而改变。

---

**2. pH 值** 氢离子浓度可能改变酶活性中心的解离情况,升高或降低酶的活性;也可能破坏酶的结构与构象导致酶失效,还可能作用反应系统的其他组分影响酶反应,甚至改变酶可逆反应进行的方向。例如,乳酸脱氢酶反应在 pH = 7 时倾向乳酸生成,而 pH = 10 时则倾向于丙酮酸形成。因此,酶促反应通常借助缓冲系统来控制 pH 值。

**3. 温度** 酶促反应对温度十分敏感,因为温度能直接影响化学反应速度本身,也能影响酶的稳定性,还可能影响酶的构象和酶的催化机制。一般而言,温度变化1℃,酶促反应速度可能相差5%左右。酶促反应的温度通常选用25℃、30℃或37℃。

**4. 辅助因子** 有些酶需要金属离子或相应辅酶物质,在反应系统中应满足这些需要。有时为了提高酶在反应系统中的稳定性,还可加入某些相应物质,例如对巯基酶可加入二巯基乙醇等。

**5. 空白和对照** 每个酶促反应通常都应该有适当的空白和对照。空白是指杂质反应和自发反应引发的变化量,它提供的是未知因素的影响。空白值可通过不加酶的"底物空白"对照,或不加底物的"酶空白",或两者都加(但酶需预先经过失效处理)。对照是指用纯酶或标准酶制剂测得的结果,主要作为比较或标定的标准,同时可消除或减少因各种条件改变对酶活力测定的影响。

(三)酶活力的测定方法

常见的酶活力测定方法有取样测定法和连续测定法。取样测定法是在酶促反应开始后不同的时间,从反应系统中取出一定量的反应液,并用适当方法停止其反应后,再根据产物在化学性质上的差别,选用适当的检测方法进行定量分析,求得单位时间内酶促反应变化量的方法。连续测定法则是基于底物在物理化学性质上的不同,在反应过程中对反应系统进行直接连续检测的方法。从准确性和测定效率看连续法都比较好。

**1. 取样测定法**　在该方法中停止酶促反应通常采用添加酶的变性剂的办法,如加 5% 的三氯醋酸、3% 的高氯酸或其他酸、碱、醇类。三氯醋酸是一种高效专一的蛋白质变性剂和沉淀剂,其缺点是在紫外光区有吸收,而高氯酸没有此缺点,并且用氢氧化钠中和、冷却后,$NaClO_4$ 还可沉淀除去,但它不适于对酸和氧化剂敏感的测定对象。另一种停止反应的办法是加热使酶失效。

在取样测定法中应用何种具体的检测方法要根据具体的酶反应而定。常用的检测方法有紫外-可见分光光度法、荧光分析法等。

**2. 连续检测法**

(1) 紫外-可见分光光度法:这是根据产物和底物在某一波长或波段上,有明显的特征吸收差别而建立起来的连续检测方法。吸收度测定应用的范围很广,几乎所有氧化还原酶都可用此法测定。本法的特点是灵敏度高(可检测到 $10^{-9}$ mol 水平的变化)、简便易行,测定一般可在较短时间内完成。

(2) 荧光分析法:它的原理是,如果酶促反应的底物与产物之一具有荧光,那么荧光变化的速率可代表酶反应速率。应用此法测定的酶促反应有两类:一是脱氢酶等反应,它们的底物本身在酶促反应过程中有荧光变化,例如还原型烟酰胺腺嘌呤二核苷酸磷酸(NADPH)的中性溶液发强的蓝白色荧光(460nm),而 $NADP^+$ 则无。另一类是利用荧光源底物的酶反应,例如可用二丁酰荧光素测定脂肪酶,二丁酰荧光素不发荧光,但水解后释放荧光素。荧光分析法的优点是灵敏度高,特别适于酶量或底物量极低时的快速分析。

(3) 旋光度法:某些酶促反应常伴随着旋光变化,在没有其他更好的方法可用时,可考虑用旋光度测定法。

(4) 酶偶联测定法:本法是应用过量、高度专一的"偶联工具酶"使被测酶促反应能继续进行到某一可直接、连续、简便、准确测定阶段的方法。应用酶偶联测定法最重要的是加入的偶联工具酶应该高度纯净、专一且过量,使检测的反应速度和酶浓度间有线性关系。

(5) 其他检测法:如电化学测定法、离子选择性电极测定法、放射化学法等。

▶▶ **课堂活动**

试比较取样测定法和连续检测法测定酶活力的优缺点。

(四) 酶活力单位和酶比活力

酶的活力大小也就是酶量的大小,用酶的活力单位(U)来度量。国际生化学会推荐的酶国际单位(IU),即在特定条件下,1 分钟内能使 1μmol 底物转化的酶量作为一个酶国际单位。特定条件是指:温度选定为 25℃,其他条件(如 pH 值及底物浓度)均采用最适条件。1979 年国际生化学会为将酶的活力单位与国际单位制的反应速率（mol/s）相一致，推荐用催量（katal，简称 Kat）来表示酶活力。1 催量定义为：在特定的测定系统中，每秒钟催化 1mol 底物转化的酶量。Kat 和 IU 的换算关系：$1Kat = 6 \times 10^7 IU$。

但被人们普遍采纳的表示酶的活力大小的习惯用法较方便，如 α-淀粉酶的活力，可用每小时催化 1g 可溶性淀粉液化所需要的酶量来表示，也可以用每小时催化 1ml 2% 可溶性淀粉液化所需要的酶量作为 1 个酶单位。

酶的比活力（specific activity）代表酶的纯度，一般用每毫克蛋白质所含的酶活力单位数表示，有时也可用每克酶制剂或每毫升酶制剂含有多少活力单位来表示（U/g 或 U/ml）。它是酶学研究及生产中经常使用的数据，可以用来比较每单位重量酶蛋白的催化能力。对同一种酶来说，比活力越高，酶越纯。

---

**案例分析**

案例：胃蛋白酶的效价测定

1. 对照品溶液的制备　精密称取酪氨酸对照品适量，加盐酸溶液（取 1mol/L 盐酸溶液 65ml，加水至 1000ml）溶解并定量稀释制成每 1ml 中含 0.5mg 的溶液。

2. 供试品溶液的制备　取本品适量，精密称定，加上述盐酸溶液溶解并定量稀释制成每 1ml 中约含 0.2~0.4U 的溶液。

3. 测定法　取试管 6 支，其中 3 支各精密加入对照品溶液 1ml，另 3 支各精密加入供试品溶液 1ml，置 37℃±0.5℃水浴中，保温 5min，精密加入预热至 37℃±0.5℃的血红蛋白试液 5ml，摇匀，并准确计时，在 37℃±0.5℃水浴中反应 10min，立即精密加入 5% 三氯醋酸溶液 5ml，摇匀，滤过，取续滤液备用。另取试管 2 支，各精密加入血红蛋白试液 5ml，置 37℃±0.5℃水浴中保温 10 分钟，再精密加入 5% 三氯醋酸溶液 5ml，其中 1 支加供试品溶液 1ml，另 1 支加上述盐酸溶液 1ml，摇匀，滤过，取续滤液，分别作为供试品和对照品的空白对照，照紫外-可见分光光度法（《中国药典》通则 0401），在 275nm 的波长处测定吸光度，算出平均值 $\bar{A}_s$ 和 $\bar{A}$，按下式计算。

$$\text{每 1g 含胃蛋白酶的量（单位）} = \frac{\bar{A} \times W_s \times D}{\bar{A}_s \times W \times 10 \times 181.19}$$

式中，$\bar{A}_s$ 为对照品的平均吸光度；$\bar{A}$ 为供试品的平均吸光度；$W_s$ 为每 1ml 对照品溶液中含酪氨酸的量，μg；$W$ 为供试品取样量，g；$D$ 为供试品稀释倍数。

分析：

在上述条件下，每分钟能催化水解血红蛋白生成 1μmol 酪氨酸的酶量，为一个蛋白酶活力的单位。按照《中国药典》（2015 年版）二部中的规定：按干燥品计算，每 1g 中含胃蛋白酶活力不得少于 3800 单位。

### 点滴积累 ⋁

1. 酶的的化学本质是蛋白质（少数为 RNA）。 除了高效、专一特点外，酶还有反应条件温和、受调控等催化特性。
2. 酶活力的大小可以用在一定条件下它所催化的某一化学反应的反应速度来表示，测定酶活力就是测定酶促反应的速度。
3. 酶活力的测定方法有取样测定法和连续测定法。
4. 酶的比活力代表酶的纯度，用每毫克蛋白质所含的酶活力单位表示，可以用来比较每单位重量酶蛋白的催化能力。

# 第二节　几种药用酶的质量分析

### 学习目标 ⋁

1. 熟悉抑肽酶、尿激酶、胰蛋白酶和门冬酰胺酶等几种药用酶质量分析方法。
2. 学会药用酶质量检测分析技能。
3. 具有全面质量控制的观念，具备基本岗位素质。

## 一、抑肽酶

抑肽酶是一种广谱蛋白酶抑制剂，可用于调节心脏体外循环手术引起的机体炎性反应。抑肽酶通过其对多种介质的抑制作用（如血管舒缓素、纤维蛋白溶酶）可以降低炎性反应、纤溶反应和凝血酶的产生。临床用于预防和治疗急性胰腺炎、纤维蛋白溶解引起的出血及弥散性血管内凝血。还可用于抗休克治疗。

> **知识链接**
>
> #### 抑肽酶制剂的不良反应
>
> 抑肽酶制剂药品说明书适应证为预防用药，用于体外循环下实施冠状动脉旁路移植术的患者，以减少手术过程中的出血，并相应降低输血需求。 抑肽酶制剂主要不良反应为过敏样反应、过敏性休克、血红蛋白尿、恶心、寒战、呕吐、胸闷、呼吸困难、荨麻疹、低血压等。 国家药品不良反应监测中心提示该药品可引起严重不良反应，建议临床医师严格掌握适应证，加强临床用药监护。 国家食品药品监督管理局组织有关部门和专家，对抑肽酶在我国的临床使用情况和安全性问题进行了评价，依据《药品管理法》和《药品管理法实施条例》，2007 年 12 月 17 日，国家食品药品监督管理局决定暂停抑肽酶注射剂在我国的销售和使用。

本品系自牛胰或肺中提取、纯化制得的具有抑制蛋白水解酶活性的多肽。《中国药典》（2015 年版）二部规定，按无水物计算，每 1mg 抑肽酶的活力不得少于 3.0 单位。

（一）性状

本品为白色至微黄色粉末。

本品在水或0.9%氯化钠溶液中易溶，在乙醇、丙酮或乙醚中不溶。

（二）鉴别

1. 取本品与胰蛋白酶，分别加水制成每1ml中含1mg的溶液，各取10μl置点滴板上，混匀后，加对甲苯磺酰-L-精氨酸甲酯盐酸盐试液0.2ml，放置数分钟后，应不显紫红色。以胰蛋白酶溶液10μl作对照，同法操作，应显紫红色。

2. 在N-焦谷氨酰-抑肽酶和有关物质项下记录的色谱图中，供试品溶液主峰的保留时间应与对照品溶液主峰的保留时间一致。

（三）检查

1. **吸光度** 取本品，精密称定，加水制成每1ml含3.0单位的溶液，照紫外-可见分光光度法（《中国药典》通则0401）测定，在277nm的波长处有最大吸收，吸光度不得过0.8。

2. **酸度** 取本品，加水制成每1ml含5mg的溶液，依法测定（《中国药典》通则0631），pH值应为5.0~7.0。

3. **溶液的澄清度** 取本品，加水制成每1ml中含2mg的溶液，依法检查（《中国药典》通则0902第一法），溶液应澄清。

4. **高分子蛋白质** 取本品适量，加水制成每1ml中含5U的溶液，作为供试品溶液；另取经112℃加热2小时处理过的抑肽酶适量，加水溶解并稀释制成每1ml中含5U的溶液，作为系统适用性溶液。照分子排阻色谱法（《中国药典》通则0514），用亲水的改性硅胶为填充剂（TSK-G4000SWxl柱，7.8mm×30cm，8μm或其他适宜的色谱柱），用3根色谱柱串联；以3mol/L醋酸溶液为流动相；流速为每分钟1.0ml；检测波长为280nm；柱温为35℃。取系统适应性溶液100μl，注入液相色谱仪，记录色谱图，二聚体峰相对抑肽酶峰的保留时间约为0.9；二聚体与抑肽酶峰间的分离度应大于1.0；抑肽酶主峰的拖尾因子不得大于2.5。取供试品溶液100μl，注入液相色谱仪，记录色谱图。保留时间小于抑肽酶主峰的均为高分子蛋白质峰，按峰面积归一化法计算，高分子蛋白质的总量不得大于1.0%。

5. **水分** 取本品，照水分测定法（《中国药典》通则0832第一法容量滴定法）测定，含水分不得过6.0%。

6. **热原** 取本品，加灭菌注射用水制成每1ml中含15单位的溶液，依法检查（《中国药典》通则1142），剂量按家兔体重每1kg注射1ml，应符合规定。

7. **异常毒性** 取本品，加氯化钠注射液制成每1ml中含4单位的溶液，依法检查（《中国药典》通则1141），应符合规定。

8. **降压物质** 取本品，加氯化钠注射液溶解并稀释，依法检查（《中国药典》通则1145），剂量按猫体重每1kg注射1.5单位，应符合规定。

（四）效价测定

1. **底物溶液的制备** 取N-苯甲酰-L-精氨酸乙酯盐酸盐171.3mg，加水溶解并稀释至25ml。临用新制。

**2. 胰蛋白酶溶液的制备** 取胰蛋白酶对照品适量,精密称定,用盐酸滴定液(0.001mol/L)制成每1ml中约含0.8U(每1ml约含1mg)的溶液,临用新制并置于冰浴中。

**3. 胰蛋白酶稀释溶液的制备** 精密量取胰蛋白酶溶液1ml,置20ml量瓶中,用硼砂-氯化钙缓冲液(pH=8.0)稀释至刻度,摇匀,放置10分钟,置冰浴中。

**4. 供试品溶液的制备** 取本品适量,精密称定,加硼砂-氯化钙缓冲液(pH=8.0)制成每1ml约含1.67U(每1ml约含0.6mg)的溶液,精密量取0.5ml与胰蛋白酶溶液2ml,置20ml量瓶中,再用硼砂-氯化钙缓冲液(pH=8.0)稀释至刻度,摇匀,反应10分钟,置冰浴中(2小时内使用)。

**5. 测定法** 取硼砂-氯化钙缓冲液(pH=8.0)9.0ml与底物溶液1.0ml,置25ml烧杯中,于25℃±0.5℃恒温水浴中放置3~5分钟,在搅拌下滴加氢氧化钠滴定液(0.1mol/L)调节pH值为8.0,精密加入供试品溶液(经25℃保温3~5分钟)1ml,并立即计时,用1ml微量滴定管以氢氧化钠滴定液(0.1mol/L)滴定释放出的酸,使溶液的pH值始终保持在7.9~8.1。每隔60秒读取pH值恰为8.0时所消耗的氢氧化钠滴定液(0.1mol/L)的体积(ml),共6分钟。另精密量取胰蛋白酶稀释溶液1ml,按上法操作,作为对照(重复一次)。以时间为横坐标,消耗的氢氧化钠滴定液(0.1mol/L)为纵坐标作图,应为一条直线。供试品和对照两条直线应基本重合,求出每秒钟消耗氢氧化钠滴定液(0.1mol/L)的体积(ml),按公式(7-1)计算:

$$每1mg抑肽酶的效价(单位)=\frac{(2n_1-n_2)4000 \cdot f}{W} \qquad 式(7-1)$$

式中,4000为系数;$W$为抑肽酶制成每1ml约含1.67单位时的酶量,mg;$n_1$为对照测定时每秒钟消耗的氢氧化钠滴定液(0.1mol/L)的体积,ml;$n_2$为溶液每秒钟消耗氢氧化钠滴定液(0.1mol/L)的体积,ml;2为供试品溶液中所加入胰蛋白酶的量为对照测定时的2倍;$f$为氢氧化钠滴定液(0.1mol/L)校正因子。

**6. 效价单位定义** 能抑制一个胰蛋白酶单位[每秒钟能水解1μmol的$N$-苯甲酰-L-精氨酸乙酯(BAEE)为一个胰蛋白酶单位(micro katal)]的活力称为一个抑肽酶活力单位(EPU)。每1EPU的抑肽酶相当于1800KIU。

抑肽酶活性是测定对已知活性的胰蛋白酶的抑制作用。用胰蛋白酶原有活性与残存活性间的差值计算活力单位。

## 二、尿激酶

尿激酶是肾小管上皮细胞所产生的一种特殊蛋白分解酶,为高效的血栓溶解剂,可直接促使无活性的纤溶酶原变为有活性的纤溶酶,使组成血栓的纤维蛋白水解。临床上用于治疗脑血栓形成、脑栓塞、周围动脉或静脉血栓症、肺栓塞、急性心肌梗死等。也可用于眼科溶解眼前房的血纤维、血块。

本品系从新鲜人尿中提取的一种能激活纤维蛋白溶酶原的酶,是由高相对分子量($M_w$54 000)和低相对分子量($M_w$33 000)组成的混合物,高分子量尿激酶含量不得少于90%,每毫克蛋白中尿激酶活力不得少于 12 万单位。

（一）性状

本品为白色或类白色粉末。

（二）鉴别

取效价测定项下的供试品溶液,用巴比妥-氯化钠缓冲液(pH＝7.8)稀释成每 1ml 含有 20 单位的溶液,吸取 1ml,加牛纤维蛋白原溶液 0.3ml,再依次加入牛纤维蛋白溶酶原溶液 0.2ml 与牛凝血酶溶液 0.2ml,迅速摇匀,立即置 37℃±0.5℃ 恒温水浴中保温,立即计时。应在 30～45 秒内凝结,且凝块在 15 分钟内重新溶解。以 0.9%氯化钠溶液作空白对照,同法操作,凝块在 2 小时内不溶(上述试剂的配置同效价测定)。

（三）检查

1. **溶液的澄清度与颜色**　取本品,加 0.9%氯化钠溶液制成每 1ml 中含 3000 单位的溶液,依法检查(《中国药典》通则 0901 第一法与通则 0902 第一法),应澄清无色。

2. **干燥失重**　取本品,以五氧化二磷为干燥剂,在 60℃减压干燥至恒重,减失质量不得过 5%(《中国药典》通则 0831)。

3. **分子组分比**　取本品,加水制成每 1ml 含 2mg 的溶液后,加入等体积的缓冲液(取浓缩胶缓冲液 2.5ml、20%十二烷基硫酸钠溶液 2.5ml、0.1%溴酚蓝溶液 1.0ml 与 87%甘油溶液 3.5ml,加水至 10ml),置水浴中 3 分钟,放冷,作为供试品溶液;取 10μl,加至样品孔,照电泳法(《中国药典》通则 0541 第五法考马斯亮蓝法染色)测定,按公式(7-2)计算高分子量尿激酶相对含量(%)。

$$高分子量尿激酶相对含量(\%)=\frac{高分子量尿激酶的峰面积}{高、低分子量尿激酶的峰面积之和}\times100\% \qquad 式(7-2)$$

4. **乙肝表面抗原**　取本品,加 0.9%氯化钠溶液制成每 1ml 中含 10mg 的溶液,按试剂盒说明书项下测定,应为阴性。

5. **异常毒性**　取本品,加氯化钠注射液制成每 1ml 含 5000U 的溶液,依次检查(《中国药典》通则 1141),应符合规定。

6. **细菌内毒素**　取本品,依法检查(《中国药典》通则 1143),每 1 万 U 尿激酶中含内毒素的量应小于 1.0EU。

7. **凝血质样活性物质**

（1）血浆的制备:取新鲜兔血,加 3.8%枸橼酸钠溶液(每 9ml 兔血加 3.8%枸橼酸钠溶液 1ml),混匀,置 2～8℃条件下,以每分钟 5000 转离心 20 分钟,取上清液在 -20℃速冻保存备用,用前在 25℃融化。

（2）测定法:取本品,加巴比妥缓冲液(pH＝7.4)制成每 1ml 各含 5000、2500、1250、625 及 312U 的供试品溶液。若供试品中含乙二胺四醋酸盐或磷酸盐,必须先经巴比妥缓冲液(pH＝7.4)在 2℃透析除去,再配成上述浓度的溶液。

取小试管(12mm×75mm)7 支,第 1 和第 7 管各加巴比妥缓冲液(pH＝7.4)0.1ml 作空白对照,其余 5 管分别加入上述配比稀释的供试品溶液各 0.1ml,再依次加入上述 6-氨基己酸溶液[取 6-氨基己酸 1.97g,加巴比妥缓冲液(pH=7.4)使溶解,并稀释至 50ml]和血浆各 0.1ml,轻轻摇匀,在 25℃水浴中,静置 3 分钟,加入已预温至 25℃的氯化钙溶液(取氯化钙 1.84g,加水使溶解并稀释至 500ml)0.1ml,混匀,置水浴中,立即计时。注意观察血浆凝固,终点判断为轻轻倾斜试管置水平状,溶液呈斜面但不流动,记录凝固时间(秒)。每个浓度测 3 次,求平均值(3 次测定中最大值与最小值的差不得超过平均值的 10%)。以供试品溶液浓度的对数为纵坐标,复钙缩短时间(空白管的凝固时间减去供试品管的凝固时间)为横坐标绘图。连接不同稀释度的供试品各点,应成一直线,延伸直线与纵坐标轴的交点为供试品浓度,即凝血质样活性为零值时的供试品酶活力,按每 1ml 供试品溶液的单位表示,每 1ml 应不得少于 150U。

（四）效价测定

**1. 酶活力**

（1）试剂:

1）牛纤维蛋白原溶液:取牛纤维蛋白原,加巴比妥-氯化钠缓冲液(pH=7.8)制成每 1ml 中含 6.67mg 可凝结蛋白的溶液。

2）牛凝血酶溶液:取牛凝血酶,加巴比妥-氯化钠缓冲液(pH=7.8)制成每 1ml 中含 6.0U 的溶液。

3）牛纤维蛋白溶酶原溶液:取牛纤维蛋白溶酶原,加三羟甲基氨基甲烷缓冲液(pH=9.0)制成每 1ml 中含 1~1.4 酪蛋白单位的溶液(如溶液浑浊,离心,取上清液备用)。

4）混合溶液:临用前取等体积的牛凝血酶溶液和牛纤维蛋白溶酶原溶液,混匀。

（2）标准品溶液的制备:取尿激酶标准品,加巴比妥-氯化钠缓冲液(pH=7.8)制成每 1ml 中含 60 单位的溶液。

（3）供试品溶液的制备:取本品适量,精密称定,加巴比妥-氯化钠缓冲液(pH=7.8)制成与标准品溶液相同浓度的溶液,摇匀。

（4）测定法:取试管 4 支,各加牛纤维蛋白原溶液 0.3ml,置 37℃±0.5℃水浴中,分别加巴比妥-氯化钠缓冲液(pH=7.8)0.9、0.8、0.7、0.6ml,依次加标准品溶液 0.1、0.2、0.3、0.4ml,再分别加混合溶液 0.4ml,立即摇匀,分别计时。反应系统应在 30~40 秒内凝结,当凝块内小气泡上升到反应系统体积一半时作为反应终点,立即计时。每个浓度测 3 次,求平均值(3 次测定中最大值与最小值的差不得超过平均值的 10%)。以尿激酶浓度的对数为横坐标,以反应终点时间的对数为纵坐标,进行线性回归。供试品按上法测定,用线性回归方程求得供试品溶液浓度,计算每 1mg 供试品的效价(单位)。

**2. 蛋白质含量**　取本品约 10mg,精密称定,照蛋白质含量测定法(《中国药典》通则 0731 第一法)测定,即得。

**3. 比活**　每 1mg 蛋白中含尿激酶活力单位数。

## 三、胰蛋白酶

本品系自猪、羊或牛胰中提取的蛋白分解酶。按干燥品计算,每 1mg 的活力不得少于 2500

单位。

（一）性状

本品为白色或类白色结晶性粉末。

（二）鉴别

取本品约2mg，置白色点滴板上，加对甲苯磺酰-L-精氨酸甲酯盐酸盐试液0.2ml，搅匀，即显紫色。

（三）检查

1. **酸度** 取本品，加水制成每1ml中含2mg的溶液，依法测定（《中国药典》通则0631第一法），pH值应为5.0～7.0。

2. **溶液的澄清度** 取本品，加0.9%氯化钠溶液溶解并稀释制成每1ml中含10mg的溶液，依法检查（《中国药典》通则0902第一法），溶液应澄清。

3. **糜蛋白酶**

（1）底物溶液的制备：取 N-乙酰-L-酪氨酸乙酯23.7mg，置100ml量瓶中，加磷酸盐缓冲液（取0.067mol/L磷酸二氢钾溶液38.9ml与0.067mol/L磷酸氢二钠溶液61.1ml，混合，pH7.0）50ml，温热使溶解，冷却后再稀释至刻度，摇匀。冰冻保存，但不得反复冻融。

（2）供试品溶液的制备：取本品适量，精密称定，加0.001mol/L盐酸溶液制成每1ml中含0.25mg的溶液。

（3）测定法：取底物溶液2.0ml、0.001mol/L盐酸溶液0.2ml与上述磷酸盐缓冲液（pH＝7.0）1ml，混匀，作为空白。精密量取供试品溶液0.2ml，加底物溶液（预热至25℃±0.5℃）3.0ml，立即计时并摇匀，使比色池内的温度保持在25℃±0.5℃，照紫外-可见分光光度法（《中国药典》通则0401），在237nm的波长处，每隔30秒读取吸光度，共5分钟，每30秒钟吸光度的变化率应恒定，且恒定时间不得少于3分钟。以吸光度为纵坐标，时间为横坐标，作图，取在3分钟内成直线部分的吸光度，按公式（7-3）计算，每2500U胰蛋白酶中不得多于50U的糜蛋白酶。

$$P = \frac{A_2 - A_1}{0.0075T} \times \frac{2500}{W \times 供试品效价(U/mg)} \qquad 式(7\text{-}3)$$

式中 $P$ 为每2500胰蛋白酶单位中含糜蛋白酶的量，单位；$A_2$ 为直线上开始的吸光度；$A_1$ 为直线上终止的吸光度；$T$ 为 $A_2$ 至 $A_1$ 读数的时间，分钟；$W$ 为测定液中含供试品的量，mg；0.0075 为在上述条件下，吸光度每分钟改变0.0075，即相当于1个糜蛋白酶单位。

4. **干燥失重** 取本品适量，以五氧化二磷为干燥剂，在60℃减压干燥4小时，减失重量不得过5.0%（《中国药典》通则0831）。

（四）效价测定

1. **底物溶液的制备** 取 N-苯甲酰-L-精氨酸乙酯盐酸盐85.7mg，加水溶解使成100ml，作为底物原液；取10ml，用磷酸盐缓冲液（取0.067mol/L磷酸二氢钾溶液13ml与0.067mol/L磷酸氢二钠溶液87ml混合，pH值为7.6）稀释成100ml，照紫外-可见分光光度法（《中国药典》通则0401），恒温于25℃±0.5℃，以水作空白，在253nm的波长处测定吸光度，必要时可用上述底物原液或磷酸盐缓冲液调节,使吸光度在 0.575~0.585 之间,作为底物溶液。制成后应在 2 小时内使用。

**2. 供试品溶液的制备** 精密称取本品适量,加 0.001mol/L 盐酸溶液制成每 1ml 中含 50~60 胰蛋白酶单位的溶液。

**3. 测定法** 取底物溶液 3.0ml,加 0.001mol/L 盐酸溶液 200μl,混匀,作为空白。另精密量取供试品溶液 200μl,加底物溶液(恒温于 25℃±0.5℃)3.0ml,立即计时,混匀,使比色池内的温度保持在 25℃±0.5℃,照紫外-可见分光光度法(《中国药典》通则 0401),在 253nm 的波长处,每隔 30 秒读取吸光度,共 5 分钟。以吸光度为纵坐标,时间为横坐标,作图;每 30 秒吸光度的改变应恒定在 0.015~0.018 之间,呈线性关系的时间不得少于 3 分钟。若不符合上述要求,应调整供试品溶液的浓度,再作测定。在上述吸光度对时间的关系图中,取成直线部分的吸光度,按公式(7-4)计算。

$$P = \frac{A_1 - A_2}{0.003TW}$$ 式(7-4)

式中 $P$ 为每 1mg 供试品中含胰蛋白酶的量,单位;$A_1$ 为直线上终止的吸光度;$A_2$ 为直线上开始的吸光度;$T$ 为 $A_1$ 至 $A_2$ 读数的时间,分钟;$W$ 为测定液中含供试品的量,mg;0.003 为在上述条件下,吸光度每分钟改变 0.003,即相当于 1 个胰蛋白酶单位。

## 四、门冬酰胺酶

门冬酰胺酶是自大肠埃希菌或欧文菌中提取制备的具有酰胺基水解作用的酶,有杀死癌细胞的功能,临床主要用于治疗急性白血病、恶性淋巴瘤。每 1mg 蛋白含门冬酰胺酶效价不得低于 250U。

(一)性状

本品为白色结晶性粉末;无臭。在水中易溶,在乙醇和乙醚中不溶。

(二)鉴别

1. 取本品 5mg,加水 1ml 使溶解,加 20%氢氧化钠溶液 5ml,摇匀,再加 1%硫酸铜溶液 1 滴,摇匀,溶液呈蓝紫色。

▶ 扫一扫,学操作

门冬酰胺酶的鉴别。

ER-7-1

门冬酰胺酶
的鉴别

2. 取本品适量,加流动相 A 制成每 1ml 中约含 1mg 的溶液,作为供试品溶液;另取门冬酰胺酶对照品,加流动相 A 制成每 1ml 中约含 1mg 的溶液,作为对照品溶液。照高效液相色谱法(《中国药典》通则 0512)测定,用八烷基硅烷键合硅胶为填充剂(4.6mm×250mm);以 0.05%三氟醋酸溶液为流动相 A,以三氟醋酸-40%乙腈溶液(0.5∶1000)为流动相 B;柱温为 40℃;流速为每分钟 1ml;检测波长为 220nm;按表 7-2 进行梯度洗脱。取供试品溶液和对照品溶液各 20μl,分别注入液相色谱仪,记录色谱图,供试品溶液色谱图中主峰的保留时间应与对照品溶液主峰的保留时间一致。

表 7-2 高效液相色谱法测门冬酰胺酶含量梯度洗脱时的流动相

| 时间（分钟） | 流动相 A（%） | 流动相 B（%） |
|---|---|---|
| 0 | 25 | 75 |
| 60 | 0 | 100 |
| 70 | 0 | 100 |
| 72 | 25 | 75 |
| 82 | 25 | 75 |

（三）检查

1. **酸碱度** 取本品,加水制成每 1ml 含 10mg 的溶液,依法测定(《中国药典》通则 0631),pH 值应为 6.5~7.5。

2. **溶液的澄清度与颜色** 取本品,加水制成每 1ml 含 5mg 的溶液,依法测定(《中国药典》通则 0901 第一法和通则 0902 第一法),溶液应澄清无色。

3. **纯度** 取本品适量,加流动相制成每 1ml 中约含 2mg 的溶液,作为供试品溶液。照分子排阻色谱法(《中国药典》通则 0514)测定,用适合分离分子量为 10 000~500 000 球状蛋白的色谱用亲水改性硅胶为填充剂;以 0.1mol/L 磷酸盐缓冲液(pH=6.7)(取磷酸二氢钠 6.0g、磷酸氢二钠 20.2g,加水 900ml,用磷酸或氢氧化钠溶液调节 pH 值至 6.7 至 1000ml)为流动相;流速为每分钟 0.6ml;检测波长为 280nm。取 20μl 注入液相色谱仪,记录色谱图,按峰面积归一化法计算主峰相对百分含量,应不得低于 97.0%。

4. **干燥失重** 取本品 0.1g,置 105℃干燥 3 小时,减失重量不得过 5.0%(《中国药典》通则 0831)。

5. **重金属** 取本品 0.5g,依法检查(《中国药典》通则 0821 第二法),含重金属不得过百万分之二十。

6. **异常毒性** 取本品,加氯化钠注射液制成每 1ml 含 10 000 单位的溶液,依法检查(《中国药典》通则 1141),应符合规定。

7. **细菌内毒素** 取本品,依法检查(《中国药典》通则 1143),每 1 单位门冬酰胺酶中含内毒素的量应小于 0.015EU。

8. **降压物质** 取本品,依法检查(《中国药典》通则 1145),剂量按猫体重每 1kg 注射 1 万 U,应符合规定。

（四）效价测定

1. **酶活力**

（1）对照溶液的制备:取经 105℃干燥至恒重的硫酸铵适量,精密称定,用水制成 0.0015mol/L 的溶液。

（2）供试品溶液的制备:取本品约 0.1g,精密称定,用磷酸盐缓冲液(取 0.1mol/L 磷酸氢二钠溶液适量,用 0.1mol/L 磷酸二氢钠溶液调节 pH 值至 8.0)制成每 1ml 约含 5 单位的溶液。

（3）测定法:取试管 3 支(14cm×1.2cm),各加入用上述磷酸盐缓冲液配制的 0.33%门冬酰胺溶液 1.9ml,于 37℃水浴中预热 3 分钟,分别于第一管($t_0$)中加入 25%三氯醋酸溶液 0.5ml,第 2、3 管($t$)中各精密加入供试品溶液 0.1ml,置 37℃水浴中,准确反应 15 分钟,立即于第一管($t_0$)中精密加入供试品溶液 0.1ml,第 2、3 管($t$)中各加入 25%三氯醋酸溶液 0.5ml,摇匀,分别作为空白反应液($t_0$)和反应液($t$)。精密量取 $t_0$、$t$ 和对照品溶液各 0.5ml,置试管中,各加水 7.0ml 与碘化汞钾溶液(取碘化汞 23g、碘化钾

16g,加水至100ml,临用前以20%氢氧化钠溶液等体积混合)1.0ml,混匀,另取试管一支,加水7.5ml及碘化汞钾溶液1.0ml作为空白对照管,室温放置15分钟,照紫外-可见分光光度法(《中国药典》通则0401),在450nm的波长处,分别测定吸光度$A_0$、$A_t$和$A_s$,以$A_t$的平均值,按公式(7-5)计算:

$$效价(单位/mg) = \frac{(A_t - A_0) \times 5 \times 稀释倍数 \times F}{A_s \times 称样量(mg)}$$　　　　式(7-5)

式中,5为反应常数;$F$为对照溶液浓度的校正值。

效价单位定义:在上述条件下,一个门冬酰胺酶单位相当于每分钟分解门冬酰胺产生1μmol氨所需的酶量。

**2. 蛋白质含量**　取本品约20mg,精密称定,照氮测定法(《中国药典》通则0731)测定,即得。

**3. 比活**　由测得的效价和蛋白质含量计算每1mg蛋白中含门冬酰胺酶活力的单位数。

点滴积累　∨

1. 抑肽酶的鉴别、检查和效价测定。

2. 尿激酶的鉴别、检查和效价测定。

3. 胰蛋白酶的鉴别、检查和效价测定。

4. 门冬酰胺酶的鉴别、检查和效价测定。

## 复习导图

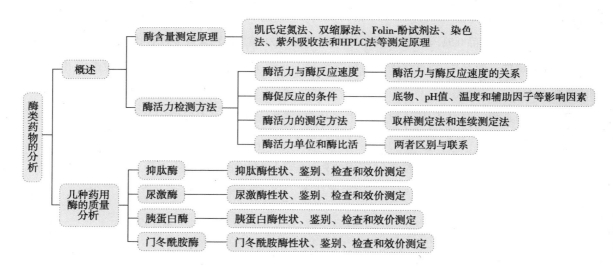

## 目标检测

一、单项选择题

1. 酶含量测定的经典标准方法是(　　　)

A. 凯氏定氮法

B. Folin-酚试剂法(Lowry法)

C. 紫外吸收法

D. 考马斯亮蓝G250染色法(Bradford法)

2. 下列有关酶活力的描述错误的是(　　　)

A. 酶活力是指酶催化一定化学反应的能力

B. 酶活力的高低是研究酶的特性、生产及应用酶制剂的一项不可缺少的指标

C. 酶活力的大小可以用在一定条件下它所催化的某一化学反应的反应速度来表示

D. 测定酶活力时,酶促反应的速度始终保持恒定

3. 影响酶促反应速度的因素不包括（　　）

A. 底物浓度

B. 酶的浓度

C. 反应环境的 pH 值

D. 反应温度

4. 酶活力连续测定的方法不包括（　　）

A. 紫外-可见分光光度法

B. 取样测定法

C. 酶偶联测定法

D. 荧光分析法

5. 下列关于酶的国际单位的论述哪一个是正确的（　　）

A. 一个 IU 单位是指在最适条件下,每分钟催化 1μmol 底物转化所需的酶量

B. 一个 IU 单位是指在最适条件下,每秒钟催化 1mol 产物生成所需的酶量

C. 一个 IU 单位是指在最适条件下,每分钟催化 1mol 底物转化所需的酶量

D. 一个 IU 单位是指在最适条件下,每秒钟催化 1μmol 底物转化所需的酶量

6. 酶的比活力是指（　　）

A. 以某种酶的活力作为 1 来表示其他酶的相对活力

B. 每毫克蛋白的酶活力单位数

C. 任何纯酶的活力与其粗酶的活力比

D. 每毫升反应混合液的活力单位

7. 抑肽酶效价测定时是用（　　）作为底物。

A. N-苯甲酰-L-精氨酸乙酯

B. 牛纤维蛋白原

C. 门冬酰胺

D. 盐酸

8.《中国药典》(2015 年版)中对每毫克蛋白(干燥品)中胰蛋白酶活力规定是（　　）

A. 不得少于 250 单位

B. 不得少于 2000 单位

C. 不得少于 2500 单位

D. 不得少于 5000 单位

二、简答题

1. 酶含量测定的常用方法有哪些？各有何优缺点？

2. 为了准确测定酶活力,如何设定酶促反应条件？

3. 取样测定法和连续测定法测定酶活力各有何特点？

4. 门冬酰胺酶效价测定的原理是什么？

（程沁园）

# 第八章

---

# 核酸类药物的分析

## 导学情景 ∨

**情景描述:**

"过去的十年,对核酸和核苷酸的营养效果的研究与日俱增。 关于其安全性、营养功能和作用的报道也层出不穷。"1996 年诺贝尔生理学及医学奖获得者罗尔夫·青克纳格尔在 2016 年 9 月 21 日召开的"2016 生物技术革新助力'健康中国'"论坛上说。 核酸和核苷酸的技术和产业发展成为专家们关注的焦点。

**学前导语:**

核酸是一种线形多聚核苷酸,它的基本结构单位是核苷酸,具有复杂的结构和重要的生物学功能。 本章主要总结介绍核酸的结构、分类性质以及嘌呤类药物、嘧啶类药物、反义寡核苷酸药物的鉴别、检查、含量测定的有关知识。 以及《中国药典》(2015 年版)中几种常见的代表药物的分析方法。

## 第一节　概述

### 学习目标 ∨

1. 熟悉核酸的结构和分类。
2. 熟悉核酸的理化性质。
3. 了解如何鉴别 DNA 和 RNA。

## 一、核酸的结构和分类

核酸是以核苷酸为基本组成单位的生物信息大分子,具有复杂的结构和重要的生物学功能。核酸可以分为脱氧核糖核酸(DNA)和核糖核酸(RNA)两类。

核酸在核酸酶作用下水解成核苷酸,核苷酸可进一步分解成核苷和磷酸,核苷再进一步分解成碱基和戊糖(图 8-1)。所以核酸是由核苷酸组成的,而核苷酸又由磷酸、戊糖和碱基组成。

核酸中的戊糖有两类:D-核糖和 D-2-脱氧核糖。核酸的分类就是根据核酸中所含戊糖种类不同而分为核糖核酸 RNA 和脱氧核糖核酸 DNA 的。

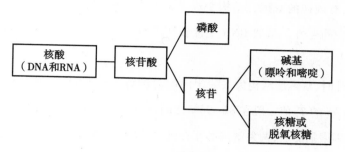

图 8-1　核酸的组成

碱基是构成核苷酸的基本组分之一。碱基是含氮的杂环化合物,可分为嘌呤和嘧啶两类。RNA 中的嘌呤碱主要有四种:腺嘌呤(adenine,A)、鸟嘌呤(guanine,G)、胞嘧啶(cytosine,C)、尿嘧啶(uracil,U);DNA 中的碱基主要也是四种,A、G、C 三种与 RNA 中的相同,只是胸腺嘧啶(thymine,T)代替了尿嘧啶(uracil,U)。

▶ 扫一扫,链拓展

　　核酸的结构。

**核酸的结构**

## 二、核酸的理化性质

### (一)核酸的两性性质

核酸中既有磷酸基又有碱基,所以是两性电解质。在一定的 pH 值条件下,可以解离带电荷,因此都有一定的等电点。核酸的磷酸基酸性很强,因此核酸通常表现为酸性。核酸的等电点较低,在 pH 值近中性的条件下,核酸以阴离子状态存在。

在核酸中,碱基对间氢键的性质与其解离状态有关,而碱基的解离状态又与 pH 值有关,所以核酸溶液的 pH 值直接影响核酸双螺旋中碱基间氢键的稳定。对 DNA 来说,pH 值在 4.0~11.0 之间,双螺旋结构最稳定。

### (二)核酸的紫外吸收性质

嘌呤环与嘧啶环都含有共轭双键。因此,碱基、核苷、核苷酸和核酸都具有紫外吸收性质。在中性条件下,它们的最大吸收峰在 260nm 波长附近。根据 260nm 处的吸光度,可以确定出溶液中的 DNA 或 RNA 的含量。

不同核苷酸有不同的吸收特性,可以用紫外分光光度计加以定量及定性测定。实验中常以 $A_{260}$ = 1.0 相当于 $50\mu g/ml$ 双链 DNA、$40\mu g/ml$ 单链 DNA 或 RNA 或 $20\mu g/ml$ 寡核苷酸为计算标准。利用 260nm 与 280nm 的吸光度比值($A_{260}/A_{280}$)还可以判断对待测核酸样品的纯度,DNA 纯品的比值应大于 1.8;RNA 纯品的比值应达到 2.0;若样品混有杂蛋白,比值明显降低。

### (三)核酸的变性和复性

**1. 变性**　在某些理化因素(温度、pH 值、离子强度等)的影响下,DNA 双螺旋区的氢键断裂和碱基堆积力破坏,有规律的双螺旋结构变成单链无规律的"线团",但不发生共价键的断裂,这种变化过程称为核酸的变性。虽然 DNA 变性破坏了 DNA 的空间结构,但是没有改变它的核苷酸序列。

DNA 在加热变性时,双螺旋结构失去一半时的温度称为该 DNA 的变性温度,也称熔点或溶解温度,用 $T_m$ 表示。DNA 的 $T_m$ 值一般在 82~95℃ 之间,每种 DNA 都有一个特征性的 $T_m$ 值。

**2. 复性**　变性因素消除后,两条解离的互补链可重新互补配对,恢复原来的双螺旋结构。这一现象称为复性。热变性 DNA 缓慢冷却,可以复性,此过程称为退火。

（四）核酸的颜色反应

核酸中含有磷酸和戊糖,它们在一定的条件下与某些试剂作用而呈色。利用这些显色反应,可以对核酸进行定性或定量测定。

**1. 苔黑酚反应**　RNA 中的核糖与浓盐酸或浓硫酸作用脱水生成糠醛,糠醛在有 $Fe^{3+}$ 存在时,能与苔黑酚试剂反应生成深绿色化合物。该深绿色化合物在 670nm 波长处有最大吸收峰。

**2. 二苯胺反应**　DNA 中的脱氧核糖与浓硫酸作用生成 5-羟基-4-羰基戊醛,5-羟基-4-羰基戊醛与二苯胺反应生成蓝色化合物。该化合物在 595nm 波长处有最大吸收峰。

**3. DNA 和 RNA 水解后可生成磷酸**　磷酸与钼酸反应生成磷钼酸,磷钼酸可被维生素 C、氯化亚锡等还原剂还原成蓝色化合物,称为钼蓝。钼蓝在 660nm 波长处有最大吸收峰。

**点滴积累** ▽

1. 学习核酸类药物检测,首先要掌握核酸的基本结构和理化性质。　核酸是由核苷酸组成的,而核苷酸又由碱基、戊糖和磷酸组成。
2. DNA 和 RNA 的区别主要是戊糖不同,DNA 中戊糖是脱氧核糖,RNA 中戊糖是核糖。
3. 核酸的理化性质中,重点是紫外吸收性质,这是核酸类药物定性和定量测定的一个依据,不论是嘌呤类药物还是嘧啶类药物都可以采用紫外-分光光度法进行含量测定。

▶ **课堂活动**

如何鉴别 DNA 和 RNA?

# 第二节　嘌呤类核苷酸药物分析

**学习目标** ▽

1. 熟悉嘌呤类药物鉴别、检查、含量测定的原理和方法。
2. 了解嘌呤类药物检查的方法。
3. 学会嘌呤类药物鉴别、检查、含量测定相关技术。

嘌呤类核苷酸是由嘌呤碱(腺嘌呤、鸟嘌呤)、戊糖和磷酸组成,因此嘌呤类核苷酸的性质就由其基本组成单位来决定。

## 一、鉴别

### (一)戊糖的鉴别

**1. 苔黑酚反应**　又称地衣酚反应,当 RNA 与浓盐酸在沸水浴中共热时,即发生降解,形成的核糖继而转变成糠醛,后者与苔黑酚试剂(3,5-二羟甲苯)反应,溶液呈鲜绿色,于 670nm 处有最大吸收。该反应需要用三氯化铁或氯化铜作催化剂。RNA 溶液的浓度在 $20\sim200\mu g/ml$ 时吸收度与浓度成线性关系,因此可用分光光度法进行定性和定量测定。凡核糖均有此反应。

操作　取适宜浓度的被测样品 2ml,加入等体积的苔黑酚试剂(先配制 0.1% 的三氯化铁浓盐酸溶液,使用以上述溶液为溶剂配制成 0.1% 的 3,5-二羟基甲苯溶液),混匀于沸水浴中加热 10 分钟,溶液即呈鲜绿色。

**2. 二苯胺反应**　DNA 被酸或碱水解后,脱氧核糖可以与二苯胺反应,生成的蓝色化合物在 595nm 波长处有最大吸收,在 $20\sim200\mu g$ DNA/ml 范围内,吸收度与浓度成正比,因此可以用来进行定性和定量测定。

操作　取适宜浓度的被测样品 2ml,加入 4ml 二苯胺试剂(1.0g 二苯胺,溶于 100ml 冰醋酸中,再加入 10ml 高氯酸,混匀。临用时加入 1ml 1.6% 乙醛溶液,混匀),于 60℃恒温水浴中保温 1 小时,溶液呈蓝色。

**3. 与间苯三酚反应**　核苷酸中的戊糖在水溶液中加间苯三酚,在水浴上加热,即显玫瑰红色。

### (二)嘌呤的鉴别

嘌呤碱基的水溶液与氨制硝酸银溶液反应,生成的银化物为白色沉淀,遇光变为红棕色。该反应是嘌呤碱基的特殊鉴别反应。

### (三)磷酸的鉴别

用强酸如浓硫酸、高氯酸将核酸样品分子中的有机磷转变为无机磷酸,无机磷酸与钼酸作用生成磷钼酸,磷钼酸在有还原剂如维生素 C 存在时,立即转变成蓝色的化合物钼蓝。

操作　取待测样品适量,加适量浓硫酸,置高温恒温箱中于 140~160℃消化 1~2 小时。取出,冷却后,加入 1 滴 30% 过氧化氢溶液继续消化 1 小时。取出冷却,加入 0.5ml 氢氧化钠溶液(4mol/L)于沸水浴中加热 10 分钟。再加定磷试剂(6mol/L 磷酸∶水∶21.5% 钼酸铵∶10% 维生素 C=1∶2∶1∶1)3~5ml,溶液呈蓝色。

### (四)特征吸收光谱

**1. 紫外吸收**　核苷酸及其衍生物都含有嘌呤环和嘧啶环,而这些环中均有共轭双键,因此无论 DNA 或 RNA 都具有吸收紫外光的性质。最大吸收峰在 260nm 波长处。

**2. 红外光谱**　红外光谱法是利用物质对红外光区电磁辐射的选择性吸收的特性来进行定性和定量的分析方法,最突出的特点是具有高度的特征性,除光学异构体外,凡是结构不同的化合物,一定不会有相同的红外光谱,所以每种物质均有其特征红外光谱图,可以通过与对照品的红外光谱图比较鉴别被测物。

（五）熔点测定

各种不同的核酸类药物都有其特定的熔点,可用熔点作为鉴别的一项指标。

## 二、检查

### （一）一般检查

检查方法与其他药品的检查方法相同。包括酸度、水分（或干燥失重）、无机盐、有机物、溶液的颜色和澄清度等。

### （二）蛋白质检查

有些核苷酸类药物是由动植物细胞提取而得到的;有些是由菌体发酵后经分离提取而得到的。因此检查是否存在蛋白质是非常重要的。方法是利用蛋白质和磺基水杨酸溶液反应产生沉淀来检查蛋白质是否存在。

操作 取适宜浓度的样品溶液,加等体积的20%磺基水杨酸溶液,溶液不发生浑浊则判定无蛋白质。

### （三）有关物质

有关物质是指在生产过程中带入的或纯化不完全的以及贮藏过程中分解而产生的其他物质。常用的检查方法有纸色谱、薄层色谱、电泳法、荧光检查法等。荧光检查法是将通过层析或电泳法分离后的纸或板放在紫外灯（254nm）下检测,看是否有蓝色荧光斑点。

## 三、含量测定

### （一）紫外-可见分光光度法

现在国家已经批准的嘌呤类核苷酸药物一般都用紫外分光光度法测定含量。被测物的百分吸收系数一般都已经确定,利用公式（4-6）即可计算样品的含量。

如果样品不纯（如三磷酸腺苷二钠、肌苷等）需先经过前处理（如层析或电泳得到样品斑点,然后剪下）,再测定含量。

### （二）高效液相色谱法

高效液相色谱法分离效能高,灵敏度强,结果准确,应用范围广。该法不仅可以分离,而且可以准确地测定各组分的峰面积和峰高,特别是已使用本法测定含量的药物,可同时进行杂质检查。

## 四、分析实例

### （一）腺嘌呤的质量分析

1. **结构** 为7H-嘌呤-6-胺。按干燥品计算,含 $C_5H_5N_5$ 不得少于98.5%。

$$\begin{array}{c} NH_2 \end{array}$$

腺嘌呤

**2. 性状** 本品为白色或类白色粉末或结晶或结晶性粉末,无臭无味。在热水中略溶,在乙醇中微溶,在水中极微溶解。

**3. 鉴别**

(1)取本品,用稀醋酸溶解并稀释制成每 1mg/ml 的溶液,作为供试品溶液。取腺嘌呤对照品,同法制成对照品溶液。取腺嘌呤和阿糖腺苷对照品各 10mg,置 10ml 量瓶中,用稀醋酸溶解(必要时加热)并稀释至刻度,作为系统适用性溶液。照薄层色谱法试验,吸取上述溶液各 5μl,点于同一硅胶 GF$_{254}$薄层板上,以浓氨水-乙酸乙酯-丙醇(20∶40∶40)为展开剂,展开,晾干,置紫外灯(254nm)下检视,系统适用性溶液应有两个清晰且分离的斑点,供试品溶液所显主斑点的位置与颜色应与对照品溶液主斑点的位置与颜色相同。

(2)本品的红外光吸收图谱应与对照品图谱一致【《中国药典》(2015 年版)通则 0402】。

**4. 检查**

(1)酸碱度:取本品 2.5g,加水 50ml,煮沸 3 分钟,放冷,加水补足至 50ml,过滤,取滤液 10ml(剩余滤液备用),加溴麝香草酚蓝指示剂 0.1ml 和 0.01mol/L 氢氧化钠溶液 0.2ml,溶液呈蓝色,加 0.01mol/L 的盐酸溶液 0.4ml,溶液呈黄色。

(2)溶液的澄清度与颜色:取本品 0.5g,加稀盐酸 50ml 溶解,依法检查,溶液应澄清无色。

(3)氯化物:取本品 0.5g,先用小火灼烧使炭化,再在 500~600℃ 灼烧使完全灰化,放冷,依法检查,与标准氯化钠溶液 5.0ml 制成的对照液比较,不得更浓(0.01%)。

(4)硫酸盐:取酸碱度项下滤液 10ml,依法检查,与标准硫酸钾溶液 1.5ml 制成的对照液比较,不得更浓(0.03%)。

(5)有机杂质:参照《中国药典》(2015 年版)进行。

(6)含氮量:取本品约 50mg,精密称定,依法检查,按干燥品计算,含氮量应为 50.2%~53.4%。

(7)干燥失重:取本品 1g,在 105℃ 干燥至恒重,减失重量不得过 0.5%。

(8)炽灼残渣:取本品 1g,依法检查,遗留残渣不得过 0.1%。

(9)铵盐:取本品 2g,依法检查,与标准氯化铵溶液 2.0ml 同法制成的对照溶液相比,不得更浓(0.001%)。

(10)重金属:取炽灼残渣项下遗留的残渣,依法检查,含重金属不得过 10×10$^{-6}$。

**5. 含量测定** 取本品 0.1g,精密称定,加醋酸酐 20ml 和无水醋酸 30ml 溶解。照电位滴定法,用高氯酸滴定液(0.1mol/L)滴定至终点。每 1ml 高氯酸滴定液(0.1mol/L)相当于 13.51mg 的 C$_5$H$_5$N$_5$。

(二)肌苷的质量分析

**1. 结构** 为 9β-D-核糖次黄嘌呤。按干燥品计算,含 C$_{10}$H$_{12}$N$_4$O$_5$应为 98.0%~102.0%。

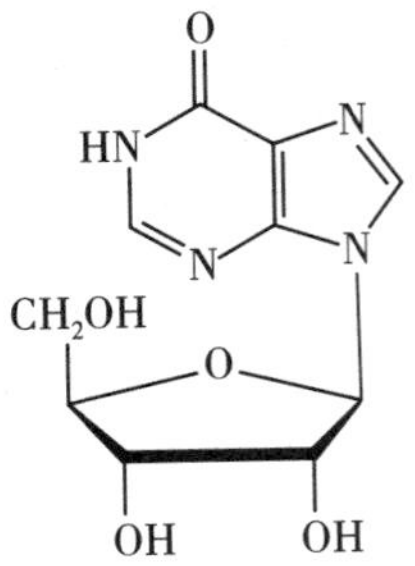

肌苷

**2. 性状**　本品为白色结晶性粉末,无臭,味微苦。在水中微溶,在三氯甲烷或乙醇中不溶,在稀盐酸和氢氧化钠溶液中易溶。

**3. 鉴别**

(1) 取 0.01% 供试品溶液适量,加等体积的 3,5-二羟基甲苯溶液(取 3,5-二羟基甲苯与三氯化铁各 0.1g,加盐酸使成 100ml),混匀,在水浴中加热 10 分钟,即显绿色。这是核糖鉴别的一般反应。

(2) 在含量测定项下记录的色谱图中,供试品溶液主峰的保留时间应与对照品溶液主峰的保留时间一致。

(3) 本品的红外光吸收图谱应与对照的图谱一致。

**4. 检查**

(1) 溶液的透光率:取本品 0.5g,加水 50ml 使溶解,照紫外-可见分光光度法,在 430nm 波长处测定透光率,不得低于 98.0%(供注射用)。

(2) 干燥失重:在 105℃ 干燥至恒重,减失重量不得过 1.0%。

(3) 炽灼残渣:不得过 0.1%(供注射用)或 0.2%(供口服用)。

(4) 重金属:取本品加 1.0g,含重金属不得过 $10 \times 10^{-6}$。

(5) 有关物质:取本品,加水制成 0.5mg/ml 的溶液作为供试品溶液;精密量取 1ml,置 100ml 量瓶中,加水稀释至刻度,摇匀,作为对照溶液。照含量测定项下的色谱条件,精密量取供试品溶液与对照溶液各 20μl,分别注入液相色谱仪,记录色谱图至主峰保留时间的 2 倍。供试品溶液色谱图中如有杂质峰,各杂质峰面积的和不得大于对照溶液的主峰面积(1.0%)。

(6) 异常毒性:取本品,加氯化钠注射液溶解并稀释制成肌苷含量为 10mg/ml 的溶液,依法检测,应符合规定(供注射用)。

**5. 含量测定**　按照高效液相色谱法测定(外标法测定主成分含量)。

色谱条件与系统适用性试验:用十八烷基键合硅胶为填充剂;以甲醇-水(10:90)为流动相;检测波长为 248nm。

测定法:取本品适量,精密称定,加水制成 20μg/ml 的溶液,摇匀,精密量取 20μl 注入液相色谱仪;另精密称取对照品适量,同法测定。记录色谱图,测量对照品溶液和供试品溶液中肌苷的峰面积(或峰高),按外标法以峰面积计算含量。

（三）三磷酸腺苷二钠（ATP）的质量分析

**1. 结构** 为腺嘌呤核苷-5′-三磷酸酯二钠盐三水合物。按无水物计算，含 $C_{10}H_{14}N_5Na_2O_{13}P_3$ 不得少于 95.0%。

三磷酸腺苷二钠(ATP)

**2. 性状** 白色或类白色粉末或结晶状物；无臭，味咸；有引湿性（指在一定温度及湿度条件下该物质吸收水分多少的特性）。在水中易溶，在乙醇、三氯甲烷或乙醚中几乎不溶。

**3. 鉴别**

（1）取本品约 20mg，加稀硝酸 2ml 溶解后，加钼酸铵试液 1ml，加热，放冷，即析出黄色沉淀。这是磷酸盐的鉴别反应。

（2）取本品水溶液（3→10 000）3ml，加 3,5-二羟基甲苯乙醇溶液（1→10）0.2ml，加硫酸亚铁铵盐酸溶液（1→1000）3ml，置水浴中加热 10 分钟，即显绿色。这是核糖鉴别的一般反应。

（3）本品的红外吸收图谱应与对照的图谱一致。

（4）本品的水溶液显钠盐的鉴别反应。

1）火焰显色：取铂丝，用盐酸浸润后，蘸取供试品，在无色火焰中燃烧，火焰即显鲜黄色。

2）醋酸氧铀锌反应：取供试品的中性溶液，加醋酸氧铀锌试液，即生成黄色沉淀。

**4. 检查**

（1）酸度：取本品 0.5g，加水 10ml 溶解后，测定 pH 值应为 2.5～3.5。

（2）溶液的澄清度与颜色：本品 0.15g 溶于 10ml 水中，溶液应澄清无色；如显色，与黄色 1 号标准比色液比较，不得更深。

（3）有关物质：照含量测定项下三磷酸腺苷二钠的重量比的方法测定，按下式计算，杂质总量不得过 5.0%。

$$\text{杂质总量}(\%) = \frac{0.671T_1 + 0.855T_2 + T_X}{0.671T_1 + 0.855T_2 + T_3 + T_X} \times 100\% \qquad \text{式(8-1)}$$

式中，$T_1$ 为一磷酸腺苷钠的峰面积；$T_2$ 为二磷酸腺苷二钠的峰面积；$T_3$ 为三磷酸腺苷二钠的峰面积；$T_X$ 为其他物质的峰面积；0.671 为一磷酸腺苷钠与三磷酸腺苷二钠分子量的比值；0.885 为二磷酸腺苷二钠与三磷酸腺苷二钠分子量的比值。

（4）水分：取本品适量，精密称定，以乙二醇-无水甲醇（60∶40）为溶剂，并使溶解完全，照水分测定法测定，含水分为 6.0%～12.0%。

（5）氯化物：取本品 0.10g 检查，与标准氯化钠溶液 5.0ml 制成的对照液比较，不得更浓（0.05%）。

（6）铁盐：取本品 1.0g 检查，与标准铁溶液 1.0ml 制成的对照液比较，不得更深（0.001%）。

（7）重金属：取本品 1.0g，加水 23ml 溶解后，加醋酸盐缓冲液（pH 值 3.5）2ml，按重金属检查法检查，含重金属不得过 $10\times10^{-6}$。

（8）细菌内毒素：取本品，依法检查，每 1mg 三磷酸腺苷二钠中含内毒素的量应小于 2.0EU。

### 5. 含量测定

（1）总核苷酸：取本品适量，精密称定，加 0.1mol/L，pH 值 = 7.0 的磷酸盐缓冲液使溶解制成 $20\mu g/ml$ 的溶液，照紫外-可见分光光度法测定，在 259nm 的波长处测定吸光度，按 $C_{10}H_{14}N_5Na_2O_{13}P_3$ 的吸收系数（$E_{1cm}^{1\%}$）为 279 计算。

（2）三磷酸腺苷二钠的重量比：按照高效液相色谱法测定。

色谱条件与系统适用性试验：用十八烷基硅烷键合硅胶为填充剂，以 0.2mol/L 磷酸盐缓冲液-甲醇为流动相；柱温为 35℃，检测波长为 259nm。理论板数按三磷酸腺苷二钠峰计算不低于 1500，出峰次序依次为一磷酸腺苷钠、二磷酸腺苷二钠、三磷酸腺苷二钠，各色谱峰的分离度应符合要求。

测定法：取本品适量，精密称定，用流动相制成 4mg/ml 的溶液，取 10μl 注入液相色谱仪，记录色谱图，计算三磷酸腺苷二钠在总核苷酸中的重量比。

$$三磷酸腺苷二钠重量比 = \frac{T_3}{0.671T_1+0.855T_2+T_3+T_x}\times100\% \qquad 式（8-2）$$

式中，$T_1$ 为一磷酸腺苷钠的峰面积；$T_2$ 为二磷酸腺苷二钠的峰面积；$T_3$ 为三磷酸腺苷二钠的峰面积；$T_x$ 为其他物质的峰面积；0.671 为一磷酸腺苷钠与三磷酸腺苷二钠分子量的比值；0.885 为二磷酸腺苷二钠与三磷酸腺苷二钠分子量的比值。

三磷酸腺苷二钠含量按下式计算：

$$三磷酸腺苷二钠含量（\%）= 总核苷酸\times三磷酸腺苷二钠的重量比 \qquad 式（8-3）$$

**点滴积累** ∨

1. 嘌呤类核苷酸药物的鉴别采用分别鉴别戊糖、磷酸和嘌呤碱来进行。
2. 对于戊糖的鉴别，因为核酸中戊糖有两类，所以有不同的鉴别方法。
   对于 DNA 中的脱氧核糖，采用二苯胺试剂进行测定，生成蓝色化合物；对于 RNA 中的核糖，采用苔黑酚试剂进行测定，生成深绿色化合物。
3. 嘌呤碱基的鉴别采用氨制硝酸银试剂。
4. 磷酸的鉴别采用钼酸铵试剂。
5. 核苷酸及其衍生物都有特征紫外光谱和红外光谱，可以作为定性的分析方法。

# 第三节 嘧啶类核苷酸药物分析

## 学习目标 ∨

1. 熟悉嘧啶类药物鉴别、检查、含量测定的原理和方法。
2. 了解嘧啶类药物检查的方法。
3. 学会嘧啶类药物鉴别、检查、含量测定相关技术。

## 一、鉴别

该类药物的化学组成和性质基本与嘌呤类相似,唯一区别在于碱基的不同。

在嘧啶的结构中存在着两个杂原子与环的相互影响,还有杂原子之间的相互影响。如果环上还有其他的取代基则情况更为复杂。只有全面综合地考虑才能合理地推测和理解它们的性质。总的来说,两个氮原子显著地降低了环上碳原子的电子云密度,使其对氧化剂比较稳定,同时也不与亲电试剂反应。所以除非环上带有给电子基团,芳香取代是很难进行的。此外环上虽有两个未共用电子对的氮原子,但却表现为一元碱。这是由于当第一个氮原子与酸成盐后,将大大降低第二个氮原子上的电子云密度,使之不再显碱性。环上取代基在此时受到两个氮原子的吸电作用,其影响也必然更大一些。

## 二、检查

无机物、有机物、干燥失重、残渣、重金属等常规检查按《中国药典》(2015 年版)操作;其他核苷酸:主要指由于生产过程中带入的其他物质,一般采用薄层色谱法加以分离。

## 三、含量测定

（一）紫外分光光度法

嘧啶环具有特征紫外光吸收,所以含量测定一般可采用紫外分光光度法。

（二）电位滴定法

选用两支不同的电极,1 支为指示电极,其电极电动势随溶液中被分析组分离子浓度的变化而变化;另一支为参比电极,其电极电势固定不变。在到达终点时,因被分析成分的离子浓度急剧变化而引起指示电极的电势突变,此转折点为突跃点。

将盛有供试品试液的烧杯置电磁搅拌器上,进入电极,搅拌,并自滴定管中分次滴加滴定液;开始时可每次加入较多的量,搅拌,记录电位,接近终点时,则应每次加入少量,搅拌,记录电位,至突跃点已过,仍应继续滴加几滴滴定液,并记录电位。

滴定终点的确定:用坐标纸以电位($E$)为横坐标,以滴定液体积($V$)为纵坐标,绘制 $E$-$V$ 曲线,以此曲线的陡然上升或下降部分的中心为滴定终点。

**案例分析**

案例:氟胞嘧啶的含量测定

取本品约 0.1g,精密称定,加冰醋酸 20ml 与醋酐 10ml,微热使溶解,放冷,照电位滴定法,用高氯酸滴定液(0.1mol/L)滴定,每毫升高氯酸滴定液相当于 12.91mg 的 $C_4H_4FN_3O$。

分析:

本法系用紫外-可见分光光度法的吸收系数法测定人血白蛋白供试品中的 $N$-乙酰-DL-色氨酸含量。

## 四、实例分析

(一)氟尿嘧啶的质量分析

1. **结构** 为 5-氟-2,4(1H,3H)-嘧啶二酮。按干燥品计算,含 $C_4H_3FN_2O_2$ 应为 97.0% ~ 103.0%。

氟尿嘧啶

2. **性状** 白色或类白色结晶或结晶性粉末。在水中略溶,乙醇中微溶,三氯甲烷中几乎不溶,在稀盐酸或氢氧化钠溶液中溶解。

3. **鉴别**

(1)取本品水溶液(1→100)5ml,加溴试液 1ml,振摇,溴液的颜色消失;加氢氧化钡试液 2ml,生成紫色沉淀。

(2)取三氧化铬的饱和硫酸溶液约 1ml,置小试管中,转动试管,溶液应能均匀涂于管壁;加本品的细粉约 2mg,微热,转动试管,溶液应不能再均匀涂于管壁,而类似油垢存在于管壁。

(3)取含量测定项下的供试品溶液,照紫外-可见分光光度法测定,在 265nm 波长处有最大吸收;在 232nm 波长处有最小吸收。

(4)本品的红外光吸收图谱应与对照的图谱一致。

4. **检查**

(1)含氟量:取本品约 15mg,精密称定,照氟检查法测定,含氟量应为 13.1% ~ 14.6%。

(2)溶液的澄清度:取本品 0.10g,加水 10ml 溶解后,溶液应澄清;如显浑浊,与 1 号浊度标准液比较,不得更浓。

(3)氯化物:取本品 2g,加水 100ml,加热使溶解,放冷,滤过;分取滤液 25ml,依法检查,与标准氯化钠溶液 7.0ml 制成的对照液比较,不得更浓(0.014%)。

(4)硫酸盐:取上述氯化物项下剩余的滤液 50ml,依法检查,与标准硫酸钾溶液 2.0ml 制成的对照液比较,不得更浓(0.02%)。

(5)干燥失重:取本品,在 105℃ 干燥至恒重,减失重量不得过 0.5%。

(6)重金属:取本品 0.5g,依法检查,含重金属不得超过 $20×10^{-6}$。

（7）有关物质,按《中国药典》(2015 年版)相关方法进行测定。

**5. 含量测定**　用 0.1mol/L 盐酸溶液将本品精制成 10μg/ml 的溶液,按分光光度法,在 265nm 波长处测定吸收度,按 $C_4H_3FN_2O_2$ 的吸收系数($E_{1cm}^{1\%}$)为 552 计算。

---

**知识链接**

氟 检 查 法

1. 氟对照溶液的制备　精密称取经 105℃干燥 1 小时的氟化钠 22.1mg,置 100ml 量瓶中,加水溶解并稀释至刻度,摇匀,精密量取 20ml,置另一 100ml 量瓶中,加水稀释至刻度,摇匀,即得(每毫升相当于 20μg 的 F)。

2. 供试品溶液的制备　取供试品适量(约相当于含 F 2.0mg),精密称定,照氧瓶燃烧法进行有机破坏,用水 20ml 为吸收液,待吸收完全后,再振摇 2～3 分钟,将吸收液移置 100ml 量瓶中,用少量水冲洗瓶塞及铂丝,合并洗液及吸收液,加水稀释至刻度,摇匀,即得。

3. 检查　精密量取对照溶液与供试品溶液各 2ml,分别置 50ml 量瓶中,各加茜素氟蓝溶液 10ml,摇匀,再加 12%醋酸钠的稀醋酸溶液 3.0ml 与硝酸亚铈试液 10ml,加水稀释至刻度,摇匀,在暗处放置 1 小时,照紫外-可见分光光度法,置吸收池中,在 610nm 的波长处分别测定吸光度,按公式计算含氟量:

$$F\% = \frac{A_i \times C_r}{A_r \times C_i} \times 100\%$$

式中,$A_i$ 为供试品溶液的吸光度;$A_r$ 为对照品溶液的吸光度;$C_i$ 为供试品溶液的浓度;$C_r$ 为对照品溶液的浓度。

计算出供试品含氟量应为 13.1%～14.6%。

---

**（二）乙胺嘧啶的质量分析**

**1. 结构**　本品为 2,4-二氨基-5-(对氯苯基)-6-乙基嘧啶。含 $C_{12}H_{13}ClN_4$ 不得少于 99.0%。

乙胺嘧啶

**2. 性状**　本品为白色结晶性粉末;无臭。在乙醇或三氯甲烷中微溶,在水中几乎不溶。

吸收系数　取本品,精密称定,加 0.1mol/L 盐酸溶液溶解,并定量稀释制成 13μg/ml 的溶液,照紫外-可见分光光度法,在 272nm 的波长处测定吸光度,吸收系数($E_{1cm}^{1\%}$)为 309～329。

**3. 鉴别**

（1）取吸收系数项下的溶液,照紫外-可见分光光度法测定,在 272nm 的波长处有最大吸收,在 261nm 的波长处有最小吸收。

（2）本品的红外光吸收图谱应与对照的图谱一致。

（3）取本品约 0.1g,加无水碳酸钠 0.5g,混合,炽灼后,放冷,残渣用水浸渍,滤过,滤液中滴加硝酸至遇石蕊试纸显红色后,显氯化物鉴别（1）的反应。

**4. 检查**

（1）酸碱度:取本品 0.30g,加水 15ml,煮沸后,放冷,滤过,滤液中加甲基红指示液 2 滴,不得显红色;再加盐酸滴定液（0.05mol/L）0.10ml,应显红色。

（2）有关物质:按《中国药典》（2015 年版）相关方法进行测定。

（3）炽灼残渣:不得过 0.1%。

**5. 含量测定** 取本品约 0.15g,精密称定,加冰醋酸 20ml,加热溶解后,放冷,加喹哪啶红指示液 2 滴,用高氯酸滴定液（0.1mol/L）滴定至溶液几乎无色,并将滴定的结果用空白试验校正。每 1ml 高氯酸滴定液（0.1mol/L）相当于 24.87mg 的 $C_{12}H_{13}ClN_4$。

--------

**点滴积累** ∨

嘧啶类核苷酸药物与嘌呤类核苷酸药物的区别主要在于碱基的不同。 所以对于嘧啶类药物的鉴别基本上和嘌呤类核苷酸药物相似, 除了碱基的鉴别。

# 第四节 反义寡核苷酸药物分析

**学习目标** ∨

--------

1. 熟悉反义寡核苷酸药物鉴别、含量测定的方法。

2. 了解反义寡核苷酸药物检查的方法。

## 一、概述

**1. 定义** 反义寡核苷酸药物是人工合成并经化学修饰的寡核苷酸片段,可与靶 mRNA 或靶 DNA 互补,在基因水平上干扰致病蛋白的产生。由于其高度的选择性和较低的副作用,已成为近年来药物研究和开发的热点。

福米韦生是经过美国 FDA 批准的第一个上市的反义药物,主要通过对人类巨细胞病毒 mRNA 的反义抑制发挥特异而强大的抗病毒作用,此药由 21 个硫代磷酸酯寡聚脱氧核苷酸组成,核苷酸序列为 5′-GCGTTTGCTCTTCTTCTTGCG-3′。

**2. 反义寡核苷酸的化学修饰** 不经修饰的反义寡核苷酸,不论在体液内还是细胞中都极易被降解,不能发挥其反义作用。因此采用经化学修饰的反义寡核苷酸,以减少核酸酶对反义寡核苷酸的降解。对寡核苷酸化学修饰的方法主要针对三方面:即碱基修饰、核糖修饰和磷酸二酯键修饰。碱基修饰主要为杂环修饰、5-甲基胞嘧啶和二氨基嘌呤。核糖修饰主要为 2′-O-甲基取代核糖、α-构象核糖。磷酸二酯键修饰主要为硫代和甲基代修饰。

硫代修饰是目前了解最为透彻、应用最为广泛的第一代反义寡核苷酸,目前应用于临床试验的反义寡核苷酸大都采用硫代修饰的方式。采用硫化试剂使磷酸二酯键部分中的非桥氧原子为硫原子所取代,使寡核苷酸成为硫代磷酸酯寡核苷酸,可以避免核酸酶降解磷酸二酯键。

## 二、反义寡核苷酸的序列分析

**1. 改进的 Maxam-Gilbert 化学测序法**　肼、硫酸二甲酯或甲酸专一性地修饰 DNA 分子中的碱基构成了化学测序法的基础,加入哌啶可催化 DNA 链在这些被修饰核苷酸处的断裂,但必须对 DNA 链的一端进行标记,一般为同位素标记,便于电泳后显影。此法适用于修饰后的反义寡核苷酸(如非天然碱基、骨架改构),不影响测定结果,但不能反映修饰基团的信息。缺点是烦琐费时。

**2. 质谱法**　目前,测定寡核苷酸的序列及准确相对分子质量的常用方法之一为质谱法(mass spectroscopy,MS),它是确定药物的组分结构的一种十分有效的手段。质谱法是在高真空状态下将被测物质离子化,按离子的质荷比大小分离而实现物质的成分和结构分析的方法。

质谱对寡核苷酸测序目前使用最多的是磷酸二酯酶梯带测序法。该法测序的原理是将被测寡核苷酸样品先用外切酶从 3′ 或 5′ 端进行部分降解,在不同时间内分别取样进行质谱分析,取得寡核苷酸部分降解的分子离子峰信号,通过对相邻两个碎片相对分子质量进行比较,可以计算出被切割的核苷酸单体的相对分子质量,与四个脱氧核苷酸的标准分子质量进行对照,就可以按顺序读出寡核苷酸的完整序列。硫代寡核苷酸由于分子骨架上每个磷酸基上的一个氧为硫取代,增加了对核酸酶降解的阻力,不能直接通过外切酶降解由质谱测序。测序时必须通过氧化使之转化成磷酸二酯寡核苷酸,再用 3′ 和 5′ 外切酶降解后由质谱测序。

## 三、与靶基因的杂交性质

反义寡核苷酸药物是通过与靶基因的杂交来发挥治疗功效的,所以在质量控制中需考察其杂交性质。反义寡核苷酸药物与靶基因的杂交性质主要通过测量两者结合后的杂交分子的解链温度 $T_m$ 来衡量。$T_m$ 值的测定主要是确保寡核苷酸以正确的序列合成并可与靶基因发生杂交。如果测不到 $T_m$ 值,寡核苷酸将不可能发挥预期的疗效。对于反义寡核苷酸,$T_m$ 值应在 $50 \sim 70℃$ 之间。若杂交分子的 $T_m$ 值低于 $50℃$,在细胞内将不具有活性,因为杂交分子在进入细胞之前便发生了解链。相反,若杂交分子的 $T_m$ 值高于 $70℃$,在细胞内也不具有活性,因为杂交分子在进入细胞之后极有可能无法解链。

## 四、理化特性分析

反义寡核苷酸是针对相应的基因产生作用,因此需要对寡核苷酸的长度、序列、均一性、修饰基团等理化特性进行全面的分析,便于药物安全有效地应用。

(一)鉴别

**1. 高效液相色谱法**　目前,多数反义寡核苷酸药物都是通过 DNA 序列合成仪制备的。HPLC 对合成寡核苷酸的分析具有重现性好且易于操作等特点,故采用 HPLC 法分别测定并比较样品和对照品的相对保留时间,可达到定性鉴别的目的。分析工作中通常使用反相 HPLC 和阴离子交换 HPLC。

反相 HPLC 是按照寡核苷酸的疏水性大小进行选择性分离的。反义寡核苷酸的保留时间与疏水性成正比。反义寡核苷酸在经反相 HPLC 纯化前需要键合疏水性保护基团,而失败序列由于结构的原因一般不能键合这些基团,从而使带保护基团的目标产物疏水性较强,保留时间较长。对于采用化学合成法制备的寡核苷酸,长度相差 1~2 个核苷酸的寡核苷酸杂质采用此法较难获得分离。

阴离子交换 HPLC 是按照不同长度磷酸骨架上所带负电荷差异进行分离的,长链寡核苷酸有较多的负电荷,被柱保留时间长。由于对硫代寡核苷酸骨架上的差异非常敏感,阴离子交换色谱可很好地分离长度相同的硫代和未完全硫代的类似物,随着硫代磷酸基团数目的增加,保留时间依次缩短。研究表明,保留时间仅与序列的长度相关,而与碱基序列无关,长度相同的序列同一时间被洗脱。对于全长 20 个碱基的硫代寡核苷酸,阴离子交换层析可以分辨缺失 2 个以上碱基的序列和硫代不完全序列,但对缺少一个碱基的失败序列无能为力。

**2. 毛细管电泳法**　毛细管电泳(CE)是以高电压和高电场为驱动力,以毛细管为分离通道,依据样品中各成分之间淌度和分配行为上的差异,而实现分离的液相分离技术。通常用于反义寡核苷酸分析的分离模式包括毛细管凝胶电泳(capillary gel electrophoresis,CGE)和毛细管区带电泳(capillary zone electrophoresis,CZE)。

CGE 基于分子大小的差别进行分离。通过采用 CGE 法分别测定并比较样品和对照品的相对迁移时间进行定性鉴别。使用内标或峰面积进行测定,CGE 还可作为寡核苷酸定量分析的方法,选择合适的内标消除因 CGE 的电迁移进样造成的进样误差和随毛细管老化引起的保留时间变化所带来的误差,使此法成为纯度和含量测定方法。

CGE 分辨率优于 HPLC,可很好地分离长度相差一个碱基的磷酸二酯寡核苷酸和硫代寡核苷酸,但对硫代寡核苷酸分子骨架上磷酸基的差异不敏感。对同一寡核苷酸,当骨架上分别有 1、2、3 个磷酸基未被硫代时,仍和全硫代寡核苷酸有同样的迁移时间。

CZE 是根据被分离物质的荷质比的差异进行分离的 CE 系统。

**3. 聚丙烯酰胺凝胶电泳法**　聚丙烯酰胺凝胶电泳法(PAGE)对反义寡核苷酸的分离是根据其分子长度不同导致迁移速度的差异而实现的,较长的寡核苷酸由于分子质量较大因而迁移速度慢。PAGE 的相对保留时间可以作为定性鉴别的一个参数。该法因分辨率高而被用做纯度分析,是一种有效的分离技术,可高分辨分离多个样品,但电泳需使用放射性标记或染色技术来显示结果。全长及失败序列的定量仅是半定量,且需使用凝胶扫描装置。

(二)均一性

反义寡核苷酸作为药物,为保证它能安全有效地用于临床,对于所存在的杂质(即样品的均一性)进行必要地控制是其质量控制中不可缺少的一部分。常规的杂质分类方法将杂质分为两类,即特殊杂质和一般杂质。

**1. 特殊杂质的检测**　在硫代寡核苷酸合成中,有两类特殊杂质。一类是失败序列,比全长产品少若干个核苷酸,最主要的是少一个核苷酸的 $n-1$ 序列。另一类是在硫代寡核苷酸的合成中硫代不充分造成的。

这两类杂质是反义寡核苷酸药物中应予以控制的主要杂质。CE 和 HPLC 在分离失败序列和截断序列等相关杂质方面具有许多独到之处,尤其是 CE 对此类杂质具有较高的分离度,可以很好地分离相差一个碱基的反义寡核苷酸。

此外,MS 也可作为杂质检测的方法。

2. **一般杂质检查项目**　水分、pH 值及一般杂质如重金属、砷盐等检查需按照相应的方法进行检测。热原质的检测对于药品的安全性评价也是极为重要的。故对于可能存在的杂质应建立灵敏、高效的检测方法,以确保药物的安全、可靠。

3. **修饰基团**　对于硫代寡核苷酸,其检测指标为硫代百分率。变性强阴离子交换 HPLC 可以测定在大多数二聚体和发夹结构被消除时的 S—1、S—2 和全长的寡核苷酸的硫代百分率。核磁共振可以测定出全部的 P ═O、P ═S 键的数目,这是 HPLC 无法比拟的,但是核磁共振所需样品量大,因此限制了其应用。

表 8-1 列举了反义寡核苷酸药物常规质量控制项目。

表 8-1　反义寡核苷酸药物常规质量控制项目举例

| 检测项目 | 检测方法 | 标准规定 |
| --- | --- | --- |
| 反义寡核苷酸的序列分析 | 改进的 Maxam-Gilbert 化学测序法 | 样品与对照品一致 |
| | 质谱法 | 样品与对照品一致 |
| 与靶基因的杂交性质 | 紫外分光光度法 | 应为 50~70℃ |
| 纯度分析 | 高效液相色谱法 | 不得低于 95.0% |
| | 毛细管电泳法或 SDS-PAGE 法 | 不得低于 95.0% |
| | 紫外分光光度法 | 样品应与对照品一致 |
| 硫代百分率(修饰基团) | 强阴离子交换高效液相色谱法 | 不得低于 90% |
| 失败序列 | IP-HPLC 或 CE | 应不得过 5% |
| pH 值 | 《中国药典》的附录方法 | 应为 6.0~8.0 |
| 溶液的澄清度与颜色 | 《中国药典》的附录方法 | 应符合规定 |
| 水分 | 卡式水分测定法 | 应不超过 1.0% |
| 无菌试验 | 无菌试验方法 | 应符合规定 |
| 热原质 | 《中国药典》的附录方法 | 应符合规定 |
| 生物学活性 | 相应的测定方法 | 根据样品具体情况进行 |

## 五、 生物学活性测定

由于反义寡核苷酸药物是作用于特定的基因,从而阻止相应的蛋白产生以达到特定的药物效应,因此对它进行生物学活性测定是质量控制中不可缺少的一部分。生物学活性往往需要进行动物体内试验或通过细胞培养进行体外效价测定。这些方法的变异性较大,因此,在试验中要采用标准品进行校正。只有这样才能确保检测结果的可靠性和可比性。

**点滴积累** ∨

1. 反义寡核苷酸药物是人工合成并经化学修饰的寡核苷酸片段，在合成的过程中，容易出现失败序列及修饰不完全的情况，所以需要综合运用 HPLC、CE、MS、NMR 等多种分析手段控制硫代寡核苷酸的质量。

2. 首先运用 CE 确定寡核苷酸全长主成分的含量。 对于样品中含有的失败序列和硫代不完全序列，可以采用 HPLC、CE 和 NMR 来测定。 MS 虽然也能用于反义寡核苷酸药物的含量测定和杂质检测，但更多地用于寡核苷酸的分子量测定和序列测定。

## 复习导图

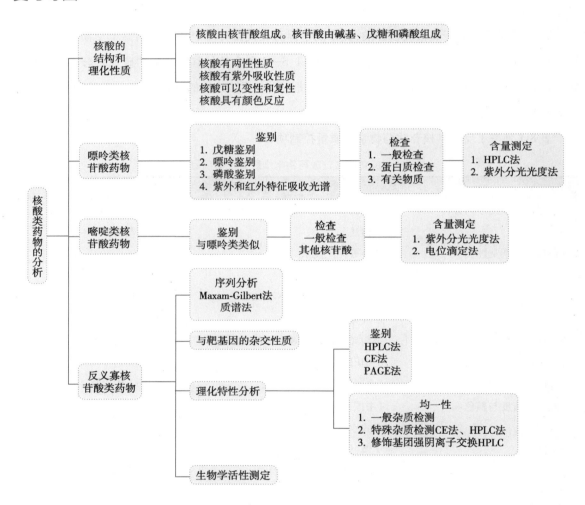

## 目标检测

### 一、选择题

（一）单项选择题

1. 核酸的基本组成单位是（　　）

　　A. 碱基　　　　　　　B. 磷酸　　　　　　　C. 核苷酸　　　　　　　D. 核糖

2. DNA 分子中含（　　）

    A. 核糖　　　　　　B. 脱氧核糖　　　　　C. 葡萄糖　　　　　D. 甘露糖

3. 核酸的分类就是根据核酸中所含(　　　)种类不同而分为核糖核酸 RNA 和脱氧核糖核酸 DNA 的

    A. 碱基　　　　　　B. 磷酸　　　　　　C. 核糖　　　　　　D. 戊糖

4. 反义寡核苷酸的化学修饰中,应用最为广泛的是(　　　)

    A. 硫代　　　　　　B. 甲基代　　　　　C. 碱基修饰　　　　D. 核糖修饰

5. 核苷酸的最大吸收峰在(　　　)nm

    A. 240　　　　　　B. 280　　　　　　C. 260　　　　　　D. 570

6. 核酸的等电点较低,在 pH 值近中性的条件下,核酸以(　　　)状态存在

    A. 阴离子　　　　　B. 阳离子　　　　　C. 中性盐　　　　　D. 解离

7. 嘌呤环与嘧啶环都含有共轭双键。因此,碱基、核苷、核苷酸和核酸都具有(　　　)性质

    A. 旋光性　　　　　　　　　　　　　B. 紫外吸收

    C. 荧光吸收　　　　　　　　　　　　D. 放射光吸收

8. 下列哪个反应属于嘌呤碱基的特殊鉴别反应(　　　)

    A. 苔黑酚反应　　　　　　　　　　　B. 与氨制硝酸银溶液反应

    C. 与钼酸反应　　　　　　　　　　　D. 与二苯胺反应

9. 通过与(　　　)溶液反应产生沉淀可以检查核苷酸药物中是否有蛋白质

    A. 苔黑酚　　　　　B. 二苯胺　　　　　C. 钼酸　　　　　　D. 磺基水杨酸

10. 嘌呤类核苷酸药物一般用(　　　)法来测定含量

    A. 紫外分光光度法　　B. 电位滴定法　　　C. 电泳法　　　　　D. 薄层色谱法

11. 除紫外可见分光光度法外,嘧啶类核苷酸药物还可以用(　　　)法来测定含量

    A. 电位滴定法　　　B. 免疫分析法　　　C. 电泳法　　　　　D. 薄层色谱法

12. RNA 与浓盐酸在沸水浴中共热时,加入苔黑酚试剂,溶液呈(　　　)

    A. 绿色　　　　　　B. 红色　　　　　　C. 黄色　　　　　　D. 无色

13. 在 DNA 和 RNA 中不相同的碱基有(　　　)

    A. A 和 T　　　　　B. U 和 T　　　　　C. A 和 G　　　　　D. C 和 G

14. 可以对反义寡核苷酸进行序列测定、分子量测定及杂质检测的方法是(　　　)

    A. 质谱法　　　　　　　　　　　　　B. HPLC 法

    C. 毛细管电泳法　　　　　　　　　　D. 聚丙烯酰胺凝胶电泳

15. 脱氧核糖可与二苯胺反应,溶液呈(　　　)

    A. 绿色　　　　　　B. 红色　　　　　　C. 蓝色　　　　　　D. 无色

(二) 多项选择题

1. 在 RNA 分子中,存在的碱基有(　　　)

    A. 腺嘌呤(A)　　　　　　B. 鸟嘌呤(G)　　　　　　C. 胞嘧啶(C)

    D. 胸腺嘧啶(T)　　　　　E. 尿嘧啶(U)

2. 在 DNA 分子中,存在的碱基有(　　)
   A. 腺嘌呤(A)　　　　　B. 鸟嘌呤(G)　　　　C. 胞嘧啶(C)
   D. 胸腺嘧啶(T)　　　　E. 尿嘧啶(U)

3. 下列哪些反应可以鉴别戊糖(　　)
   A. 苔黑酚反应　　　　　B. 与二苯胺反应　　　C. 与间苯三酚反应
   D. 与氨制硝酸银溶液反应　　E. 与钼酸反应

4. 嘌呤类核苷酸药物含量测定可以采用(　　)
   A. 紫外分光光度法　　　B. 电位滴定法　　　　C. 电泳法
   D. 薄层色谱法　　　　　E. 高效液相色谱法

5. 嘧啶类核苷酸药物含量测定可以采用(　　)
   A. 紫外分光光度法　　　B. 电位滴定法　　　　C. 电泳法
   D. 薄层色谱法　　　　　E. 双缩脲法

6. 核苷酸由(　　)组成
   A. 磷酸　　　　　　　　B. 戊糖　　　　　　　C. 葡萄糖
   D. 碱基　　　　　　　　E. 硫酸

7. 对寡核苷酸化学修饰的方法主要针对(　　)几个方面
   A. 碱基修饰　　　　　　B. 杂环修饰　　　　　C. 核糖修饰
   D. 甲基代修饰　　　　　E. 磷酸二酯键修饰

8. 硫代反义寡核苷酸的特殊杂质主要有(　　)
   A. 失败序列　　　　　　B. 重金属　　　　　　C. 硫代不完全序列
   D. 砷盐　　　　　　　　E. 水分

## 二、简答题

1. 简述核酸鉴别可采用的颜色反应。
2. 简述嘌呤类核苷酸药物的鉴别方法。
3. 简述嘌呤类核苷酸药物含量测定的方法。
4. 简述嘧啶类核苷酸药物的鉴别方法。
5. 简述嘧啶类核苷酸药物含量测定的方法。

ER-08章习题

(张　明)

# 第九章

## 抗生素类药物的分析

ER-09章PPT

**导学情景** ⋁

情景描述：

2015 年湖北省食品药品监督管理局公布了上半年药品不良反应报告，抗生素类药品发生不良反应的报告数占五成以上。 发生不良反应的前十位药品分别为氧氟沙星、头孢哌酮钠、克林霉素、头孢曲松钠、头孢噻肟钠、左氧氟沙星、阿奇霉素、头孢呋辛钠、加替沙星、甲硝唑和阿莫西林。

学前导语：

抗生素类药物多由生物发酵制备，纯化困难、成分复杂是抗生素类药物发生不良反应的重要原因之一，加强和改进抗生素检测，保证用药安全，是该类药物分析的重要方向。

## 第一节　概述

**学习目标** ⋁

1. 掌握抗生素生物效价的基本概念和意义。
2. 熟悉抗生素类药物的检测项目，熟悉抗生素效价的表示方法。

### 一、抗生素类药物的特点和检测项目

青霉素于 1928 年被弗莱明发现，真菌的代谢产物能抑制葡萄球菌的生长。这是人类首次发现的抗生素类药物，随着药学的发展，抗生素家族也不断壮大，现在所说的抗生素是指在低浓度下即可对某些微生物的生命活动有特异抑制作用的化学物质的总称。

（一）特点

抗生素是生物体生命活动过程中的代谢产物，主要由微生物发酵，化学提取、纯化，化学修饰等过程制备，最后制成制剂。由于生产工艺复杂，加上发酵过程中微生物产生的其他生物大分子杂质的存在，对分离纯化造成困难。与化学合成药物相比，抗生素结构组成更复杂，稳定性差，易发生聚合或降解反应，使其疗效降低，甚至表现出不同程度的不良反应。因此为保证用药安全有效，各国药典都制定了严格的抗生素药物检测标准。

（二）检测项目

抗生素类药物主要通过鉴别、检查、含量（效价）测定三个方面进行检测。

**1. 鉴别试验**

（1）官能团的显色反应：如：硫酸链霉素，取本品约 20mg，加水 5ml 溶解后，加氢氧化钠试液 0.3ml。水浴加热 5 分钟，加硫酸铁铵溶液 0.5ml，即显紫红色。此反应为麦芽酚反应，是硫酸链霉素的重要鉴别反应。

（2）光谱法：包括红外光谱与紫外吸收光谱的鉴别。如：硫酸卡那霉素的红外光图谱应与对照的图谱（光谱集 484 图）一致。

（3）色谱法：包括薄层色谱法和高效液相色谱法。如：红霉素在红霉素 A 组分项下记录的色谱图中，供试品溶液的主峰的保留时间应与标准品溶液主峰的保留时间一致。

**2. 检查**　抗生素类药物的检查项目包括：

（1）影响产品稳定性的指标：如：结晶性、酸碱度、水分或干燥失重等。

（2）控制有机和无机杂质的指标：如：溶液的澄清度与颜色、有关物质、残留溶剂、重金属等。

（3）与临床安全性密切相关的指标：如：异常毒性、无菌、热原、降压物质等。

（4）其他指标：包括抗生素组分、有关物质、晶型等检查，如：硫酸庆大霉素的"庆大霉素 C 组分的测定"。

▶▶ **课堂活动**

　　请同学查阅《中国药典》（2015 年版），查找头孢克肟、硫酸卡那霉素和阿奇霉素相关内容，初步了解抗生素类药物检查项目和检查方法。

**3. 含量（效价）测定**　抗生素的含量（效价）测定方法主要包括微生物检定法和理化方法两大类。

（1）微生物检定法：是以抗生素对微生物的杀伤或抑制程度为指标来衡量抗生素效价的一种方法。本法的优点是灵敏度高，需用量小，适用范围广，测定结果直观，与临床应用的要求一致。对同一类型的抗生素不需分离，可一次测定其总效价，是抗生素药物效价测定的最基本的方法。本法的缺点是操作步骤多，测定时间长，误差大。

（2）理化方法：是根据抗生素的分子结构特点，利用其特有的化学或物理化学性质而进行测定。对于提纯的产品以及化学结构已确定的抗生素，能较迅速、准确地测定其效价，并具有较高的专属性。本法的缺点是含有相同官能团的杂质对测定产生干扰，需采取适当方法加以校正，有时不能准确反映出抗生素的医疗价值，所测得的结果往往只代表药物的总含量，并不一定能代表抗生素的生物效价。

## 二、抗生素的效价

抗生素的活性，指每毫升或每毫克中含有某种抗生素的有效成分的多少。用单位（U）或微克（μg）表示。按照抗生素效价单位的定义，分为四种表示方法。

**1. 质量单位**　以抗生素的生物活性部分的质量作为单位，1 微克为 1 个单位（1μg = 1U，1mg = 1000U）。碱性抗生素以纯碱质量作为有效部分的量，酸性抗生素以纯酸的质量作为有效部分的量。如 1mg 链霉素纯品能完全抑制 1L 肉汤培养液中标准菌株大肠埃希菌的生长，所以 1mg 为 1000U，链霉素一个单位的重量为 1μg。

**2. 类似质量单位** 以特定的纯净抗生素盐类的质量作为效价基准。如金霉素盐酸盐纯品 1μg=1U,1mg=1000U。这是根据国际使用习惯而来的,四环素、新生霉素等以此为效价单位。

**3. 质量折算单位** 以特定的纯抗生素盐的质量为单位而加以折算,如青霉素的单位,最初是指在 50ml 肉汤培养基内能完全抑制金黄色葡萄球菌生长的最小青霉素量为 1 个单位(U),以后得到纯品,这一量相当于青霉素钠 0.5988μg,则 1mg=1670U。依此可计算 1mg 青霉素钾的单位(U)=1670×356.4/372.5=1598。

**4. 特定单位** 对于组分复杂不易获得纯品的抗生素,以特定的抗生素样品的某一质量定为一单位,经国家的有关机构认可而确定。如特定的一批杆菌肽称重 1mg=55U,又如制霉菌素,第一批标准品 1mg=3000U。

# 第二节 抗生素微生物检定法

**学习目标** ▽ ....................................................................

1. 掌握抗生素管碟法的基本概念和原理。

2. 熟悉抗生素类微生物检定法的特点。

3. 了解管碟法的影响因素。

4. 学会管碟法的规范操作。

## 一、概况

抗生素微生物检定法是国际上通用的、经典的抗生素效价测定方法。自 20 世纪 40 年代建立至今,在各国药典中被普遍采用。虽然伴随着 HPLC 等化学分析技术的发展,一些抗生素品种的效价测定已被化学分析法所取代,但微生物检定法测定原理与临床要求一致,可直观、特异地反映出抗生素药品的抗菌活性。部分多组分抗生素由于不同活性组分生物活性的差异,化学测定结果难以准确反映组分组成、含量和生物活性间的关系。许多抗生素品种由于各种原因目前没有适当的化学分析方法表征其活性,故抗生素微生物检定法目前在各国药典中仍占有重要的地位。抗生素微生物鉴定法主要包括稀释法、比浊法和管碟法,管碟法是目前国际上测定抗生素效价的通用方法,后文将进行重点介绍。

**知识链接**

**抗生素效价微生物检定——稀释法**

稀释法是抗生素效价测定最简单的方法之一。在一系列的试管中用液体培养基逐管将抗生素作 2 倍稀释,于各试管中加入等量的对该抗生素有高度敏感的试验菌液。置于 37℃培养箱中培养 24 小时,观察得到抑制细菌生长的最低抗生素浓度。与同法测得的抗生素标准品做比较，即可求得抗生素效价。本法测定误差较大，一般用于测定抗生素对试验菌的最低抑菌浓度或最低杀菌浓度。

$$计算供试品效价（U/ml）A=\frac{T}{S}\times C$$

$T$ 为供试品抑菌的最大稀释倍数；$S$ 为标准品的抑菌最大稀释倍数；$C$ 为每 1ml 标准品溶液中的单位数。

## 二、抗生素微生物检定用标准品

抗生素微生物检定用标准品指用于生物检定、抗生素或生化药品中含量或效价测定的标准物质,抗生素标准品是与供试品同质的纯度较高的抗生素,分为国际标准品与国家标准品。抗生素国际标准品由世界卫生组织邀请有条件的国家检定机构或药厂协作标定后,由生物检定专家委员会最后通过决定。经国际协议,每毫克含有一定单位的标准品,其单位称为国际单位(IU)。通过一定的检定方法,以原有的国际标准品的效价单位为基准,测得的效价以 IU 表示。国际标准品制备量有限,主要供各国在检定国家标准品时作对照用,不宜用于常规检验和具体科研工作中。

我国的标准品由国家药品监督管理局下设单位中国药品生物制品检定研究院统一负责选样、分装、协作标定、确定效价单位等,并统一向全国各使用单位分发。凡是国际上已制备的国际标准品的品种,在制备国家标准品时,均与国际标准品比较而定出效价,对于我国特有的品种则根据一定的原则自定效价单位。每当中国药品生物制品检定研究院下发新的标准品批号后,原有批号的标准品则自动作废。

## 三、管碟法

### (一) 检定原理

管碟法是利用抗生素在接种试验菌的琼脂培养基内的扩散作用,根据量反应平行线原理设计,通过比较标准品与供试品对试验菌产生抑菌圈的大小,以测定供试品效价的一种方法(图 9-1)。

**1. 抑菌圈的形成** 在平皿的琼脂培养基上均匀摊布试验菌,将不锈钢小管放置在培养基上,向小管中加入抗生素溶液,抗生素分子会向培养基内呈球面形扩散。在培养条件下,试验菌开始生长繁殖,抗生素对试验菌的生长产生抑制作用,这种作用随着与小管中心的距离的增大而降低。当抗生素分子扩散到 $T$ 时间,此时抗生素的浓度恰高于该抗生素对试验菌的最低抑菌浓度,试验菌的繁殖被抑制,从而围绕小管形成透明的抑菌圈。

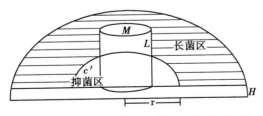

图 9-1 管碟法测定抗生素抑菌圈形成示意图
r 为抑菌圈的半径(mm);c′为最低抑菌浓度(U/mm³);H 为培养基的厚度(mm);L 为钢管的高度(mm);M 为管中抗生素的总量(μg 或 U)

**2. 量反应直线** 抗生素溶液的浓度不同,

形成的抑菌圈的大小也不同。用 $T$ 表示抗生素扩散时间（h），$D$ 表示扩散系数（$mm^2/h$），则抗生素在培养基内的扩散现象，可用公式表示：

$$r^2 = 9.21DT(\lg M - \lg c' - \lg 4\pi DTH) \qquad 式（9-1）$$

将公式简化、移行，换为常用对数可得管碟法量-反应直线方程：

$$\lg M = \frac{1}{9.21DT}r^2 + \lg c' 4\pi DTH \qquad 式（9-2）$$

以 $r^2$ 为横坐标，$\lg M$ 为纵坐标可作图（图9-2）：

由量反应直线公式可知，在一定的抗生素浓度范围内，抗生素总量的对数值与抑菌圈面积或直径成正比，标准品溶液和供试品溶液对一定试验菌所得剂量的两条直线，在一定范围内相互平行。管碟法就是利用这一原理，采用交叉实验设计方法，在相同实验条件下通过比较抗生素标准品和供试品对试验菌产生的抑菌圈的大小，来测定供试品效价。

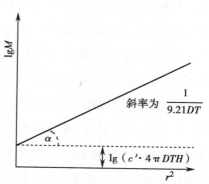

图9-2　管碟法测定抗生素剂量反应直线

此外，抑菌圈的大小还与最低抑菌浓度 $c'$、琼脂层厚度 $H$、抗生素在琼脂培养基内的扩散系数 $D$ 以及形成抑菌圈的时间 $T$ 等因素有关。

### （二）影响检定的因素及操作要求

#### 1. 抑菌圈质量的控制

（1）抑菌圈的形状：实验中抑菌圈常有破裂、不圆等现象，其原因是多方面的。如操作不当致使在滴加抗生素溶液时药液溅出、毛细滴管碰到钢管等，可致抑菌圈出现破裂不圆现象。双碟、钢管有残留抗生素污染，试验菌菌龄过老，菌层培养基加菌液时，培养基温度偏高或受热时间过长，致使检定菌部分被烫死，可致抑菌圈破裂甚至无圈现象。稀释抗生素溶液用的缓冲液 pH 值和盐浓度也可影响抑菌圈的圆整，如：四环素类抗生素，当缓冲液 pH 值过低或过高，相邻抑菌圈可相互影响而成椭圆形。当抑菌圈过大、钢管间距离太小或平皿内培养基厚度不均匀时，相邻圈之间的抗生素浓度超过最低抑菌浓度，可使抑菌圈扩大呈椭圆形等。

（2）抑菌圈大小的控制：抗生素抑菌圈的大小是受最低抑菌浓度 $c'$、琼脂层厚度 $H$、抗生素在琼脂内扩散系数 $D$、抗生素在小钢管中的量 $M$ 以及抗生素的扩散时间 $T$ 相互作用所控制的。钢管中滴加抗生素的量应保持一致，且应严格限定钢管的大小。抑菌圈的大小受 $T$ 值增减的影响，故延长抗生素的扩散时间会使抑菌圈变大。操作中若各钢管中加液时间不同，会影响抑菌圈的大小，一组双碟加样时，应尽量缩短加液间隔时间，以减小误差。抑菌圈大小受抗生素扩散系数 $D$ 的影响。如新霉素和多黏菌素若在缓冲液中加入 3% 氯化钠或在培养基中加一定的盐或吐温等可增加抗生素的扩散能力，使抑菌圈增大。

（3）抑菌圈边缘清晰度的控制：抑菌圈边缘的清晰度是影响测量误差的重要因素之一。导致抑菌圈不清晰的原因，有抑菌圈在形成过程中抗生素的扩散系数紊乱、不均一，不符合动力学公式中各项之间的关系或各种扩散系统交叉。如试验菌菌种放置时间过长，菌群中个体生长周期不一，则对抗生素的敏感度不同,往往使抑菌圈形成双圈或多层圈,造成边缘模糊不清。培养基原材料的成分及质量、pH 值、盐浓度及培养时间都有可能影响抑菌圈边缘的清晰度。多组分抗生素,各组分的抗菌活性不同,扩散系数也不完全一致,其交叉作用可能影响抑菌圈边缘的清晰度。

**2. 标准品与供试品的同质性**　抗生素效价测定方法依据的原理是量-反应平行线原理,即标准品与供试品的剂量反应直线是相互平行的,若不平行,则斜率不等,计算结果将产生较大的误差。造成两者不平行的原因,除操作上可能引入的误差外,主要是标准品与供试品内在质量的不同所致。检定多组分抗生素时,标准品所含的抗菌活性物质与供试品有所不同,则可使量-反应直线不平行。如多组的庆大霉素测定时,因不同样品的组分比例不完全相同,所以测定误差较大。用于制备标准品溶液和供试品溶液的缓冲溶液的 pH 值、盐浓度应相同,否则会导致供试品溶液与标准品溶液非同质。供试品(尤其是制剂)中如含有额外的维生素、氨基酸、无机盐及糖类等生长物质,将影响细菌的生长速率,在低营养培养基上影响较大。所以在已知供试品中含有添加剂对细菌生长有影响或供试品中赋形剂含量较大时,可在标准品中加入相同量的添加剂或赋形剂,以抵消此影响。对化学稳定性较差的抗生素,由于供试品和对照品在配制过程中的降解,在测定过程中也可能由同质变为非同质。对某些对光敏感的多烯类抗生素(如制霉菌素、两性霉素 B 等),试验过程中应注意避免光线直射;对四环素类有差向异构特性的抗生素,应注意 pH 值、盐浓度、温度和光照对抗生素差向化的影响,保证标准品与供试品的同质性。

**3. 斜率的控制**　在一定范围内,反应直线的斜率越小越好,直线越平缓,测定结果更精确。反之斜率大,生物反应的灵敏度降低,重现性差。

斜率的大小取决于扩散系数 $D$ 和扩散时间 $T$:抗生素扩散得越快,$D$ 值越大,斜率越小;细菌生长的时间越长,抗生素扩散时间就越长,斜率减小。而扩散系数与抗生素的分子量、培养基成分、试验菌以及 pH 值、盐浓度、琼脂含量等因素有关。

**4. 直线截距的控制**　相同浓度的抗生素,截距小的抑菌圈大,效价测定的灵敏度高。影响截距大小的因素,除温度、扩散系数和抗生素最低抑菌浓度外,培养基厚度 $H$ 也是影响因素之一。培养基厚度越薄,截距减小,抑菌圈增大。制备双碟时应保持在相同实验组中,每只双碟中底层培养基和菌层培养基的厚度应保持一致性和均匀性。

(三)检定方法

管碟法在测定供试品效价时,为消除上述因素的影响,一般采用标准品和供试品在相同实验条件下做反应比较的检定方法。具体可分为一剂量法、二剂量法和三剂量法,下面以二剂量法为代表,举例说明。

二剂量法是指将抗生素的标准品和供试品分别稀释成高、低两种剂量(通常剂距为 4∶1 或 2∶1),在同一摊布试验菌的琼脂培养基平皿中进行实验比对,测定四种溶液所产生的抑菌圈的大小,计算供试品效价的方法。

**1. 操作方法**

(1)缓冲液、培养基以及试验菌的菌悬液的制备:按《中国药典》(2015 年版)规定进行制备。

(2)标准品和供试品溶液的制备:精密称(量)取标准品或供试品适量,按照《中国药典》(2015 年版)规定进行制备。

（3）双碟的制备：取直径约90mm，高16~17mm的平底双碟，注入加热融化的培养基20ml，摊布均匀，置于水平台面凝固，作为底层；另取培养基适量加热融化后，放冷至48~50℃（芽孢可至60℃），加入规定的试验菌悬液，摇匀，每个双碟中加入5ml，使在底层上摊布均匀，冷却后作为菌层；在每个双碟中等距均匀安置不锈钢小管4个，用陶瓦圆盖覆盖备用。二剂量法所用双碟不得少于4个。二剂量法钢管安置与抑菌圈示意图如图9-3：

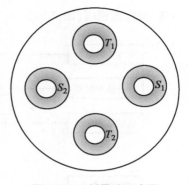

图9-3　二剂量法示意图

$T_1$：供试品低剂量抑菌圈直径；
$T_2$：供试品高剂量抑菌圈直径；
$S_1$：标准品低剂量抑菌圈直径；
$S_2$：标准品高剂量抑菌圈直径

▶ 扫一扫，学操作

　　双碟的制备的操作。

（4）滴加药液：在每个双碟对角的2个不锈钢小管中分别滴装高、低浓度的标准品溶液和供试品溶液。

（5）培养：在规定条件下培养，培养箱中水平叠放的双碟数以不超过三个为宜。

（6）测量抑菌圈：可选择手工测量或仪器测量，每组试验双碟的测量参数应相同。

2. **效价计算公式**　$P$ 为供试品与标准品的效价比值；$S_1$ 为低剂量标准品的抑菌圈直径（或面积）的总和；$S_2$ 为高剂量标准品的抑菌圈直径（或面积）的总和；$T_1$ 为低剂量供试品的抑菌圈直径（或面积）的总和；$T_2$ 为高剂量供试品的抑菌圈直径（或面积）的总和；$I$ 为高、低剂量浓度比的对数。则二剂量法的计算公式为：

$$P = \lg^{-1}\left[\left(\frac{T_2 - S_2 + T_1 - S_1}{S_2 + T_2 - S_1 - T_1}\right)I\right]$$ 式（9-3）

根据计算结果 $P$，计算效价

$$P_T = P \times A_T$$ 式（9-4）

$P_T$ 为供试品的测定效价，U/mg；$A_T$ 为供试品的估计效价，U/mg。

**知识链接**

三剂量法的计算公式

　　$P$ 为供试品与标准品的效价比值；$S_1$、$S_2$、$S_3$ 分别为等剂距三种剂量标准品的抑菌圈直径；$T_1$、$T_2$、$T_3$ 分别为等剂距三种剂量供试品的抑菌圈直径；$I$ 为相邻剂量之比的对数（图9-4）。则三剂量法的计算公式为：

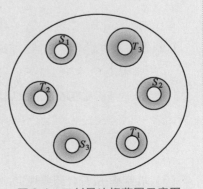

$$\lg P = \frac{4I(T_3 + T_2 + T_1 - S_3 - S_2 - S_1)}{3(S_3 + T_3 - S_1 - T_1)}$$ 式（9-5）

图9-4　三剂量法抑菌圈示意图

### 3. 操作流程图(图 9-5)

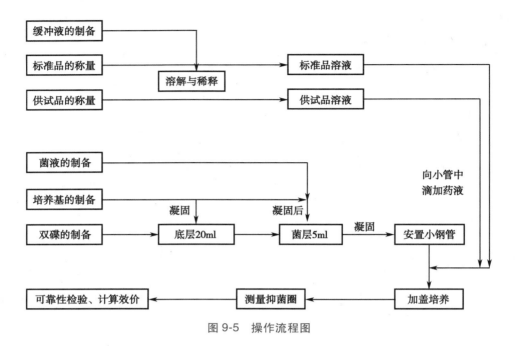

图 9-5　操作流程图

### 4. 注意事项

（1）试验环境:抗生素效价测定用实验室应注意防止抗生素及微生物的污染。实验室由两部分组成:用于样品处理的试验间和用于制备双碟的半无菌间。半无菌间要求有紫外灯、空气净化设备、温控设备、稳固水平的试验台、隔水式培养箱(36℃±1℃)、恒温水浴箱。实验室温度应控制在 20~25℃以下。

（2）仪器用具:玻璃容器应清洗、灭菌;用于容量分析的玻璃容器应标化,校正后方可使用。

双碟的规格应符合药典规定(直径约 90mm,高约 16~17mm);双碟需清洗、灭菌后使用。

钢管的规格应符合药典规定(内径 6.0mm±0.1mm,高 10.0mm±0.1mm,外径 7.8mm±0.1mm,每组钢管重量差异不大于±0.05g);钢管需清洗、灭菌后使用。

---

**知识链接**

**常用玻璃仪器的灭菌方法**

1. 湿热灭菌法　主要包括:煮沸法、流通蒸汽灭菌法、间歇灭菌法、高压蒸汽灭菌法。

2. 干热灭菌法　主要包括:干烤法、红外线灭菌法、微波灭菌法。

在同样温度下,湿热的杀菌效果比干热好,因为蛋白质凝固所需的温度和其含水量有关,含水量越大,发生凝固所需温度越低。而且湿热的穿透力比干热大,使深部也能达到灭菌温度。所以通常干热灭菌比湿热灭菌需要更高的温度和更长的时间。

---

（3）培养基:应符合药典规定,选择合格、适宜的培养基。注意在配制灭菌后调测培养基的 pH 值。

（4）试验菌:作为抗生素效价测定用的试验菌,一般要具备如下特点:①显示临床特点:对抗生素主要成分敏感,对杂质、降压物质及毒性物质无作用或作用很低;②灵敏、稳定、抑菌圈边缘清晰、测定误差小;③易于培养、保存,无致病性;④与同品种国际通用药典所用的试验菌一致,以便于效价单位的统一。

试验菌的菌龄对抑菌圈有一定影响。故检定时应保持菌种及菌液的新鲜。一般菌种一月转种一次,冰箱冷藏保存。对易变异的菌株,在制备菌悬液前进行单菌分离,其他菌株可半年分离一次。

(5)剂量:高剂量抗生素溶液所形成的抑菌圈直径在 18~22mm;高、低剂量所形成的抑菌圈直径之差最好大于 2mm,有些抗生素所形成的抑菌圈的直径差数可较小;高、低剂量之比一般用 2∶1,当高、低剂量所致的抑菌圈直径差别较小时,可用高、低剂量之比为 4∶1 的比率。

**点滴积累**

1. 抗生素微生物检定法优点是测定原理与临床要求一致,可直观、特异地反映出抗生素药品的抗菌活性。
2. 抗生素微生物检定用标准品的概念。
3. 管碟法的概念、原理、操作步骤和影响因素。

# 第三节　生物统计法在抗生素效价检定中的应用

**学习目标**

1. 掌握生物统计法在抗生素效价检定中的意义。
2. 熟悉生物统计法的基本概念和抗生素效价测定生物统计步骤。
3. 学会用统计软件对抗生素检定试验进行相关计算。

生物统计法是利用药物对生物体所起的药理作用来检定药物效价的方法。由于生物体间存在着普遍差异,不可避免会影响结果的精确度,因此必须借助于生物统计法来修正微生物差异性对检定结果的影响,使微生物检定结果也能达到一定的精确度。

## 一、基本概念

1. **方差($S^2$)**　是每个样本值与全体样本值的平均数之差的平方值的平均数,也是用于表示一个数据集的离散程度的参数。

$$S^2 = \frac{\sum_{i=1}^{n}(X_i - \bar{X})}{n-1} \qquad 式(9\text{-}6)$$

2. **标准差($S$)**　是各数据偏离真实值的距离平方和的平均数,表示一个数据集的离散程度,该数值越小,表示总体变异越小。

$$S = \sqrt{\frac{1}{n}\sum_{i=1}^{n}(X_i - \bar{X})^2} \qquad 式(9\text{-}7)$$

3. **变异系数($CV$)**　是标准差对平均数的百分率,主要用于不同数据集进行差异比较。

$$CV = (S \div \bar{X}) \times 100\%$$　　　　式（9-8）

**4. 标准误（$S_M$）**　各样本的平均值的标准差叫做标准误差，是测量重复试验所得结果之间的离散情况的参数。标准误越小，表明样本统计量与总体参数的值越接近，样本对总体越有代表性。

$$S_M = \sqrt{\frac{\sum(\text{各次实验结果}-\text{各次结果均值})^2}{\text{重复试验次数}-1}}$$　　　　式（9-9）

**5. $t$值**　是用来纠正样本偏差的参数，用一个样本计算出来的估计标准误代替总体标准误总是有偏差的。

$$t = \frac{\bar{X}-\mu}{\dfrac{S}{\sqrt{n-1}}}$$　　　　式（9-10）

$\bar{X}$ 为样本平均数；$\mu$ 为总体平均数；$S$ 为样本标准差。

**6. 可信限（$FL$）和可信限率（$FL\%$）**　可信限是指在一定概率（医学中常用的可信限度为95%）水平下从检定结果估计真实结果的所在范围的参数。标志检定结果的精密度，比标准误更为具体地表示试验的误差范围。

$$FL = M \pm t \cdot S_M$$　　　　式（9-11）

即 $M(M = \lg R)$ 的可信限是 $M$ 的标准误 $S_M$ 与 $t$ 值的乘积。

为更有效地表达实验精密度，通常选择可信限与实验结果的相对关系，即可信限相当于实验结果的百分数，简称可信限率。

$$FL\% = \frac{t \cdot S_M}{M} \times 100\%$$　　　　式（9-12）

**7. $F$检验**　又称方差齐性检验，判断两个及两个以上样本的方差是否有显著性差异的方法。检验步骤如下：

（1）建立检验假设：实验中测定得到的各变异项的差异是偶然因素造成的，用 $H_0$ 表示，通过对实验数据的统计处理，判断假设 $H_0$ 是否成立。

（2）计算各实验数据的组内和组间方差，求出各变异项的 $F$ 值。

（3）查 $F$ 分布表，获得在概率水平 $\alpha$ 下的临界值 $F_\alpha(f_1, f_2)$，这里 $f_1$、$f_2$ 称为自由度，通常取 $\alpha = 0.01$ 或 $\alpha = 0.05$：

当各变异项的 $F$ 值大于 $F_{0.05}(f_1, f_2)$ 时，则认为该处理所引起的差别有显著意义。

当各变异项的 $F$ 值大于 $F_{0.01}(f_1, f_2)$ 时，则认为该处理所引起的差别有非常显著的意义。

当各变异项的 $F$ 值小于 $F_{0.05}(f_1, f_2)$ 时，则认为该处理所引起的差别无显著的意义。

**8. 可靠性测验**　以方差分析法检验，判断实验结果是否可靠的方法。抗生素生物检定法中验证供试品和标准品的对数剂量反应关系是否显著偏离平行直线，平行线检定要求在实验所有的剂量范围内，对数剂量的反应（或反应的函数）呈直线关系，供试品和标准品的直线应平行。对不是显著偏离平行直线（在一定概率水平下）的实验结果，认为可靠性成立，方可按有关公式计算供试品的效价和可信限。

## 二、抗生素效价测定生物统计步骤（二剂量法）

### （一）方差分析

**1. 将实验结果按表排成方阵（表 9-1）。**

表 9-1　测定结果剂量分组表

| 碟间 1~m | 剂间 1~k（二剂量法 k=4） | | | | | 总和 |
| | （1） | （2） | （3） | … | （k） | |
|---|---|---|---|---|---|---|
| 1 | $y_{1(1)}$ | $y_{1(2)}$ | $y_{1(3)}$ | … | $y_{1(k)}$ | $\sum y_1$ |
| 2 | $y_{2(1)}$ | $y_{2(2)}$ | $y_{2(3)}$ | … | $y_{2(k)}$ | $\sum y_2$ |
| 3 | $y_{3(1)}$ | $y_{3(2)}$ | $y_{3(3)}$ | … | $y_{3(k)}$ | $\sum y_3$ |
| … | … | … | … | … | … | … |
| m | $y_{m(1)}$ | $y_{m(2)}$ | $y_{m(3)}$ | … | $y_{m(k)}$ | $\sum y_m$ |
| 总和 | $\sum_y(1)$ | $\sum_y(2)$ | $\sum_y(3)$ | … | $\sum_{y(k)}$ | $\sum y$ |

**2. 计算各项变异差方和与自由度（f），求出误差方和（表 9-2）。**

表 9-2　双因素方差分析计算

| 变异来源 | 差方和 | 自由度（f） | 方差（$S^2$） |
|---|---|---|---|
| 剂间项 | $\sum(\sum y_k)^2/m-(\sum y)^2/mk$ | $f_{(剂间)}=k-1$ | 差方和$_{(剂间)}/f_{(剂间)}$ |
| 碟间项 | $\sum(\sum y_m)^2/k-(\sum y)^2/mk$ | $f_{(碟间)}=m-1$ | 差方和$_{(碟间)}/f_{(碟间)}$ |
| 误差项 | 差方和$_{(误差)}=$差方和$_{(总)}-$差方和$_{(剂间)}-$差方和$_{(碟间)}$ | $f_{(误差)}=f_{(总)}-f_{(剂间)}-f_{(碟间)}$ | 差方和$_{(误差)}/f_{(误差)}$ |
| 总变异 | $\sum y^2-(\sum y)^2/mk$ | $f_{(总)}=mk-1$ | 差方和$_{(总)}/f_{(总)}$ |

### （二）剂间变异的方差分析

通过进一步对剂间变异分析，以检测 S 和 T 的对数剂量和反应的关系是否显著偏离平行直线。二剂量法需分析试品间、回归和偏离平行三项，见表 9-3：

表 9-3　二剂量法可靠性检验正交多项系数计算

| 变异来源 | $\sum y(k)$ 的正交多项系数 | | | | $m\cdot\sum C_i^2$ | $\sum[C_i\cdot\sum y(k)]$ | 差方和 |
| | $S_1$ | $S_2$ | $T_1$ | $T_2$ | | | |
|---|---|---|---|---|---|---|---|
| 试品间 | −1 | −1 | 1 | 1 | 4m | $T_2+T_1-S_2-S_1$ | |
| 回归 | −1 | 1 | −1 | 1 | 4m | $T_2-T_1+S_2-S_1$ | $\{\sum[C_i\cdot\sum y(k)]\}^2$ $/m\cdot\sum C_i^2$ |
| 偏离平行 | 1 | −1 | −1 | 1 | 4m | $T_2-T_1-S_2+S_1$ | |

三剂量法还需分析二次曲线和反向二次曲线。

对上述结果进行可靠性检验，见表9-4。

表9-4　剂间变异分析

| 变异来源 | $f$ | 方差 | $F$ |
|---|---|---|---|
| 试品间 | 1 | 差方和/$f$ | 方差/$S^2$ |
| 回归 | 1 | 差方和/$f$ | 方差/$S^2$ |
| 偏离平行 | 1 | 差方和/$f$ | 方差/$S^2$ |

概率 $P$ 以误差项的自由度为分母，变异项的自由度为分子查 $F$ 值表，将查表所得 $F$ 值与 $F$ 项下计算值比较而得，若 $P<0.05$ 或 $P<0.01$，即在此概率水平下该项变异有显著意义或有非常显著意义。

结果判断：

1. 试品间，表示供试品估计效价是否合适，《中国药典》规定测定效价应在估计效价的 90% ~ 110%，超过范围应重新估计效价测定。

2. 回归项 $P<0.01$ 说明量-反应直线关系成立，且直线斜率满足实验需求。

3. 偏离平行 $P>0.05$，此时平行关系是可靠的。

（三）计算效价（$P_T$）和可信限（$FL$）

见表9-5：

表9-5　计算效价用的一些符号的意义和计算

| 符号 | 含义 | 计算方法 |
|---|---|---|
| $r$ | 剂距 | 2∶1 或 4∶1 |
| $I$ | 剂距的对数值 | lg$r$ |
| $D$ | $S$ 和 $T$ 的相同剂量浓度比 | d$S$/d$T$ |
| $A_T$ | 估计效价 | |
| $R$ | 效价比值 | $P_T/A_T$ |
| $V$ | 效价计算用数值 | $1/2(T_1+T_2-S_1-S_2)$ |
| $W$ | 效价计算用数值 | $1/2(T_2-T_1+S_2-S_1)$ |
| $A$ | 标准误计算用数值 | 1 |
| $B$ | 标准误计算用数值 | 1 |
| $g$ | 标准误计算用数值 | $t^2s^2m/W^2$ |

计算效价

$R=D \cdot antilg VI/W$，效价 $P_T=D \cdot A_T \cdot antilg VI/W$。

计算可信限和可信限率

$$S_M = \frac{1}{W^2(1-g)}\sqrt{mS^2(1-g)AW^2+BV^2}$$

$$R\,的\,FL = antilg\left[\frac{\lg R}{1-g}\pm t\cdot S_M\right]$$

$$P_T的\,FL = A_T\cdot antilg\left[\frac{\lg R}{1-g}\pm t\cdot S_M\right]$$

$$P_T的\,FL\% = \frac{t\cdot S_M}{P_T}\times100\%$$

式（9-13）

《中国药典》中，一般抗生素微生物检定平均可信限率在5%范围内，个别品种放宽至7%。

## 三、统计软件在抗生素微生物检定中的应用

生物统计法手工计算相对烦琐，计算机和先进统计软件的应用，大大降低了生物统计的计算难度，缩短了计算的时间。目前，国际上常用的统计软件有：SAS、SPSS、S-plUs、Statistica 以及 Excel 等，其中 SAS 和 SPSS 最为流行。

SAS 软件是目前国际上最流行的一种大型统计分析系统，被誉为统计分析的标准软件，广泛应用于政府行政管理、科研、教育、金融和生产等领域。缺点是为专业统计分析人员设计，需要经过一定训练才可使用，该软件更适合统计工作者和科研工作者使用。

SPSS 统计软件在抗生素微生物检定的生物统计中的用法

SPSS 软件由美国斯坦福大学研制，在应用上仅次于 SAS 软件。SPSS 操作容易、功能齐全、好学易懂，更为广大非专业统计工作者所接受，目前也广泛用于通讯、医疗、银行、证券、保险、制造、商业、市场研究、科研、教育等多个领域和行业。在下文的实例分析中，将分别用手工计算和 SPSS 软件计算的方法，说明抗生素微生物检定的生物统计步骤和软件的使用方法。

---

**案例分析**

**二剂量法测定新霉素的效价**

1. 原始数据

S：新霉素国家标准品

稀释液 $dS_1$：20.0U/ml　　$dS_2$：40U/ml

T：新霉素　标示量 AT：670U/mg

稀释液 $dS_1$：20.0U/ml　　$dS_2$：40U/ml

$r=2:1$　$I=0.301\,03$

$y=$ 抑菌圈的直径

测定结果见表9-6：

表 9-6 案例分析数据记录表

| 双碟号 | $dS_1$ | $dS_2$ | $dT_3$ | $dT_4$ | 总和 | 总和平方 |
|---|---|---|---|---|---|---|
| 1 | 16.55 | 18.30 | 16.3 | 18.35 | 69.50 | 4830.25 |
| 2 | 16.70 | 18.40 | 16.7 | 18.60 | 70.40 | 4956.16 |
| 3 | 16.50 | 18.50 | 16.55 | 18.50 | 70.05 | 4907.00 |
| 4 | 16.45 | 18.35 | 16.50 | 18.55 | 69.85 | 4879.02 |
| 5 | 16.30 | 18.35 | 16.35 | 18.45 | 69.45 | 4823.30 |
| 6 | 16.40 | 18.45 | 16.40 | 18.60 | 69.85 | 4879.02 |
| 总和 | 98.90 | 110.35 | 98.80 | 111.05 | 419.10 | $\sum[\sum y_m]^2$ 29 274.76 |
| 总和平方 | 9781.21 | 12 177.12 | 9761.44 | 12 332.10 | $\sum[\sum y(k)]^2$ 44051.88 | $\sum y^2$ 7342.26 |

$$差方和_{(剂间)} = \frac{44\ 051.88}{6} - 7318.53 = 7341.98 - 7318.53 = 23.45 \quad f_{(剂间)} = 4-1 = 3$$

$$差方和_{(碟间)} = \frac{29\ 274.76}{4} - 7318.53 = 7318.69 - 7318.53 = 0.156 \quad f_{(碟间)} = 6-1 = 5$$

$$差方和_{(误差)} = 23.73 - 23.45 - 0.16 = 0.12 \quad f_{(误差)} = 24-3-5 = 16$$

2. 剂间变异分析和可靠性检验（表 9-7）

表 9-7 剂间变异分析和可靠性检验结果

| 变异来源 | $\sum y(k)$ 的正交多项系数 | | | | 差方和 | 自由度 | 方差 | $F$ 值 | $P$ |
|---|---|---|---|---|---|---|---|---|---|
| | $S_1$ | $S_2$ | $T_1$ | $T_2$ | | | | | |
| $F$ 试品间 | −1 | −1 | 1 | 1 | 0.015 | 1 | 0.015 | 2 | >0.05 |
| 回归 | −1 | 1 | −1 | 1 | 23.40 | 1 | 23.40 | 3120 | <0.01 |
| 偏离平行 | 1 | −1 | −1 | 1 | 0.027 | 1 | 0.027 | 3.60 | >0.05 |
| 剂间 | | | | | 23.45 | 3 | 7.82 | 980.30 | <0.01 |
| 碟间 | | | | | 0.16 | 5 | 0.031 | 3.920 | >0.05 |
| 误差项 | | | | | 0.12 | 16 | 0.008 | | |

3. 可靠性检验结果分析 试品间差异不显著；回归非常显著；偏离平行不显著；剂间差异非常显著；碟间差异不显著，说明 $S$ 和 $T$ 为平行直线，实验结果可靠。

$f = 16$ $P = 0.95$ 查 $t$ 值表可得 $t = 2.120$

4. 效价、可信限和可信限率计算

$$V = \frac{1}{2}(98.80 + 111.05 - 98.90 - 110.35) = 0.30$$

$$W = \frac{1}{2}(111.05 + 110.35 - 98.80 - 98.90) = 11.85$$

$$R = \frac{16}{16}\lg^{-1}\left(\frac{0.301\,03 \times 0.3}{11.85}\right) = \lg^{-1}0.007\,621 = 1.0177$$

$$P_T = 1.0177 \times 670 = 682\,U/片$$

$$g = \frac{2.120^2 \times 0.0075 \times 6}{11.85^2} = 0.001\,44 < 0.1$$

则 $S_M = \dfrac{I}{W^2}\sqrt{mS^2(W^2 + V^2)} = \dfrac{0.301\,03}{11.85^2}\sqrt{6 \times 0.0075 \times (11.85^2 + 0.3^2)} = 0.005\,39$

$R$ 的可信限 $= \dfrac{16}{16}\lg^{-1}\left(\dfrac{0.3 \times 0.301\,03}{11.85} \pm 2.120 \times 0.005\,39\right) = 1.0448 \sim 0.9912$

$P_T$ 的可信限 $= 0.9912 \times 670 \sim 1.0448 \times 670 = 664 \sim 700$

$P_T$ 的平均可信限 $= 682 \pm \dfrac{700 - 664}{2} = 682 \pm 18$

$P_T$ 的平均可信限率 $= \dfrac{\pm 18}{682} \times 100\% = \pm 2.64\%$

## 四、重试判定

1. 抑菌圈大小不符合规定时应重试 二剂量法中,抗生素高浓度所致抑菌圈直径应为 18~22mm。三剂量法中,抗生素中间剂量浓度所致抑菌圈直径应为 15~18mm。

2. 实验未通过可靠性检验应重试(表 9-8)。

表 9-8 二剂量法和三剂量法可靠性检验比较

| 变异来源 | 判定标准 | 含义 | 测定方法 |
|---|---|---|---|
| 试品间 | $P > 0.05$ | 差异不显著 | 二剂量法、三剂量法 |
| 回归 | $P < 0.01$ | 非常显著 | 二剂量法、三剂量法 |
| 偏离平行 | $P > 0.05$ | 不显著 | 二剂量法、三剂量法 |
| 二次曲线 | $P > 0.05$ | 不显著 | 三剂量法 |
| 反二次曲线 | $P > 0.05$ | 不显著 | 三剂量法 |
| 剂间 | $P < 0.01$ | 非常显著 | 二剂量法、三剂量法 |

3. 供试品效价测定结果的可信限率除特殊规定外,不得大于 5%,否则应重试。

4. 当供试品效价测定结果低于或高于估计效价的 10% 时,应重新调整供试品,估计效价进行重试。

5. 效价测定结果不符合规定时,需换人加倍复试。

## 五、误差分析

1. 标准品和供试品偏离平行对实验结果的影响 标准品和供试品的偏离平行程度与实验结果的相对误差呈线性关系,该相对误差的大小和实验中所得的抑菌圈面积有关,高剂量组的误差大于低剂量组的误差。该因素是对实验结果影响最大的实验误差。

2. 标准品斜率测定准确性对实验结果的影响 可靠性检验中允许不同双碟间差异显著,不同平皿中的标准品斜率有时相差较大,但只要标准品和供试品不偏离平行,该实验结果仍然有效。

3. 测量误差对实验结果的影响 先进抑菌圈测定仪的使用,大大提高抑菌圈面积测量的精度。边缘清晰的实验结果,测量误差一般可以忽略;边缘不清晰的实验,应采用统一的判断标准,使标准品和供试品的测量误差相等。

4. 估计效价对实验误差的影响 抗生素效价测定时,首先要确定供试品的估计效价进行实验设计,因此估计效价产生的实验误差来源于实验设计,属系统误差,与实验操作有关。

点滴积累 ╲╱

1. 生物统计法的一些常用基本概念。
2. 抗生素效价测定生物学统计步骤:方差分析、剂间变异分析、计算效价和可信限。
3. SPSS 统计软件辅助计算抗生素效价的使用方法。
4. 重试判定的标准和误差分析的方法。

## 复习导图

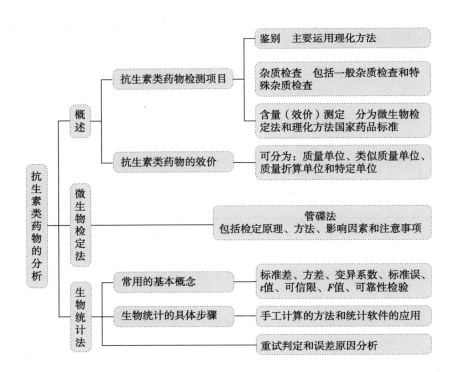

# 目标检测

## 一、选择题

### （一）单项选择题

1. 抗生素类药物的检测项目中**不包括**(　　)

    A. 鉴别试验　　　　　　B. 热原试验　　　　　　C. 无菌试验　　　　　　D. 酶活力测定

2. 关于抗生素微生物检定用标准品下列说法**不正确**的是(　　)

    A. 标准品系指用于生物检定、抗生素或生化药品中含量或效价测定的标准物质

    B. 抗生素国际标准品由各国指定检定机构或药厂协作标定后决定

    C. 抗生素标准品可以与供试品不同质

    D. 每当中检院下发新批标准品后，原有批号的标准品则自动作废

3. 下列属于微生物检定法的是(　　)

    A. 管碟法　　　　　　　B. 茚三酮法　　　　　　C. 甲醛滴定法　　　　　D. 高效液相色谱法

4. 下列关于管碟法说法**错误的**是(　　)

    A. 管碟法利用抗生素在琼脂培养基内的扩散作用

    B. 管碟法需要标准品和供试品比较

    C. 管碟法可分为一剂量法、二剂量法和三剂量法

    D. 滴加标准品的高、低浓度的钢管必须尽量靠近

5. 下列哪个**不是**影响抗生素效价测定的因素(　　)

    A. 抑菌圈的大小　　　　　　　　　　　B. 抑菌圈的形状

    C. 标准品与供试品的同质性　　　　　　D. 高、低剂量供试液滴加的顺序

6. 可靠性检验的方法(　　)

    A. *B* 检验　　　　　　　　　　　　　　B. *P* 检验

    C. *F* 检验　　　　　　　　　　　　　　D. *K* 检验

### （二）多项选择题

1. 抗生素类药物的检测项目包括(　　)

    A. 鉴别　　　　　　　　B. 检查　　　　　　　　C. 含量（效价）测定

    D. 生产批号　　　　　　E. 生产日期

2. 由于抗生素类药物的特点，其含量测定方法可分为(　　)

    A. 微生物检定法　　　　B. 酶法　　　　　　　　C. 电泳法

    D. 物理化学方法　　　　E. 生化方法

3. 抗生素效价单位的表示方法有(　　)

    A. 质量单位　　　　　　B. 体积单位　　　　　　C. 类似质量单位

    D. 特定单位　　　　　　E. 质量折算单位

4. 管碟法包括(　　)

A. 一剂量法　　　　　B. 二剂量法　　　　　C. 三剂量法

D. 四剂量法　　　　　E. 五剂量法

5. 管碟法操作步骤包括(　　)

A. 标准品溶液制备　　B. 供试品溶液制备　　C. 培养基制备

D. 菌液制备　　　　　E. 可靠性检验

二、问答题

1. 抗生素效价和单位有哪几种表示方法?

2. 简述管碟法测定抗生素效价的主要步骤?

3. 哪些因素会影响管碟法测定结果?

三、实例分析

某药厂对单硫酸卡那霉素进行效价测定,结果见下表(单位:mm)

| 双碟号 | d$S_1$ | d$S_2$ | d$T_3$ | d$T_4$ |
| --- | --- | --- | --- | --- |
| 1 | 15.57 | 18.50 | 16.56 | 18.52 |
| 2 | 16.08 | 18.45 | 16.07 | 18.44 |
| 3 | 15.88 | 18.00 | 16.04 | 18.34 |
| 4 | 16.08 | 18.06 | 15.81 | 18.04 |
| 5 | 15.98 | 18.04 | 15.88 | 18.10 |
| 6 | 16.22 | 18.41 | 16.35 | 18.30 |

$S$:卡那霉素国家标准品;稀释液浓度 d$S_1$:1U/ml、d$S_2$:2U/ml;$T$:卡那霉素原料,估计效价为 800U/mg。

计算此测定结果进行可靠性测验、效价计算及可信限率。

（陈龙华）

# 第十章

ER-10章PPT

## 维生素及辅酶类药物的分析

**导学情景** ∨

情景描述：

2017 年年初国家食品药品监督管理总局先后发布的第 10 号和第 29 号药品不合格通告中，上海某药业有限公司生产的规格为 10mg 辅酶 $Q_{10}$ 胶囊（批号 140301）和浙江某药业有限公司生产的规格为 5mg 辅酶 $Q_{10}$ 胶囊（批号 150701、150702）经上海市食品药品检验所抽检为不合格药品，检验报告中显示辅酶 $Q_{10}$ 胶囊有关物质检查项目不合格。

学前导语：

辅酶 $Q_{10}$ 胶囊中有关物质是指在生产和贮藏过程中引入的光降解产物或同系物、同分异构体等特殊杂质，如何正确检查辅酶 $Q_{10}$ 胶囊中有关物质，本章即将带领同学们学习这类药物的质量检验方法。

**学习目标** ∨

1. 掌握维生素 C、维生素 A 的鉴别试验、特殊杂质检查方法与原理、维生素 C 含量测定方法与原理。

2. 熟悉维生素 A 含量测定方法与原理。

3. 了解维生素的结构特征。

4. 能够依据《中国药典》，学会正确分析维生素类药物的质量。

## 第一节 维生素类药物的分析

### 一、概述

维生素是人类机体维持正常生命活动所必不可少的一类活性物质。维生素在人体内不能自行合成，须从食物中摄取。维生素虽不能直接供给能量，但为能量转换和代谢调节所必需。

维生素类药物的结构不属于同一类有机化合物，有些是醇、酚、酯，有些是醛、酸、胺，各自具有不同的理化性质和生理作用。一般按照溶解度不同将维生素药物分为脂溶性维生素和水溶性维生素两大类。其中脂溶性维生素主要有维生素 A、维生素 D、维生素 E、维生素 K 等；水溶性维生素主要有维生素 B 族、维生素 C、烟酸、泛酸、叶酸等。

《中国药典》（2015 年版）二部收载了维生素 A、维生素 $B_1$、维生素 $B_2$、维生素 $B_6$、维生素 $B_{12}$、维生素 C、维生素 $D_2$、维生素 $D_3$、维生素 E、维生素 $K_1$、叶酸、烟酸、烟酰胺等原料及制剂共 40 多个品种。本节主要讨论维生素 C、维生素 A 的结构、主要理化性质及质量分析方法。

## 二、维生素 C 的分析

维生素 C(vitamin C)又称 L-抗坏血酸(L-ascorbic acid),是人体必需营养素。维生素 C 主要来源于新鲜水果与蔬菜,人体严重缺乏时可引起维生素 C 缺乏症。

《中国药典》(2015 年版)二部收载有维生素 C 原料及其片剂、泡腾片、泡腾颗粒、注射液和颗粒剂。

（一）结构与性质

**1. 结构** 维生素 C 在化学结构上和糖类十分相似,分子中具有烯二醇结构和五元内酯环,使其性质极为活泼,且具有两个手性碳原子($C_4$、$C_5$),四种光学异构体,其中 L-构型、右旋体的生物活性最强。其结构式如下:

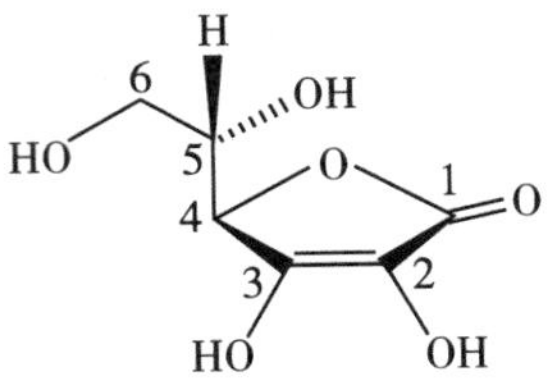

**2. 性质**

（1）溶解性:维生素 C 为白色结晶或结晶性粉末。在水中易溶,水溶液显酸性;在乙醇中略溶,在三氯甲烷或乙醚中不溶。

（2）酸性:维生素 C 分子结构中的烯二醇基,尤其是 $C_3$-OH 受共轭效应的影响,酸性较强($pK_1 = 4.17$);$C_2$-OH 与羰基形成分子内氢键,酸性极弱($pK_2 = 11.57$),故维生素 C 为一元酸,可与碳酸氢钠作用生成钠盐。

（3）旋光性:维生素 C 分子结构中有两个手性碳原子,表现出旋光性。在四种光学异构体中 L(+)-维生素 C 活性最强。含本品为 0.10g/ml 的水溶液,比旋度为 +20.5° ~ +21.5°,依此性质可用于维生素 C 鉴别。

（4）还原性:维生素 C 分子结构中的烯二醇基具有极强的还原性,在水溶液中易被空气中的氧、硝酸银、氯化铁、碱性酒石酸铜、碘、碘酸盐及 2,6-二氯靛酚所氧化,生成去氢维生素 C,加氢又可以还原为维生素 C。去氢维生素 C 在碱性或强酸性溶液中能进一步水解生成 2,3-二酮古洛糖酸而失去活性,依此性质可用于维生素 C 鉴别和含量测定。

（5）水解性:维生素 C 和碳酸钠作用可生成单钠盐,不发生水解。但在强碱中,维生素 C 分子结构中的内酯环可水解,生成酮酸盐。

（6）糖类的性质:维生素 C 结构与糖类相似,因此具有糖类的性质和反应。

（7）紫外吸收特性:维生素 C 分子结构中有共轭双键,其稀盐酸溶液在 243nm 波长处有最大吸收,$E_{1cm}^{1\%}$ 为 560,依此性质可用于维生素 C 鉴别和含量测定。若在中性或碱性条件下,则红移至 265nm 处。

**（二）鉴别**

**1. 与硝酸银反应** 维生素 C 分子中有烯二醇结构,具有极强的还原性,可以被硝酸银氧化为去氢维生素 C,同时产生金属银的黑色沉淀。反应式如下:

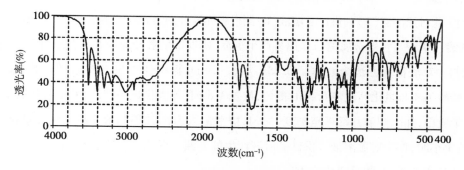

鉴别方法:取本品 0.2g,加水 10ml 溶解后,取该溶液 5ml,加硝酸银试液 0.5ml,即生成银的黑色沉淀。

**2. 与 2,6-二氯靛酚反应** 2,6-二氯靛酚是一种具有氧化性的染料,其氧化型在酸性介质中呈玫瑰红色,在碱性介质中显蓝色,当 2,6-二氯靛酚钠与维生素 C 反应后,生成还原型的无色酚亚胺,颜色消失。反应式如下:

玫瑰红色

无色

鉴别方法:取本品 0.2g,加水 10ml 溶解后,取该溶液 5ml,加二氯靛酚钠试液 1~2 滴,试液的颜色即消失。

《中国药典》(2015 年版)二部收载的维生素 C、维 C 钙、维生素 C 片、维生素 C 泡腾片、维生素 C 泡腾颗粒及维生素 C 颗粒均采用上述两种方法鉴别。

**3. 红外光谱** 维生素 C 分子中含有羰基、羟基、酯基,它们在红外光谱中产生特征吸收峰。《中国药典》规定本品的红外光吸收图谱应与对照的图谱一致(图 10-1)。

图 10-1 维生素 C 红外光谱图

（三）检查

《中国药典》（2015 年版）二部规定维生素 C 检查溶液的澄清度与颜色、草酸、炽灼残渣、铁、铜、重金属、细菌内毒素。

**1. 溶液的澄清度与颜色** 维生素 C 及其制剂在贮存过程中易氧化变色，且颜色随贮存时间的延长而逐渐加深。维生素 C 的水溶液在高于或低于 pH5～6 时，易受空气、光线和温度的影响，分子中的内酯环可发生水解，并进一步发生脱羧反应而生成糠醛，糠醛聚合而呈色，该有色杂质在 420nm（原料和注射液）或 440nm（片剂）处有紫外吸收，而维生素 C 在此处无吸收，因此通过测定吸光度控制维生素 C 原料和片剂、注射液中的有色杂质限量。具体方法如下：

（1）原料：取维生素 C 3.0g，加水 15ml，振摇使溶解，溶液应澄清无色；如显色，将溶液经 4 号垂熔玻璃漏斗滤过，取滤液，照紫外-可见分光光度法，在 420nm 的波长处测定吸光度，不得过 0.03。

（2）片剂：取维生素 C 片的细粉适量（约相当于维生素 C 1.0g），加水 20ml，振摇使维生素 C 溶解，滤过，滤液照紫外-可见分光光度法在 440nm 的波长处测定吸光度，不得过 0.07。

（3）注射液：取维生素 C 注射液，加水稀释制成每 1ml 中含维生素 C 50mg 的溶液，照紫外-可见分光光度法，在 420nm 的波长处测定，吸光度不得过 0.06。

维生素 C 制剂加工过程中有色杂质增加，故限量比原料药宽些。片剂和注射液中所含有色杂质的吸收峰略有不同，故测定限量时，所用波长也不同。

**2. 铁盐、铜盐的检查** 由于微量的铁盐和铜盐会加速维生素 C 的氧化、分解，《中国药典》（2015 年版）二部规定采用原子吸收分光光度法进行铁盐和铜盐的检查。

（1）铁：取本品 5.0g 两份，分别置 25ml 量瓶中，一份中加 0.1mol/L 硝酸溶液溶解并稀释至刻度，摇匀，作为供试品溶液（B）；另一份中加标准铁溶液（精密称取硫酸铁铵 863mg，置 1000ml 量瓶中，加 1mol/L 硫酸溶液 25ml，用水稀释至刻度，摇匀，精密量取 10ml，置 100ml 量瓶中，用水稀释至刻度，摇匀）1.0ml，加 0.1mol/L 硝酸溶液溶解并稀释至刻度，摇匀，作为对照溶液（A）。照原子吸收分光光度法，在 248.3nm 的波长处分别测定，应符合规定［若对照溶液（A）和供试品溶液（B）测得吸光度分别为 $a$ 和 $b$，则要求 $b<(a-b)$ ］。

（2）铜：取本品 2.0g 两份，分别置 25ml 量瓶中，一份中加 0.1mol/L 硝酸溶液溶解并稀释至刻度，摇匀，作为供试品溶液（B）；另一份中加标准铜溶液（精密称取硫酸铜 393mg，置 1000ml 量瓶中，加水稀释至刻度，摇匀，精密量取 10ml，置 100ml 量瓶中，加水稀释至刻度，摇匀）1.0ml，加 0.1mol/L 硝酸溶液溶解并稀释至刻度，摇匀，作为对照溶液（A）。照原子吸收分光光度法，在 324.8nm 的波长处分别测定，应符合规定［若对照溶液（A）和供试品溶液（B）测得吸光度分别为 $a$ 和 $b$，则要求 $b<(a-b)$ ］。

**3. 草酸** 草酸与钙等金属离子作用易产生沉淀，所以维生素 C 原料及注射液，应检查草酸。维生素 C 原料中草酸检查方法为取本品 0.25g，加水 4.5ml，振摇使维生素 C 溶解，加氢氧化钠试液 0.5ml、稀醋酸 1ml 与氯化钙试液 0.5ml，摇匀，放置 1 小时，作为供试品溶液；另精密称取草酸 75mg，置 500ml 量瓶中，加水溶解并稀释至刻度，摇匀，精密量取 5ml，加稀醋酸 1ml 与氯化钙试液 0.5ml，摇匀，放置 1 小时，作为对照溶液。供试品溶液产生的浑浊不得浓于对照溶液（0.3%）。维生素 C 注射液用同法检查草酸，其限量仍为 0.3%。

（四）含量测定

维生素 C 具有较强的还原性，可被不同氧化剂定量氧化。如碘量法、2,6-二氯靛酚法等氧化还原滴定法最为常用，其他紫外分光光度法和高效液相色谱法适用于复方制剂和体液中微量维生素 C 的测定。《中国药典》（2015 年版）二部采用碘量法测定维生素 C 原料及其制剂的含量。

▶▶ **课堂活动**

查阅《中国药典》（2015 年版）二部维生素 C、维生素 C 片、维生素 C 注射液的含量测定，比较三者操作步骤有何不同？

1. **原理** 维生素 C 具有较强的还原性，在稀醋酸酸性条件下，可被碘定量氧化。根据消耗碘滴定液的体积，即可计算维生素 C 的含量。

反应式如下：

2. **方法** 取本品约 0.2g，精密称定，加新沸过的冷水 100ml 与稀醋酸 10ml 使溶解，加淀粉指示液 1ml，立即用碘滴定液（0.05mol/L）滴定，至溶液显蓝色并在 30 秒内不褪。每 1ml 碘滴定液（0.05mol/L）相当于 8.806mg 的 $C_6H_8O_6$。

3. **注意事项**

（1）稀醋酸的作用：在稀醋酸酸性介质中，维生素 C 受空气中氧的氧化速度减慢。但供试品溶于稀醋酸后仍应立即进行滴定。

（2）加新沸过的冷水：减少水中溶解氧对测定的影响。

（3）预处理：测定维生素 C 制剂时，为消除辅料的干扰，滴定前要进行必要的处理。如测定片剂时，片剂溶解后应过滤，取续滤液测定；测定注射液前应先加丙酮，以消除注射液中抗氧剂亚硫酸氢钠的干扰。

《中国药典》（2015 年版）二部收载的维生素 C、维生素 C 片、维生素 C 泡腾片、维生素 C 泡腾颗粒、维生素 C 注射液、维生素 C 颗粒、维生素 C 钠均采用此法测定含量。

---

**案例分析一**

案例：维生素 C 的含量测定

精密称取维生素 C 供试品 0.2106g，加新沸过的冷水 100ml 与稀醋酸 10ml 使溶解，加淀粉指示液 1ml，立即用碘滴定液（0.0515mol/L）滴定，滴定至溶液显蓝色并在 30 秒内不褪色，消耗碘滴定液（0.0515mol/L）23.13ml。《中国药典》规定，每 1ml 碘滴定液（0.05mol/L）相当于 8.806mg 的 $C_6H_8O_6$，本品含 $C_6H_8O_6$ 不得少于 99.0%。请问该供试品含量是否合格。

解：本法系用氧化还原滴定法中直接碘量法测定维生素 C 含量。

$$维生素 C 的百分含量 = \frac{V \times T \times F}{m} \times 100\% = \frac{23.13 \times 8.806 \times \frac{0.0515}{0.05}}{0.2106 \times 1000} \times 100\% = 99.6\%$$

《中国药典》规定，含 $C_6H_8O_6$ 不得少于 99.0%。本品的含量测定检验结果符合规定。

### 三、维生素 A 的分析

维生素 A（vitamin A）包括维生素 $A_1$（视黄醇，retinol）、去氢维生素 A（dehydroretinol，维生素 $A_2$）和去水维生素 A（anhydroretinol，维生素 $A_3$）等，其中维生素 $A_1$ 活性最高，维生素 $A_2$ 的生物活性是维生素 $A_1$ 的 30% ~ 40%，维生素 $A_3$ 的生物活性是 $A_1$ 的 0.4%，故通常所说的维生素 A 系指维生素 $A_1$。在自然界中，维生素 A 天然产品主要来源于鲛类无毒海鱼肝脏中提取的脂肪油（即鱼肝油）。在鱼肝油中，维生素 A 多以各种酯类混合物的形式存在，其中主要为醋酸酯和棕榈酸酯。目前主要采用人工合成方法制取。

《中国药典》（2015 年版）二部收载的维生素 A 是指人工合成的维生素 A 醋酸酯结晶加精制植物油制成的油溶液，其制剂有维生素 A 软胶囊、维生素 AD 软胶囊和维生素 AD 滴剂。

（一）结构与性质

**1. 结构**　维生素 A 的分子结构中含有一个共轭多烯醇侧链的环己烯，因而具有多个立体异构体。天然维生素 A 主要是全反式维生素 A，另外还有多种其他异构体，R 的不同决定了维生素 A 为醇式或酯式结构。

R＝H，维生素 A 醇

R＝$COCH_3$，维生素 A 醋酸酯

**2. 性质**

（1）溶解性：维生素 A 与三氯甲烷、乙醚、环己烷或石油醚能任意混合，在乙醇中微溶，在水中不溶。

（2）不稳定性：维生素 A 结构中有多个不饱和键，性质不稳定，易被空气中氧或氧化剂氧化，易被紫外光裂解变质，特别在受热或与金属离子共存时，更易氧化变质，生成无生物活性的环氧化合物、维生素 A 醛或维生素 A 酸。维生素醋酸酯较维生素 A 稳定，一般将本品或棕榈酸酯溶于植物油中供临床使用。因此，维生素 A 及其制剂除需密封在凉暗处保存外，还需充氮气或加入合适的抗氧剂。

（3）紫外吸收特性：维生素 A 分子中具有共轭多烯醇的侧链结构，在 325 ~ 328nm 波长范围内有最大吸收，可用于鉴别和含量测定。

（4）与三氯化锑呈色反应：维生素 A 在三氯甲烷中能与三氯化锑试剂作用，产生不稳定的蓝色，

可利用此性质进行鉴别。

（二）鉴别

**1. 原理**　《中国药典》（2015 年版）二部采用三氯化锑反应（Carr-Price 反应）鉴别维生素 A，即维生素 A 在饱和无水三氯化锑的无醇三氯甲烷溶液中形成不稳定的正碳离子，产生不稳定的蓝色，渐变成紫红色。反应方程式如下：

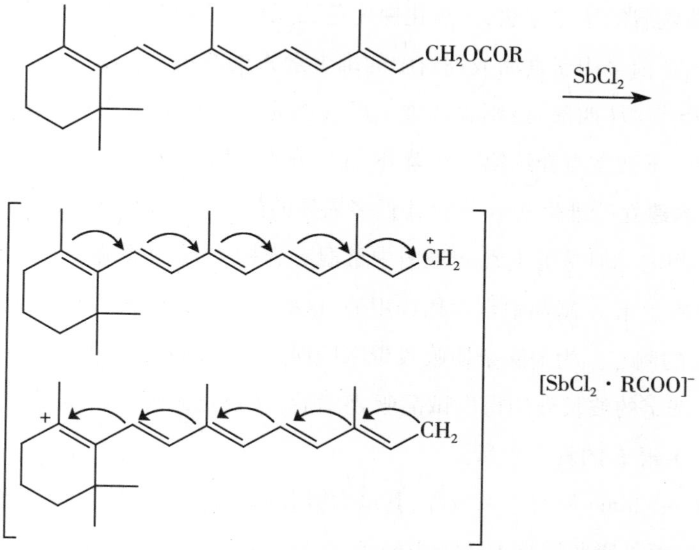

**2. 方法**　取维生素 A 油溶液 1 滴，加三氯甲烷 10ml 振摇使溶解；取出 2 滴，加三氯甲烷 2ml 与 25%三氯化锑的三氯甲烷溶液 0.5ml，即显蓝色，渐变成紫红色。

维生素 A 软胶囊的鉴别方法：取本品的内容物，加三氯甲烷稀释成每 1ml 中含维生素 A 10~20 单位的溶液，取 1ml，加 25%三氯化锑的三氯甲烷溶液 2ml，即显蓝色，渐变成紫红色。

**3. 注意事项**　反应需在无水、无醇的条件下进行，因为水可使三氯化锑水解成氯化氧锑（SbOCl），而乙醇可以和碳正离子作用使其正电荷消失。所以仪器和试剂必须干燥无水，三氯甲烷中必须无醇。

《中国药典》（2015 年版）二部收载的维生素 A 及其软胶囊、维生素 AD 软胶囊、维生素 AD 滴剂均可采用此法鉴别。

（三）检查

《中国药典》（2015 年版）二部规定维生素 A 需检查酸值及过氧化值。

**1. 酸值**　维生素 A 制备过程中酯化不完全，或在贮藏过程中水解，均可生成游离醋酸。酸度大，不利于维生素 A 的稳定，故应控制酸度。由于溶解样品的乙醇和乙醚中可能含有酸性杂质，需先以氢氧化钠滴定液中和至中性，以消除溶剂中酸性杂质的干扰。

检查方法：取乙醇与乙醚各 15ml，置锥形瓶中，加酚酞指示液 5 滴，滴加氢氧化钠滴定液（0.1mol/L）至微显粉红色，再加本品 2.0g，振摇使完全溶解，用氢氧化钠滴定液（0.1mol/L）滴定，酸值应不大于 2.0。

**2. 过氧化值**　维生素 A 结构中含有共轭双键，易被氧化生成过氧化物，故应控制此类杂质。该杂质在酸性溶液中可将碘化钾氧化为碘，可用淀粉作指示剂，硫代硫酸钠滴定液滴定测得。

检查方法:取本品 1.0g,加冰醋酸-三氯甲烷(6∶4)30ml,振摇使溶解,加碘化钾的饱和溶液 1ml,振摇 1 分钟,加水 100ml 与淀粉指示液 1ml,用硫代硫酸钠滴定液(0.01mol/L)滴定至紫蓝色消失,并将滴定的结果用空白试验校正。消耗硫代硫酸钠滴定液(0.01mol/L)不得过 1.5ml。

（四）含量测定

维生素 A 及其制剂的含量测定方法有紫外-可见分光光度法和三氯化锑比色法。紫外-可见分光光度法是各国药典收载的法定方法,三氯化锑比色法反应专属性差,测定结果受水分和温度影响较大,且显色不稳定,目前多用于食品或饲料中的维生素 A 的测定。

《中国药典》2015 年版(四部)通则收载维生素 A 测定法包括第一法紫外-可见分光光度法和第二法高效液相色谱法,下面重点介绍第一法紫外-可见分光光度法。

**1. 三点校正法的建立**　维生素 A 具有共轭多烯醇的侧链,在 325～328nm 的波长范围内具有最大吸收,可用于含量测定。但是维生素 A 原料中常混有异构体、氧化降解产物、合成中间体、反应副产物等有关物质,且维生素 A 制剂中常含稀释用油,这些杂质在维生素 A 的最大吸收波长附近也有吸收,干扰维生素 A 的测定。为消除杂质吸收带来的误差,《中国药典》采用三点校正法测定维生素 A 的含量,即在三个选定的波长处测得供试品吸光度后,在规定条件下根据校正公式计算吸光度 A 校正值后,再计算维生素 A 的真实含量。

维生素 A 在 325～328nm 处有最大吸收,其最大吸收峰的位置随着溶剂的不同而略有差异,维生素 A 在不同溶剂中的紫外吸收数据列于表 10-1。

表 10-1　维生素 A 在不同溶剂中的紫外吸收数据

| 溶剂 | 维生素 A 醋酸酯 | | | 维生素 A 醇 | | |
| --- | --- | --- | --- | --- | --- | --- |
| | $\lambda_{max}$ (nm) | $E_{1cm}^{1\%}$ | 换算因子 | $\lambda_{max}$ (nm) | $E_{1cm}^{1\%}$ | 换算因子 |
| 环己烷 | 327.5 | 1530 | 1900 | 326.5 | 1755 | 1900 |
| 异丙醇 | 325 | 1600 | 1830 | 325 | 1820 | 1830 |

**2. 测定原理**　该法原理基于两点:①维生素 A 中的干扰物质在 310～340nm 波长范围内吸收呈线性,且随波长的增大而吸光度下降,即在维生素 A 最大吸收波长附近,杂质引起的无关吸收近似一条直线。②物质对光的吸收具有加和性,即在供试品溶液的吸收曲线上,各波长处的吸光度是维生素 A 与杂质吸光度的代数和。

**3. 波长的选择**　三点校正法必须选择三个波长,三点波长选择原则为一点选择在维生素 A 的最大吸收波长处($\lambda_1$),其他两点选在 $\lambda_1$ 的左右两侧($\lambda_2$ 和 $\lambda_3$)。

（1）等波长差法:使 $\lambda_3 - \lambda_1 = \lambda_1 - \lambda_2$。《中国药典》规定,测定维生素 A 醋酸酯时,3 个波长为 $\lambda_1 = 328nm$,$\lambda_2 = 316nm$,$\lambda_3 = 340nm$,$\Delta\lambda = 12nm$。

（2）等吸收比法:使 $A_{\lambda_2} = A_{\lambda_3} = 6/7 A_{\lambda_1}$。《中国药典》规定,测定维生素 A 醇时,3 个波长为 $\lambda_1 = 325nm$,$\lambda_2 = 310nm$,$\lambda_3 = 334nm$。

▶▶ **课堂活动**

　　表 10-1 维生素 A 在不同溶剂中的紫外吸收数据中换算因子 1900 与 1830 的含义是什么? 如何计算而来?

**4. 换算因子** 换算因子的定义是单位吸收系数 $E_{1cm}^{1\%}$ 数值所相当的效价。

$$换算因子 = \frac{效价(IU/g)}{E_{1cm}^{1\%}(\lambda_{max})} \qquad 式(10-1)$$

维生素 A 的含量用生物效价即国际单位(IU/g)来表示,即每 1g 供试品中所含维生素 A 的国际单位数。维生素 A 的国际单位规定如下:

$$1IU = 0.344\mu g \text{ 全反式维生素 A 醋酸酯}$$

$$1IU = 0.300\mu g \text{ 全反式维生素 A 醇}$$

因此,每 1g 全反式维生素 A 醋酸酯相当的维生素 A 国际单位数为:

$$\frac{1\times10^6\mu g}{0.344\mu g/IU} = 2\ 907\ 000IU$$

每 1g 全反式维生素 A 醇相当的维生素 A 国际单位数为:

$$\frac{1\times10^6\mu g}{0.300\mu g/IU} = 3\ 330\ 000IU$$

由表 10-1 所得,维生素 A 醋酸酯的环己烷溶液其吸收系数 $E_{1cm}^{1\%}$ 为 1530,因此可得维生素 A 醋酸酯的换算因子为:

$$换算因子 = \frac{2\ 907\ 000}{1530} = 1900$$

维生素 A 醇的异丙醇溶液其吸收系数 $E_{1cm}^{1\%}$ 为 1820,因此可得维生素 A 醇的换算因子为:

$$换算因子 = \frac{3\ 330\ 000}{1820} = 1830$$

**5. 测定及计算方法** 《中国药典》(2015 年版)四部通则收载的维生素 A 测定法中紫外-可见分光光度法包括直接测定法和皂化法,如供试品纯度高,干扰测定的杂质较少,可用溶剂溶解供试品后直接测定,否则应按皂化法的规定,经皂化提取除去干扰后测定。

(1)直接测定法:适用于纯度高的维生素 A 醋酸酯的测定。

1)测定方法:取供试品适量,精密称定,加环己烷溶解并定量稀释制成每 1ml 中含 9~15U 的溶液,照紫外-可见分光光度法测定其吸收峰的波长,并在表 10-2 所列各波长处分别测定吸光度 $A_i$,计算各吸光度与波长 328nm 处吸光度的比值 $A_i/A_{328}$,并分别与《中国药典》规定的吸光度比值相减,即得到 5 个差值。判断每个差值是否超过规定值的 ±0.02。

表 10-2 测定波长及各波长处的吸光度与 328nm 处吸光度的比值

| 波长 (nm) | 测得 吸光度 | 吸光度比值 计算值 | 吸光度比值 药典规定值 | 差值(计算-规定)(规定±0.02) |
|---|---|---|---|---|
| 300 | $A_0$ | $A_0/A_2$ | 0.555 | |
| 316 | $A_1$ | $A_1/A_2$ | 0.907 | |
| 328 | $A_2$ | $A_2/A_2$ | 1.000 | |
| 340 | $A_3$ | $A_3/A_2$ | 0.811 | |
| 360 | $A_4$ | $A_4/A_2$ | 0.299 | |

2）计算：a. 如果吸收峰波长在 326~329nm 之间，且所测得的各波长吸光度比值不超过表 10-2 中规定值的±0.02，可用式（10-2）计算含量：

$$每 1g 供试品中含维生素 A 的单位（IU/g）= E_{1cm(328nm)}^{1\%} \times 1900 = \frac{A_{328(实测)}}{cl} \times 1900 \qquad 式（10-2）$$

式中，1900 为维生素 A 醋酸酯在环己烷溶液中测定的效价换算因子；$c$ 为供试品溶液浓度，g/100ml。

按式（10-3）计算维生素 A 醋酸酯占标示量的百分含量：

$$标示量的百分含量 = \frac{A_{328(实测)} \times D \times 1900 \times \overline{W}}{m \times 100 \times l \times S} \times 100\% \qquad 式（10-3）$$

式中，$A_{328(实测)}$ 为供试品在 328nm 波长处实际测得的吸光度；$D$ 为供试品溶液的稀释倍数；$\overline{W}$ 为软胶囊的平均内容物装量，g/丸；$m$ 为供试品取用量，g；$l$ 为比色池厚度，cm；$S$ 标示量为处方中规定的每粒软胶囊中含维生素 A 醋酸酯的国际单位数，IU/丸。

b. 如果吸收峰波长在 326~329nm 之间，但所测得的各波长吸光度比值如有一个或几个超过表 10-2 中规定值的±0.02，应按下式求出校正后的吸光度，然后再计算含量。

$$A_{328(校正)} = 3.52（2A_{328} - A_{316} - A_{340}）$$

若 $\dfrac{A_{328(校正)} - A_{328(实测)}}{A_{328(实测)}} \times 100\%$ 所得的数值在±3.0%，则仍用 $A_{328(实测)}$ 代入式（10-3）计算含量；

若 $\dfrac{A_{328(校正)} - A_{328(实测)}}{A_{328(实测)}} \times 100\%$ 所得的数值在 -15%~-3% 之间，则需用校正公式计算吸光度 $A_{328(校正)}$，即用 $A_{328(校正)}$ 代入式（10-3）计算含量；

若 $\dfrac{A_{328(校正)} - A_{328(实测)}}{A_{328(实测)}} \times 100\%$ 所得的数值小于 -15% 或大于 +3.0%，或者吸收峰波长不在 326~329nm 之间，则不能用本法测定。而应采用皂化法测定含量。

（2）皂化法：适用于维生素 A 醇的测定。

1）测定方法：精密称取供试品适量（约相当于维生素 A 总量 500 单位以上，重量不多于 2g），置皂化瓶中，加乙醇 30ml 与 50%氢氧化钾溶液 3ml，置水浴中煮沸回流 30 分钟，冷却后，自冷凝管顶端加水 10ml 冲洗冷凝管内部管壁，将皂化液移至分液漏斗中（分液漏斗活塞涂以甘油淀粉润滑剂），皂化瓶用水 60~100ml 分数次洗涤，洗液并入分液漏斗中，用不含过氧化物的乙醚振摇提取 4 次，每次振摇约 5 分钟，第一次 60ml，以后各次 40ml，合并乙醚液，用水洗涤数次，每次约 100ml，洗涤应缓缓旋动，避免乳化，直至水层遇酚酞指示液不再显红色，乙醚液用铺有脱脂棉与无水硫酸钠的滤器滤过，滤器用乙醚洗涤，洗液与乙醚液合并，置 250ml 量瓶中，用乙醚稀释至刻度，摇匀；精密量取适量，置蒸发皿内，微温挥去乙醚，迅速加异丙醇溶解并定量稀释制成每 1ml 中含维生素 A 9~15 单位，照紫外-可见分光光度法，在 300、310、325 与 334nm 四个波长处测定吸光度，并测定吸收峰的波长。

2）选择吸光度：a. 如果最大吸收波长在 323~327nm 之间，而且 $A_{300}/A_{325}$ 的比值 ≤0.73，应按下式计算校正后的吸光度 $A_{325(校正)}$，然后再计算含量。

$$A_{325(校正)} = 6.815A_{325} - 2.555A_{310} - 4.260A_{334}$$

若$\dfrac{A_{325(校正)}-A_{325(实测)}}{A_{325(实测)}}\times 100\%$所得的数值在$\pm 3\%$,则仍不用校正公式$A_{325(校正)}$,而直接用$A_{325(实测)}$代入式(10-4)计算含量:

$$每1g供试品中含维生素A的单位(IU/g)=E_{1cm(325nm)}^{1\%}\times 1830=\dfrac{A_{325(实测)}}{cl}\times 1830 \qquad 式(10-4)$$

式中,1830为维生素A醇在异丙醇溶液中测定的效价换算因子;$c$、$l$与直接测定法计算式(10-2)中的含义相同。

按式(10-5)计算维生素A醇占标示量的百分含量:

$$标示量的百分含量=\dfrac{A_{325(实测)}\times D\times 1830\times \overline{W}}{m\times 100\times l\times S}\times 100\% \qquad 式(10-5)$$

式中,$A_{325(实测)}$为供试品在325nm波长处实际测得的吸光度;$D$、$\overline{W}$、$m$、$S$、$l$与直接测定法计算式(10-2)中的含义相同。

若$\dfrac{A_{325(校正)}-A_{325(实测)}}{A_{325(实测)}}\times 100\%$所得的数值超过$\pm 3\%$,则需用校正公式计算吸光度,即用$A_{325(校正)}$代入式(10-4)、式(10-5)计算含量。

b. 如果最大吸收波长不在$323\sim 327$nm之间或$A_{300}/A_{325}$的比值大于0.73时,说明供试品中杂质含量过高,应采用第二法高效液相色谱法再行测定。

**6. 注意事项**

(1)采用三点校正法时,除其中一点是在吸收峰波长处测定外,其他两点分别在吸收峰两侧的波长处进行测定。如果仪器波长不准确时,会产生较大误差,故在测定前必须校正仪器波长。测定的样品应不少于两份。测定应在半暗室中尽快进行。

(2)《中国药典》(2015年版)二部收载的维生素A、维生素A软胶囊采用三点校正法测定含量。

**案例分析二**

案例:维生素A软胶囊的含量测定

精密称取本品(标示量为每粒含维生素A 5000单位)装量差异项下的内容物0.1022g(每粒内容物的平均装量为0.082 42g),置10ml烧杯中,加环己烷溶解并定量转移至50ml量瓶中,用环己烷稀释至刻度,摇匀;精密量取5ml,置另一50ml量瓶中,用环己烷稀释至刻度,摇匀。以环己烷为空白,照紫外-可见分光光度法测定,于300、316、328、340和360nm波长处测得的吸光度分别为0.378、0.592、0.670、0.562、0.234。《中国药典》(2015年版)二部规定每粒含维生素A应为标示量的90.0%~120.0%,计算软胶囊中维生素A占标示量的百分含量,并判断该药品的含量是否符合规定。

解:本法系用紫外-可见分光光度法测定维生素A软胶囊含量。

1. 计算各波长处的吸光度与328nm波长处吸光度的比值,并与规定的吸光度比值比较

| 波长（nm） | 300 | 316 | 328 | 340 | 360 |
|---|---|---|---|---|---|
| 吸光度的比值 $A_i/A_{328}$ | 0.564 | 0.884 | 1.000 | 0.839 | 0.349 |
| 规定比值 | 0.555 | 0.907 | 1.000 | 0.811 | 0.299 |
| 差值 | 0.009 | -0.023 | 0.000 | 0.028 | 0.050 |

其中，比值 $A_{340}/A_{328}$，$A_{360}/A_{328}$ 与规定比值之差超过了规定限度，故需计算校正吸光度。

2. 计算校正吸光度，并与实测值比较

$$A_{328（校正）} = 3.52（2A_{328}-A_{316}-A_{340}）= 3.52（2\times0.670-0.592-0.562）= 0.655$$

$$\frac{A_{328（校正）}-A_{328（实测）}}{A_{328（实测）}}\times100\% = \frac{0.655-0.670}{0.670}\times100\% = -2.24\%$$

校正吸光度与实测值之差在 $-3\%\sim+3\%$ 之间，故仍用 $A_{328（实测）}$ 计算含量。

3. 计算软胶囊中维生素 A 的标示量的百分含量

$$标示量的百分含量 = \frac{A_{328（实测）}\times D\times1900\times\overline{W}}{m\times100\times l\times S}\times100\%$$

$$= \frac{0.670\times\dfrac{50\times50}{5}\times1900\times0.082\,42}{0.1022\times100\times1\times5000}\times100\% = 102.7\%$$

4. 结论　《中国药典》规定，每粒含维生素 A 应为标示量的 90.0%～120.0%。本品的含量测定检验结果符合规定。

## 点滴积累 ∨

1. 维生素 C 结构　烯二醇、五元内酯环、手性碳原子。

2. 维生素 C 性质　溶解性、酸性、旋光性、还原性、糖类性质、紫外吸收特性。

3. 维生素 C 鉴别　与硝酸银反应生成黑色银沉淀、与 2，6-二氯靛酚反应颜色消失、红外光谱法。

4. 维生素 C 检查　溶液的澄清度与颜色（UV）、草酸、铁盐及铜盐（AAS）。

5. 维生素 C 含量测定　碘量法（反应介质：新沸过的冷水与稀醋酸；指示剂：淀粉；滴定液：碘；终点：蓝色并在 30 秒内不褪）。

6. 维生素 A 结构　环己烯、共轭多烯醇侧链。

7. 维生素 A 性质　溶解性、不稳定性、紫外吸收特性、与三氯化锑呈色反应。

8. 维生素 A 鉴别　三氯化锑反应产生不稳定的蓝色，渐变成紫红色。

9. 维生素 A 检查　酸值（以酚酞为指示剂、氢氧化钠滴定液滴定酸性杂质）、过氧化值（加碘化钾、以淀粉为指示剂，硫代硫酸钠滴定液滴定过氧化物杂质）。

10. 维生素 A 含量测定　紫外-可见分光光度法、三点校正法。

# 第二节 辅酶类药物的分析

学习目标 ∨

1. 熟悉辅酶 $Q_{10}$ 的鉴别、检查、含量测定方法。
2. 了解辅酶类药物的结构特征以及辅酶 A 的质量分析内容。
3. 能够依据《中国药典》，学会正确分析辅酶类药物的质量。

## 一、概述

辅酶 A（CoA）是类似二核苷酸的化合物，它是酰基转移酶的辅酶，在生物体内以还原型（活化型）与氧化型（非活化型）并存，并可在生理条件下相互转化。在体外微碱性条件下，还原型在空气中迅速被氧化而成氧化型，而氧化型又可被巯基化合物等还原物质还原成还原型。本品于 1945 年被 Lipmann 等人首先发现，并报道了 1mg CoA 相当于 413U，1μmol CoA 相当 316U。我国于 1966 年首先从酵母细胞中提取制得。本品对人体的糖、脂肪及蛋白质的代谢起重要作用，尤其对脂肪代谢的促进作用更加重要，可用于防治冠状动脉粥样硬化及肝炎的治疗。

> **知识链接**
>
> ### 卫生部药品标准
>
> 《中华人民共和国卫生部药品标准》（简称部颁药品标准），是由原卫生部负责制订的药品标准。卫生部药品标准有中药成方制剂 1~21 册；化学药品、抗生素、生化药品第一分册；卫生部药品标准（二部）1~6 册；卫生部药品标准藏药第一册、蒙药分册、维吾尔药分册；卫生部药品标准新药转正标准 1~88 册等，标准号为 WS（卫生）开头，待标准转正后，在 WS 后加注下标，其中 $WS_1$、$WS_2$、$WS_3$ 分别表示化药、生物制品和中药，并在药品标准末尾加注年份和字母 Z，表示该标准已转正及转正时间。标准转正后，原标准即停止使用。一些未列入国家药典的品种，将根据其质量情况、使用情况、地区性生产情况的不同，分别收入部颁标准，作为各有关部门对这些药物的生产与质量管理的依据。

辅酶 Q 是一种广泛存在于自然界的脂溶性醌类化合物，它们都是 5,6-二甲氧基-1,4-苯醌的衍生物，第 2 位上有一条由多个异戊二烯单位组成的侧链，由于异戊烯基聚合度 $n$ 值的不同，又可将辅酶 Q 分成 $Q_6$~$Q_{10}$，其理化性质极为相似，而存在于哺乳动物和人体组织的辅酶 Q 其聚合度 $n=10$，故称辅酶 $Q_{10}$。辅酶 $Q_{10}$（$CoQ_{10}$）又称泛醌，其结构与维生素 K、维生素 E 与质体醌相似。CraneF. L. 等人于 1957 年发现辅酶 $Q_{10}$。我国于 1978 年开始生产辅酶 $Q_{10}$。本品是细胞呼吸链中的主要递氢体，能促进氧化磷酸化反应和离子的主动转移，是细胞代谢和细胞呼吸的激活剂，也是重要的天然抗氧剂，具有保护和恢复生物膜结构完整性的作用，是机体的非特异性免疫增强剂。临床上用于亚急性肝炎、恶性肿瘤、心脏病、高血压等多种疾病的辅助治疗。《中国药典》（2015 年版）二部收载有辅酶

$Q_{10}$、辅酶 $Q_{10}$ 片、辅酶 $Q_{10}$ 软胶囊、辅酶 $Q_{10}$ 注射液、辅酶 $Q_{10}$ 胶囊。

## 二、辅酶 A 的分析

辅酶 A(coenzyme A,CoA)由 β-巯基乙胺、4′-磷酸泛酸和 3′,5′-磷酸腺苷所组成,是 ADP 的衍生物或类似物。本品系微生物酶法合成,经精制而得。按干燥品计算,每 1mg 含辅酶 A 的效价不得少于 250 单位。辅酶 A 化学结构如下:

（一）质量检查

本品为白色或微黄色粉末,因分子结构中有硫醇基,故有类似蒜的臭气,有引湿性。

本品在水或生理盐水中易溶,在乙醇、乙醚或丙酮中不溶。

**1. 鉴别**　本品的结构中含有腺嘌呤,有紫外吸收,可照紫外-分光光度法测定。

取本品,加水制成每 1ml 中含辅酶 A 约 10 单位的溶液,在 258nm 的波长处有最大吸收,在 230nm 的波长处有最小吸收。

**2. 检查**

（1）均一性:取本品适量,加 0.1%1,4-二硫代苏糖醇溶液制成每 1ml 中含 2mg 的溶液,照纸色谱法试验,吸取上述溶液 10μl 点于色谱滤纸上,照上行法,以异丁酸-浓氨溶液-水-15.4%1,4-二硫代苏糖醇(66∶1∶33∶0.1)为展开剂,避光展开,晾干,置紫外光灯(254nm)下检视,应显一个斑点,$R_f$ 值约为 0.55。

（2）干燥失重:取本品 0.2g,置五氧化二磷干燥器中,减压干燥至恒重,减失重量不得过 5.0%。

（3）热原:取本品,加注射用水溶解制成每 1ml 中含 5 单位辅酶 A 的溶液,按《中国药典》检查,剂量按家兔体重每 1kg 注射 1ml,应符合规定。

（二）效价测定

本品采用磷酸转乙酰化酶(phosphotransacetylase,PTA)紫外分光光度法测定辅酶 A,其原理为:乙酰磷酸盐与还原型辅酶 A(CoA-SH)在 PTA 催化下,乙酰基可逆地转移,生成乙酰辅酶 A 和磷酸。

$$CoA\text{-}SH+CH_3CO\text{-}OPO_3H_2 \xrightarrow{PTA} CoA\text{-}S\text{-}COCH_3+H_3PO_4$$

在反应中乙酰磷酸盐是过量的,CoA-SH 量的多少决定了乙酰辅酶 A 的量,基于乙酰辅酶 A 在 233nm 处的吸光度比 CoA-SH 强得多,其微摩尔吸收系数之差 $\Delta\varepsilon_{233nm}=4.44cm^2/\mu mol$,可直接计算出 CoA

的效价。测定方法如下：

供试品溶液的制备 精密称取辅酶A适量，加水制成每1ml中约含1mg的溶液。取三羟甲基氨基甲烷盐酸缓冲液（pH7.6）[取三羟甲基氨基甲烷12.1g，加水500ml使溶解，用1mol/L盐酸溶液（约70ml）调节pH值至7.6，加水稀释至1000ml]3.0ml，置1cm比色池中，加入乙酰磷酸二锂盐溶液（取乙酰磷酸二锂盐91.2mg，加水溶解并稀释至6.0ml，必要时滤过）0.1ml，再精密加入供试品溶液0.1ml，混匀，照分光光度法，在233nm的波长处测定吸光度为$A_0$，用微量注射器精密加入磷酸转乙酰化酶溶液{取磷酸转乙酰化酶适量，用三羟甲基氨基甲烷盐酸缓冲液（pH8.0）[取三羟甲基氨基甲烷12.1g，加水500ml使溶解，用1mol/L盐酸溶液（约70ml）调节pH值至8.0，加水稀释至1000ml]制成每1ml中含30~40单位的溶液，必要时离心，分取上清液。临用时配制}0.01ml，混匀，在3~5分钟内测定最高的吸光度为$A_1$；再加入磷酸转乙酰化酶溶液0.01ml，混匀，测定吸光度为$A_2$，以三羟甲基氨基甲烷盐酸缓冲液（pH7.6）3.0ml、乙酰磷酸二锂盐溶液0.1ml及供试品溶液0.1ml，置1cm比色池中，混匀后，作为空白。按下式计算：

$$\Delta A = 2A_1 - A_0 - A_2$$

$$每1ml含辅酶A的单位数 = \Delta A \times 5.55 \times 413$$

## 三、辅酶$Q_{10}$的分析

辅酶$Q_{10}$分子中含有对苯醌母核结构，其2位与聚合度$n=10$异戊二烯单位的侧链连接。辅酶$Q_{10}$分子中的醌式结构使泛醌具有氧化型（泛醌，Coenzyme $Q_{10}$）与还原型（泛酚，Ubiquinol）两种形式，在细胞内这两种形式可以相互转变，这是泛醌作为电子传递体的基础。泛醌中的苯醌部分在体内以酪氨酸为原料合成，而异戊二烯侧链则是由乙酰CoA原料经甲羟戊酸途径而合成。因此，通过阻断甲羟戊酸途径而发挥作用的降血压药β-阻滞剂和降胆固醇药他汀，在使用时也会影响到体内泛醌的合成。辅酶$Q_{10}$分子式为$C_{59}H_{90}O_4$，分子量863.36。按无水物计算，含$C_{59}H_{90}O_4$不得少于98.0%。辅酶$Q_{10}$化学结构式如下：

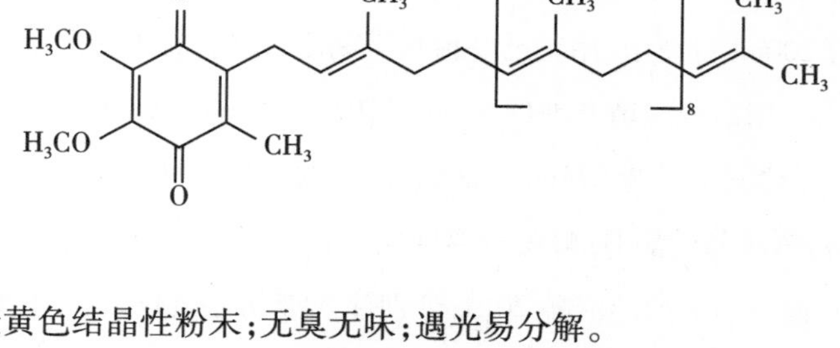

（一）质量检查

本品为黄色至橙黄色结晶性粉末；无臭无味；遇光易分解。

本品在三氯甲烷或丙酮中溶解，在乙醇中极微溶解，在水中不溶。本品的熔点为48~52℃。

1. **鉴别** 本品具有醌式结构，可被硫代硫酸钠、硼氢化钠（钾）、维生素C等还原剂还原。还原型辅酶$Q_{10}$的乙醇液为无色，在空气中可被缓慢地氧化，加少量稀盐酸可减低氧化速率。如存在三氯化铁等氧化剂则可很快被重新氧化。氧化型辅酶$Q_{10}$的乙醇液为黄色，在275nm波长处有最大吸收。

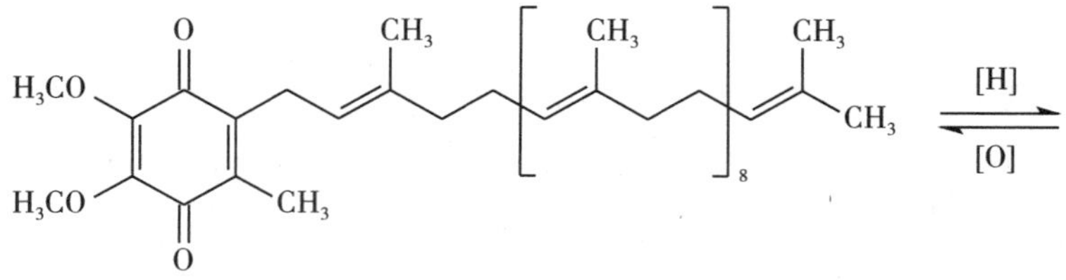

氧化型辅酶$Q_{10}$（黄色）

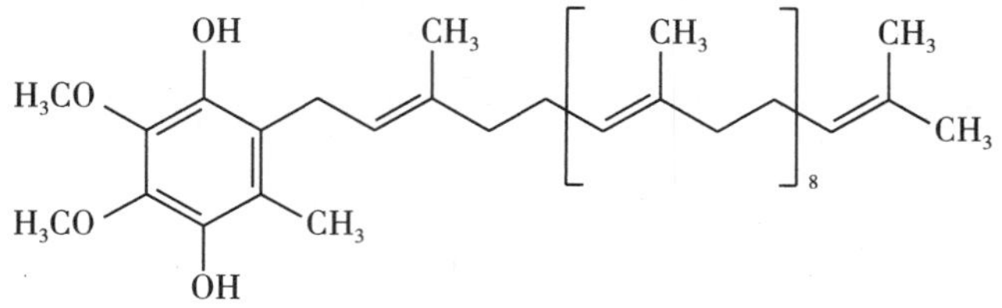

还原型辅酶$Q_{10}$（无色）

（1）取含量测定项下的供试品溶液,加硼氢化钠50mg,摇匀,溶液黄色消失。

（2）在含量测定项下记录的色谱图中,供试品溶液主峰的保留时间应与辅酶$Q_{10}$对照品溶液主峰的保留时间一致。

（3）本品的红外光吸收图谱应与辅酶$Q_{10}$对照品的图谱一致。

**2. 检查**　辅酶$Q_{10}$分子结构中含有异戊烯基,对光不稳定,易分解,使颜色变深,故应避光操作。本品在用乙醇碱皂化时,由于工艺条件控制不当或皂化时间过长,辅酶$Q_{10}$结构中的甲氧基可被乙醇中的乙氧基置换,生成单或双乙氧基衍生物。对于合成或微生物发酵的辅酶$Q_{10}$,可能产生同系物辅酶$Q_7$、$Q_8$、$Q_9$和其他杂质。《中国药典》(2015年版)二部在辅酶$Q_{10}$项下检查有关物质、异构体、水分、炽灼残渣、重金属。

（1）有关物质:避光操作。取含量测定项下的供试品溶液作为供试品溶液;精密量取1ml,置100ml量瓶中,用无水乙醇稀释至刻度,摇匀,作为对照溶液。照含量测定项下的色谱条件,精密量取供试品溶液与对照溶液各20μl,分别注入液相色谱仪,记录色谱图至主成分峰保留时间的2倍。供试品溶液色谱图中如有杂质峰,各杂质峰面积的和不得大于对照溶液的主峰面积(1%)。

（2）异构体:避光操作。取本品,加正己烷溶解并稀释制成每1ml中含1mg的溶液,作为供试品溶液;精密量取1ml,置200ml量瓶中,用正己烷稀释至刻度,摇匀,作为对照溶液(临用新制)。照高效液相色谱法立即测定。用硅胶为填充剂(4.6mm×250mm,5μm);以正己烷-乙酸乙酯(97:3)为流动相;流速为2.0ml/min;检测波长为275nm。辅酶$Q_{10}$峰的保留时间约为10分钟,异构体峰的相对保留时间约为0.9,异构体峰与辅酶$Q_{10}$峰的分离度应符合要求。理论板数按辅酶$Q_{10}$峰计算不低于3000。精密量取供试品溶液与对照溶液各20μl,分别注入液相色谱仪,记录色谱图。供试品溶液色谱图中如有杂质峰,异构体峰面积不得大于对照溶液的主峰面积(0.5%)。

（二）含量测定

采用高效液相色谱法,具体方法如下:

色谱条件与系统适用性试验　用十八烷基硅烷键合硅胶为填充剂;以甲醇-无水乙醇(1:1)为流动相;柱温35℃;检测波长为275nm。取辅酶$Q_{10}$对照品和辅酶$Q_9$对照品适量,用无水乙醇溶解并稀释制成每1ml中各约含0.2mg的混合溶液,取20μl注入液相色谱仪,辅酶$Q_9$峰与辅酶$Q_{10}$峰的分离度应大于4,理论板数按辅酶$Q_{10}$峰计算不低于3000。

测定法　避光操作。取本品20mg,精密称定,加无水乙醇约40ml,在50℃水浴中振摇溶解,放冷后,移至100ml量瓶中,用无水乙醇稀释至刻度,摇匀,作为供试品溶液,精密量取供试品溶液20μl注入液相色谱仪,记录色谱图;另取辅酶$Q_{10}$对照品适量,同法测定。按外标法以峰面积计算,即得。

**点滴积累** ∨

1. 辅酶A结构　β-巯基乙胺、4′-磷酸泛酸和3′,5′-磷酸腺苷。
2. 辅酶A鉴别　紫外分光光度法。
3. 辅酶A检查　均一性、干燥失重、热原。
4. 辅酶A效价测定　磷酸转乙酰化酶法、紫外分光光度法。
5. 辅酶$Q_{10}$结构　对苯醌母核、聚合度$n=10$异戊二烯单位的侧链。
6. 辅酶$Q_{10}$鉴别　化学法、色谱法、红外光谱法。
7. 辅酶$Q_{10}$检查　有关物质、异构体。
8. 辅酶$Q_{10}$含量测定　高效液相色谱法。

## 复习导图

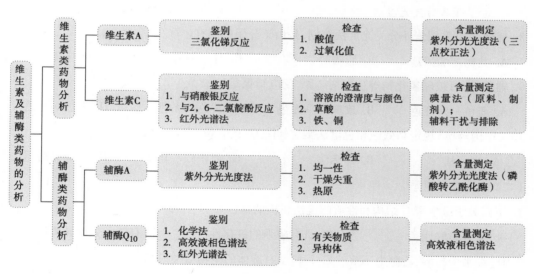

## 目标检测

### 一、选择题

（一）单项选择题

1. 维生素C能与硝酸银试液反应生成去氢抗坏血酸和金属银黑色沉淀,是因为分子中含有（　　）

   A. 环己烯基　　　　B. 伯醇基　　　　C. 仲醇基　　　　D. 烯二醇基

2. 维生素C中铁盐和铜盐的检查所用方法（　　）

   A. 紫外分光光度法　　　　　　　　B. 红外光谱法

C. 原子吸收分光光度法        D. 高效液相色谱法

3. 用碘量法测定维生素 C 的含量:已知维生素 C 的分子量为 176.13,每 1ml 碘滴定液(0.05mol/L)相当于维生素 C 的量为(　　)

  A. 17.61mg     B. 1.761mg     C. 176.1mg     D. 8.806mg

4. 三氯化锑鉴别维生素 A 的反应条件为(　　)

  A. 无水氯仿液           B. 无醇氯仿液

  C. 饱和无水乙醇液         D. 饱和无水三氯化锑的无醇三氯甲烷溶液

5. 《中国药典》(2015 年版)收载维生素 A 的含量测定采用(　　)

  A. 三点校正紫外分光光度法      B. 差示分光光度法

  C. 比色法             D. 导数光谱法

6. 三点校正紫外分光光度法测定维生素 A 醋酸酯含量时,吸光度的校正公式为(　　)

  A. $A_{328(校正)}=3.52(2A_{328}+A_{316}+A_{340})$     B. $A_{328(校正)}=3.52(2A_{316}-A_{328}-A_{340})$

  C. $A_{328(校正)}=3.52(2A_{340}-A_{328}-A_{316})$     D. $A_{328(校正)}=3.52(2A_{328}-A_{316}-A_{340})$

7. 辅酶 A 的效价测定方法是(　　)

  A. 紫外分光光度法         B. 气相色谱法

  C. 原子吸收分光光度法        D. 高效液相色谱法

8. 辅酶 A 可采用紫外分光光度法鉴别,是由于分子中具有(　　)

  A. 共轭多烯侧链    B. 腺嘌呤      C. 烯二醇基      D. 噻唑环

9. 辅酶 $Q_{10}$ 可被硼氢化钠等还原剂还原,反应结果是(　　)

  A. 蓝色→紫红色    B. 玫瑰红→无色    C. 黄色→无色    D. 无色→蓝色

10.《中国药典》规定高效液相色谱法测定辅酶 $Q_{10}$ 的含量,定量方法是(　　)

  A. 内标法     B. 外标法     C. 面积归一化法     D. 标准品对照法

(二)多项选择题

1. 下面关于维生素 C 结构和性质的说法正确的是(　　)

  A. 具有弱酸性     B. 具有较强的氧化性     C. 有四种光学异构体

  D. 在水中易溶,乙醚中不溶    E. L-构型右旋体的生物活性最高

2. 鉴别维生素 C 原料或制剂常用的试剂是(　　)

  A. 没食子酸试液     B. 硝酸银试液       C. 2,6-二氯靛酚钠试液

  D. 碱性酒石酸铜试液    E. 碱性碘化汞钾试液

3. 碘量法测定维生素 C 注射液含量时需控制的条件是(　　)

  A. 加入乙醇      B. 加入丙酮       C. 稀醋酸介质

  D. 淀粉指示液      E. 碘化钾-淀粉指示液

4. 维生素 A 分子中含有共轭多烯醇侧链,因此它具有下列物理化学性质(　　)

  A. 不稳定,易被紫外光裂解

  B. 易被空气中氧或氧化剂氧化

---

C. 遇三氯化锑试剂呈现不稳定蓝色

D. 在紫外光区呈现强烈吸收

E. 易溶于水

5. 维生素 A 中的特殊杂质为(　　)

A. 维生素 $A_2$　　B. 维生素 A 醛　　C. 维生素 $A_3$

D. 维生素 A 异构体　　E. 合成中间体

6. 用三点校正紫外分光光度法测定维生素 A 含量的依据是(　　)

A. 维生素 A 在紫外区有吸收

B. 维生素 A 可发生三氯化锑反应

C. 维生素 A 可发生硫色素反应

D. 物质对光的吸收具有加和性

E. 杂质的无关吸收在 310~340nm 的波长范围内几乎呈一条直线,且随波长的增大吸光度下降

7. 辅酶 A 的结构特点为(　　)

A. β-巯基乙胺　　B. 4′-磷酸泛酸　　C. 3′,5′-磷酸腺苷

D. 链霉双糖胺　　E. 脱氧链霉胺

8. 辅酶 A 含量测定所需试剂有(　　)

A. 环己烷　　B. 磷酸转乙酰化酶　　C. 乙酰磷酸二锂盐

D. 异丙醇　　E. 三羟甲基氨基甲烷盐酸缓冲液(pH 7.6)

9. 辅酶 $Q_{10}$ 中存在的有关物质有(　　)

A. 异戊烯基的分解产物　　B. 同系物辅酶　　C. 单或双乙氧基的衍生物

D. 糠醛　　E. 中间体

10. 辅酶 $Q_{10}$ 含量测定的色谱条件是(　　)

A. 十八烷基硅烷键合硅胶为填充剂

B. 甲醇-无水乙醇(1∶1)为流动相

C. 柱温 35℃

D. 检测波长为 275nm

E. 乙腈-水(70∶30)为流动相

二、问答题

1. 在用碘量法测定维生素 C 时,为什么要在稀醋酸介质中进行测定?为什么要用新煮沸过冷却后的水?

2. 碘量法测定维生素 C 注射液含量时,如何排除抗氧剂亚硫酸氢钠的影响?其原理是什么?

3. 三点校正紫外分光光度法测定维生素 A 醋酸酯的依据是什么?三点波长如何选择?吸光度校正公式是怎样的?换算因子是多少?

### 三、实例分析

1. 维生素 C 片（规格 :50mg）的含量测定

取 20 片,精密称重为 1.9876g,研细,精密称取细粉重 0.4212g,置 100ml 量瓶中,加新沸过的冷水 100ml 与稀醋酸 10ml 的混合液适量,振摇使维生素 C 溶解并稀释至刻度,摇匀,迅速滤过,精密量取续滤液 50ml,加淀粉指示液 1ml,立即用碘滴定液（0.05mol/L）滴定,至溶液显蓝色并持续 30 秒不褪色,碘滴定液（0.050 04mol/L）共消耗 11.36ml。已知每 1ml 碘滴定液（0.05mol/L）相当于 8.806mg 的 $C_6H_8O_6$。计算维生素 C 片标示量的百分含量。

2. 根据下列药物结构,分析其性质,并设计可行的含量测定方法,要求写出本药物及含量测定方法的名称、反应原理（反应方程式表示）、主要条件（如:溶剂、试液、滴定剂、指示剂及终点判断方法、空白试验等）、含量计算方法及注意事项。

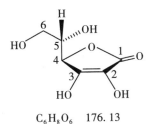

$C_6H_8O_6$　　176. 13

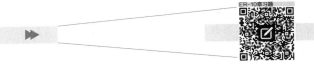

（杜学勤）

# 第十一章

## 多糖药物的分析

### 导学情景 ∨

**情景描述：**

多糖是自然界中含量最丰富的物质之一，1969 年香菇多糖的抗肿瘤作用首次被发现，引起科学界对多糖特别是中草药多糖的关注。随后，中草药多糖的免疫调节、抗肿瘤、降血糖、降血脂、抗氧化、抗衰老、抗病毒、保护胃肠系统等多种生物学活性逐渐被证实。自1986 年日本批准香菇多糖应用于临床以来，目前在中国、美国、韩国、日本及一些欧洲国家，已有几十种多糖被批准应用于疾病的治疗或辅助治疗；同时，多糖还被广泛应用于保健食品。

**学前导语：**

多糖广泛存在于高等植物、动物、微生物、地衣和海藻中，具有复杂的结构和重要的生物学功能。本章主要介绍用于临床治疗的黏多糖、细菌多糖和真菌多糖的结构、理化性质、质量分析方法以及《中国药典》（2015 年版）中几种代表药物的分析方法。

## 第一节　概述

### 学习目标 ∨

1. 掌握多糖的结构。
2. 熟悉多糖的理化性质。
3. 了解多糖的来源。

糖类化合物是一大类由 C、H、O 三种元素组成的多羟基醛酮化合物。是自然界存在最多、具有广谱化学结构和生物功能的有机化合物。可用通式 $C_x(H_2O)_y$ 来表示。有单糖、寡糖、淀粉、半纤维素、纤维素、复合多糖，以及糖的衍生物。主要由绿色植物经光合作用而形成，是光合作用的初期产物。

从化学结构特征来说，它是含有多羟基的醛类或酮类的化合物或经水解转化成为多羟基醛类或酮类的化合物。例如葡萄糖，含有一个醛基、六个碳原子，叫己醛糖。果糖则含有一个酮基、六个碳原子，叫己酮糖。它与蛋白质、脂肪同为生物界三大基础物质，为生物的生长、运动、繁殖提供主要能源。是人类生存发展必不可少的重要物质之一。

▶▶ **课堂活动**

糖类的组成和主要生理功能是什么?

单糖分子具有还原性。常温下,单糖在稀酸中稳定,在浓碱中很不稳定,能发生裂解聚合反应。多糖是由多个单糖分子缩合、失水而成,是一类分子结构复杂且庞大的糖类物质。就聚合分子数量而论,有从 0.5 万个分子组成的到超过 $10^6$ 个的多糖。由糖苷键结合的糖链,至少要超过 10 个以上的单糖组成的聚合糖才称为多糖。比 10 个少的短链糖称为寡糖。

多糖广泛存在于高等植物、动物、微生物、地衣和海藻中,如植物的种子、茎和叶组织、动物黏液、昆虫及甲壳动物的壳真菌、细菌的胞内胞外等。多糖在抗肿瘤、抗炎、抗病毒、降血糖、抗衰老、抗凝血、免疫促进等方面发挥着生物活性作用。具有免疫活性的多糖及其衍生物常常还具有其他的活性,如硫酸化多糖具有抗 HIV 活性及抗凝血活性,羧甲基化多糖具有抗肿瘤活性。因此对多糖的研究与开发已越来越引起人们的广泛关注。

多糖的分子量很大,常带负电荷,水溶液具有一定的黏度,能被酸或碱水解成单糖和低聚糖或其他组分多糖的成分。含糖醛酸和氨基糖基的多糖,如:肝素、透明质酸等均具有酸性。多糖分子中单糖组成的不同,糖苷键的连接方式和位置不同以及相对分子量的不同等构成了不同生理功能和生物活性。因此,多糖类药物的化学结构与生物活性密切相关。

多糖类药物的结构分析主要包括:单糖组成、分子量、糖苷键连接方法、糖苷键连接位置等的分析。可采用纸色谱法、薄层色谱法、高效液相色谱法、气-质联用技术等对单糖进行分离和鉴定;用凝胶色谱法等其他测定方法可进行多糖的相对分子量及分子量分布测定;用红外光谱、核磁共振、化学反应后产物的分析等实验,可帮助确定糖苷键的连接方式及糖苷键的位置。

▶▶ **扫一扫,链拓展**

多糖的分类

**多糖的分类**

---

**知识链接**

**多糖类药物的分类**

多糖类药物按来源可分为四类:

1. 动物来源的多糖。 如肝素、硫酸软骨素、透明质酸等。 肝素是从猪小肠黏膜中提取,具有抗凝血、降血脂、抗炎及抗过敏等作用;硫酸软骨素是从猪喉或鼻软骨中提取,有较强降血脂作用和缓和抗凝血作用,临床上用于冠心病和动脉粥样硬化的治疗。

2. 植物来源的多糖。 如黄芪多糖、人参多糖、刺五加多糖、红花多糖等。 它们具有促进细胞吞噬、抗辐射或降血脂的作用。

3. 微生物来源的多糖。 右旋糖酐是以细菌发酵法制得的一种葡聚糖,有增加血容量、改善微循环的作用,可作为代血浆。 近年来发现真菌能产生多种有生物活性的多糖,如香菇多糖、茯苓多糖、云芝多糖、灵芝多糖、银耳多糖等，它们具有抗肿瘤、抗辐射、抗炎或升高白血球，提高免疫力的功能。 研究高等真菌多糖对肿瘤的作用及作用机制，是当前国际上受到重视的课题之一。

4. 海洋生物来源的多糖。 从海洋生物制取的刺参多糖、玉足海参多糖、白肛海地瓜多糖，由海蟹壳、虾壳制取的壳聚多糖等都具有一定的生物活性，有临床应用的价值。

**点滴积累** ∨

1. 多糖是由多个单糖分子缩合、失水而成，是一类分子结构复杂且庞大的糖类物质。 由糖苷键结合的糖链，至少要超过 10 个以上的单糖组成的聚合糖才称为多糖。 比 10 个少的短链的称为寡糖。

2. 多糖类药物按来源可分为四类。

# 第二节 黏多糖

**学习目标** ∨

1. 掌握肝素、硫酸软骨素等黏多糖药物的鉴别和含量测定方法。

2. 熟悉多糖类药物的检查项目。

3. 了解黏多糖类药物的分类。

4. 学会高效液相色谱法测定硫酸软骨素的含量。

5. 学会肝素效价测定方法。

黏多糖是含氮的不均一多糖，是构成细胞间结缔组织的主要成分，也广泛存在于哺乳动物各种细胞内。化学组成为糖醛酸和酪氨基己糖交替出现，有时含硫键，也称为糖胺聚糖。另外因其结构中含有较多的羧基，并多含硫酸基，具有较强酸性，故也称为酸性黏多糖。

黏多糖基本上由特定的重复双糖结构构成，在双糖单位中，包含一个氨基己糖（常是 *N*-乙酰化的）。黏多糖的糖残基，中性糖有 D-半乳糖、D-甘露糖、L-岩藻糖；糖醛酸有 D-葡萄糖醛酸、D-半乳糖醛酸、L-艾杜糖醛酸等；氨基己糖有氨基半乳糖、氨基葡萄糖。

重要的黏多糖类药物包括肝素、硫酸肝素、硫酸软骨素、硫酸皮肤素、硫酸角质素和透明质酸 6 种。本节以肝素和硫酸软骨素为例，介绍黏多糖类药物分析。

肝素（heparin）因首先从肝脏发现而得名，它也存在于肺、血管壁、肠黏膜等组织中，是动物体内一种天然抗凝血物质，天然存在于肥大细胞，现在主要从牛肺或猪小肠黏膜提取。是一种由葡萄糖胺、L-艾杜糖醛苷、*N*-乙酰葡萄糖胺和 D-葡萄糖醛酸交替组成的黏多糖硫酸脂，其分子结构下。

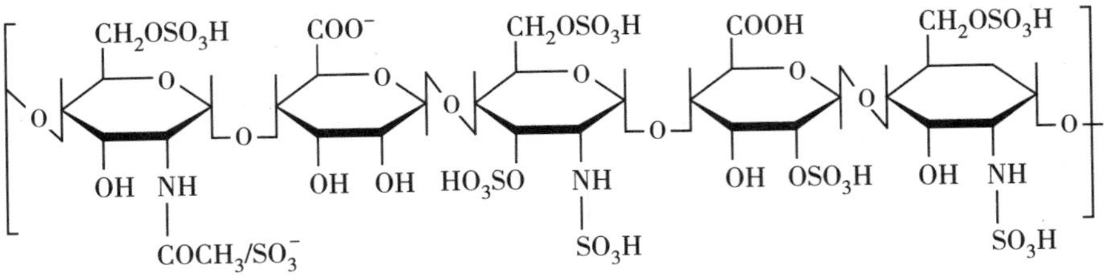

肝素

　　肝素为白色或类白色粉末,有吸湿性,在水中易溶解。未分级肝素的分子量为 3000~30 000,平均 12 000~15 000。20 世纪末开发出低分子肝素并已广泛应用于临床,低分子肝素的分子量为 3000~8000,不同方法得到的产品不仅平均分子量不同,分子结构也不尽相同。

　　肝素具有强酸性,并高度带负电荷,它具有延长血凝时间的作用,还特异地同毛细血管壁上的脂蛋白脂酶结合,临床上主要用于血栓栓塞性疾病、心肌梗死、心血管手术、心脏导管检查、体外循环、血液透析等。除此之外,肝素或者衍生物还具有降血脂、抗炎、抗过敏及免疫调节等方面的作用。

　　硫酸软骨素最早是由 Fischer 等人于 1861 年报道,现多从猪的喉骨、鼻中骨、气管等软骨组织中提取制得。广泛存在于人和动物软骨组织中。其药用制剂主要含有硫酸软骨素 A 和硫酸软骨素 C 两种异构体,不同品种、年龄等动物的软骨中硫酸软骨素的含量不同。

　　硫酸软骨素可以清除体内血液中的脂质和脂蛋白,清除心脏周围血管的胆固醇,防治动脉粥样硬化,并增加脂质和脂肪酸在细胞内的转换率;能有效地防治冠心病;能增加细胞的信使核糖核酸(mRNA)和脱氧核糖核酸(DNA)的生物合成以及具有促进细胞代谢的作用。抗凝血活性低,具有缓和的抗凝血作用。硫酸软骨素还具有抗炎,加速伤口愈合和抗肿瘤等方面的作用。

　　软骨素是由 D-葡萄糖醛酸和 N-乙酰-D-半乳糖胺组成的黏多糖。硫酸软骨素是软骨素的硫酸酯,硫酸软骨素有三种构型:即硫酸软骨素 A、B、C,每种分子构型,依下列所示的双糖为单元结构而重复不断地排列,其分子结构如图 11-1 所示。

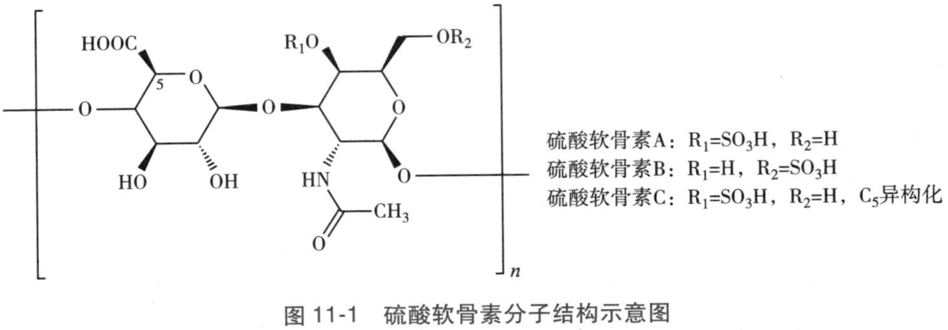

　　硫酸软骨素A:R₁=SO₃H, R₂=H
　　硫酸软骨素B:R₁=H, R₂=SO₃H
　　硫酸软骨素C:R₁=SO₃H, R₂=H, C₅异构化

图 11-1　硫酸软骨素分子结构示意图

　　从硫酸软骨素结构图中可看出,硫酸软骨素 A、C 结构非常相似,差别只是氨基己糖的残基上硫酸酯的位置不同。

　　硫酸软骨素为白色粉末,无臭,无味,易吸湿,易溶于水,不溶于乙醇和丙酮等有机溶剂,遇水即膨胀或成黏浆,对热较不稳定,需避光密封保存。硫酸软骨素分子中含有—SO₃H、—COOH,易与Na⁺、K⁺、Ca²⁺等阳离子结合而成盐,盐类对热稳定。

## 一、鉴别

（一）肝素的鉴别（以肝素钠为例,下同）

1. 取本品,照效价测定项下法测定,抗Ⅹa因子效价与抗Ⅱa因子效价比应为0.9~1.10。

2. 取本品适量,加水溶解并稀释制成每1ml中约含10mg的溶液,作为供试品溶液。照有关物质项下的方法测定,对照品溶液（3）色谱图中,硫酸皮肤素峰高与肝素和硫酸皮肤素峰之间谷高之比不得少于1.3,供试品溶液色谱图中,供试品溶液主峰的保留时间应与对照品溶液（3）主峰的保留时间一致,保留时间相对偏差不得过5.0%。

3. 本品的水溶液显钠盐鉴别（1）的反应（《中国药典》通则0301）。取铂丝,用盐酸湿润后,蘸取供试品,在无色火焰中燃烧,火焰即显砖红色。

（二）硫酸软骨素的鉴别（以硫酸软骨素钠为例,下同）

1. 在含量测定项下记录的色谱图中,供试品溶液中三个主峰的保留时间应与对照品溶液中软骨素二糖、6-硫酸化软骨素二糖、4-硫酸化软骨素二糖的保留时间一致。

2. 本品的红外光吸收图谱应与硫酸软骨素钠对照品的图谱一致（《中国药典》通则0402）。

3. 本品的水溶液显钠盐鉴别（1）的反应（《中国药典》通则0301）。

## 二、检查

黏多糖药物检查项常包括分子量与分子量分布、总氮量、酸碱度、溶液的澄清度与颜色、核酸、蛋白质、有关物质、残留溶剂、干燥失重、炽灼残渣、钠、重金属、细菌内毒素、氯化物、硫酸盐等,检查具体方法参见《中国药典》（2015年版）。

## 三、含量测定

（一）肝素效价测定

### 1. 抗Ⅹa因子

（1）溶液制备

1）三羟甲基氨基甲烷-聚乙二醇6000缓冲液（pH8.4）:取三羟甲基氨基甲烷6.06g,氯化钠10.23g,乙二胺四乙酸二钠2.8g,聚乙二醇6000 1.0g,加水800ml使溶解,用盐酸调节pH至8.4,用水稀释至1000ml。

2）标准品溶液与供试品溶液的制备:取标准品（S）和供试品（T）各适量,加三羟甲基氨基甲烷-聚乙二醇6000缓冲液（pH8.4）溶解并分别稀释制成4个不同浓度的溶液。该浓度应在log剂量-反应的线性范围内,一般为每1ml中含0.01~0.1IU。

3）抗凝血酶溶液:取抗凝血酶（ATⅢ）,加三羟甲基氨基甲烷-聚乙二醇6000缓冲液（pH8.4）溶解并稀释制成每1ml中含抗凝血酶1IU的溶液。

4）Ⅹa因子溶液:取Ⅹa因子(FⅩa),加三羟甲基氨基甲烷-聚乙二醇6000缓冲液(pH8.4)溶解并稀释制成每1ml中约含0.4IU(或7.0lnkat)的溶液,调整浓度,使其在以三羟甲基氨基甲烷-聚乙二醇6000缓冲液(pH8.4)代替肝素作为空白溶液(B₁、B₂)的抗Ⅹa因子实验中,在405nm波长处的吸光度值在0.8~1.0。

5）发色底物溶液:取发色底物S-2765(或其他FⅩa特异性发色底物),加水制成0.003mol/L的溶液,临用前用水稀释至1mmol/L。

（2）测定法:取不同浓度的标准品(S)系列溶液或供试品(T)系列溶液及上述缓冲液(B),按B₁、S₁、S₂、S₃、S₄、T₁、T₂、T₃、T₄、T₁、T₂、T₃、T₄、S₁、S₂、S₃、S₄、B₂的顺序依次向各小管中分别精密加入约20~50μl相同体积(V)的上述缓冲液(B)、标准品(S)系列溶液或供试品(T)系列溶液,再精密加入相同体积(V)的抗凝血酶溶液,混匀,37℃平衡2分钟,每管精密加入Ⅹa因子溶液适量(2V),混匀,37℃平衡2分钟,再精密加入发色底物溶液适量(2V),混匀,37℃准确保温2分钟后,再各精密加入50%醋酸溶液适量(2V)终止反应。

用适宜设备在405nm的波长处测定各管吸光度。B₁、B₂两管的吸光度不得有显著性差异。

以吸光度为纵坐标,标准品系列溶液(或供试品系列溶液)浓度的对数值为横坐标分别作线性回归,按生物检定统计法(《中国药典》通则1431)中的量反应平行线原理4×4法实验设计,计算效价及实验误差。平均可信限率(FL%)不得大于10%。

### 2. 抗Ⅱa因子

（1）溶液制备

1）三羟甲基氨基甲烷-聚乙二醇6000缓冲液(pH8.4):照抗Ⅹa因子项下配制。

2）标准品溶液与供试品溶液的制备:取标准品(S)和供试品(T)各适量,加三羟甲基氨基甲烷-聚乙二醇6000缓冲液(pH8.4)溶解并分别稀释制成4个不同浓度的溶液。该浓度应在log剂量-反应的线性范围内,一般为每1ml中含0.005~0.05IU。

3）抗凝血酶溶液:取抗凝血酶(ATⅢ),加三羟甲基氨基甲烷-聚乙二醇6000缓冲液(pH8.4)溶解并稀释制成每1ml中含抗凝血酶0.25IU的溶液。

4）凝血酶溶液:取凝血酶(FⅡa),加三羟甲基氨基甲烷-聚乙二醇6000缓冲液(pH8.4)溶解并稀释制成每1ml中约含5IU的溶液,调整浓度,使其在以三羟甲基氨基甲烷-聚乙二醇6000缓冲液(pH8.4)溶液代替肝素作为空白溶液(B₁、B₂)的抗Ⅱa因子实验中,在405nm波长处的吸光度值在0.8~1.0。

5）发色底物溶液:取发色底物S-2238(或其他FⅡa特异性发色底物),加水制成0.003mol/L的溶液,临用前用水稀释至0.625mmol/L。

（2）测定法:取不同浓度的标准品(S)系列溶液或供试品(T)系列溶液及上述缓冲液(B),按B₁、S₁、S₂、S₃、S₄、T₁、T₂、T₃、T₄、T₁、T₂、T₃、T₄、S₁、S₂、S₃、S₄、B₂的顺序依次向各小管中分别精密加入约20~50μl相同体积(V)的上述缓冲液(B)、标准品(S)系列溶液或供试品(T)系列溶液,再精密加入相同体积(V)的抗凝血酶溶液,混匀,37℃平衡2分钟,每管精密加入凝血酶溶液适量(2V),混匀,37℃平衡2分钟,再精密加入发色底物溶液适量(2V),混匀,37℃准确保温2分钟后,再各精密加入

50%醋酸溶液适量(2V)终止反应。

　　用适宜设备在405nm的波长处测定各管吸光度。$B_1$、$B_2$两管的吸光度不得有显著性差异。以吸光度为纵坐标,标准品系列溶液(或供试品系列溶液)浓度的对数值为横坐标分别作线性回归,按生物检定统计法(《中国药典》通则1431)中的量反应平行线原理4×4法实验设计,计算效价及实验误差。平均可信限率(FL%)不得大于10%。

　　抗Ⅱa因子效价应为标示值的90%~110%,抗Ⅹa因子效价与抗Ⅱa因子的效价比应符合规定。

---

**知识链接**

人凝血酶活性检测法

　　本法系依据凝血酶能使人纤维蛋白原凝固的原理,将供试品和人纤维蛋白原混合,观察是否产生凝块,以此判定供试品是否具有凝血酶活性。

　　试剂

　　(1) 0.5%纤维蛋白原溶液:用生理氯化钠溶液将复溶的冻干人纤维蛋白原溶液稀释成5mg/ml的溶液。

　　(2) 人凝血酶溶液:用生理氯化钠溶液将复溶的冻干人凝血酶稀释成0.5IU/ml的溶液。

　　测定法

　　取供试品0.2ml,加0.5%纤维蛋白原溶液0.2ml,37°C放置24小时,观察有无凝块或纤维蛋白析出。放置期间至少观察2次,同时做阴性对照及阳性对照。

　　(1) 阴性对照用0.2ml生理氯化钠溶液替代供试品,同法操作。

　　(2) 阳性对照用0.2ml凝血酶溶液(0.5IU/ml)替代供试品,同法操作。

　　结果判定　阴性对照无任何凝块或纤维蛋白析出,阳性对照有凝块或纤维蛋白析出,则试验成立。肉眼观察供试品应无凝块或纤维蛋白析出。

　　附注　含肝素的供试品应根据肝素含量,用适量的硫酸鱼精蛋白中和供试品内的肝素(按10μg硫酸鱼精蛋白中和1IU肝素进行),再取供试品照上述方法检查。

---

**(二)硫酸软骨素**

照高效液相色谱法(《中国药典》通则0512)测定。

**1. 色谱条件与系统适用性试验**　用强阴离子交换硅胶为填充剂(Hypersil SAX柱,4.6mm×250mm,5μm或效能相当的色谱柱);以水(用稀盐酸调节pH至3.5)为流动相A,以2mol/L氯化钠溶液(用稀盐酸调节pH至3.5)为流动相B;检测波长为232nm。按表11-1进行线性梯度洗脱。取对照品溶液注入液相色谱仪,出峰顺序为软骨素二糖、6-硫酸化软骨素二糖和4-硫酸化软骨素二糖,软骨素二糖、6-硫酸化软骨素二糖与4-硫酸化软骨素二糖的分离度均应符合要求。

表 11-1　硫酸软骨素测定色谱条件

| 时间（分钟） | 流动相 A（%） | 流动相 B（%） |
| --- | --- | --- |
| 0 | 100 | 0 |
| 4 | 100 | 0 |
| 45 | 50 | 50 |

**2. 测定法**　取本品约 0.1g，精密称定，置 10ml 量瓶中，加水溶解并定量稀释至刻度，摇匀，用 0.45μm 滤膜过滤，精密量取 100μl，置具塞试管中，加三羟甲基氨基甲烷缓冲液（取三羟甲基氨基甲烷 6.06g 与醋酸钠 8.17g，加水 900ml 使溶解，用稀盐酸调节 pH 至 8.0，用水稀释至 1000ml）80μl，充分混匀，再加入硫酸软骨素 ABC 酶液（取硫酸软骨素 ABC 酶适量，按标示单位用上述缓冲液稀释制成每 100μl 中含 0.1 单位的溶液）100μl，摇匀，置 37℃ 水浴中反应 1 小时，取出，在 100℃ 加热 5 分钟，用冷水冷却至室温。以每分钟 10 000 转离心 20 分钟，取上清液，用 0.45μm 滤膜滤过，作为供试品溶液。精密量取 20μl 注入液相色谱仪，记录色谱图。另取硫酸软骨素钠对照品适量，精密称定，同法测定。按外标法以软骨素二糖、6-硫酸化软骨素二糖和 4-硫酸化软骨素二糖的峰面积之和计算，即得。

**点滴积累** ∨

1. 临床所用的肝素是一种未分组肝素，是由分子质量不一的成分组成的混合物；临床用的硫酸软骨素是硫酸软骨素 A 和 C 的盐的混合物。
2. 多糖在酸性条件下水解成单糖，单糖在浓酸中加热脱水生成糖醛或其衍生物，可与 α-萘酚等生成有色物质，可用于糖类的一般鉴别。
3. 多糖类药物都需要对引入的杂蛋白量进行控制，可通过检查含氮量、测定紫外吸收或加磺基水杨酸的方法。
4. 肝素的常用各种化学测定方法，其专一性不强，影响测定结果的因素较多，测得结果常不能与生物效价一致，因此肝素及其制剂的效价测定仍以生物检定法为主。
5. 各国药典收载的肝素生物检定法均应用其抗血凝的药理作用，以延长血凝时间为反应指标，具体方法则有所不同。

# 第三节　细菌多糖

**学习目标** ∨

1. 熟悉右旋糖酐分子量测定方法和含量测定方法。
2. 学会右旋糖酐的鉴别和含量测定方法。

细菌在生长过程中可以产生一些多糖类物质。典型的代表为右旋糖酐，又称为葡聚糖，系蔗糖经肠膜状明串珠菌发酵后生成的一种高分子葡萄糖聚合物。由于聚合的葡萄糖分子数目不同，而产生不同分子量的产品。有高分子右旋糖酐(平均分子量 10 万~20 万)、中分子右旋糖酐(平均分子量 6 万~8 万)、低分子右旋糖酐(平均分子量 2 万~4 万)、小分子右旋糖酐(平均分子量 1 万~2 万)。临床上使用的是平均分子量为 16 000~24 000、32 000~42 000 和 64 000~76 000 的右旋糖酐 20、右旋糖酐 40 和右旋糖酐 70,主要用作血浆代用品,用于出血性休克、创伤性休克及烧伤性休克等。

右旋糖酐的结构如图 11-2,它主要由葡萄糖(1→6)α-糖苷键连接而成,同时含有(1→3)α-和(1→4)α-糖苷键连接形成的分支结构。

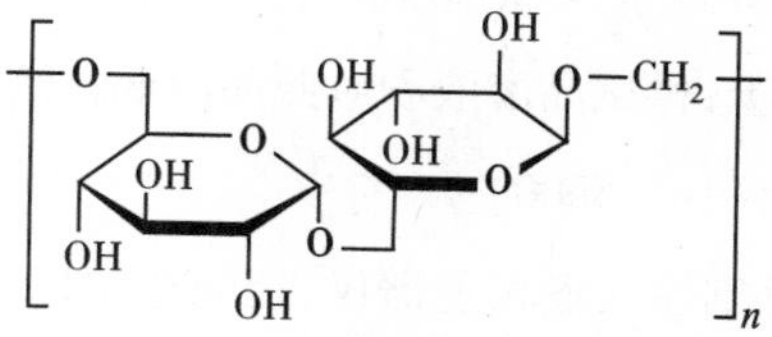

图 11-2 右旋糖酐分子结构示意图

右旋糖酐为白色或类白色无定形粉末;无臭,无味。易溶于热水,不溶于乙醇。其水溶液为无色或微带乳光的澄明液体。常温稳定,加热变色或分解,用酸缓和水解可得到部分解聚产物,长时间水解,得到葡萄糖。

## 一、鉴别

右旋糖酐经碱水解后产生葡萄糖,葡萄糖可使 $Cu^{2+}$ 还原成红色氧化亚铜沉淀。

操作方法:取本品 0.2g,加水 5ml 溶解后,加氢氧化钠试液 2ml 与硫酸铜试液数滴,加热后变成红棕色沉淀。

## 二、检查

右旋糖酐的检查项目较多,其中氯化物、重金属、干燥失重、炽灼残渣的检查参见《中国药典》2015 年版(二部),此外还有氮、分子量与分子量分布的检查。

(一)氮

右旋糖酐的发酵生产中混入的微量杂质蛋白采用检查氮的含量来控制。

取本品 0.2g,置 50ml 凯氏烧瓶中,加硫酸 1ml,加热消化至供试品成黑色油状物,放冷,加 30% 过氧化氢溶液 2ml,加热消化至溶液澄清(如不澄清,可再加过氧化氢溶液 0.5~1.0ml,继续加热),冷却至 20℃ 以下,加水 10ml,滴加 5% 氢氧化钠溶液使成碱性,移至 50ml 比色管中,用水洗涤烧瓶,洗液并入比色管中,再用水稀释至刻度,缓缓加碱性碘化汞钾试液 2ml,随加随摇匀(溶液温度保持在 20℃ 以下);如显色,与标准硫酸铵溶液(精密称取 105℃ 干燥至恒重的硫酸铵 0.4715g,置 100ml 量瓶中,加水溶解并稀释至刻度,混匀,作为贮备液。临用时精密量取贮备液 1.0ml,置 100ml 量瓶中,加水稀释至刻度,摇匀。每 1 毫升相当于 10μg 的 N)1.4ml 加硫酸 0.5ml 用同一方法处理后的颜色比较,不得更深(0.007%)。

### （二）分子量与分子量分布

发酵得到的产物分子量很大，需经水解才能得到右旋糖酐20、右旋糖酐40、右旋糖酐70，如果水解不完全，就会引入大分子量的糖酐。

取本品适量，加流动相制成浓度为10mg/ml的溶液，振摇，室温放置过夜，作为供试品溶液。另取4~5个已知分子量的右旋糖酐对照品，同法制成浓度10mg/ml的溶液作为对照品溶液。照分子排阻色谱法（《中国药典》通则0514），以亲水性球型高聚物为填充剂；以0.71%硫酸钠溶液（内含0.02%叠氮化钠）为流动相，柱温35℃，流速每分钟0.5ml，示差折光检测器。

称取葡萄糖和蓝色葡聚糖2000适量，分别用流动相制成每1毫升约含10mg的溶液，取20μl注入液相色谱仪，测得保留时间$t_T$和$t_0$；供试品溶液和对照品溶液色谱图中的保留时间$t_R$均应在$t_T$和$t_0$之间。理论板数按葡萄糖峰计算不小于5000。

取上述各对照品溶液20μl，分别注入液相色谱仪，记录色谱图，由GPC软件计算回归方程。取供试品溶液20μl，同法测定，用GPC软件算出供试品的重均分子量及分子量分布。

10%大分子部分重均分子量分别不得大于70 000（右旋糖酐20）、120 000（右旋糖酐40）、185 000（右旋糖酐70），10%小分子部分重均分子量分别不得小于3500（右旋糖酐20）、5000（右旋糖酐40）、15 000（右旋糖酐70）。

## 三、含量测定

右旋糖酐的含量测定为旋光光度法。此法是根据右旋糖酐水溶液的旋光度在一定范围内与浓度成正比来测定含量的。以右旋糖酐20氯化钠注射液的含量测定为例。

精密量取本品10ml，置25ml（6%规格）或50ml（10%规格）量瓶中，加水稀释至刻度，摇匀，照旋光度测定法（《中国药典》通则0621）测定，按下式计算右旋糖酐的含量。

$$c = 0.5128\alpha \hspace{4cm} 式（11-1）$$

式中，$c$为每100ml注射液中含有右旋糖酐的重量，g；$\alpha$为测得的旋光度×稀释倍数2.5（6%规格）或5.0（10%规格）。

▶▶ **边学边练**

如何进行药品中右旋糖酐的含量测定，请见实训十五：右旋糖酐20氯化钠注射液中右旋糖酐20的含量测定。

**点滴积累** ∨

临床使用的右旋糖酐都是平均分子量在1万~8万之间的中低分子右旋糖酐的混合物。如果生产过程水解不完全，会引入大分子量糖酐，因此它的检查项目中有对分子量分布的特殊要求。

## 第四节　真菌多糖

学习目标　∨

1. 了解真菌多糖的质量标准和含量测定方法。
2. 学会云芝多糖的鉴别与含量测定方法。

现代科技表明,真菌多糖是食用菌中所含的最重要的药效成分。具有显著提高免疫力,抗肿瘤的药理活性。灵芝、冬虫夏草、灰树花、木耳、银耳、香菇、猴头菇、白灵菇、竹黄、云芝、鸡腿蘑、松茸、桑黄等食用菌,都含有真菌多糖。本节以云芝多糖和香菇多糖为例说明真菌多糖的分析方法。

云芝多糖最早是从彩绒革盖菌的菌丝体中提取分离得到,是一种分子量在 10 万以上,富含β-1,4、β-1,3 或 β-1,4、β-1,6 糖苷键的葡聚糖,另有甘露糖、木糖、半乳糖、鼠李糖和阿拉伯糖。同时,多糖链上结合着小分子蛋白质(多肽)组成蛋白多糖。云芝多糖分为胞内、胞外多糖,两者的组成不同,生理活性各异,前者具有抑制肉瘤 $S_{180}$ 的作用,而且有免疫激活作用,后者无抑瘤作用,只有免疫激活作用。实际应用的是胞内、胞外多糖的混合物。

香菇多糖是从香菇菌子实体中提取、纯化的多糖肽类高分子物质,其基本结构为每 5 个 β-(1→3)结合的葡萄糖直链上有 2 个 β-(1→3)结合侧链的高分子葡聚糖;其多糖部分主要是甘露糖和葡聚糖、少量的岩藻糖、半乳糖、木糖及阿拉伯糖等,肽链则以天门冬氨酸、赖氨酸、组氨酸、谷氨酸、甘氨酸及丝氨酸等 18 种氨基酸组成;是一种具有免疫调节作用的抗肿瘤辅助药物,能促进 T、B 淋巴细胞增殖,提高自然杀伤细胞(natural killer cell,NK)活性;适用于慢性病毒性肝炎、肝中毒、肝硬化、肿瘤及其他免疫功能低下症。

### 一、鉴别

（一）葡萄糖的鉴别反应

真菌多糖经酸性水解产生葡萄糖,经浓硫酸脱水后,生成糠醛衍生物,再与二分子的 α-萘酚缩合成醌型化合物而呈紫红色。

取 2%云芝多糖溶液 1ml 加 5% α-萘酚乙醇液 2 滴,摇匀,沿管壁缓缓加入硫酸 0.5ml,在两液层界面应显紫色。

（二）蛋白质的鉴别反应

云芝多糖经强酸水解后,蛋白质与多糖连接的键断裂,蛋白质被水解为小分子多肽、氨基酸,可与茚三酮丙酮试液反应产生蓝紫色。多肽、氨基酸还可以在碱性条件下与 $Cu^{2+}$ 发生双缩脲反应而呈粉红色。

操作方法:取本品约 0.2g,置于试管中,加 10mol/L 盐酸 4ml,在沸水浴中加热 40 分钟,移至蒸发皿内蒸干,残渣加水约 2ml 使溶解,滤过,取滤液 1 滴滴于层析滤纸上,风干后滴加茚三酮丙酮溶液 2 滴,晾干后呈紫色,剪取此色斑部分置试管中,加硫酸铜溶液 2ml,振摇,溶液逐渐显粉红色。

## 二、检查

真菌多糖的有关杂质主要为来自于提取所用的真菌的杂质。如:部分水解的低聚糖以及混入的核酸、蛋白质等。其他检查项如:干燥失重、重金属、炽灼残渣等均为一般杂质,本节不再详述。

**1. 单糖**　香菇多糖产品中有部分单糖,规定单糖的含量以无水葡萄糖计不得超过15%。

取本品约0.5g,精密称定,加蒸馏水60ml,加热使溶解,放冷,加氢氧化钠试液至中性,精密加入碘滴定液(0.1mol/L)25ml,摇匀,逐滴加入氢氧化钠试液4ml,剧烈振摇,密塞,暗处放置10分钟,加稀硫酸4ml,立即用硫代硫酸钠滴定液(0.1mol/L)滴定,至近终点时,加淀粉指示液2ml,继续滴定至蓝色消失,并将滴定结果用空白试验校正,即得。每1毫升碘滴定液(0.1mol/L)相当于9.008mg的无水葡萄糖。

**2. 蛋白质**　对真菌多糖中混入的杂蛋白的量进行控制。取香菇多糖溶于蒸馏水中,使含量为100mg/ml,加入30%磺基水杨酸,不得混浊。

另外,一般多糖类在200nm或小于200nm波长处有最大吸收峰,用紫外分光光度法于200~400nm处进行扫描,在260nm和280nm处应无最大吸收峰,如有吸收峰则表示可能混入核酸或蛋白质。

## 三、含量测定

酸水解真菌多糖产生葡萄糖,利用葡萄糖的还原性采用裴林试剂或碘量法进行测定。云芝多糖的含量测定方法如下:

**1. 总糖**　取本品粗粉约5g,精密称定,置锥形瓶中,精密加水120ml,称定重量,加热回流1小时,放冷,再称定重量,用水补足减失的重量,摇匀,用脱脂棉滤过,精密量取滤液40ml,加酚酞指示液1~2滴,用氢氧化钠试液调节pH至中性,加稀硫酸25ml,加热回流4小时,放冷,用氢氧化钠试液调节pH至中性,精密加入碘滴定液(0.1mol/L)25ml,逐滴加氢氧化钠试液4ml,边加边剧烈振荡,密塞,置暗处放置10分钟,加稀硫酸4ml,立即用硫代硫酸钠滴定液(0.1mol/L)滴定,至近终点时,加淀粉指示液2ml,继续滴定至蓝色消失,并将滴定结果用空白试验样正,即得。每1毫升碘滴定液(0.1mol/L)相当于9.008mg的无水葡萄糖。

**2. 单糖**　精密称取总糖项下的滤液40ml,按总糖项下方法,自"加酚酞指示液1~2滴"起,同法操作,每1毫升碘滴定(0.1mol/L)相当于9.008mg的无水葡萄糖。

**3.** 总糖含量减去单糖的含量,即为云芝多糖的含量。按干燥品计算,含云芝多糖以无水葡萄糖计,不得少于3.2%。

**点滴积累**　∨

　　　　多糖是极性大分子化合物,易溶于水,不溶于乙醇。常用的提取方法有热水浸提、稀碱液浸提法、稀酸液浸提法、超声抽提法、酶提法,以及超临界流体萃取法。

## 复习导图

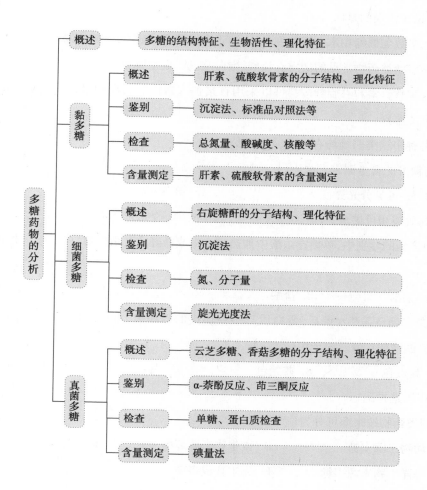

# 目标检测

一、选择题

（一）单项选择题

1. 糖链是由（　　）结合成的

　　A. 氢键　　　　　　　B. 酰胺键　　　　　　C. 糖苷键　　　　　　D. 肽键

2. 下列不属于多糖类药物的是

　　A. 肝素　　　　　　　B. 硫酸软骨素　　　　C. 透明质酸　　　　　D. 胆酸

3. 黏多糖水溶液显钠盐鉴别反应，火焰显（　　）色

　　A. 蓝　　　　　　　　B. 黄　　　　　　　　C. 砖红　　　　　　　D. 紫

4. 黏多糖类药物的检查项目不包括（　　）

　　A. $A_{280}$　　　　　　B. 黏度　　　　　　　C. 硫　　　　　　　　D. 分子量分布

5. 右旋糖酐经碱水解后产生葡萄糖，葡萄糖可使 $Cu^{2+}$ 还原成（　　）氧化亚铜沉淀

　　A. 蓝色　　　　　　　B. 绿色　　　　　　　C. 红色　　　　　　　D. 紫色

6. 下列多糖类药物的检查项目中需测定分子量和分子量分布的是（　　）

A. 透明质酸      B. 肝素钠      C. 右旋糖酐40      D. 硫酸软骨素

7. 下列说法错误的是( )

     A. 大多数葡聚糖在水中溶解度小，不溶于有机溶剂，酸性黏多糖则易溶于水

     B. 黏多糖类药物常见的杂质有核酸、蛋白质、硫、重金属等

     C. 硫酸软骨素和右旋糖酐都可以采用直接加入碱性酒石酸铜溶液后加热生成红色沉淀的方法鉴别

     D. 各种多糖类药物均有一定的比旋度

8. 右旋糖酐的含量测定方法为( )

     A. 紫外-可见分光光度法      B. 电位滴定法

     C. 高效液相色谱法      D. 旋光光度法

9. 真菌多糖的鉴别中，单糖在浓酸中加热脱水生成糠醛或其衍生物，在( )作用下生成有色物质

     A. α-萘酚      B. 盐酸      C. 氢氧化钠      D. 稀硫酸

10. 云芝多糖经强酸水解后，蛋白质与多糖连接的键断裂，蛋白质被水解为小分子多肽、氨基酸，可与茚三酮丙酮试液反应产生( )

     A. 紫红色      B. 蓝紫色      C. 白色      D. 黄色

（二）多项选择题

1. 多糖类药物按来源可分为( )

     A. 动物来源多糖      B. 微生物来源多糖      C. 植物来源多糖

     D. 海洋生物来源多糖      E. 人工合成多糖

2. 黏多糖可以采用的鉴别方法有( )

     A. 沉淀法      B. 硫酸根鉴别反应      C. 水溶液显钠盐鉴别反应

     D. 标准品对照法      E. 甲苯胺蓝染色法

3. 云芝多糖可用下列哪些方法鉴别( )

     A. α-萘酚反应法      B. 碘量法      C. 茚三酮反应法

     D. 色原底物法      E. 沉淀法

4. 下列说法正确的是( )

     A. 临床使用的硫酸软骨素多为硫酸软骨素 A 和 C 的盐的混合物

     B. 黏多糖类药物的含量可通过测定硫的含量来测定

     C. 云芝多糖为多糖肽类高分子化合物，可通过茚三酮反应鉴别

     D. 香菇多糖本身是多糖肽类物质，因此不需要对其中的杂蛋白量进行控制

     E. 右旋糖酐的生产中混入的杂蛋白可采用检查氮的含量来控制

二、简答题

1. 简述硫酸软骨素药物的鉴别方法。

2. 简述右旋糖酐的鉴别原理。

3. 右旋糖酐的检查项目中为何要测定其分子量分布？

4. 简述真菌多糖可采用哪些方法进行鉴别。

5. 对真菌多糖中混入的杂蛋白可用哪些方法进行简单的控制？

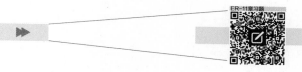

ER-11章习题

（张　明）

# 第十二章

## 甾体激素类药物的分析

**导学情景** ∨

情景描述：

2013 年我国甾体激素原料药及中间体出口量达到 1000 吨，金额近 8 亿美元。 过去 20 年来，我国依托薯蓣皂素资源，作为全球甾体激素低端产品供应链角色，为全球甾体激素产业发展作出了重大贡献。

学前导语：

甾体类药物是医药工业中一个重要门类，由于其结构复杂，最初的研究和生产大多以天然甾体为原料，采用半合成方法经结构改造进行合成。 随着甾体药物新品种的不断开发，受到日益紧张的甾体资源的限制，现在逐渐采用微生物转化技术，利用微生物的酶对甾体底物的某一部位进行特定的化学反应来获得。 该类药物生产工艺复杂，无论是半合成还是全合成方式，终产品中都可能存在与该甾体激素药物具有类似结构的杂质，故要进行严格的质量控制。 本章主要介绍甾体激素类药物的基本结构与分类、甾体激素类药物的鉴别、特殊杂质检查以及含量测定方法。

## 第一节  基本结构与分类

**学习目标** ∨

1. 掌握本类药物的分类及结构特征。
2. 熟悉本类药物的化学结构特征与分析方法的关系。

甾体激素药物是一类具有甾体结构的激素类药物，有着十分重要的生理功能。甾体激素类药物一部分为天然物，一部分为人工合成。无论哪种来源，本类药物均具有环戊烷并多氢菲的母核，基本骨架见图 12-1：

甾体激素类药物主要包括肾上腺皮质激素和性激素两大类。性激素又按结构分为雄性激素及蛋白同化激素、孕激素和雌激素三类。《中国药典》(2015 年版)收载的肾上腺皮质激素类代表性药物主要有醋酸可的松、氢化可的松、醋酸地塞米松、曲安西龙等；雄性激素和蛋白同化激素类代表性药物有甲

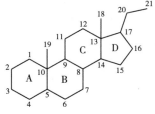

图 12-1  甾体激素药物结构示意图

睾酮、丙酸睾酮、苯丙酸诺龙等;孕激素类代表性药物有黄体酮、醋酸甲地孕酮等;雌激素类代表性药物有雌二醇、炔雌醇等。此外,还有在性激素基础上改造成的口服避孕药,代表药物有炔诺酮、炔诺孕酮等。各类甾体类药物的分类及结构特点见表12-1。

表 12-1　甾体激素类药物的分类及结构特点

| 药物分类 | 结构特点 |
| --- | --- |
| 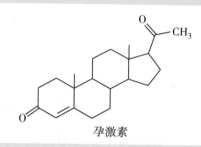<br>肾上腺皮质激素 | 1) 母核具有 21 个碳原子<br>2) A 环具有 $\Delta^4$-3-酮基,为共轭体系,具有紫外吸收<br>3) $C_{17}$ 具有 $\alpha$-醇酮基,具有还原性,有的 $C_{17}$ 具有 $\alpha$-羟基<br>4) $C_{10}$、$C_{13}$ 具有角甲基;部分 $C_{11}$ 具有羟基或酮基<br>5) 有些皮质激素具有 $C_1$、$C_2$ 之间双键,$6\alpha$、$9\alpha$-卤素,$16\alpha$-羟基等 |
| 雄性激素及蛋白同化激素 | 1) 雄性激素类药物母核具有 19 个碳原子<br>2) 蛋白同化激素母核具有 18 个碳原子且 $C_{10}$ 上无角甲基<br>3) A 环具有 $\Delta^4$-3-酮基,有紫外吸收<br>4) $C_{17}$ 上无侧链,多数是一个 $\beta$-羟基或酯 |
| 孕激素 | 1) 孕激素类药物母核具有 21 个碳原子<br>2) A 环具有 $\Delta^4$-3-酮基,有紫外吸收<br>3) $C_{17}$ 上甲酮基,有些具有 $\alpha$-羟基或与醋酸、己酸等形成酯 |
| 雌性激素 | 1) 雌性激素类药物的母核具有 18 个碳原子<br>2) A 环为苯环,$C_3$ 上具有酚羟基且有些形成了酯或醚<br>3) $C_{10}$ 上无角甲基<br>4) $C_{17}$ 上具有 $\beta$-羟基或酮基,有些羟基形成酯,有些具有乙炔基 |

# 第二节　鉴别

学习目标 ∨

1. 掌握本类药物常用的鉴别方法与原理。

2. 熟悉各种化学鉴别方法的原理与操作。

3. 熟悉各种仪器鉴别方法的原理与操作。

## 一、化学鉴别法

本类药物均具有甾体母核,结构相近,可采用化学鉴别法(主要是呈色反应)鉴别。另外,本类药物的官能团具有一些典型的化学反应,也常用来进行鉴别。

### (一)与强酸的呈色反应

多数甾体激素能与硫酸、磷酸、高氯酸、盐酸等强酸反应呈色,其中与硫酸的呈色反应应用较广。甾体激素与硫酸的呈色反应操作简便,不同的药物可形成不同的颜色或荧光,可以相互区别,反应灵敏,目前为各国药典所应用。不同甾体激素药物与硫酸呈色反应的结果见表 12-2。

表 12-2　不同甾体激素药物与硫酸的呈色反应

| 药物名称 | 颜色 | 荧光 | 加水稀释后现象 |
| --- | --- | --- | --- |
| 氢化可的松 | 棕黄色至红色 | 绿色 | 黄色至橙黄色,微带绿色荧光,有少量絮状沉淀 |
| 醋酸可的松 | 黄色或微带橙色 | 无 | 颜色消失,溶液澄清 |
| 醋酸泼尼松 | 橙色 | 无 | 黄色渐变蓝绿色 |
| 己酸羟孕酮 | 微黄色 | 无 | 由绿色经红色至带蓝色荧光的红紫色 |
| 苯甲酸雌二醇 | 黄绿色 | 蓝色 | 淡橙色 |
| 炔雌醇 | 橙红色 | 黄绿色 | 玫瑰红色絮状沉淀 |
| 炔雌醚 | 橙红色 | 黄绿色 | 红色沉淀 |

### (二)官能团的反应

**1. 酮基的呈色反应**　大多数甾体激素药物分子结构中含有 $C_3$-酮基和 $C_{20}$-酮基,可以和一些羰基试剂,如异烟肼、2,4-二硝基苯肼、硫酸苯肼等反应呈色,形成黄色的腙而用于鉴别,该反应也可用于定量分析。黄体酮的鉴别反应式见图 12-2:

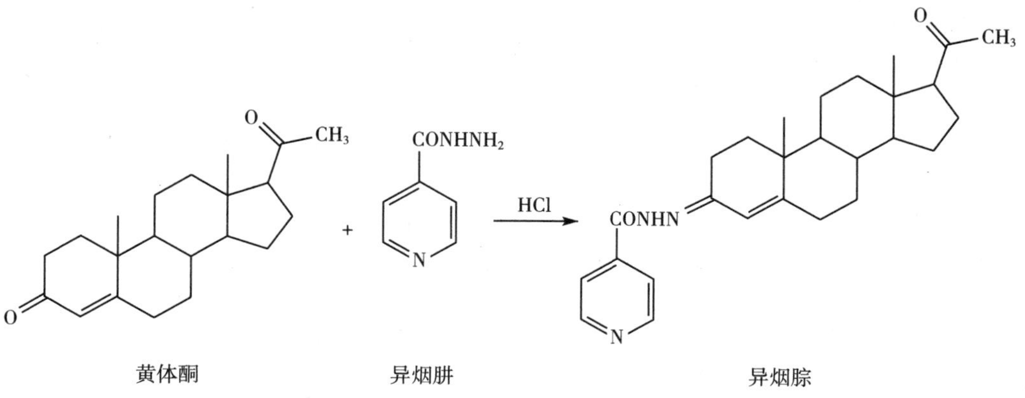

黄体酮　　　异烟肼　　　异烟腙
图 12-2　黄体酮的鉴别反应

**案例分析**

案例：《中国药典》(2015 年版) 中黄体酮与醋酸氢化可的松的鉴别方法

1. 黄体酮：取本品约 0.5mg，加异烟肼约 1mg 与甲醇 1ml 溶解后，加稀盐酸 1 滴，即显黄色。

2. 醋酸氢化可的松：取本品约 0.1mg，加乙醇 1ml 溶解后，加临用新制的硫酸苯肼试液 8ml，在 70℃加热 15 分钟，即显黄色。

分析：

黄体酮、醋酸氢化可的松分子中含有 $C_3$-酮基和 $C_{20}$-酮基，与羰基试剂异烟肼、硫酸苯肼反应，生成黄色的腙。

**2. $C_{17}$-甲酮基的呈色反应** 甾体激素药物分子结构中含有甲酮基以及活泼亚甲基时,能与亚硝基铁氰化钠、间二硝基酚、芳香醛等反应呈色。例如黄体酮的甲醇溶液在碳酸钠和醋酸铵存在的条件下,与亚硝基铁氰化钠反应显蓝紫色。这是黄体酮灵敏、专属的鉴别反应。反应方程式见图 12-3：

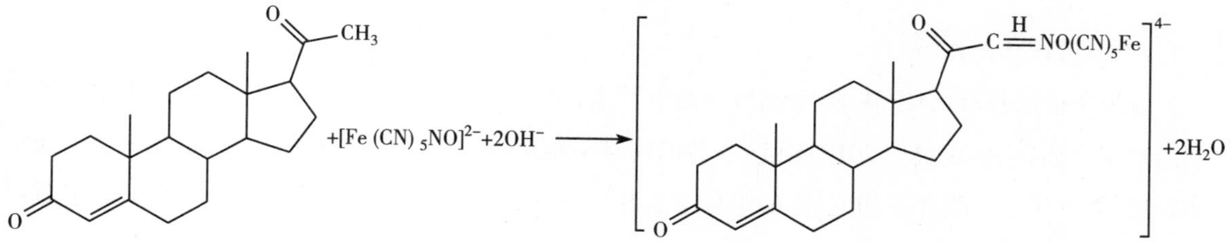

图 12-3 $C_{17}$-甲酮基的呈色反应

**3. 有机氟的呈色反应** 一些含氟的甾体激素药物(如醋酸氟轻松、醋酸地塞米松等),经氧瓶燃烧法或回流水解法将有机氟原子转换为无机氟化物,再在 pH4.3 的条件下与茜素氟蓝及硝酸亚铈试液反应,生成蓝紫色的水溶性配合物。

**4. $C_{17}$-α-醇酮基的呈色反应** 肾上腺皮质激素类药物的 $C_{17}$-α-醇酮基具有强还原性,可与以下试剂发生氧化还原反应。

(1) 斐林试剂(Fehling's solution)：与碱性酒石酸铜试液(斐林试剂)反应,生成橙红色氧化亚铜沉淀。例如醋酸地塞米松的鉴别方法:取醋酸地塞米松约 10mg,加甲醇 1ml,微温溶解后,加入热的碱性酒石酸铜试液 1ml,即生成红色沉淀。

(2) 多伦试剂(Tollen's reagent)：与氨制硝酸银试液(多伦试剂)反应,生成黑色银沉淀。例如炔孕酮的鉴别方法:取炔孕酮约 2mg,置洁净的试管中,加乙醇 2ml 与氨制硝酸银试液 1ml,置水浴中加热,银即游离并附在试管壁上生成银镜。

(3) 四氮唑：与四氮唑试液反应,生成有色物质,产物的颜色随所用试剂条件不同而定。此反应不仅用于鉴别试验,还可用于皮质激素类药物薄层色谱的显色以及含量测定。例如醋酸泼尼松的鉴别方法:取本品约1mg,加乙醇2ml使溶解,加10%氢氧化钠溶液2滴与氯化三苯四氮唑试液1ml,即显红色。

**5. 酚羟基的呈色反应**　雌激素$C_3$上有酚羟基,可与重氮苯磺酸反应生成红色偶氮染料,还可与$Fe^{3+}$生成紫色配合物。

**6. 炔基的沉淀反应**　含炔基的甾体激素药物,如炔雌醇、炔诺酮、炔诺孕酮等,遇硝酸银试液,即生成白色的炔银盐沉淀,可用于鉴别。例如炔诺酮的鉴别方法为:取本品10mg,加乙醇1ml溶解后,加硝酸银试液5~6滴,即生成白色沉淀。

**7. 酯的反应**　部分形成酯的甾体激素类药物,如醋酸泼尼松、醋酸甲地孕酮、戊酸雌二醇、己烯羟孕酮等。可先水解后,生成相应的羧酸,根据羧酸的性质进行鉴别。如醋酸酯类的药物先水解生成醋酸,在硫酸存在下与乙醇形成乙酸乙酯,通过乙酸乙酯的香气进行鉴别。

（三）衍生物熔点测定

部分甾体激素类药物可通过制备酯、肟、缩氨基脲的衍生物,再测定其熔点进行鉴别。例如苯丙酸诺龙是转化成缩氨基脲后测定衍生物的熔点,丙酸睾酮是用碱水解后,测定睾酮的熔点。

## 二、仪器分析法

（一）薄层色谱法

薄层色谱法具有简便、快速、分离效能高等特点,适用于甾体激素类药物,特别是甾体激素类制剂的鉴别。如《中国药典》(2015年版)收载的炔诺孕酮炔雌醚片、醋酸泼尼松眼膏、倍他米松磷酸钠注射液、复方炔诺孕酮片及滴丸、醋酸甲羟孕酮片、醋酸氯地孕酮、丙酸睾酮注射液等均采用了薄层色谱法进行鉴别。

（二）高效液相色谱法

高效液相色谱法也是甾体激素类药物鉴别中广泛使用的方法。《中国药典》(2015年版)中醋酸曲安奈德、黄体酮、炔诺孕酮、炔雌醇、炔雌醚、醋酸地塞米松、醋酸曲安奈德、丙酸睾酮、苯丙酸诺龙、醋酸氢化可的松等多种原料药及其制剂均采用高效液相色谱法进行鉴别。鉴别方法为在含量测定项下记录的高效液相色谱图中,供试品溶液主峰的保留时间应与对照品溶液主峰的保留时间一致。

（三）紫外分光光度法

甾体激素药物的分子结构中存在$\Delta^4$-3-酮基、苯环或其他共轭结构,在紫外光区有特征吸收。可用规定吸收波长和吸光度比值法进行鉴别。例如,丙酸倍氯米松的乙醇溶液($20\mu g/ml$),在239nm的波长处有最大吸收,吸光度为0.57~0.60;在239nm与263nm波长处的吸光度比值应为2.25~2.45。

（四）红外分光光度法

红外吸收光谱由于具有很强的特征性,是鉴别本类药物有效而可靠的方法,广泛为各国药典所用。《中国药典》(2015年版)收载的甾体激素原料药大多采用红外分光光度法鉴别。鉴别方法是按规定要求制作的供试品红外吸收光谱与对照图谱一致。标准红外图谱收载于国家药典委员会编制的《药品红外光谱集》中。

▶ 扫一扫，链拓展

红外光谱法进行药物鉴别。

红外光谱法
进行药物
鉴别

## 第三节　特殊杂质检查

学习目标 ∨

1. 掌握本类药物中有关物质的杂质检查方法。
2. 熟悉游离磷酸盐、残留溶剂、硒等特殊杂质的检查方法。

　　甾体激素类药物多由甾体母核或结构类似的其他甾体激素经结构改造而来,在制备过程中可能引入原料、中间体、异构体、降解产物、残留溶剂等杂质,其中有些杂质与该甾体激素药物有相似的结构,所以除一般杂质外,还要检查特殊杂质——其他甾体,即"有关物质"检查,并规定其限度。此外,有些甾体激素还规定有其他检查项目,例如地塞米松磷酸钠、氢化可的松磷酸钠应检查游离磷酸盐,地塞米松磷酸钠要做残留溶剂甲醇和丙酮的检查,醋酸地塞米松、醋酸氟轻松、泼尼松龙、曲安奈德等应进行硒的检查,炔雌醇应检查雌酮等。

### 一、有关物质

　　有关物质是甾体激素类药物的主要特殊杂质,《中国药典》(2015 年版)主要采用薄层色谱法和高效液相色谱法进行检查,各国药典也广泛采用这两种方法作为本类药物的纯度检查方法。

　　(一)薄层色谱法

　　甾体激素药物中多数杂质是未知的,且一般具有甾体母核,与药物的结构相似,所以各国药典大多采用主成分自身对照法检查,即用供试品溶液的稀释液作为对照,检查有关物质。供试品杂质斑点不得超过规定数目及每个杂质斑点不得超过规定限量。《中国药典》(2015 年版)收载的部分该类药物的薄层色谱条件见表 12-3。

表 12-3　部分甾体激素类药物的薄层色谱条件

| 药物 | 薄层板 | 展开剂 | 显色条件 | 检视方法 | 结果判定 |
|---|---|---|---|---|---|
| 炔孕酮 | 硅胶 G 薄层板 | 三氯甲烷-甲醇 (95：5) | 硫酸-乙醇 (2：8) | 120℃加热 5 分钟,置紫外灯(365nm)下检视 | 供试品溶液如显杂质斑点,其荧光强度与对照溶液的主斑点比较,不得更深(0.5%) |
| 醋酸氟氢可的松 | 硅胶 G 薄层板 | 二氯甲烷-乙醚-甲醇-水(385：75：40：6) | 碱性四氮唑蓝 | 105℃干燥 10 分钟 | 供试品溶液如显杂质斑点,不得多于 2 个,其颜色与对照溶液的主斑点比较,不得更深(2.0%) |

续表

| 药物 | 薄层板 | 展开剂 | 显色条件 | 检视方法 | 结果判定 |
|------|--------|--------|----------|----------|----------|
| 丙酸倍氯米松 | 硅胶 G 薄层板 | 二氯乙烷-甲醇-水（95∶5∶0.2） | 碱性四氮唑蓝 | 105℃干燥 10 分钟 | 供试品溶液如显杂质斑点，不得多于 2 个，其颜色与对照溶液的主斑点比较，不得更深 |
| 左炔诺孕酮炔雌醚片 | 硅胶 G 薄层板 | 三氯甲烷-甲醇（96∶4） | 临用新制的 10%磷钼酸乙醇溶液 | 105℃干燥 10 分钟 | 供试品溶液如显杂质斑点，其荧光强度与对照溶液的主斑点比较，不得更深 |

## 案例分析

### 案例:醋酸氟氢可的松中"有关物质"的检查

取本品，加三氯甲烷-甲醇（9∶1）溶解并稀释制成每 1ml 中约含 3mg 的溶液，作为供试品溶液；精密量取 1ml，置 50ml 量瓶中，用上述溶剂稀释至刻度，摇匀，作为对照溶液。照薄层色谱法试验[《中国药典》(2015 年版)四部]，吸取上述两种溶液各 5μl，分别点于同一硅胶 G 薄层板上，以二氯甲烷-乙醚-甲醇-水（385∶75∶40∶6）为展开剂，展开，晾干，在 105℃干燥 10 分钟，放冷，喷以碱性四氮唑蓝试液，立即检视。供试品溶液如显杂质斑点，不得多于 2 个，其颜色与对照溶液的主斑点比较，不得更深。

分析:

本法中，供试品溶液的浓度为 3mg/ml，对照溶液为供试品溶液的稀释液，浓度为 0.06mg/ml。利用甾体结构中具有 $C_{17}$-$\alpha$-醇酮基，与碱性四氮唑蓝试液发生呈色反应的原理，采用四氮唑蓝作为显色剂，供试品中的杂质经薄层色谱法与药物分离后，其颜色与对照溶液的主斑点比较，不得更深。

（二）高效液相色谱法

高效液相色谱法是甾体激素药物有关物质的检查中应用最广泛的方法，检查的方法多为主成分自身对照法，即将供试品配制成高、低两种浓度的溶液，高浓度者为供试液，低浓度者为对照液。《中国药典》(2015 年版)中在各品种项下对供试品规定了杂质峰的个数、各杂质峰的峰面积及其总和的限量。

## 案例分析

### 案例:黄体酮中"有关物质"的检查

取本品，加甲醇溶解并稀释制成每 1ml 约含 1mg 的溶液，作为供试品溶液；精密量取 1ml，置 100ml 量瓶中，加甲醇稀释至刻度，摇匀，作为对照溶液。照含量测定项下的色谱条件[《中国药典》(2015

年版)二部],精密量取对照溶液及供试品溶液各 10μl,分别注入液相色谱仪,记录色谱图至主成分峰保留时间的 2 倍。 供试品溶液色谱图中如有杂质峰,单个杂质峰面积不得大于对照溶液主峰面积的 0.5 倍(0.5%),各杂质峰面积的和不得大于对照溶液主峰面积(1.0%)。

分析:

本品利用高效液相色谱法,可使黄体酮与其他杂质分离。 采用不加校正因子的主成分自身对照法来控制药物中杂质的量。 即采用供试品溶液的稀释液作为对照,以对照溶液主峰的面积作为参比,来控制药物中杂质的量。

## 二、游离磷酸盐

地塞米松磷酸钠为地塞米松与磷酸形成的磷酸酯二钠盐,在其生产和贮存过程中可能引入磷酸盐。《中国药典》(2015 年版)规定对地塞米松磷酸钠进行游离磷酸盐的检查,采用钼蓝比色法。该法是利用在酸性溶液中磷酸盐与钼酸铵反应,生成磷钼酸铵,再经还原形成磷钼酸蓝(钼蓝),在 740nm 波长处有最大吸收,通过比较供试品溶液与对照品溶液的吸光度来控制药物中游离磷酸盐的量。

### 案例分析

案例:地塞米松磷酸钠中游离磷酸盐检查

精密称取本品 20mg,置 25ml 量瓶中,加水 15ml 使溶解,另取标准磷酸盐溶液 4.0ml,置另一 25ml 量瓶中,加水 11ml;各精密加钼酸铵硫酸试液 2.5ml 与 1-氨基-2-萘酚-4-磺酸溶液 1ml,加水至刻度,摇匀,在 20℃放置 30~50 分钟,照紫外-可见分光光度法[《中国药典》(2015 年版)四部],在 740nm 的波长处测定吸光度。 供试品溶液的吸光度不得大于对照溶液的吸光度。

分析:

供试品的取样量为 20mg,标准磷酸盐溶液的浓度为 $0.35 \times 1000/(1000 \times 10)$ mg/ml,即 0.035mg/ml。 磷酸二氢钾的相对分子质量为 136.09,而磷酸的相对分子质量为 98.00,即浓度为 0.035mg/25ml 的磷酸二氢钾相当于浓度为 0.025mg/ml 的磷酸,游离磷酸盐按磷酸计算的限量为:

$$L(\%) = \frac{C \times V}{S} \times 100\% = \frac{0.025 \times 4}{20} \times 100\% = 0.5\%$$

## 三、残留溶剂

某些甾体激素类药物如地塞米松磷酸钠在生产工艺中大量使用甲醇和丙酮,若产品中含大量的此类溶剂,对人体危害极大。为控制产物中甲醇和丙酮的量,需进行残留溶剂的检查。《中国药典》(2015 年版)采用气相色谱法检查地塞米松磷酸钠残留的甲醇和丙酮。

**案例分析**

案例：地塞米松磷酸钠中残留溶剂的检查

取本品约 1.0g，精密称定，置 10ml 量瓶中，加 0.02%（ml/ml）正丙醇（内标物质）溶液 2ml，溶解并稀释至刻度，摇匀，精密量取 5ml，置顶空瓶中，密封，作为供试品溶液；另取甲醇约 0.3g，乙醇约 0.5g 与丙酮约 0.5g，精密称定，置 100ml 量瓶中，加水稀释至刻度，精密量取 1ml，置 10ml 量瓶中，用上述内标溶液稀释至刻度，摇匀，精密量取 5ml，置顶空瓶中，密封，作为对照品溶液。照残留溶剂测定法，用 6% 氰丙基苯基-94% 二甲基聚硅氧烷毛细管柱，理论板数按正丙醇峰计算不低于 10 000，各成分峰间的分离度均应符合要求。分别量取供试品溶液和对照品溶液顶空瓶上层气体 1ml，注入气相色谱仪，记录色谱图，按内标法计算，甲醇、乙醇、丙酮的残留量均应符合规定。

分析：

甲醇、乙醇和丙酮为地塞米松磷酸钠生产过程中所使用的溶剂，《中国药典》（2015 年版）采用气相色谱法，内标法加校正因子测定其残留溶剂。

## 四、硒

部分甾体激素类药物需进行硒的检查，硒来源于生产中使用二氧化硒脱氢工艺。其检查原理是：利用氧瓶燃烧法将药物进行有机破坏后，使硒转化为高价硒（$Se^{6+}$），以硝酸溶液吸收，再用盐酸羟胺将 $Se^{6+}$ 还原为 $Se^{4+}$，在 pH（$2.0\pm0.2$）的条件下与 2,3-二氨基萘试液反应，生成 4,5-苯并苯硒二唑，用环己烷提取后，于 378nm 波长处测定吸光度。供试品溶液的吸光度不得大于硒对照溶液的吸光度，从而判断供试品中硒是否超过了限量。

# 第四节　含量测定

**学习目标** ∨

1. 掌握高效液相色谱法在本类药物含量测定中的应用。

2. 熟悉紫外分光光度法、四氮唑比色法测定含量的原理与方法。

3. 了解异烟肼比色法、Kober 比色法等测定药物的含量。

根据不同类别的甾体激素类药物具有的官能团和分子结构特征，可采用比色法、滴定分析法、紫外分光光度法、气相色谱法和高效液相色谱法等进行含量测定。本节主要讨论高效液相色谱法、紫外分光光度法、四氮唑比色法等药典常用的几种方法。

## 一、高效液相色谱法

高效液相色谱法具有取样量少，灵敏度高，专属性强，分离效能好，准确快速等诸多优点，目前已广泛应用于甾体激素类药物原料和制剂的含量测定。《中国药典》（2015年版）收载的本类药物中，大多采用高效液相色谱法测定含量，居各种分析方法之首。

甾体激素类药物含量测定的色谱系统均为反相高效液相色谱法。固定相多为十八烷基硅烷键合硅胶（ODS）；流动相大都是甲醇-水或乙腈-水组成的混合液。为了提高分离效果，可在流动相中加入醋酸缓冲液或磷酸缓冲液调节pH。采用紫外检测器检测，检测波长多为240nm或280nm附近。《中国药典》（2015年版）中一些甾体激素药物含量测定的色谱条件及方法见表12-4。

表12-4　部分甾体激素类药物含量测定的色谱条件及方法

| 药物名称 | 色谱条件 | 定量方法 |
|---|---|---|
| 醋酸曲安奈德 | ODS柱，流动相：甲醇-水（60：40），检测波长：240nm | 外标法 |
| 醋酸泼尼松 | ODS柱，流动相：乙腈-水（33：67），检测波长：240nm | 外标法 |
| 醋酸甲羟孕酮 | ODS柱，流动相：甲醇-水（70：30），检测波长：254nm | 内标法，以炔诺酮为内标 |
| 甲睾酮 | ODS柱，流动相：甲醇-水（72：28），检测波长：241nm | 外标法 |
| 炔诺孕酮 | ODS柱，流动相：乙腈-水（70：30），检测波长：240nm | 内标法，以醋酸甲地孕酮为内标 |
| 炔诺酮 | ODS柱，流动相：甲醇-水（65：35），检测波长：244nm | 外标法 |
| 炔雌醚 | ODS柱，流动相：甲醇-水（90：10），检测波长：279nm | 外标法 |
| 氢化可的松 | ODS柱，流动相：乙腈-水（28：72），检测波长：245nm | 外标法 |
| 炔诺孕酮炔雌醚片 | ODS柱，流动相：乙腈-水（80：20），检测波长：220nm | 内标法，以己酸孕酮为内标 |

**案例分析**

案例：醋酸甲羟孕酮的含量测定

测定法取本品，精密称定，加甲醇溶解并定量稀释制成每1ml中约含0.8mg的溶液，精密量取该溶液与内标溶液各2ml，置10ml量瓶中，用甲醇稀释至刻度，摇匀，作为供试品溶液，精密量取10μl注入液相色谱仪，记录色谱图；另取醋酸甲羟孕酮对照品，同法测定。按内标法以峰面积计算，即得。

分析：

本法使用的固定相十八烷基硅烷键合硅胶（ODS）是应用最为广泛的一种非极性化学键合相，流动相为甲醇-水，极性较大，组成反相色谱系统。本法以炔诺酮作内标物，采用内标法加校正因子测定醋酸甲羟孕酮的含量。

▶▶ **边学边练**

如何进行黄体酮注射液的含量测定，请见实训十六：黄体酮注射液的含量测定。

## 二、紫外分光光度法

甾体激素药物分子结构中存在 $\Delta^4$-3-酮、苯环等共轭结构，在紫外光区有特征吸收，故可采用紫外分光光度法进行含量测定。具有 $\Delta^4$-3-酮基结构的肾上腺皮质激素、雄性激素、孕激素以及许多口服避孕药在 240nm 附近有最大吸收,具有苯环结构的雌激素在 280nm 附近有最大吸收。

紫外分光光度法操作简便、结果准确,《中国药典》(2015 年版)中用该法测定甾体激素类药物原料及制剂含量的品种数量仅次于高效液相色谱法。

---

**案例分析**

案例:氢化可的松片的含量测定

取本品 20 片,精密称定,研细,精密称取适量(约相当于氢化可的松 20mg),置 100ml 量瓶中,加无水乙醇约 75ml,振摇 1 小时使氢化可的松溶解,加无水乙醇稀释至刻度,摇匀,滤过,精密量取续滤液 5ml,置另一 100ml 量瓶中,加无水乙醇稀释至刻度,摇匀,在 242nm 的波长处测定吸光度,按氢化可的松($C_{21}H_{30}O_5$)的吸收系数($E_{1cm}^{1\%}$)为 435 计算氢化可的松片的百分含量。

分析:

本法系用紫外-可见分光光度法的吸收系数法测定氢化可的松片剂的含量。 由于片剂中的辅料不溶于乙醇,需先用乙醇提取、滤过,消除辅料的干扰,再取一定量的续滤液在测定波长处测定吸光度。 原料、注射液一般用一定溶剂溶解或稀释成一定浓度后即可直接在测定波长下测定吸光度。

---

## 三、比色法

当供试品本身在紫外-可见区没有强吸收,或在紫外区虽有吸收但为了避免干扰或提高灵敏度,可加入适当的显色剂显色后测定,这种方法即为比色法。用比色法测定时,由于显色时影响显色深浅的因素较多,应取供试品和对照品同时操作。

比色法曾广泛应用于甾体激素类药物的含量测定,但目前多数药物已改用高效液相色谱法测定,只有少数药物特别是药物制剂采用比色法测定含量。用于甾体激素类药物的比色法主要有以下几种类型。

**(一)四氮唑比色法**

**1. 四氮唑盐的种类**　最常用的四氮唑盐有两种:

(1)红四氮唑(RT):又称 2,3,5-三苯基氯化四氮唑(TTC),其还原产物为不溶于水的深红色三苯甲䐶,$\lambda_{max}$ 在 480~490nm。

(2)蓝四氮唑(BT):又称 3,3'-二甲氧苯基-双-4,4'-(3,5-二苯基)氯化四氮唑,其还原产物为暗蓝色的双甲䐶,$\lambda_{max}$ 在 525nm 左右。TTC 和 BT 的结构式见图 12-4:

**2. 反应原理**　肾上腺皮质激素的 $C_{17}$-α-醇酮基具有还原性,在强碱性溶液中能将四氮唑盐定量地还原生成有色的甲䐶,生成的产物颜色随所用试剂和条件而定,多为红色或蓝色。其反应原理为:α-醇酮基失去两个电子被氧化成 20-酮-21-醛基,而四氮唑得到两个电子,开环形成甲䐶而呈色。有色甲䐶在可见光区有最大吸收,且具有一定的稳定性,可用比色法测定肾上腺皮质激素类药物的含量。以 TTC 为例,反应式见图 12-5:

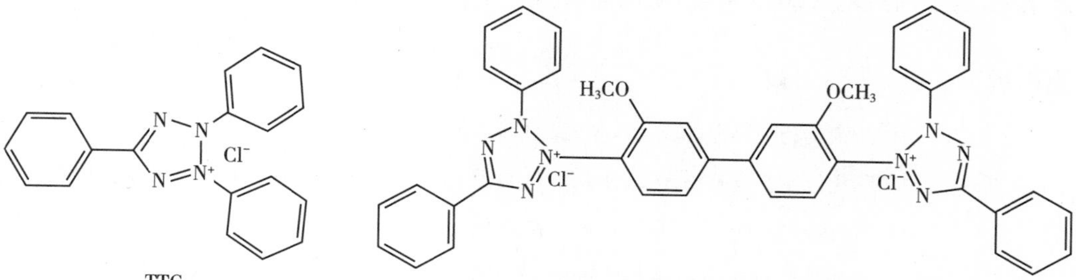

TTC

BT

图 12-4　TTC 和 BT 的结构式

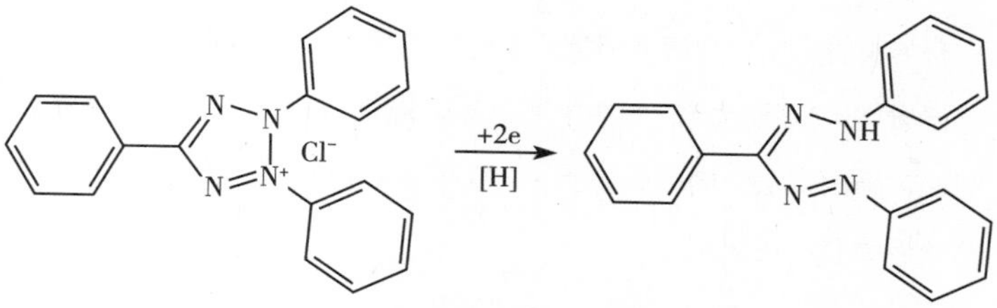

$+2e$
[H]

图 12-5　TTC 的还原反应

▶ **扫一扫，链拓展**

四氮唑比色法测定氢化可的松乳膏的含量。

四氮唑比色法测定氢化可的松乳膏的含量

**（二）异烟肼比色法**

甾体激素药物 $C_3$-酮基及某些其他位置上的酮基都能在酸性条件下与羰基试剂异烟肼缩合，形成黄色的异烟腙，在一定波长下具有最大吸收，其反应方程式见图 12-6：

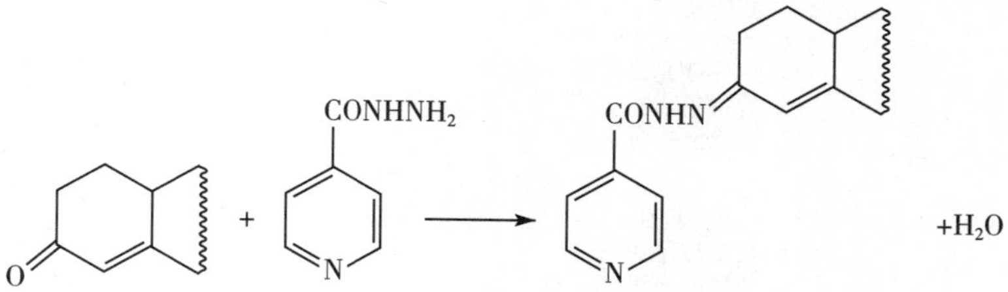

CONHNH₂

CONHN

$+H_2O$

图 12-6　异烟肼比色法反应方程

某些具有两个酮基的甾体激素可形成双腙，如黄体酮、氢化可的松等。异烟肼比色法测定甾体激素类药物的含量，同样受到各种因素的影响，如溶剂、温度、酸的种类和浓度、水分、光线、氧、反应专属性等，操作中应严格控制条件，才能获得满意的结果。

**（三）柯柏（Kober）反应比色法**

柯柏反应过程是雌激素与硫酸-乙醇共热被氧化生成黄色产物，加水或稀硫酸稀释后重新加热发生颜色改变，最终生成红色产物，并在 515nm 附近有最大吸收。此反应可用于雌性激素类药物制剂的含量测定。在比色测定前采用分离提取，测定过程中严格控制反应条件，并消除背景干扰可获得满意结果。《中国药典》(2015年版)采用此法测定复方炔诺孕酮滴丸中的炔雌醇含量。

**点滴积累** ∨

1. 甾体激素类药物具有环戊烷并多氢菲的基本母核，按其取代基的种类、位置和数目，双键的位置和数目，以及 $C_{10}$ 有无角甲基可分为肾上腺皮质激素、雄性激素及蛋白同化激素、孕激素和雌性激素四大类。利用各种甾体激素所具有的不同结构特点，建立相应的分析方法。

2. 甾体激素类药物鉴别方法有：强酸呈色反应、官能团反应、红外分光光度法、紫外分光光度法、薄层色谱法、高效液相色谱法以及衍生物熔点法等方法。

3. 甾体激素类药物特殊杂质检查项目主要有：有关物质、游离磷酸盐、残留溶剂以及硒等。其中有关物质是甾体激素类药物的重要特殊杂质，采用薄层色谱法、高效液相色谱法检查。

4. 甾体激素类药物含量测定方法主要有高效液相色谱法、紫外分光光度法、比色法（包括四氮唑法、异烟肼法、柯柏比色法），其中多数药物采用高效液相色谱法，其在甾体激素类药物分析中有广泛应用。

## 复习导图

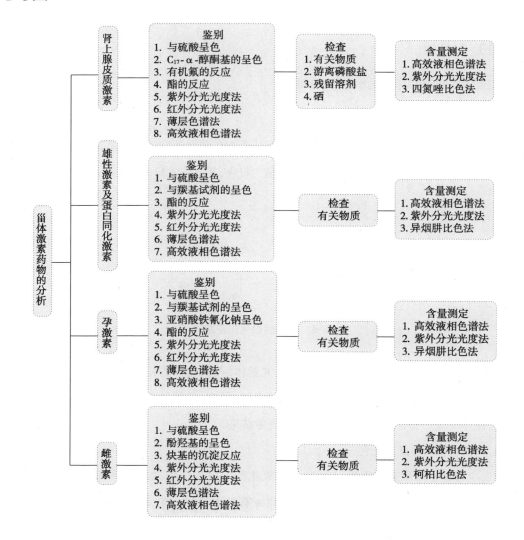

# 目标检测

## 一、选择题

### （一）单项选择题

1. 甾体皮质激素药物的分子结构特点为（　　）
   - A. 分子结构中含酚羟基
   - B. 分子结构中具有炔基
   - C. 分子结构中具环戊烷并多氢菲母核
   - D. 分子结构中具有 $C_{17}$-$\alpha$-醇酮基

2. 黄体酮灵敏、专属的鉴别反应为（　　）
   - A. 与硫酸的反应
   - B. 斐林反应
   - C. 硝酸银反应
   - D. 甲酮基的呈色反应

3. 醋酸氢化可的松中存在的特殊杂质为（　　）
   - A. 铁盐
   - B. 其他甾体
   - C. 糊精
   - D. 重金属

4. 具有 $C_{17}$-$\alpha$-醇酮基的药物可用下列哪种试剂显色（　　）
   - A. 三氯化铁
   - B. 亚硝基铁氰化钠
   - C. 重氮盐
   - D. 四氮唑盐

5. 四氮唑比色法可用于下列哪个药物的含量测定（　　）
   - A. 醋酸地塞米松
   - B. 炔雌醇
   - C. 睾丸素
   - D. 黄体酮

6. Kober 反应比色法适用于下列哪个药物的含量测定（　　）
   - A. 苯丙酸诺龙
   - B. 雌二醇
   - C. 甲睾酮
   - D. 泼尼松

7. 与斐林试剂反应呈阳性的是（　　）
   - A. 黄体酮
   - B. 雌二醇
   - C. 醋酸地塞米松
   - D. 丙酸睾酮

8. 甾体激素类药物的母核类同，但基团差异明显,通用而特征性强的鉴别方法是（　　）
   - A. 紫外光谱法
   - B. 高效液相色谱法
   - C. 质谱法
   - D. 红外光谱法

9. 与雌激素发生 Kober 反应显红色的试剂是（　　）
   - A. 丙酮-硫酸
   - B. 硫酸-乙醇
   - C. 甲醛-硫酸
   - D. 硫酸-甲醇醋酸

10. 地塞米松的有机氟化物反应中,所用的试液是（　　）
    - A. 溴酚蓝试液
    - B. 甲紫试液
    - C. 茜素氟蓝试液
    - D. 淀粉-碘化钾试液

### （二）多项选择题

1. 甾体激素类药物含有下列哪些特殊杂质（　　）
   - A. 游离磷酸盐
   - B. 丙酮
   - C. 其他甾体
   - D. 重金属
   - E. 氯化物

2. 下列药物与类别对应正确的是（　　）
   - A. 氢化可的松-皮质激素
   - B. 黄体酮-雌激素
   - C. 炔雌醇-孕激素
   - D. 睾酮-雄性激素
   - E. 苯丙酸诺龙-蛋白同化激素

3. 《中国药典》(2015 年版)规定甾体激素类药物检查有关物质,主要采用的方法是（　　）
   - A. 气相色谱法
   - B. 高效液相色谱法
   - C. 薄层色谱法

D. 红外光谱法　　　　　　　　　　E. 紫外分光光度法

4.《中国药典》(2015年版)对甾体激素类药物进行含量测定主要采用了哪些方法(　　　)

A. 紫外分光光度法　　　　B. 四氮唑比色法　　　　C. 异烟肼比色法

D. 高效液相色谱法　　　　E. 柯柏反应比色法

5. 用于氢化可的松的鉴别反应有(　　　)

A. 与浓硫酸的呈色反应

B. 重氮化偶合反应

C. 与亚硝基铁氰化钠的呈色反应

D. 与2,4-二硝基苯肼的呈色反应

E. 与硝酸银试液的呈色反应

## 二、问答题

1. 甾体激素类药物可分为哪几类？各类的结构特征是什么？

2. 试述四氮唑比色法测定皮质激素类药物的原理,操作中应注意哪些问题？

3. 甾体激素类药物有哪些特殊杂质？如何检查？用自身对照法检查限量的优点是什么？举例说明。

## 三、计算题

1. 醋酸可的松片(规格5mg)含量测定方法如下:取本品20片,精密称定为1.4105g,研细,精密称取粉末0.3488g,置100ml量瓶中,加无水乙醇约75ml,振摇1小时使醋酸可的松溶解,用无水乙醇稀释至刻度,摇匀,滤过,精密量取续滤液5ml,置另一100ml量瓶中,加无水乙醇稀释至刻度,摇匀,照紫外-可见分光光度法,在238nm的波长处测定吸光度为0.469,按$C_{23}H_{30}O_6$的吸收系数($E_{1cm}^{1\%}$)为390。计算醋酸可的松片的标示百分含量。

2. 检查丙酸倍氯米松中的有关物质,取供试品用三氯甲烷-甲醇(9:1)制成每1ml中含有3mg的溶液,作为供试品溶液;精密量取1ml,置50ml量瓶中,加三氯甲烷-甲醇(9:1)稀释至刻度,制成对照品溶液。吸取上述两种溶液各5μl,分别点于同一硅胶G薄层板上,展开后,晾干,显色,供试品如显杂质斑点,不得多于2个,其颜色与对照溶液的主斑点比较,不得更深。计算有关物质的含量限度。

3. 精密称取十一酸睾酮25.36mg,置50ml量瓶中,加无水乙醇溶解并稀释至刻度,摇匀。精密量取续滤液1ml,置50ml量瓶中,加无水乙醇稀释至刻度,摇匀。照紫外-可见分光光度法,在240nm的波长处测定吸光度为0.572,另取十一酸睾酮对照品25.68mg,同法测定其吸光度为0.580。计算十一酸睾酮的百分含量。

ER-12章习题

(崔俐俊)

# 第十三章

## 生物制品的分析

导学情景 V

情景描述：

国家食品药品监管总局 2016 年 12 月 13 日发布通知，为进一步规范生物制品批签发行为，加强生物制品监督管理，国家食品药品监管总局起草了《生物制品批签发管理办法》（修订草案），现向社会公开征求意见。

学前导语：

所谓"生物制品批签发"，是指国家食品药品监管部门对疫苗类制品、血液制品、用于血源筛查的体外生物诊断试剂以及其他生物制品，在每批制品出厂上市前或者进口时，由指定的药品检验机构进行审核、检验及签发的管理制度。

《中国药典》（2015 年版）三部是对生物制品质量标准和检定方法的技术规范，是生物制品生产、供应、使用和监管共同遵守的法定依据。《中国药典》（2015 年版）三部的前身是《中国生物制品规程》，自第一部生物制品国家标准《生物制品法规》（1952 年版）颁布以来，历经《生物制品制造及检定规程》（1959 年版），《生物制品规程》（1979 年版），《中国生物制品规程》（1990 年版、1995 年版、2000 年版），2002 年 10 月，第八届药典委员会成立后，将《中国生物制品规程》并入药典，设为药典三部。

## 第一节　生物制品定义及分类

学习目标 V

1. 掌握生物制品的概念、分类。
2. 熟悉不同类型生物制品的典型代表。

### 一、生物制品的概念

生物制品指以微生物、细胞、动物或人源组织和体液等为起始原材料，用生物学技术制成，用于预防、治疗和诊断人类疾病的制剂，如疫苗、血液制品、生物技术药物、微生态制剂、免疫调节剂、诊断制品等。

## 二、生物制品的分类

### （一）预防类生物制品

疫苗是以病原微生物（细菌和病毒）或其组成成分、代谢产物为起始材料，采用生物技术制备而成，用于预防、治疗人类相应疾病的生物制品。

1. **灭活疫苗**　是指病原微生物经培养、增殖，用理化方法灭活后制成的疫苗，如百日咳疫苗、甲型肝炎灭活疫苗等。

2. **减毒活疫苗**　是指采用病原微生物的自然弱毒株或经培养传代等方法减毒处理后获得致病力减弱、免疫原性良好的病原微生物减毒株制成的疫苗，如皮内注射用卡介苗、麻疹减毒活疫苗等。

3. **亚单位疫苗**　是指病原微生物经培养后，提取、纯化其主要保护性抗原成分制成的疫苗，如A群脑膜炎球菌多糖疫苗、流感亚单位疫苗等。

4. **基因工程重组蛋白疫苗**　是指采用基因重组技术将编码病原微生物保护性抗原的基因重组到细菌（如大肠杆菌）、酵母或细胞，经培养、增殖后，提取、纯化所表达的保护性抗原制成的疫苗，如重组乙型肝炎疫苗等。

5. **类毒素疫苗**　由有关细菌产生的外毒素经脱毒后制成。白喉杆菌、破伤风梭状芽孢杆菌等在其各自适宜培养条件下，均能产生致病力很强的外毒素。外毒素经甲醛脱毒后，变成失去毒性而保留相应抗原性的类毒素，用这些类毒素可制成相应的疫苗，通常是制成吸附制剂或与其他预防制剂配成混合制剂使用，如吸附白喉疫苗、吸附破伤风疫苗、吸附白喉破伤风联合疫苗、吸附百白破联合疫苗等。

6. **其他类疫苗**　联合疫苗指两种或两种以上不同病原的抗原按特定比例混合，制成预防多种疾病的疫苗，如吸附百白破联合疫苗、麻腮风联合减毒活疫苗等。双价疫苗及多价疫苗指由同种病原的两个或两个以上群或型别的抗原成分组成的疫苗，分别称为双价疫苗或多价疫苗，如双价肾综合征出血热灭活疫苗、23价肺炎球菌多糖疫苗等。

---

**知识链接**

**百白破菌苗**

百白破菌苗是由百日咳菌苗、精制白喉和破伤风类毒素按适量比例配制而成，又称百日咳菌苗、白喉类毒素、破伤风类毒素混合制剂，用于预防百日咳、白喉、破伤风三种疾病。

---

### （二）治疗类生物制品

1. **免疫血清及抗毒素**　免疫血清及抗毒素是由特定抗原免疫动物如免疫马、牛或羊，经采血、分离血浆或血清，而后精制而成，用于治疗或被动免疫预防。免疫血清包括用于抗细菌和病毒的抗血清，和用于抗蛇毒和其他毒液的抗毒血清；抗毒素用于抗微物毒素也可用于预防。

▶▶ **课堂活动**

为什么说人被动物咬伤后接种狂犬疫苗和抗狂犬病血清是预防感染狂犬病的主要方法？

**2. 血液制品** 血液制品指由健康人的血液或经特异免疫的人血浆,经分离、提纯或由重组DNA技术制成的血浆蛋白组分,以及血液细胞有形成分。健康人血液制品:人纤维蛋白原、人血白蛋白、人免疫球蛋白、人凝血酶原复合物、人凝血因子Ⅷ等。超免疫球蛋白:乙型肝炎人免疫球蛋白、狂犬病人免疫球蛋白、破伤风免疫球蛋白等。

**3. 细胞因子** 由经抗原活化的免疫细胞和非免疫细胞(如某些基质细胞)合成分泌的低分子量可溶性蛋白质,参与调节细胞生长、凋亡、分化、抗病毒、免疫成熟等过程。细胞因子种类繁多,根据结构和生物学功能,可将其分为白细胞介素、干扰素、肿瘤坏死因子、集落刺激因子和趋化性细胞因子等多种类型。

**4. 重组DNA产品** 重组DNA产品是指利用重组DNA技术制备的生物制品。应用重组DNA技术制备的药物有重组激素类药物如重组人生长素、胰岛素、人促卵泡激素等,重组生长因子如干扰素、白细胞介素等,重组疫苗如基因工程乙肝疫苗以及基因工程抗体等。

(三)诊断类生物制品

诊断制品主要是用于检测相应的抗原、抗体或机体免疫状态的制品,诊断制品分为体外诊断制品和体内诊断制品。

**1. 体外诊断生物制品** 体外诊断类生物制品是指采用免疫学、微生物学、分子生物学等原理或方法制备的检测试剂或试剂盒,主要用于实验室对各种疾病的诊断、检测、流行病学调查,以及生物制品质量标准及药品的临床疗效的判定等。常见体外诊断类生物制品包括微生物抗原、抗体及核酸、血型、细胞组织配型、人类基因检测、肿瘤标记物、免疫组化与人类组织细胞类、变态反应原类及生物芯片等。

**2. 体内诊断生物制品** 体内诊断生物制品是由变态反应原或有关抗原材料制成的免疫诊断试剂,用于皮内接种以判断个体对病原的易感性或免疫状态。结合菌素纯蛋白衍生物、卡介菌纯蛋白衍生物等为此类制品。

---

**点滴积累** ∨

1. 生物制品 生物制品指以微生物、细胞、动物或人源组织和体液等为起始原材料,用生物学技术制成,用于预防、治疗和诊断人类疾病的制剂,如疫苗、血液制品、生物技术药物、微生态制剂、免疫调节剂、诊断制品等。

2. 生物制品的分类 根据生物制品的用途可分为预防用生物制品、治疗用生物制品和诊断用生物制品三大类。

# 第二节 生物制品质量监控的主要内容

**学习目标** ∨

1. 掌握生物制品的质量要求。

2. 熟悉生物制品全过程质量控制依据。

3. 了解《中国药典》(2015年版)三部。

生物制品是用于预防传染病、临床治疗、急救和诊断的具有生物活性的制品,直接用于大量的健康人群,特别是大量儿童包括新生儿的免疫接种或危重病人的抢救和治疗,因此,在生物制品的研制、生产、供应以及临床使用过程中,对其进行严格的质量控制,保证用药的安全、合理和有效。

世界卫生组织要求各国生产的生物制品必须有专门检定机构负责成品的质量检定,未经专门检定部门检定合格的制品,不准出品使用。

生物制品的质量控制,称为检定,包括安全性、有效性、可控性。生物制品应当按照《中国药典》或国家药品监督管理部门批准的质量标准对生物制品原辅料、中间产品、原液及成品进行检定,使其质量标准体现在整个生产制备过程中。

根据各生物制品品种和剂型不同,《中国药典》(2015 年版)三部各论规定内容按顺序分别有,品名(包括中文通用名称、汉语拼音与英文名)、定义组成及用途、基本要求、制造、检定(原液、半成品、成品)、保存运输及有效期、使用说明(预防类)。

## 一、起始材料质量控制

**1. 生产用原料及辅料** 应符合《中国药典》(2015 年版)三部生物制品通则中《生物制品生产用原材料及辅料质量控制规程》有关规定,生物制品生产用原材料系指生物制品生产过程中使用的所有生物原材料和化学原材料,不包括用于生物制品生产的起始原材料(如细胞基质、菌毒种、生产用人血浆和动物免疫血清等);生物制品生产用辅料系指生物制品配方中所使用的辅助材料,如佐剂、稳定剂、赋形剂等。

**2. 生产及检定用动物** 应当符合《中国药典》的要求,应当对生产及检验用动物的健康状况进行监控并有相应详细记录,内容至少包括动物来源、动物繁殖和饲养条件、动物健康情况。

**3. 生产检定用菌毒种** 应符合《中国药典》(2015 年版)三部生物制品通则中《生物制品生产检定用菌毒种管理规程》有关规定。生物制品生产检定用菌毒种系指直接用于制造和检定生物制品的细菌、支原体、立克次体或病毒等,包括 DNA 重组工程菌菌种,来源途径应合法,并经国务院药品监督管理部门批准。生物制品生产用菌毒种应采用种子批系统,原始种子应验明其历史、来源和生物学特性;从原始种子传代和扩增后保存的为主种子批;从主种子批传代和扩增后保存的为工作种子批,工作种子批用于生产疫苗。

**4. 血液制品生产用人血浆** 应符合《中国药典》(2015 年版)三部生物制品通则中《血液制品生产用人血浆》有关规定。以单采血浆术采集的供生产血浆蛋白制品用的健康人血浆,须经丙氨酸氨基转移酶、乙型肝炎表面抗原、梅毒螺旋体、人免疫缺陷病毒、丙肝病毒抗体等检测合格后,才能投入使用。

**5. 生物制品国家标准物质** 应符合《中国药典》(2015 年版)三部生物制品通则中《生物制品国家标准物质制备和标定规程》有关规定。生物制品标准物质是指用于生物制品效价、活性或含量测定的或其特性鉴别、检查的生物标准品、生物参考品,分为国家生物标准品和国家生物参考品。国家标准物质或其替换批的制备和标定由国家药品检定机构负责,新建标准物质在取得批准证书后,方可发出使用。生产单位可直接向国家药品检定机构申请索取标准物质,用于标定其工作标准品或检定。

## 二、生产过程质量控制

1. **生产过程**　应严格按照药品生产 GMP 的要求组织生产,确保生产过程无交叉污染,并保证生产的一致性。对于生产过程中的每一次培养物或单一收获物应进行细菌、真菌和支原体检查。生产周期结束时,要求细菌培养物、病毒悬液或细胞培养物,都必须是生产用菌毒种或细胞培养的单一菌培养物、病毒悬液或细胞培养物,不仅不能污染杂菌、真菌和支原体等,而且必须通过鉴别试验确证是生产用菌毒种或细胞。

---

**知识链接**

药品生产质量管理规范（2010 年修订）

附录三-生物制品

2010 年版的《药品生产质量管理规范》附录三为生物制品附录，从人员、厂房设备、动物房及相关事项、生产管理和质量管理等方面对生物制品的全过程控制提供了依据。

---

2. **原液**　对于多价制品,其原液是由单价原液配制而成,同一细胞批制备的多个单次病毒收获液检定合格后合并为一批原液。应按照《中国药典》的相关要求进行全面的检定。疫苗类制品的原液应进行鉴别试验、无菌试验、细菌浓度测定、病毒滴度、效价测定、免疫力试验;血液制品的原液应进行残余乙醇含量、蛋白质含量、纯度、pH 值、热原试验;重组 DNA 制品的原液应进行生物学活性测定,蛋白质含量、比活性、纯度、分子量、等电点测定,外源性 DNA、宿主菌蛋白质、抗生素残留量测定,紫外光谱、肽图、N 末端氨基酸序列测定。

## 三、半成品质量控制

半成品制备是由适当含量的原液与适宜的保护剂混合,应符合临床安全有效的制品规范标准。可加入防腐剂,其含量应采用国家药品监督管理部门批准的方法进行检测,并且应对人不引起意外的副反应。每批半成品应按《中国药典》无菌检查法进行检查。

## 四、成品的质量控制

成品是半成品分装(或经冻干)、密封于最终容器后,再经目检、贴签、包装后的制品。

1. **理化检定**　包括鉴别试验、外观、pH 值、水分、装量等。

2. **效价测定**　一般通过动物实验或细胞学实验来达到,但测定的结果变化较大,需要采用标准品对实验结果进行校正。

3. **安全性检查**　主要指无菌试验、热原试验、异常毒性试验、支原体测定、毒性检查等。

4. **稳定性**　已分装的成品储藏在建议的温度下进行稳定性试验,应符合国家药品监督管理局规定的要求。

点滴积累 ∨

1. 生物制品的质量控制称为检定，包括安全性、有效性、可控性。

2. 起始材料　生产用原料及辅料、生产及检定用动物、生产检定用菌毒种、生产检定用动物细胞基质、血液制品生产用人血浆、生物制品国家标准物质。

3. 生产过程　应严格按照药品生产GMP的要求组织生产，确保生产过程无交叉污染，并保证生产的一致性。

4. 原液　多价制品其原液是由单价原液配制而成，同一细胞批制备的多个单次病毒收获液检定合格后合并为一批原液。应按照《中国药典》的相关要求进行全面的检定。

5. 成品　半成品分装、密封于最终容器后，再经目检、贴签、包装后的制品。

## 第三节　预防类生物制品的检定

学习目标 ∨

1. 掌握预防类生物制品检定的原理。

2. 熟悉预防类生物制品理化检定、安全鉴定和效力检定常用方法。

### 一、物理及化学检定

（一）物理检定

**1. 外观**　透明液体制品如乙脑疫苗，混悬液制品如各种细菌类疫苗、吸附制剂等，冻干制品如冻干疫苗、冻干人血浆及白蛋白等应符合药典相应规定。

**2. 真空度**　冻干制品进行真空封口，可进一步保持制品的生物活性和稳定性。通常可用高频火花真空测定器测定真空程度，凡有真空度者瓶内应出现蓝紫色辉光。

**3. 溶解时间**　冻干制品应抽样测定溶解度，将稀释液加入制品中，观察溶解时间及溶解后的性状，其溶解速度应在规定时限以内。

**4. 装量**　各种装量规格的制品，应通过容量法测试，其实际装量应符合《中国药典》规定。

**5. 渗透压摩尔浓度**　溶液的渗透压，依赖于溶液中溶质粒子的数量，是溶液的依数性之一，通常以渗透压摩尔浓度来表示，它反映的是溶液中各种溶质对溶液渗透压贡献的总和。

（二）化学检定

**1. 水分含量测定**　冻干制剂残余水分的含量高低，可直接影响制品的质量和稳定性。一些活疫苗所含残留水分过高，易造成活菌活毒死亡而失效；而含水量过低，使菌体脱水，亦可造成活菌活毒死亡。水分测定方法很多，如烘干失重法、五氧化二磷真空干燥失重法和费休水分测定法等。

**2. 酸碱度测定**　酸碱度测定是保证制品质量的一项措施，检查酸碱度常用的方法有酸碱滴定法、指示液法、pH值测定法。

**3. 防腐剂和灭活剂含量测定**　生物制品在制造过程中，为了脱毒、灭活或防止杂菌污染，常加入苯酚、甲醛、三氯甲烷、硫柳汞等试剂作为防腐剂或灭活剂。但是防腐剂的含量过高能引起制品有效成分的破坏,注射时也易引起疼痛等不良反应,其含量应控制在一定限度内。森林脑炎灭活疫苗加硫柳汞,硫柳汞含量应不高于 $70\mu g/ml$,按照通则中硫柳汞测定法进行。

**4. 氢氧化铝与磷酸铝含量测定** 精制破伤风类毒素、白喉类毒素、流行性脑膜炎多糖菌苗等常用氢氧化铝作佐剂,以提高制品的免疫原性,因此吸附制剂应测定氢氧化铝的含量。制品的铝含量用配位物滴定法测定。

**5. 磷含量测定** 流行性脑膜炎多糖菌苗需要测定磷含量,以控制其有效成分的含量,用钼蓝法测定。

## 二、安全检定

由于生物制品的特殊性,菌毒种和主要原材料、半成品(包括原液)和成品的安全检查为其检定的重要组成。菌毒种和主要原材料,用于生产的菌、病毒种,投产前必须按药典或有关规定要求,进行毒力、特异性和培养特性等试验,检查其生物学特性是否存在异常。半成品(包括原液),在生产过程中,主要检查对活菌、活毒或毒素的处理是否完善,半成品是否有杂菌或有害物质的污染,所加灭活剂、防腐剂是否过量等。成品,在分装或冻干后,必须进行出厂前的安全检查,逐批进行无菌试验、纯菌试验、毒性试验、热原试验和安全试验等检查,以确保制品的安全性。

(一)一般安全试验

**1. 无菌检查** 除口服制剂(做限度检查)之外其他生物制品不得含有杂菌(有专门规定者除外),灭活细菌疫苗、病毒类疫苗不得含有活的本细菌、本病毒,细菌活疫苗做纯菌检查,以判断是否有杂菌生长。基本原则同无菌检查,但培养基不采用培养疫苗菌生长时的培养基,以免抗原菌的迅速繁殖抑制了少数杂菌的生长。

**2. 热原检查** 多糖菌苗等制品,其原材料或在制造过程中,有可能被细菌或其他物质污染并带入制品,引起机体的致热反应,必须按《中国药典》规定的热原检查法,将一定剂量的供试品,注入家兔体内,在规定时间内观察家兔体温升高的情况,以判定供试品中所含热原的限度是否符合规定。

**3. 异常毒性试验** 异常毒性有别于药物本身所具有的毒性特征,是指由生产过程中引入或其他原因所致的毒性。异常毒性试验系给予动物一定剂量的供试品溶液,在规定时间内观察动物出现的异常反应或死亡情况,检查供试品中是否污染外源性毒性物质以及是否存在意外的不安全因素。异常毒性试验应进行小鼠和豚鼠两种动物实验。

**4. 支原体检查** 主细胞库、工作细胞库、病毒种子批、对照细胞以及临床治疗用细胞进行支原体检查时,应同时进行培养法和指示细胞培养法(DNA 染色法)。病毒类疫苗的病毒收获液、原液采用培养法检查支原体,必要时,亦可采用指示细胞培养法筛选培养基。也可采用经国家药品检定机构认可的其他方法。

(二)杀菌、灭活和脱毒情况的检查

一些死菌苗、灭活疫苗以及类毒素等制品,常用甲醛溶液或苯酚作为杀菌剂或灭活剂。这类制品的菌毒种多为致病性强的微生物,若未被杀死或解毒不完全,就会在使用时发生严重事故,故需严格检查。

**1. 杀菌检查**　主要用于检查死菌苗,基本和无菌检查方法相同,但由于本试验的目的主要是检查杀菌是否完善(有无本菌生长),故应采用适于本菌生长的培养基,同时要先用液体培养基进行稀释和增菌再作移种。如,伤寒疫苗杀菌后,取样接种于不含琼脂的硫乙醇酸盐培养基及普通琼脂斜面各 1 管,置 35~37℃培养 5 天。如有本菌生长,可加倍量复试 1 次,如有杂菌生长应废弃。

**2. 病毒灭活验证试验**　主要是检查灭活病毒疫苗。如制品中残留未灭活的病毒,则能在动物体内繁殖,使动物发病或死亡。需要用对原毒种敏感的动物进行试验。如,冻干乙型脑炎灭活疫苗(Vero 细胞)病毒灭活验证试验,观察小鼠的死亡率。

**3. 脱毒检查**　主要用于检查类毒素等需要脱毒的制品,如脱毒不完全而有游离毒素存在,可使动物发生一定的症状以致死亡。需用敏感的动物检查,如吸附白喉疫苗应每瓶取样进行脱毒检查,将供试品注射入家兔体内,供试品注射部位应无反应或仅有极微反应。

（三）残余毒力和毒性物质检查

**1. 残余毒力检查**　无论是细菌类活疫苗,还是病毒类活疫苗,其生产用减毒活菌、活毒株都是由自然界分离获得的弱毒株或者实验室经人工诱变而获得的减毒株,这些减毒株必须保持一定的残余毒力,才能具有相应的免疫原性,此项测定目的是控制活疫苗的残余毒力在规定范围。如,皮上划痕人用布氏菌活疫苗残余毒力检查,将供试品制成梯度浓度的菌悬液进行小鼠腹腔注射,观察 7 天,计算 $LD_{50}$。

**2. 安全试验**　死疫苗等制品经杀菌、灭活、提纯等制造工艺后,其本身所含的某种成分可能仍具有毒性,当注射一定量时,可引起机体的有害反应,严重的可使动物死亡,故对此类制品必须进行安全试验。该试验将较大剂量的制品注射小鼠或豚鼠,观察是否对动物健康有不良影响,如,乙型脑炎减毒活疫苗需进行脑内致病力试验和乳鼠传代返祖试验。

---

**知识链接**

**乳鼠传代返祖试验**

用病毒滴度不低于 7.2 lgPFU/ml（液体毒种）或不低于 5.7 lgPFU/ml（冻干毒种）的种子批毒种接种 3~5 日龄乳鼠 10 只,每只脑内注射 0.02ml。取最早发病的 3 只乳鼠处死,解剖取脑,用 17~19 日龄小鼠测其致病力,脑内毒力应不高于 3.0 lgLD50/0.03ml,同时以 $10^{-1}$ 的发病乳鼠脑悬液皮下注射 17~19 日龄小鼠 10 只,每只 0.1ml,观察 14 天,应全部健存。

---

（四）过敏物质检查

培养病毒的细胞,其中包括二倍体细胞、传代细胞及原代细胞,其培养液中含有牛血清,由于牛血清蛋白是一种异体蛋白,如制品中残留量偏高,多次使用能引起机体变态反应,故制备病毒类疫苗时,要对牛血清进行检查。采用酶联免疫法测定供试品(组织培养疫苗)中残余牛血清白蛋白

（BSA）含量，要求其含量不超过50ng/剂。

#### （五）外源性污染的检查

病毒类制品在毒种选育和生产过程中，经常使用动物或细胞基质培养，有可能造成外源因子的污染。为了保证制品质量，需要对毒种和对照细胞进行外源病毒因子的检测。病毒种子批外源因子检查采用动物实验法、细胞培养法以及鸡胚检查法，生产用对照细胞外源病毒因子检查采用细胞直接观察和细胞培养试验。

## 三、效力检定

#### （一）免疫力试验

将制品免疫动物，再用同种的活菌、活毒或毒素攻击，从而判定制品的保护水平，此法能直接观察制品的免疫效果。具体又可分为三类。

1. **定量免疫定量攻击法** 先以定量抗原（制品）免疫试验动物（豚鼠、小鼠或家兔）2~5周后，再以相应的定量毒菌或毒素攻击，观察动物的存活数或不受感染的情况，以判定制品的效力。需设立对照组，只有在对照试验成立时，才可判定试验组的检定结果。该法多用于活菌苗和类毒素的效力检定。

2. **变量免疫定量攻击法** 即半数动物有效免疫剂量（$ED_{50}$）测定法，将疫苗或类毒素稀释成不同的免疫剂量，分别免疫各组动物（小鼠），间隔一定时间后，各免疫组均用同一剂量的活菌、活毒或毒素攻击，观察一定时间，用统计学方法计算使50%动物获得保护的免疫剂量。此法优点是较为敏感准确，常用于疫苗的检定，如百日咳疫苗、乙脑疫苗等。

---

**知识链接**

##### 乙型脑炎减毒活疫苗免疫原性检查

用主种子批毒种制备疫苗，取$10^{-3}$、$10^{-4}$、$10^{-5}$至少3个稀释度，分别免疫体重为10~12g小鼠10只，每只皮下注射0.1ml，免疫1次。免疫后14天用P3株乙脑强毒腹腔攻击，每只注射0.3ml，其病毒量应不低于500腹腔滴定的$LD_{50}$。同时每只小鼠脑内接种稀释液0.03ml，接种后3天内死亡者不计（动物死亡数量应不得超过试验动物总数的20%），攻击后14天判定结果。$ED_{50}$应不高于3.0 lgPFU，攻击对照组小鼠死亡率应不低于80%。

---

3. **定量免疫变量攻击法** 此法又称免疫指数测定法，动物经抗原（制品）免疫后，其耐受毒菌或活毒攻击量相当于未免疫动物耐受量的倍数称为保护指数。实验时，将动物分为对照组及免疫组，免疫动物先用同一剂量制品免疫，间隔一定日期后，与对照组同时以不同稀释度的毒菌或活毒攻击，观察两组动物的存活率，按半数致死量计算结果。如对照组10个菌有50%动物死亡，而免疫组需要1000个菌，则免疫组的耐受量为对照组的100倍，表明免疫组能保护100个$LD_{50}$，即该制品的保护指数为100，此法常用于疫苗的效力检定。

（二）活疫苗的效力测定

活疫苗可通过不同方法测定其免疫效力，主要包括以下两种：

**1. 活菌含量测定**　活菌疫苗（如卡介苗、鼠疫活菌苗、布氏菌活菌苗等）多以制品中的抗原菌的存活数表示其效力。活菌数的测定方法采用平板菌落计数法。

**2. 活病毒滴度测定**　活病毒性疫苗多以病毒滴定表示其效力，常用组织（细胞）培养法或鸡胚感染法测定。

（三）类毒素单位测定

类毒素或毒素的生物效价常用絮状单位（Lf）来表示。一个絮状单位定义为能与一个单位抗毒素首先发生絮状沉淀反应的类毒素（或毒素）的量。测定时通常以变量抗体和定量抗原混合，于45℃水浴中观察最早出现絮状沉淀的样品管，然后由管中已知标准抗毒素或类毒素用量，计算出每1ml检品的絮状单位数。絮状反应是血清学中沉淀反应的一种，方法简便快速。白喉类毒素、破伤风类毒素常用此法测定其效价。

**点滴积累** ∨

1. 物理检定　包括外观、真空度、溶解时间、装量以及渗透压摩尔浓度。
2. 化学检定　包括水分含量测定、酸碱度测定、防腐剂和灭活剂含量测定、氢氧化铝与磷酸铝含量测定以及磷含量测定。
3. 安全检定　包括一般安全检查、杀菌、灭活和脱毒情况的检查、残余毒力和毒性物质检查、过敏物质检查以及外源性污染的检查。
4. 免疫力试验　将制品免疫动物，再用同种的活菌、活毒或毒素攻击，从而判定制品的保护水平，包括定量免疫定量攻击法、变量免疫定量攻击法以及定量免疫变量攻击法。
5. 絮状单位　类毒素或毒素的生物效价常用絮状单位来表示，一个絮状单位定义为能与一个单位抗毒素首先发生絮状沉淀反应的类毒素（或毒素）的量。

# 第四节　治疗类生物制品的检定

**学习目标** ∨

1. 掌握治疗类生物制品检定的原理。
2. 熟悉治疗类生物制品检定物理化学检定、安全检定和效力检定常用方法。

治疗类生物制品的常用检定方法与预防类生物制品类似，但因治疗类生物制品中包括抗毒素类蛋白质、血液制品和重组药物，又具有特殊检定方法。

## 一、物理及化学检定

（一）物理检定

包括外观、真空度、溶解时间、装量差异和渗透压摩尔浓度等。

（二）化学检定

除水分和酸碱度等常见项目外,尚有以下项目。

**1. 生化鉴别** 采用免疫双扩散法、免疫电泳法、免疫印迹法和酶联免疫斑点法等方法进行鉴别,适用有特殊免疫反应性质的制品。

---

**知识链接**

**人血白蛋白鉴别实验**

免疫双扩散法 依法测定,仅与抗人血清或血浆产生沉淀线,与抗马、抗牛、抗猪、抗羊血清或血浆不产生沉淀线。

免疫电泳法 依法测定,与正常人血清或血浆比较,主要沉淀线应为白蛋白。

---

**2. 蛋白质含量测定** 有些制品如抗毒素、血液制品、基因工程产品等需要测其蛋白质含量,以检查其有效成分或蛋白杂质是否符合规程要求。目前常用的测定的方法有六种:凯氏定氮法、福林酚法(Lowry 法)、双缩脲法、2,2'-联喹啉-4,4'-二羧酸法(BCA 法)、考马斯亮蓝法(Bradford 法)、紫外-可见分光光度法。抗狂犬病血清蛋白质含量选用通则中蛋白质含量测定法第一法,凯氏定氮法进行。

**3. 分子量或分子大小测定** 提纯的蛋白质制品如清蛋白、丙种球蛋白等,在必要时需测定其单体、聚合体或裂解片段的分子量及其分子的大小;提纯的多糖体菌苗需测定多糖体的分子大小及其相对含量,常用还原型十二烷基硫酸钠聚丙烯酰胺凝胶电泳和凝胶过滤法测定。

**4. 纯度检查** 精制抗毒素、血液制品以及基因工程产品在经过精制后,要检查纯度是否达到规定要求,检查纯度的方法通常采用电泳和层析法。如,抗眼镜蛇毒血清纯度检查,白蛋白检查采用琼脂糖凝胶电泳分析,F(ab')2 含量采用 SDS-聚丙烯酰胺凝胶电泳法。

**5. 等电点、紫外光谱、肽图和 N-端氨基酸序列** 重组蛋白质类药物需进行等电点图谱测定、最大吸收峰波长测定、蛋白质一级结构的完整性和准确性检定、N-端序列测定等检定项目。如,注射用重组人干扰素 γ,等电点主区带应为 8.1~9.1,且供试品的等电点图谱应与对照品的一致;紫外最大吸收峰波长应为 280nm±3nm;肽图依法测定应与对照品图形一致;N-端氨基酸序列应为(Met)-Gln-Asp-Pro-Tyr-Val-Lys-Glu-Ala-Glu-Asn-Leu-Lys-Lys-Tyr-Phe。

**6. 残余乙醇含量** 血液制品如人血白蛋白需测定残余乙醇含量,常采用康卫皿扩散法,本法系依据乙醇在饱和碳酸钠溶液中加热逸出,被重铬酸钾-硫酸溶液吸收后呈黄绿色至绿色,用比色法测定血液制品中乙醇残留量。

## 二、安全检定

菌毒种和主要原材料、半成品(包括原液)和成品的安全检查也是治疗类生物制品重要鉴定内容,检查项目与预防类生物制品类似。用于生产血液制品的血液,采血前必须对献血者进行严格的体检和血样化验,采集血后还应进行必要的复查,以防止将含有病原物质(如 HBV、HCV 和 HIV 等)的血液投入生产。

### (一)一般安全试验

需进行无菌检查、热原检查、异常毒性试验和支原体检查等项目。

### (二)过敏物质检查

**1. 过敏反应检查** 采用异体蛋白为原料制成的治疗制剂如治疗血清和代人血浆等,需检查其中过敏原的去除是否达到允许限度。本法系将一定量的供试品溶液注入豚鼠体内,间隔一定时间后静脉注射供试品溶液进行激发,观察动物出现过敏反应的情况,以判定供试品是否引起动物全身过敏反应。

**2. 抗 A、抗 B 血凝素测定** 用人胎盘血或静脉血制备的白蛋白和丙种球蛋白,常有少量的 A 或 B 血型物质,可使受试者产生高滴度的抗 A、抗 B 抗体,O 型血孕妇使用后,可能引起新生儿溶血症。

### (三)外源性污染的检查

**1. 宿主细胞(菌)蛋白质残留量** 宿主细胞(菌)的残留蛋白是与生物制品生产用细胞、工程菌相关的特殊杂质,检查主要是控制异源蛋白的含量以防超量后引起机体免疫反应,常用酶联免疫法。

**2. 外源性 DNA 残留量** 外源 DNA 是生物制品中残存的杂质,许多生物制品中要进行外源性 DNA 残留量的检查,常用 DNA 探针杂交法和荧光染色法。

**3. 残余抗生素** 生物制品原则上不主张使用抗生素,如果生物制品在生产过程中使用了抗生素,则不仅要在纯化工艺中去除,而且要在原液检定中增加残余抗生素活性的检测项目。常用的抗生素是氨苄西林或四环素,目前抗生素残留测定常用方法为培养法。

### (四)乙型肝炎病毒表面抗原(HBsAg)

血液制品的成品需进行 HBsAg 检定,用经批准的试剂盒检测,应为阴性。

## 三、效力检定

### (一)抗毒素单位(IU)

抗毒素的效力即抗毒素中含有中和毒素的效力,目前国际上都用国际单位(IU)代表抗毒素的效价,常用中和法测定,效价测定用标准抗毒素及试验毒素由国家检定所统一定期分发。白喉抗毒素效价测定采用家兔皮肤试验法,破伤风抗毒素、肉毒抗毒素、抗狂犬病血清、抗蛇毒血清等的效价测定方法皆用小鼠试验法。

### (二)血清学试验

血清学试验主要用来测定抗体水平或抗原活性。所谓血清学试验系指体外抗原抗体试验,抗原抗体反应具有高度的特异性,已知抗原,即可检测抗体;反之亦然。基于抗原和抗体的相互作用,常用以下血清学方法检查抗体或抗原的活性,并多在体外进行试验,包括凝集反应、沉淀反应、中和反应、补体结合反应、间接血凝试验、间接血凝抑制试验等。如,抗人 T 细胞免疫球蛋白效价测定采用 E 玫瑰花环形成抑制试验,依据抗人 T 细胞免疫球蛋白与人淋巴细胞 E 受体结合后,可阻止绵羊红细胞与淋巴细胞 E 受体特异性结合,根据其结合抑制率测定供试品抗人 T 淋巴细胞免疫球蛋白效价。

（三）基因工程产品生物学活性测定

**1. 体外细胞培养测定法**

（1）促进细胞生长作用：大多数细胞因子都是能促进某种细胞生长或为某种细胞株生长依赖因子，利用其不同特点进行活性测定的产品有：重组人粒细胞刺激因子、重组人粒细胞巨噬细胞刺激因子、白介素-2、重组牛碱性成纤维细胞生长因子、重组人表皮生长因子等。

（2）抑制细胞生长作用：尼妥珠单抗生物学活性测定，依据人肺癌淋巴结转移细胞（H292）在不同浓度尼妥珠单抗注射液作用下生长受到抑制情况，检测尼妥珠单抗注射液的生物学活性。

（3）间接保护细胞作用：干扰素可以保护人羊膜细胞（WISH）免受水疱性口炎病毒（VSV）破坏的作用，用结晶紫对存活的 WISH 细胞染色，在波长 570nm 处测定其吸光度，可得到干扰素对 WISH 细胞的保护效应曲线，以此测定干扰素生物学活性。

**2. 体内测定法**　利用动物体内某些指标的变化，测定制品的单位。如促红细胞生成素活性测定，在小鼠体内注射 EPO 后，计算小鼠网织红细胞增加的数量，并与标准品比较，确定其活性单位。

**3. 生化酶促反应测定法**　根据产品与某种物质的结合或以产品本身的化学反应为原理设计。如重组链激酶生物学活性测定法，依据链激酶和纤溶酶原形成的复合物能激活游离的纤溶酶原为有生物学活性的纤溶酶，纤溶酶能降解人纤维蛋白为可溶性的纤维蛋白片段，在纤维蛋白平板上出现透明的溶解圈，以此定量测定重组链激酶的生物学活性。

点滴积累　$\bigvee$

1. 化学检定　包括免疫双扩散法、免疫电泳法、免疫印迹法和免疫斑点法、酶联免疫吸附法等生化鉴别、蛋白质含量测定、分子量或分子大小测定、纯度检查、等电点、紫外光谱、肽图和 N 端氨基酸序列检查以及残余乙醇含量测定等。

2. 安全检定　过敏反应检查和抗 A、抗 B 血凝素测定在内的过敏物质检查、宿主细胞（菌）蛋白质残留量、外源性 DNA 残留量以及残余抗生素在内的外源性污染检查。

3. 基因工程产品生物学活性测定　体外细胞培养测定法、体内测定法和生化酶促反应测定法。

# 第五节　体内诊断类生物制品的检定

学习目标　$\bigvee$

1. 熟悉体内诊断类生物制品检定的原理。

2. 了解体内诊断类生物制品检定常用方法。

## 一、物理及化学检定

1. **物理检定**　包括外观、真空度、溶解时间、装量差异和渗透压摩尔浓度等。

2. **化学检定**　包括水分、酸碱度、蛋白纯度等项目。因体内诊断试剂多为蛋白质衍生物，须控制其多糖和核酸含量，采用紫外分光光度法测定。

## 二、安全检定

1. **一般安全试验**　需进行无菌检查、热原检查、异常毒性试验和支原体检查等项目。

2. **致敏效应试验**　即过敏反应检查，将一定量的供试品溶液注入豚鼠体内，间隔一定时间后静脉注射供试品溶液进行激发，观察动物出现过敏反应的情况，以判定供试品是否引起动物全身过敏反应。

## 三、效力检定

1. **动物法**　结核菌素纯蛋白衍生物、卡介菌纯蛋白衍生物和布氏菌纯蛋白衍生物采用该法，首先将标准品和供试品分别注射入豚鼠体内，于注射后 24 小时、48 小时观察局部硬结的纵径与横径，计算供试品和标准品的平均硬结反应直径，计算累计值，并求其比值。

2. **最小致死量 MLD 法**　稀释毒素类采用该法，将供试品注入豚鼠体内，观察规定时间内的动物死亡数量。

点滴积累　V

　　致敏效应试验　将一定量的供试品溶液注入豚鼠体内，间隔一定时间后静脉注射供试品溶液进行激发，观察动物出现过敏反应的情况，以判定供试品是否引起动物全身过敏反应。

# 第六节　体外诊断类生物制品的检定简介

学习目标　V

　　了解体外诊断类生物制品检定的原理和常用方法。

　　乙型肝炎病毒表面抗原诊断试剂盒、人类免疫缺陷病毒抗体诊断试剂盒等酶联免疫法试剂盒，以酶联免疫法原理测定人血或血清中抗原或抗体。除了常规外观、水分和无菌检查外，需进行阴性参考品符合率、阳性参考品符合率、最低检出量和精密性检定，以保证试剂的灵敏性和准确性。

　　梅毒快速血浆反应素诊断试剂、梅毒甲苯胺红不加热血清试验诊断试剂为用性病实验室玻片试验（VDRL）抗原重悬于特定溶液中制成，检测人血清或血浆中的反应素，用于临床辅助诊断梅毒。除了阴性参考品符合率、阳性参考品符合率检定外，需要通过凝集反应测定效价。

抗 A 抗 B 血型定型试剂（单克隆抗体）系用 A 血型单克隆抗体或 B 血型单克隆抗体配制而成，用于鉴定人 ABO 血型，需进行效价测定、特异性、冷凝集素和不规则抗体测定以及亲和力检定。

## 复习导图

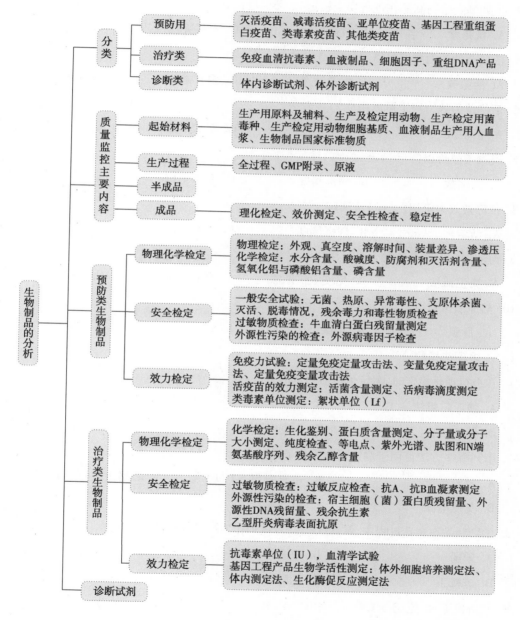

## 目标检测

一、选择题

（一）单项选择题

1. 生物制品的质量控制,称为(    ),包括安全性、有效性、可控性

A. 检查　　　　　　B. 检定　　　　　　C. 鉴别　　　　　　D. 分析

2. 世界卫生组织要求各国生产的制品必须有(　　)负责成品的质量检定

A. 政府　　　　　　B. 企业　　　　　　C. 第三方　　　　　　D. 专门检定机构

3. 下列哪类制品需要检查外源性 DNA 残留量(　　)

A. 细菌类疫苗　　　　B. 血液制品　　　　C. 重组 DNA 制品　　　　D. 抗毒素

4. 下列哪类生物制品在进行安全检定时,需要进行脱毒检查(　　)

A. 抗毒素　　　　　　B. 类毒素　　　　　C. 病毒类疫苗　　　　D. 血液制品

5. 活菌苗的效力测定可以用(　　)表示

A. 活菌数　　　　　　B. 病毒滴度　　　　C. 絮状单位　　　　D. 抗毒素单位

6. 活疫苗的效力测定可以用(　　)表示

A. 活菌数　　　　　　B. 病毒滴度　　　　C. 絮状单位　　　　D. 抗毒素单位

7. 类毒素效价以(　　)表示

A. 活菌数　　　　　　B. 病毒滴度　　　　C. 絮状单位　　　　D. 抗毒素单位

8. 抗毒素效力常用(　　)法测定

A. 活菌数　　　　　　B. 病毒滴度　　　　C. 中和法　　　　　D. 絮状单位

9. 血液制品中残余乙醇含量采用(　　)法测定

A. 康卫皿法　　　　　B. 免疫双扩散法　　　C. 免疫电泳法　　　D. 挥发法

10. 热原质试验以(　　)试验法作为基准方法

A. 豚鼠　　　　　　B. 小鼠　　　　　　C. 家兔　　　　　　D. 猴

(二) 多项选择题

1. 在进行理化检定时,测定蛋白质含量的方法有(　　)

A. 凯氏定氮法　　　　　　B. 双缩脲法　　　　　　C. Lowry 法

D. 紫外吸收　　　　　　E. 免疫电泳法

2. 下列哪些方法可用于测定蛋白质分子量(　　)

A. 凝胶层析　　　　　　B. 还原型 SDS-PAGE　　　　C. 超速离心分析

D. 免疫电泳　　　　　　E. 紫外吸收法

3. 生物制品在制造过程中,常加入(　　)试剂作为防腐剂或灭活剂

A. 苯酚　　　　　　B. 甲醛　　　　　　C. 三氯甲烷

D. 硫柳汞　　　　　　E. 乙醇

4. 效力检定时,免疫力试验常采用的方法有(　　)

A. 定量免疫定量攻击　　　B. 定量免疫变量攻击

C. 变量免疫定量攻击　　　D. 变量免疫变量攻击

E. 被动保护力测定

5. 理化检定时,冻干制剂应进行下列哪些项目检查(　　)

A. 水分　　　　　　B. 真空度　　　　　　C. 溶解时间

D. 外观　　　　　　　　　E. 装量

6. 在安全检定项目中,灭活病毒疫苗需要进行(　　　)

A. 病毒灭活验证试验　　　B. 牛血清含量测定　　　　C. 支原体检查

D. 脱毒检查　　　　　　　E. 杀菌检查

7. 注射用重组人干扰素 γ 需要进行如下检查(　　　)

A. 无菌检查　　　　　　　B. 牛血清含量测定　　　　C. 宿主菌蛋白残留量检查

D. 支原体检查　　　　　　E. 外源性 DNA 残留量检查

8. 生物制品的质量控制,称为检定,包括(　　　)

A. 安全性　　　　　　　　B. 有效性　　　　　　　　C. 可控性

D. 一致性　　　　　　　　E. 可信性

## 二、问答题

1. 何为生物制品,如何进行分类?

2. 生物制品的安全检定包括那些项目?

3. 简述生物制品效力测定的方法。

4. 药典生物制品各论中包括哪些检定项目?

## 三、实例分析

如何检定灭活的人用狂犬病疫苗证明其是安全的?

ER-13章习题

（张慧婧）

# 第十四章

## 基因工程类药物的分析

ER-14章PPT

### 导学情景 ∨

情景描述：

　　2008 年我国第一个用于治疗恶性肿瘤的功能性单抗药物泰欣生（尼妥珠单克隆抗体注射液）获准上市，首次打破了国外垄断。

学前导语：

　　单克隆抗体，是由单一 B 细胞克隆产生的高度均一、仅针对某一特定抗原表位的抗体，属于基因工程类药物。 基因工程类药物通常是指利用 DNA 重组技术构建特异性载体，通过该载体表达目的基因产物并将其分离纯化而获得的药物。 本章主要介绍基因工程药物的概念及主要类型，基因工程药物的质量控制方法以及《中国药典》（2015 年版）收载的几种常见基因工程药物的分析实例。

## 第一节　概述

### 学习目标 ∨

1. 掌握基因工程、基因工程药物的概念和特点。
2. 掌握几种主要的基因工程药物类型。
3. 熟悉基因工程药物的质量控制特点。

### 一、基因工程药物的基本概念

（一）基因工程

　　基因工程是利用 DNA 重组技术，在体外对生物的基因进行改造和重新组合，然后导入受体细胞内进行无性繁殖，使重组基因在受体细胞内进行表达，产生出需要的基因产物。基因工程从 20 世纪 70 年代初期起步并快速发展，已经渗透到与生命科学相关的各个领域中，基因工程在医药生物技术领域中的应用，更是备受国内外生物技术界的广泛关注。

▶▶ 扫一扫，链拓展

　　基因工程的基本过程。

ER-14-1

基因工程的
基本过程

（二）基因工程药物

基因工程药物是指设计目的基因，利用重组 DNA 技术构建靶细胞（通常是微生物、哺乳动物细胞），使目的基因在靶细胞中进行表达，将表达产物进行分离纯化，产生出的药用蛋白质或者抗体。1982 年美国诞生第一个成功上市的基因工程重组人胰岛素，宣告基因工程药物时代的到来，使人类正式进入了生物药物的新纪元。

（三）基因工程药物的特点

**1. 可大规模生产**　许多具有治疗作用的蛋白质，在自然状态下体内的产量非常微小，难以满足临床开发和应用，例如细胞因子、干扰素、白介素等。利用重组 DNA 技术，基因工程制药使之前从天然来源的材料中难以获取的药用蛋白质具备大规模生产的可能性。加之基因工程药物生产操作的对象主要为工程菌或工程细胞，其具有无限繁殖的生命力，可为大规模生产重组蛋白提供丰富的原材料。

**2. 使用剂量低而生理、药理活性极高**　大多数细胞生长因子在组织中的含量一般低于内分泌激素，但引起的生物学反应却逐级放大，因此作为药物使用时的剂量非常低。如干扰素剂量为 10~30μg，白介素剂量为 0.1μg，表皮生长因子剂量只有纳克水平。

**3. 具有细胞和组织特异性，疗效更精准有效**　大多数基因工程药物都有各自的特异性细胞表面受体，通过形成受体-配体复合物后发挥作用。基因工程药物的研发设计是从分子水平上改造受体细胞的遗传特性，从根本上针对癌症、自身免疫疾病等病变进行分子设计，产生具有精准治疗作用的重组蛋白质或基因工程抗体，从而提高这些疾病的治疗水平。

**4. 具有低免疫原性，更加安全**　基因工程药物是细胞产生的多肽，一般分子较小，在体内不会引起强烈的免疫反应，人体能耐受较大剂量。另外，基因工程药物相对于天然生物来源直接提取的产品更加安全。以往，某些天然来源生产的疫苗可能无形中会导致一些疾病的传播，如血源性乙肝疫苗可能导致乙肝病毒的传播。

## 二、基因工程药物的分类

基因工程药物主要包括基因工程蛋白类药物、基因工程抗体药物以及基因工程疫苗。

1. 基因工程蛋白类药物是采用重组 DNA 技术，对编码所需蛋白质的基因进行修饰改造，利用质粒或病毒载体将目的基因导入适当的靶细胞，表达并翻译成蛋白质，经过提取、纯化等步骤制成的具有生物学活性的蛋白质制品。

（1）重组干扰素系列（interferon，IFN）：干扰素是一组由单核细胞和淋巴细胞产生的活性蛋白质，具有广谱的抗病毒、调控细胞增殖、调节免疫等多种生物学活性。根据氨基酸结构、抗原性和细胞来源，可将干扰素分为：α-（白细胞）型、β-（成纤维细胞）型，γ-（淋巴细胞）型。天然型干扰素主要从人的不同细胞中提取，但提取纯度低，含有各种干扰素混合物且含量不等。非天然型干扰素主要是利用基因重组技术生产的干扰素，主要有重组人干扰素 α1b，α2a、α2b、β、γ 等，基因工程干扰素具有与天然干扰素完全相同的生物学活性。

（2）重组人胰岛素：胰岛素是一种由哺乳动物胰腺 B 细胞分泌的多肽类激素，具有维持血糖稳定,调控细胞内多种代谢途径的重要功能。重组人胰岛素是以大肠杆菌或酵母作为宿主细胞,利用重组 DNA 技术生产的胰岛素,是目前临床上最常使用的胰岛素,其氨基酸排列序列及生物活性与人体本身的胰岛素完全相同。

---

**知识链接**

### 胰岛素的发展历程

第一代胰岛素——动物胰岛素:1921 年人类首次从牛胰腺中分离出牛胰岛素,1922 年用于临床,开启了人类胰岛素治疗的历史。1965 年,我国科学家首次人工合成结晶牛胰岛素,它是第一个在实验室中用人工方法合成的蛋白质。动物胰岛素是最早应用于糖尿病治疗的胰岛素注射制剂,一般是猪胰岛素,猪胰岛素与人胰岛素存在 1~4 个氨基酸的不同,因此容易发生免疫反应,注射部位皮下脂肪萎缩或增生,胰岛素过敏反应,并且由于其免疫原性高,容易反复发生高血糖和低血糖,容易出现胰岛素抵抗。

第二代胰岛素——人胰岛素:20 世纪 80 年代,人们通过基因工程,利用大肠杆菌或酵母表达出高纯度的人胰岛素,其结构和人体自身分泌的胰岛素一样。对比动物胰岛素,人胰岛素较少发生过敏反应或者胰岛素抵抗,稳定性高于动物胰岛素。

第三代胰岛素——胰岛素类似物:近年来,在对人胰岛素结构和成分的深入研究中发现,对肽链进行修饰,有可能改变其理化和生物学特征,从而研制出更适合人体生理需要的胰岛素类似物,这有效促进了基因工程重组胰岛素的更新换代。

---

(3)重组白细胞介素(interleukin,IL):是指在白细胞或免疫细胞间相互作用的淋巴因子,其主要作用是调节细胞生化、参与免疫应答和介导炎症反应。其中,白介素 2 为分子量 1.5 万的单肽链糖蛋白,是参与免疫应答的重要细胞因子,能激活免疫效应细胞,产生协同效应因子,参与抗肿瘤效应。

(4)重组肿瘤坏死因子(tumor necrosis factor,TNF):一类能直接造成肿瘤细胞死亡的细胞因子,可直接诱导肿瘤细胞的凋亡,根据其来源和结构分为两种,TNF-α 和 TNF-β,分别由单核巨噬细胞和活化的 T 细胞产生。

(5)生长因子(growth factor,GF):一类对机体不同细胞具有促生长分化作用的细胞因子,主要包括胰岛素样生长因子(IGF-1)、表皮生长因子(EGF)、血管内皮细胞生长因子(VEGF)、成纤维细胞生长因子(FGF)等。

2. 基因工程抗体药物是指利用重组 DNA 技术、蛋白质工程技术等对编码抗体的基因按不同需要进行改造和重新装配,经转染适当的受体细胞所表达的抗体分子。基因工程抗体包括人源化鼠单克隆抗体、小分子抗体、完全人源化抗体、特殊类型的基因工程抗体等。

(1)人源化鼠单克隆抗体:为克服鼠源抗体的免疫原性而将其进行改造,使之与人体内抗体分子结构相似,从而避免人体产生免疫反应。目前该类抗体已用于临床上抗肿瘤、抗病毒以及免疫抑制等的治疗,效果良好。

（2）小分子抗体：完整的抗体分子相对分子量较大，难以透过血管壁，从而影响靶部位特别是肿瘤细胞对其的摄取。因此对抗体分子进行改造，使其成为小分子抗体。

（3）完全人源化抗体：利用噬菌体抗体库技术和基因敲除、置换技术，制备的完全人源化抗体片段以及全抗。

3. 基因工程疫苗类药物是指利用 DNA 重组技术，把天然的或人工合成的编码病原微生物保护性抗原的基因插入细菌、酵母菌或哺乳动物细胞中，经培养、表达后，提取并纯化其表达的保护性抗原而制得的疫苗。包括基因工程载体疫苗、基因工程亚单位疫苗、蛋白质工程疫苗及核酸疫苗等。

（1）基因工程载体疫苗：利用微生物做载体，将保护性抗原基因重组到微生物体内，用能够表达保护性抗原的重组微生物制成的疫苗。该类疫苗多为活疫苗，重组体用量少，抗原不需纯化，载体本身可增强免疫效果，但需注意载体的安全性。

（2）基因工程亚单位疫苗：将基因工程表达的蛋白抗原纯化后制得的疫苗。该类疫苗产量大、纯度高、免疫原性好，可替代常规方法生产的血源性亚单位疫苗。

## 三、基因工程药物的质量控制

基因工程药物与一般药品在生产上有很多不同之处。基因工程药物是利用微生物或动物细胞培养的生物制品，其生产涉及细胞培养、基因在宿主细胞中转录、翻译、工艺放大等生物过程。这些过程存在很多可变性因素，因而其副产物的范围和特性也可能发生变化。很多基因工程药物是参与人体生理功能调节所必需的蛋白质，具有使用剂量低而生理、药理活性极高的特点，任何药物性质或剂量上的变化都可能贻误病情甚至造成危害。

另外，生物制品质量控制所使用的生物学分析手段通常比理化检验具有更大的可变性。而从分析产品的化学成分来看，基因工程药物主要为蛋白质、核酸等生物大分子，其生物活性容易受酸、碱、高温等环境的影响，因此，从原料到产品以及生产全过程都必须进行严格的质量控制，确保产品符合质量标准、安全有效。

基因工程药物的质量控制要点主要包括：

1. **原材料的质量控制**　包括对目的基因、表达载体、宿主细胞的检查，应提供克隆基因的来源、克隆方法及鉴定，载体组成各部分的来源和功能，宿主细胞株的名称、形式、来源、传代历史、稳定性检验结果等相关的详细资料。

2. **培养过程的质量控制**　培养过程最关键的质量控制在于保证基因的稳定性、一致性和不受污染。含表达载体的宿主细胞应经过克隆建立原始细胞库，再进一步建立工作细胞库。细胞库应保持稳定，并进行真菌、病毒、支原体和外源病毒因子等微生物污染的检测。培养过程中应测定被表达基因的完整性以及宿主细胞长期培养后的基因型特征。

3. **纯化过程的质量控制**　纯化过程的质量控制要求能保证除去核酸、宿主细胞杂蛋白、糖类以及其他杂质，并将纯化过程带入的有害化学物质、热原等杂质也除去或控制在规定限度以下。

**4. 最终产品的质量控制** 最终产品应根据纯化的工艺过程、产品的理化性质、用途等来确定质量控制项目,通常需要对产品进行鉴别、纯度检查、活性测定、安全性、一致性及稳定性检测。

# 第二节 基因工程类药物的检测

学习目标 ∨

1. 掌握基因工程药物鉴别、检查、含量或活性测定的一般方法。
2. 掌握电泳技术及其他纯度检查技术。
3. 熟悉免疫印迹法、肽图分析法以及酶联免疫吸附法的基本原理与操作方法。

## 一、鉴别

基因工程药物成品的鉴别采用高度特异性,基于分子结构和(或)其他特有专属性的分析方法。根据产品特性,选择理化、生物或免疫化学中的一种或多种检测方法进行鉴别。由于基因工程药物的种类较多,其鉴别方法也有很大差别。以下简单介绍几种基因工程药物常用的鉴别方法和技术手段。

(一)免疫印迹法

免疫印迹法又称转移印迹法或 Western-blot,是将高分辨率的聚丙烯酰胺凝胶电泳技术与固相免疫学方法相结合而建立起来的一种免疫生化电泳技术。以供试品与特异性抗体结合后,抗体再与酶标抗体特异性结合,通过酶学反应的显色,对供试品的抗原特异性进行检查。该法具有分析容量大、试剂用量少、灵敏度高、特异性强、操作简便等优点,广泛应用于各种蛋白质分析,如重组细胞因子类、重组多肽类激素的鉴别,蛋白质表达水平的检测等。

免疫印迹法的操作原理具体来说,即经过 SDS-聚丙烯酰胺凝胶电泳分离的蛋白质样品,转移到固相载体(如硝酸纤维素薄膜)上,固相载体以非共价键形式吸附蛋白质,蛋白质能保持电泳分离的多肽类型及生物学活性。以固相载体上的蛋白质或多肽作为抗原,与对应的抗体起免疫反应,再与酶或同位素标记的第二抗体起反应,经过底物显色或放射自显影来检测经电泳分离的目的基因表达的蛋白质成分。

> **知识链接**
>
> 免疫印迹法的操作步骤
>
> 1. SDS-聚丙烯酰胺凝胶电泳,供试品与阳性对照品上样量应大于 100ng。
> 2. 电泳后,取出凝胶,切去凝胶边缘,浸于 EBM 缓冲液中 30 分钟。另取与凝胶同样大小的厚滤纸 6 张、硝酸纤维素膜 1 张,用 EBM 缓冲液浸透。用半干胶转移仪进行转移:在电极板上依次放湿滤纸 3 张、硝酸纤维素膜 1 张、电泳凝胶、湿滤纸 3 张,盖上电极板,按 0.8mA/cm² 硝酸纤维素膜恒电流转移 45 分钟。

3. 取出硝酸纤维素膜浸入封闭液（10%新生牛血清的 TTBS 缓冲液或其他适宜封闭液）封闭 60 分钟。

4. 弃去液体，加入 TTBS 缓冲液 10ml，摇匀，加入适量的供试品抗体，室温过夜。

5. 硝酸纤维素膜用 TTBS 缓冲液淋洗 1 次，再用 TTBS 缓冲液浸洗 3 次，每次 8 分钟。 弃去液体，再加入 TTBS 缓冲液 10ml，摇动加入适量的生物素标记的第二抗体，室温放置 40 分钟。

6. 硝酸纤维素膜用 TTBS 缓冲液淋洗 1 次，再用 TTBS 缓冲液浸洗 3 次，每次 8 分钟。 弃去液体，再加 TTBS 缓冲液 10ml，摇动，加入适量的亲和素溶液和生物素标记的辣根过氧化物酶溶液，室温放置 60 分钟，硝酸纤维素膜用 TTBS 缓冲液淋洗 1 次，再用 TTBS 缓冲液浸洗 4 次，每次 8 分钟。 弃去液体，加入适量底物缓冲液，置于室温避光条件下显色，显色程度适当时水洗终止反应。

（二）肽图分析法

肽图分析是根据蛋白质分子量大小以及氨基酸组成特点，使用化学物质或蛋白水解酶作用于特殊的肽链位点，将蛋白质裂解成较小的肽段，通过一定的分离分析手段（如电泳、高效液相色谱等），对生成的肽段进行检测。该法是检测蛋白质以及其结构中细微变化的最有效方法，利用这种方法，蛋白质可以形成特征性的指纹图谱，可与天然产品或参考品的肽指纹图谱进行精密对比，要求供试品的肽图应与对照品图形一致。这种方法是对基因工程药物的分子结构和遗传稳定性进行评价和验证的首选方法，也是进行基因工程药物一致性分析的重要技术手段。

最常用的酶裂解试剂及化学裂解物分别是胰蛋白酶和溴化氰，胰蛋白酶作用于精氨酸和赖氨酸的羧基端，溴化氰作用于甲硫氨酸残基碳端的肽键。《中国药典》（2015 年版）四部中收录了胰蛋白酶裂解-反相高效液相色谱法、溴化氰裂解法。

▶ 课堂活动

查阅《中国药典》（2015 年版）中肽图分析法的相关操作。

（三）高效液相色谱法

高效液相色谱法作为一种速度快、灵敏度高、分离效果好的分析手段，广泛应用于基因工程药物的质量控制。该法常用于重组多肽类激素、重组亚单位疫苗等的鉴别，还在基因工程产品的纯度分析、含量测定中有广泛应用。高效液相色谱法分离机制多样，包括凝胶过滤、反相 HPLC、疏水色谱、离子色谱等。

（四）酶联免疫吸附法

酶联免疫吸附法，简称 ELISA，其基本原理是利用连接在固相载体上的抗体和酶标抗体分别与供试品中待测抗原分子结合，形成固相抗体-抗原-酶标抗体免疫复合物。复合物的形成量与待测抗原的含量成正比。加入酶反应的底物后，底物被酶催化变为有色产物，产物的量与样品中受检物质的量直接相关，测定有色物质量（OD 值），即可确定待测抗原含量。该法常用于重组亚单位疫苗的鉴别,结果应含相应的免疫抗原。用于定量测定时,测定对象可以是抗体也可以是抗原。

ER-14-2

酶联免疫吸附法的基本原理与应用

▶▶ 扫一扫,链拓展

酶联免疫吸附法的原理及其在基因工程药物质量控制中的应用。

## 二、检查

基因工程药物的检查包括蛋白质纯度、杂质、稳定性、安全性和一致性检查等。基因工程产品的蛋白质纯度是一项重要的质量指标,通常采用高效液相色谱法、毛细管电泳法、SDS-聚丙烯酰胺凝胶电泳等方法检测原液中蛋白质的含量与纯度。

基因工程药物的杂质分为蛋白质和非蛋白质两类。蛋白质杂质主要包括残留的宿主细胞蛋白以及目的蛋白本身发生变化形成的杂质,蛋白质杂质的检查主要采用免疫分析法,同时辅助其他检测手段,如 SDS-聚丙烯酰胺凝胶电泳、等电聚焦、高效液相色谱法、毛细管电泳法等。非蛋白质杂质主要是污染的病毒、细菌等微生物、热原、细菌内毒素、抗生素以及致敏原等,可通过微生物学方法检测。

基因工程药物稳定性检查是对产品的一致性、纯度、分子结构及生物效价等多方面因素的综合性评价,可采用电泳、高效液相色谱、肽图分析等方法进行检测。安全性检查包括无菌检查、热原检查、毒性和安全性试验。一致性检查指标包括分子量、等电点、含量、纯度、肽图分析等。以下对几种基因工程常用的检查方法进行简单概述。

### (一) SDS-聚丙烯酰胺凝胶电泳法

即十二烷基磺酸钠-聚丙烯酰胺凝胶电泳,简称 SDS-PAGE,是一种基因工程药物终产品特性鉴定、纯度检查、定量的常用方法。该法是在聚丙烯酰胺电泳过程加入 SDS,通过蛋白质和 SDS 形成复合物后,在聚丙烯酰胺凝胶电泳中,不同大小分子迁移率不同,达到分离蛋白质的目的。该法操作简便、经济、快速、可重复且非常灵敏。

聚丙烯酰胺凝胶电泳是一种以聚丙烯酰胺凝胶为介质的电泳方法,其分离效果与蛋白质所带电荷、分子大小和形状有关。SDS-PAGE 在聚丙烯酰胺电泳过程加入 SDS,大多数蛋白质都能与 SDS 结合,由于 SDS 带有大量负电荷,当它与蛋白质结合时,消除或掩盖了不同种类蛋白质间原有电荷的差异,使各种蛋白质的 SDS 复合物都带上相同密度的负电荷。蛋白质在电场中仅按照其分子量大小进行迁移,可用常规染色法或紫外扫描法进行分子量测定。

---

**案例分析**

案例:注射用重组人干扰素 α1b 的纯度检查(电泳法)

依法测定(通则 0541 第五法)。 用非还原型 SDS-聚丙烯酰胺凝胶电泳法,分离胶胶浓度为 15%,加样量应不低于 10μg(考马斯亮蓝 R250 染色法)或 5μg(银染法)。 经扫描仪扫描,纯度应不低于 95.0%。

分析：

《中国药典》（2015 年版）通则 0541 第五法即 SDS-聚丙烯酰胺凝胶电泳法。 非还原型 SDS-聚丙烯酰胺凝胶电泳法即不含巯基乙醇或二硫苏糖醇（DTT）等还原剂的聚丙烯酰胺凝胶电泳。 在这种电泳中蛋白质的二硫键不会被还原打开，与还原性聚丙烯酰胺凝胶电泳的结果对比，可以分析蛋白质单体间借二硫键形成多聚体的情况。

### （二）等电聚焦电泳

等电点是蛋白质的物理化学常数，代表蛋白质的带电性质。等电聚焦电泳（IFE）是一种高分辨率的蛋白质分离分析技术，它利用蛋白质分子的等电点不同，在稳定、线性而连续的 pH 值梯度中对蛋白质进行分离。分离过程仅取决于蛋白质的等电点，带电的蛋白质在电泳中向极性相反的方向移动，一旦蛋白质到达它等电点的位置，就没有静电荷，不能进一步迁移，从而检测到蛋白质类供试品的等电点。

### （三）毛细管电泳法

毛细管电泳法（HPCE）是 20 世纪 80 年代初发展起来的一种高效、快速的分离分析方法。该法以毛细管为分离通道，以高压直流电场为驱动力，依据蛋白质在电场中迁移速率的差异，实现蛋白质的分离分析。该法结合了电泳的分离原理、高效毛细管柱技术以及高效液相分离技术，拥有电泳和色谱的双重优点，分辨率高、灵敏度高、分析速度快、操作简便且分离模式多样，在基因工程药物的质量控制中有着重要的应用和广阔的发展前景。

ER-14-3

毛细管电泳技术的分离原理与应用

▶▶ 扫一扫，链拓展

毛细管电泳技术的分离原理及其在基因工程药物质量控制中的应用。

## 三、含量或活性测定

### （一）含量测定

基因工程药物的主要成分为蛋白质，且有效性取决于其生物学活性，因此，蛋白质含量或活性测定是基因工程药物质量控制的重要指标。

对基因工程蛋白类药物来说，蛋白质的含量测定方法均适用，《中国药典》（2015 年版）四部中收载了凯氏定氮法、双缩脲法、福林酚法、2,2'-联喹啉-4,4'-二羧酸法、考马斯亮蓝法、紫外-可见分光光度法等 6 种，其原理和测定方法详见第六章。

### （二）生物学活性测定

基因工程药物易受外界因素（如温度、湿度、反应时间、生产过程诸环节等）的影响而导致其生物活性降低或消失，从而失去药理作用。故基因工程产品除了测定蛋白质含量外，还应进行生物学活性的测定，以保证其具有体内外生物学活性作用。根据基因工程药物的性质、类型、药效学特点不同,生物学活性测定可采用体内测定法或体外细胞法,考察不同类型药物的促细胞生长作用、细胞抑制作用或对动物体内某些指标的影响等,确定药物的生理学活性,详见表 14-1。

表 14-1 《中国药典》(2015 年版)收载的生物学活性测定方法

| 方法 | 药物 | 测定手段/原理 |
| --- | --- | --- |
| 促进细胞生长作用 | 重组人白介素-2 | CTLL-2 细胞/MTT 比色法 |
| | 重组人表皮生长因子 | 细胞增殖法/MTT 比色法 |
| | 重组人粒细胞刺激因子 | NFS-60 细胞/MTT 比色法 |
| | 重组人粒细胞巨噬细胞刺激因子 | TF-1 细胞/MTT 比色法 |
| | 重组牛碱性成纤维细胞生长因子 | 细胞增殖法/MTT 比色法 |
| 细胞增殖抑制法 | 尼妥珠单抗注射液 | 尼妥珠单抗对人肺癌淋巴结转移细胞(H292)的增殖抑制性 |
| 细胞病变抑制法 | 干扰素 | 干扰素对人羊膜细胞(WISH)的保护作用 |
| 网织红细胞计数法 | 重组人促红细胞生成素 | 人促红细胞生成素促进小鼠网织红细胞的增殖作用 |
| 生化酶反应测定法 | 重组链激酶 | 链激酶能激活纤维酶原成为纤维酶,纤维酶能降解人纤维蛋白,在纤维蛋白平板上出现溶解圈 |
| 免疫学活性测定法 | 重组乙型肝炎疫苗(酵母) | 蛋白质对异种蛋白的免疫原性 |

# 第三节 几种常见基因工程药物的分析简介

## 一、重组人胰岛素

重组人胰岛素是一种广泛应用的降血糖药,为重组技术生产的由 51 个氨基酸残基组成的蛋白质。本品在乙醇和乙醚中几乎不溶,在稀盐酸和稀氢氧化钠溶液中易溶。贮藏时需遮光,密闭,-15℃以下保存。

（一）鉴别

主要采用高效液相色谱法、肽图分析进行鉴别。在含量测定项下记录的色谱图中,供试品溶液主峰与对照品溶液主峰的保留时间应一致。按肽图分析法,供试品溶液与对照品溶液的肽图谱应一致。

（二）检查

重组人胰岛素的检查项目较多，其中干燥失重、炽灼残渣、微生物限度、细菌内毒素等检查参见《中国药典》（2015 年版）二部附录，此外还应进行有关物质、高分子蛋白质、菌体蛋白残留量、外源性DNA 残留量、生物活性等方面的检查。

1. **有关物质**　取本品适量制备供试品溶液，照含量测定项下的色谱条件，以 0.2mol/L 磷酸盐缓冲液（pH=2.3）-乙腈（82∶18）为流动相 A，以乙腈-水（50∶50）为流动相 B，进行梯度洗脱。取供试品溶液 20μl 注入液相色谱仪，记录色谱图，含 A$_{21}$ 脱氨人胰岛素不得大于 1.5%，其他杂质峰面积之和不得大于 2.0%。

2. **高分子蛋白质**　取本品适量制备供试品溶液。照分子排阻色谱法试验。取供试品溶液 100μl 注入液相色谱仪，记录色谱图，扣除保留时间大于重组人胰岛素主峰的其他峰面积，按峰面积归一化法计算，保留时间小于重组人胰岛素主峰的所有峰面积之和不得大于 1.0%。

3. **菌体蛋白残留量**　取本品适量，依法检查，每 1mg 重组人胰岛素中菌体蛋白残留量不得过 10ng。

4. **外源性 DNA 残留量**　取本品适量，依法检查，每 1 剂量重组人胰岛素中宿主 DNA 不得过 10ng。

5. **生物活性**　取本品适量，照胰岛素生物测定法，每组的实验动物数可减半，实验采用随机设计，照生物检定统计法中量反应平行线测定随机设计法计算效价，每 1mg 的效价不得少于 15单位。

（三）含量测定

照高效液相色谱法测定，按外标法以重组人胰岛素峰与 A$_{21}$ 脱氨人胰岛素峰面积之和计算，即得。

## 二、重组白细胞介素

重组白细胞介素可以由大肠杆菌或酵母两种表达体系生产。《中国药典》（2015 年版）收录的白介素共 5 种，包括重组人白介素-2、重组人白介素-11。现以注射用重组人白介素-2 为例，介绍此类药物的分析检验方法。

注射用重组人白介素-2 是由高效表达人白介素-2 基因的大肠杆菌，经发酵、分离和高度纯化后获得的重组人白介素-2 冻干制成。在生产过程中需要对原液、半成品、成品进行分析检验。

（一）鉴别

按免疫印迹法或免疫斑点法测定，应为阳性。

（二）检查

注射用重组人白介素-2 除进行 pH 值、等电点、紫外光谱图、肽图等一般检查外，还应进行 N-端氨基酸序列、纯度和杂质检查。

1. N-端氨基酸序列（至少每年测定 1 次）用氨基酸序列分析仪测定，N-端序列应与设计一致。

2. 纯度采用非还原型 SDS-聚丙烯酰胺凝胶电泳法[《中国药典》(2015 年版)四部附录],经扫描仪扫描,纯度应不低于 95.0%。采用高效液相色谱法按面积归一化法计算,人白介素-2 主峰面积应不低于总面积的 95.0%。

3. 杂质检查主要检查外源性 DNA 残留量、宿主菌蛋白质残留量、细菌内毒素、残余抗生素活性、乙腈残留量等。

(1)残余抗生素活性按抗生素残留量检查法测定[《中国药典》(2015 年版)四部附录],结果不应有残余氨苄西林或其他抗生素活性。如制品中含 SDS,应将 SDS 浓度至少稀释至 0.01%再进行测定。

(2)乙腈残留量:如工艺中采用乙腈,则照气相色谱法检查[《中国药典》(2015 年版)四部附录],通过比较标准溶液和供试品溶液的峰面积判定供试品溶液中乙腈含量,乙腈残留量应不高于 0.000 4%。

(三)含量/效价测定

1. **生物学活性** 按重组人白介素-2 生物学活性测定法进行测定。此法依据在不同白介素-2 的浓度下,其细胞依赖株 CTLL-2 细胞存活率不同,采用 MTT 比色法测定白介素-2 的生物学活性。

2. **蛋白质含量** 依蛋白质含量测定法中的福林酚法(Lowry 法)测定。

3. **比活性** 该值为生物学活性与蛋白质含量之比,每 1mg 蛋白质应不低于 $1.0 \times 10^7$IU。

尼妥珠单抗
注射液的
分析实例

▶▶ 扫一扫,链拓展

尼妥珠单抗注射液的分析实例。

**点滴积累** ∨

1. 基因工程药物是利用重组 DNA 技术构建靶细胞(微生物或哺乳动物细胞),使目的基因在靶细胞中进行表达,将表达产物进行分离纯化,产生出药用蛋白质或者抗体。

2. 基因工程药物主要包括基因工程蛋白类药物、基因工程抗体药物以及基因工程疫苗。

3. 基因工程药物的质量控制要点主要包括:原材料、培养过程、纯化过程和最终产品的质量控制。

4. 基因工程药物的质量控制方法主要有免疫印迹法、肽图分析、酶联免疫吸附法、高效液相色谱法、毛细管电泳法、SDS-PAGE、等电聚焦等方法。

5. 基因工程药物的生物学活性测定可采用体内测定法或体外细胞法。

## 复习导图

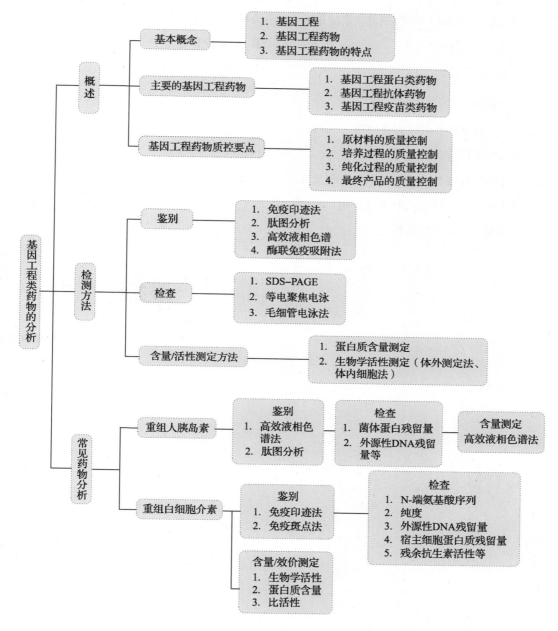

## 目标检测

### 一、单项选择题

1. 酶联免疫法的英文简称是(　　　　)

    A. ELISA        B. Western-Blotting    C. SDS-PAGE    D. HPCE

2. 下列不属于基因工程药物常用分析检验方法的是(　　　　)

    A. 等电聚焦电泳法    B. 高效液相色谱法    C. 肽图分析        D. 化学呈色反应

3.《中国药典》(2015年版)中,基因工程重组人促红细胞生成素采用的效价测定方法是(　　　　)

A. 体内法

B. 体外相对效力测定法

C. 电泳法

D. 高效液相色谱法

4.《中国药典》(2015 年版)三部收录的重组乙型肝炎疫苗(酵母)的生物学活性测定法为(　　)

A. 免疫学活性测定法

B. 高效液相色谱法

C. 报告基因法

D. 细胞病变抑制法

二、问答题

1. 简述 SDS-PAGE 的原理及应用。

2. 阐述免疫印迹法的基本原理及方法。

3. 阐述酶联免疫检测反应的基本原理及方法。

4. 简述等电聚焦电泳的原理及应用。

5. 简述基因工程药物的特点。

ER-14章习题

（崔俐俊）

# 第三模块

## 实验实训

# 实训一 乙胺嘧啶药物性状检验

## 【实训目的】

1. 掌握生物药物中性状检验的基本原理和操作方法。

2. 熟悉生物药物性状检验常用仪器的原理和方法。

3. 了解乙胺嘧啶药物性状检验的内容。

4. 正确使用紫外-可见分光光度计。

## 【实训原理】

本品可抑制疟原虫的二氢叶酸还原酶,干扰疟原虫的叶酸正常代谢,临床上用于预防疟疾和休止期抗复发治疗。

《中国药典》(2015 年版)二部中,乙胺嘧啶性状项下记载:①本品为白色结晶性粉末;无臭。②本品在乙醇或三氯甲烷中微溶,在水中几乎不溶。③吸收系数:取本品,精密称定,加 0.1mol/L 盐酸溶液溶解,并定量稀释制成每 1ml 中约含 13μg 的溶液,照紫外-可见分光光度法(《中国药典》通则 0401),在 272nm 的波长处测定吸光度,吸收系数为 309~329。

## 【实训内容】

1. **试药与试剂** 乙胺嘧啶、乙醇(或三氯甲烷)、水、0.1mol/L 盐酸。

2. **器材** 紫外-可见分光光度计。

3. **操作步骤**

(1)外观性状:

1)检验方法:目视直接观察药品的外观色泽、形状;鼻嗅检查药品的臭味。

2)结果判断:本品为白色结晶性粉末;无臭;判断为符合规定。

(2)溶解度:

1)检验方法:①称取 0.1g 的药物于合适的试管中,加入乙醇(或三氯甲烷)10.0ml,室温下每隔 5 分钟强力振摇 30 秒,30 分钟后观察溶解情况。②称取 0.01g 的药物于合适的烧杯中,加入水 100.0ml,室温下每隔 5 分钟强力振摇 30 秒,30 分钟后观察溶解情况。

2)结果判断:观察溶解情况,如果乙醇中能溶,则符合规定;水中不溶,则符合规定。

(3)吸收系数:

1)检验方法:取本品,精密称定,加 0.1mol/L 盐酸溶液溶解,并定量稀释制成每 1ml 中约含 13μg 的溶液(即溶液浓度 $c$ 为 $1.3×10^{-3}$ g/100ml),照紫外-可见分光光度法(《中国药典》通则 0401),在 272nm 的波长处测定吸光度 $A$,按下式计算吸收系数 $E$。

$$E = \frac{A}{cl}$$

式中液层厚度 $l$ 为 1cm。

2)结果判断:吸收系数在 309~329 内,符合规定;反之,不符合规定。

**【实训注意】**

1. 溶解度在检查时,要综合考虑环境温度,仔细记录溶剂的实际用量,对于溶解度不好的药品,要隔一段时间就振荡。

2. 吸收系数的检验原理是朗伯-比尔定律。

**【实训思考】**

1. 药品的近似溶解度可以分为哪几类?如何定义?

2. 紫外-可见分光光度计使用时有哪些注意事项?

**【实训报告】**

**1. 药品检验原始记录**

检验日期＿＿＿＿＿＿＿＿＿＿　　温度＿＿＿＿＿＿＿＿＿＿　　相对湿度＿＿＿＿＿＿＿＿＿＿

检品名称＿＿＿＿＿＿＿＿＿＿　　剂型＿＿＿＿＿＿＿＿＿＿　　规　格＿＿＿＿＿＿＿＿＿＿

生产厂家＿＿＿＿＿＿＿＿＿＿　　批号＿＿＿＿＿＿＿＿＿＿　　效　期＿＿＿＿＿＿＿＿＿＿

检验依据＿＿＿＿＿＿＿＿＿＿＿＿＿＿＿＿＿＿＿＿＿　　检验目的＿＿＿＿＿＿＿＿＿＿

---

**【外观性状检查】**

(1)药品外观色泽:

(2)药品外观形状:

(3)药品臭味:

《中国药典》(2015年版)规定:

本品为白色结晶性粉末;无臭。

检验结果:


**【溶解度检查】**

(1)乙醇(或三氯甲烷)溶解实验:

药品称取量:＿＿＿＿＿g　　乙醇(或三氯甲烷)量取量:＿＿＿＿＿ml

30分钟后药品溶解情况:

(2)水溶解实验:

药品称取量:＿＿＿＿＿g　　水量取量:＿＿＿＿＿ml

30分钟后药品溶解情况:

《中国药典》(2015年版)规定:

本品在乙醇或三氯甲烷中微溶,在水中几乎不溶。

检验结果:

---

**【吸收系数测定】**

（1）吸收池配套性实验

吸收池规格：_____cm _____材料 仪器型号：_____

溶剂：_____ 检测波长：_____nm

吸收池 1 透光率：_____ 吸收池 2 透光率：_____ 差值：_____

吸收池配套性结论：□吸收池 1、2 能配套使用 □吸收池 1、2 不能配套使用

（2）吸收系数测定实验

药品称取量：_____g 溶剂：_____

容量瓶规格：_____ml 药品浓度：$c=$ _____

检测波长：$\lambda=$ _____nm 参比溶液：_____

药品吸光度：$A=$ _____ 液层厚度：$l=$ _____

吸收系数：$E=$ _____

《中国药典》（2015 年版）规定：

本品在 272nm 的波长处测定吸光度，吸收系数（$E_{1cm}^{1\%}$）应为 309~329。

检验结果：

检验人： 复核人：

## 2. 药品检验报告

| 检品名称 | | 规格 | |
|---|---|---|---|
| 批号 | | 剂型 | |
| 生产单位或产地 | | 包装 | |
| 供样单位 | | 有效期至 | |
| 检验目的 | | 检品数量 | |
| 检验项目 | | 收检日期 | |
| 检验依据 | | 报告日期 | |

| 检验项目 | 标准规定 | 检验结果 |
|---|---|---|
| | | |
| | | |
| | | |

| 检验结论： | |
|---|---|

检验人：_____ 授权人：_____

签发日期：_____

【实训评价】

| 测评项目 | 外观观察操作规范性 | 溶解操作规范性 | 容量瓶的使用 | 分光光度计的使用 | 原始记录 | 报告规范 | 报告完整性 | 清洁 |
|---|---|---|---|---|---|---|---|---|
| 分值 | 10分 | 10分 | 10分 | 20分 | 15分 | 10分 | 15分 | 10分 |
| 自我评价 | | | | | | | | |
| 小组评价 | | | | | | | | |
| 教师评价 | | | | | | | | |

（程沁园）

# 实训二　硫酸链霉素的鉴别检验

【实训目的】

1. 掌握生物药物中鉴别检验的基本原理和操作方法。

2. 熟悉生物药物鉴别检验常用仪器的原理和方法。

3. 了解硫酸链霉素鉴别检验的内容。

4. 正确使用红外光谱仪。

【实训原理】

　　硫酸链霉素为一种氨基糖苷类抗生素,对结核分枝杆菌有强大抗菌作用,对许多革兰阴性杆菌也具有一定的抗菌作用;同时,脑膜炎奈瑟菌和淋病奈瑟菌亦对本品敏感。常用于兔热症、鼠疫、严重布氏杆菌病及鼻疽的治疗(常与四环素或氯霉素合用)。也可用于结核病的二线治疗,多与其他抗结核药合用,其结构如下图所示。

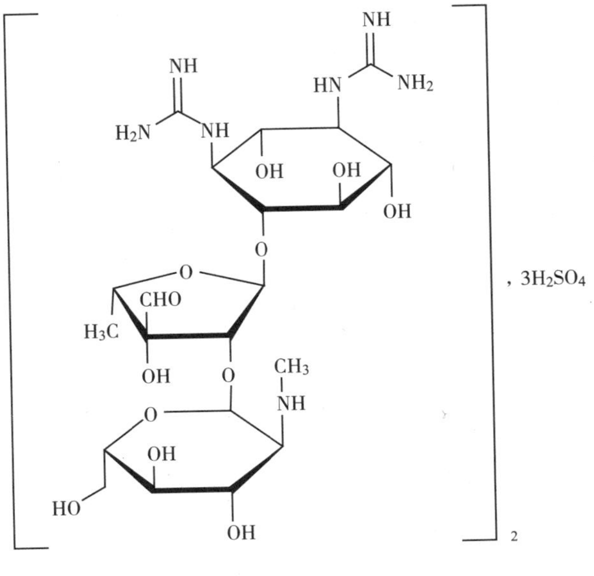

《中国药典》(2015年版)二部中,硫酸链霉素项下记载了用于本品鉴别的2个呈色反应、红外吸收光谱(IR)检测对照和硫酸盐的鉴别反应。呈色反应一为坂口反应,是专门针对链霉胍的反应,其反应原理是链霉胍的胍基在碱性次溴酸钠溶液中与α-萘酚反应生成橙红色。呈色反应二为麦芽酚反应,针对的是链霉素结构中的链霉糖结构基团,其原理是麦芽酚即α-甲基-β-羟基-γ-吡喃酮,是在碱性溶液中,链霉糖经分子重排、环扩大形成六元环后,消除N-甲基葡萄糖胺,再消除链霉胍所生成的,而麦芽酚可与铁离子在微酸性溶液中形成紫红色配合物。该反应为链霉素的特有反应。硫酸盐的鉴别反应则是根据硫酸根离子与钡盐的反应来鉴别确证本品中的硫酸根部分。

【实训内容】

1. **试药与试剂**　硫酸链霉素、氢氧化钠试液、0.1% 8-羟基喹啉的乙醇溶液、次溴酸钠试液、硫酸铁铵溶液、溴化钾固体、氯化钡试液、醋酸铅试液、醋酸铵试液、盐酸(或硝酸)。

2. **器材**　红外分光光度计、恒温水浴锅、电子天平。

3. **操作步骤**

(1)呈色反应一(坂口反应):称取本品约0.5mg,放入试管中,加水4ml,振摇使之溶解,加入氢氧化钠试液2.5ml、0.1% 8-羟基喹啉的乙醇溶液1ml,放冷至约15℃后,加次溴酸钠试液3滴,观察其是否立即显橙红色。

(2)呈色反应二(麦芽酚反应):取本品约20mg,加水5ml溶解,加入氢氧化钠试液0.3ml,置于水浴上加热5分钟,再加入硫酸铁铵溶液0.5ml,观察其是否显紫红色。

(3)红外吸收光谱法:取本品,经105℃干燥至恒重后,取约2mg与200mg纯溴化钾固体研细混合均匀,置于适宜器具中,用$5×10^7 \sim 10×10^7$Pa压力压制成透明薄片,置于红外光谱仪中,得到红外吸收光谱图,与对照图谱比较是否一致。

(4)硫酸盐鉴别试验:取本品约100mg,加水20ml溶解,分别进行以下试验。

1)取5ml供试品溶液,滴加氯化钡试液,即生成白色沉淀;分离,沉淀在盐酸或硝酸中均不溶解。

2)取5ml供试品溶液,加醋酸铅试液,即生成白色沉淀;分离,沉淀在醋酸铵试液或氢氧化钠试液中溶解。

3)取供试品溶液,加盐酸,不生成白色沉淀。

4. **结果判定**　鉴别每个项目的检验结果与检验标准一致,则判定为符合规定,反之则判定为不符合规定。

【实训注意】

1. 在硫酸链霉素的鉴别试验中,共选择了4个试验,其中3个为化学方法,1个为仪器法,属于典型化学法加仪器法的规律。

2. 红外吸收光谱法样品制备要求较高,且制备过程需严格防水分渗入。

【实训思考】

1. 生物药物的专属性鉴别试验可分为哪几类?常用的有哪些方法?

2. 红外吸收光谱的测定过程中,有哪些注意事项?

**【实训报告】**

**1. 药品检验原始记录**

检验日期＿＿＿＿＿＿＿＿　　温度＿＿＿＿＿＿＿＿＿　　相对湿度＿＿＿＿＿＿＿＿＿

检品名称＿＿＿＿＿＿＿＿　　剂型＿＿＿＿＿＿＿＿＿　　规　　格＿＿＿＿＿＿＿＿＿

生产厂家＿＿＿＿＿＿＿＿　　批号＿＿＿＿＿＿＿＿＿　　效　　期＿＿＿＿＿＿＿＿＿

检验依据＿＿＿＿＿＿＿＿＿＿＿＿＿＿＿＿＿＿＿＿　　检验目的＿＿＿＿＿＿＿＿＿

**【呈色反应一（坂口反应）】**

药品称取量：＿＿＿＿＿＿mg

加水量：＿＿＿＿ml　移液管规格：＿＿＿＿＿＿ml

加氢氧化钠试液：＿＿＿＿ml　移液管规格：＿＿＿＿＿＿ml

加 0.1% 8-羟基喹啉的乙醇溶液：＿＿＿＿ml　移液管规格：＿＿＿＿＿＿ml

加次溴酸钠试液 3 滴后是否立即显橙红色：□是　　□否

《中国药典》（2015 年版）规定：

本反应在滴加次溴酸钠试液 3 滴后即显橙红色。

检验结果：

**【呈色反应二（麦芽酚反应）】**

药品称取量：＿＿＿＿＿＿mg

加水量：＿＿＿＿ml　移液管规格：＿＿＿＿＿＿ml

加氢氧化钠试液：＿＿＿＿ml　移液管规格：＿＿＿＿＿＿ml

加硫酸铁铵溶液：＿＿＿＿ml　移液管规格：＿＿＿＿＿＿ml

是否显紫红色：□是　　□否

《中国药典》（2015 年版）规定：本反应即显紫红色。

检验结果：

**【红外吸收光谱法】**

药品称取量：＿＿＿＿＿＿mg　纯溴化钾称取量：＿＿＿＿＿＿mg

注意,请另附红外吸收光谱图:

与《药品红外光谱集》491 图（硫酸链霉素）是否一致：□是　　□否

《中国药典》（2015 年版）规定：

本品的红外吸收图谱应与对照的图谱（光谱集 491 图）一致。

检验结果：

**【硫酸盐鉴别试验】**

药品称取量：＿＿＿＿＿＿mg　加水量：＿＿＿＿ml

（1）供试品溶液取样量：＿＿＿＿ml　移液管规格：＿＿＿＿＿＿ml

滴加氯化钡试液,是否生成白色沉淀：□是　　□否

沉淀在盐酸中是否溶解:□是　　□否

沉淀在硝酸中是否溶解:□是　□否

（2）供试品溶液取样量:_____ml　移液管规格:_____ml

加醋酸铅试液,是否生成白色沉淀:□是　□否

沉淀在醋酸铵试液中是否溶解:□是　□否

沉淀在氢氧化钠试液中是否溶解:□是　□否

（3）供试品溶液取样量:_____ml　移液管规格:_____ml

加盐酸是否生成白色沉淀:□是　□否

《中国药典》(2015 年版)规定:本品的水溶液反应显硫酸盐的鉴别反应(通则 0301)。

检验结果:

检验人:　　　　　　　　　　　　　　　复核人:

## 2. 药品检验报告

| 检品名称 | | 规格 | |
|---|---|---|---|
| 批号 | | 剂型 | |
| 生产单位或产地 | | 包装 | |
| 供样单位 | | 有效期至 | |
| 检验目的 | | 检品数量 | |
| 检验项目 | | 收检日期 | |
| 检验依据 | | 报告日期 | |

| 检验项目 | 标准规定 | 检验结果 |
|---|---|---|
| | | |
| | | |
| | | |

| 检验结论: | |
|---|---|

检验人:_____　　　　授权人:_____

签发日期:_____

【实训评价】

| 测评项目 | 称量操作规范性 | 滴加操作规范性 | 溶解操作规范性 | 红外光谱仪的使用 | 原始记录 | 报告规范 | 报告完整性 | 清洁 |
|---|---|---|---|---|---|---|---|---|
| 分值 | 10 分 | 10 分 | 10 分 | 20 分 | 15 分 | 10 分 | 15 分 | 10 分 |
| 自我评价 | | | | | | | | |
| 小组评价 | | | | | | | | |
| 教师评价 | | | | | | | | |

（程沁园）

# 实训三　丙氨酸的杂质限量检查

【实训目的】

1. 掌握生物药物中限量检查方法的基本原理、操作方法及限量计算方法。

2. 熟悉生物药物限量检查常用仪器的原理和方法。

3. 了解丙氨酸限量检查内容。

4. 正确使用纳氏比色管、紫外分光光度计及检砷器。

【实训原理】

L-丙氨酸是构成蛋白质的基本单位，是组成人体蛋白质的氨基酸之一。在临床上常添加至输液中，作为氨基供体提供给转氨酶，还可作为某些手性药物和新型甜味剂的原料。L-丙氨酸的主要生产方法为游离细胞或固定化酶法，以 L-天冬氨酸为原料，通过 β 脱羧酶脱去 β 羧基而得。由于原料 L-天冬氨酸中常含有一定量的富马酸，β-脱羧酶中含有少量消旋酶，在生产过程中易原料残存及异构化，因此产物中含有 L-天冬氨酸、富马酸及 D-丙氨酸等杂质，这些杂质将影响 L-丙氨酸及其下游产品的质量。

【实训内容】

1. **试药及试剂**　L-丙氨酸、pH 4.01 苯二甲酸盐缓冲液、pH 9.18 硼砂缓冲、pH 3.5 醋酸盐缓冲液、稀硝酸、稀盐酸、硫酸、10μg/ml 标准氯化钠溶液、100μg/ml 标准硫酸钾、10μg/L 标准铁溶液、10μg/ml 标准铅溶液、1μg/ml 标准砷溶液、25%氯化钡、30%硫氰酸铵、硝酸银、过硫酸铵、硫代乙酰胺、碘化钾、氯化亚锡、正丁醇、锌粒、醋酸铅棉花、溴化汞试纸。

2. **器材**　pH 计、天平、坩埚、干燥箱、烘箱、检砷装置、烧瓶、容量瓶、称量瓶、纳氏比色管、量筒、试管、分液漏斗等。

3. **操作步骤**　（1）pH：称取 1.0g 供试品，置 50ml 烧杯中，加新沸并冷却的纯化水 20ml 搅拌使之溶解。选用玻璃电极作指示电极、饱和甘汞齐电极为参比电极的 pH 计，分别用 pH 4.01 苯二甲酸盐标准缓冲液、pH 9.18 硼砂标准缓冲液对仪器进行校正，仪器校正后，依法测定，pH 应为 5.5~7.0。

（2）氯化物：称取 0.3g 供试品，加水搅拌溶解使成 25ml，加 10ml 稀硝酸，置 50ml 纳氏比色管中加水至 40ml，摇匀，即得供试液。另取 6ml 氯化钠标准液，置 50ml 纳氏比色管中，加 10ml 稀硝酸，加水至 40ml，摇匀，即得对照液。于供试液与对照液中分别加入 1.0ml 硝酸银溶液，用水稀释至 50ml，摇匀，于暗处静置 5 分钟，同置黑色背景上，从比色管上方向下观察、比较，供试液管不得深于对照管。

（3）硫酸盐：称取 1.0g 供试品，加水搅拌溶解使成约 40ml，置 50ml 纳氏比色管中，加 2ml 稀盐酸，摇匀即得供试液。另取 2ml 硫酸钾溶液置 50ml 纳氏比色管中，加水使成约 40ml，加 2ml 稀盐酸，摇匀即得对照液。分别向供试液管和对照管加入 2.5ml 25%氯化钡溶液，加纯化水使成 50ml，充分摇匀，静置 10 分钟，同置黑色背景上，从比色管上方向下观察、比较，供试液管不得浓于对照管。

（4）干燥失重：取约 1g 供试品，置经 105℃烘箱中干燥至恒重的扁形称量瓶中，平铺，且厚度不超过 5mm，精密称定后，于 105℃烘箱干燥至恒重，减失重量不得超过 0.2%。

（5）炽灼残渣：取约 1g 供试品，置经炽灼至恒重的坩埚中，精密称定，缓缓炽灼至完全炭化，冷却。加 1ml 硫酸使湿润，低温加热至硫酸蒸气除尽后，于 700~800℃炽灼使之完全炭化，移至干燥器内，冷却，精密称定，再于 700~800℃炽灼至恒重，残渣不得超过 0.1%。

（6）铁盐：称取 1.0g 供试品，加水搅拌溶解使成 25ml，移至 50ml 纳氏比色管中，加 4ml 稀盐酸与 50mg 过硫酸铵，加水稀释至 35ml 后，加 3ml 30%硫氰酸铵溶液，再加适量的水稀释至 50ml，摇匀，得供试液。另取 1ml 标准铁溶液，置 50ml 纳氏比色管中，加水使成 25ml，加 4ml 稀盐酸与 50mg 过硫酸铵，加水稀释至 35ml 后，加 3ml 30%硫氰酸铵溶液，再加适量的水稀释至 50ml，摇匀，得对照液。立即将供试液与对照液进行比较，供试管不得更深。

若供试管与对照管色调不一致，或者结果判断有困难，可将供试液与对照液分别移置分液漏斗，各加 20ml 正丁醇，振摇，静置分层后，将正丁醇层移至 50ml 纳氏比色管中，再用正丁醇稀释至 25ml，比较，进行结果判断，供试液提液颜色不得深于对照液的提取液。

（7）重金属：称取 2.0g 供试品，置 25ml 纳氏比色管中，加 23ml 水溶解后，加 2ml pH 3.5 醋酸盐缓冲液，得供试液。取 2ml 标准铅溶液，置 25ml 纳氏比色管中，加 2ml pH 3.5 醋酸盐缓冲液，用水稀释至 25ml，得对照液。分别向供试液和对照液加 2ml 硫代乙酰胺溶液，摇匀，静置 2 分钟，将供试管和对照管同置白纸上，从比色管上方向下观察、比较，供试液管不得更深。

（8）砷盐：检砷装置参见本书第三章图 3-1。测试时，于导气管 C 中装入 60mg 醋酸铅棉花（填装高度约 60~80mm），再将一片溴化汞试纸放于旋塞 D 的顶端平面（试纸大小以能覆盖孔径而不露出平面外为宜），盖上旋塞盖 E 并旋紧。精密量取 2ml 标准砷溶液，置 A 瓶中，加入 5ml 盐酸与 21ml 水，再加入 5ml 碘化钾试液与 5 滴氯化亚锡液，于室温静置 10 分钟后，加 2g 锌粒，立即将装妥的导气管 C 密塞于 A 瓶上，并将 A 瓶置 25~40℃水浴中，反应 45 分钟，去除溴化汞试纸，即得标准砷斑。称取 2.0g 供试品，置 A 瓶中加水 23ml 溶解，再加入 5ml 颜色，照标准砷斑的制备，自"再加入 5ml 碘化钾试液"起，依法操作，即得供试品砷斑。与标准砷斑比较，颜色不得更深。

**【实训注意】**

1. pH 检查中,溶剂应避免引入改变酸、碱性质的因素,因此需用新沸的冷水;pH 计的玻璃电极与饱和甘汞齐电极使用前要活化,pH 计校正时应注意温度因素,按《中国药典》(2015 年版)四部通则 0631 进行调整;在 pH 计的示数显示稳定后读取数据,平行操作,取相近的三次测得值得平均值为测定值。

2. 纳氏比色管应配对,用铬酸洗液洗除污物,用水冲洗干净,采用旋摇的方法使管内溶液混合均匀。

3. 观察氯化物、硫酸盐检查结果,应置黑色背景上;重金属检查时,应置白色背景上,观察时均从比色管自上而下,有利于结果的准确判断。

4. 砷盐检查时所用仪器与试液参照第三章第三节中"五、砷盐检查法"进行检查,均不应生成砷斑,或至多生成仅可辨认的砷斑。锌粒应无砷,以能通过 1 号筛的细粒为佳,如锌粒较大,用量应酌情增加,反应时间亦须延长至 1 小时;如供试品需经有机破坏后检砷,应用标准砷液代替供试品,按各药品项下规定的方法同法处理后,再依法制备标准砷斑,溴化汞试纸的直径应大于导气管孔外径,小于或等于旋盖内径。

**【实训思考】**

1. 如何使纳氏比色管符合药物杂质限量检查的要求?

2. 氯化物、重金属检查时的操作注意事项有哪些?结果观察时须自上而下透视的原因是什么?

3. 炽灼残渣检查的关键步骤是什么?如何进行恒重?

4. 砷盐检查时的操作注意事项有哪些?碘化钾、酸性氯化亚锡和醋酸铅棉花的功效各是什么?

**【实训报告】**

**1. 药品检验原始记录**

检验日期＿＿＿＿＿＿＿＿　　温度＿＿＿＿＿＿＿＿　　相对湿度＿＿＿＿＿＿＿＿＿

检品名称＿＿＿＿＿＿＿＿　　剂型＿＿＿＿＿＿＿＿　　规　　格＿＿＿＿＿＿＿＿＿

生产厂家＿＿＿＿＿＿＿＿　　批号＿＿＿＿＿＿＿＿　　效　　期＿＿＿＿＿＿＿＿＿

检验依据＿＿＿＿＿＿＿＿＿＿＿＿＿＿＿　　检验目的＿＿＿＿＿＿＿＿＿＿＿＿＿

> (1) pH:称取＿＿＿＿＿＿＿g 供试品,置 50ml 烧杯中,加新沸并冷却的纯化水 20ml 搅拌使之溶解。选用＿＿＿＿＿＿＿＿＿＿＿＿＿＿＿＿＿＿＿＿＿为电极。
>
> 《中国药典》(2015 年版)规定:依法测定,pH 应为 5.5~7.0。
>
> 检验结果:pH 为＿＿＿＿＿＿＿＿＿＿＿＿。
>
> (2) 氯化物:称取＿＿＿＿＿＿g 供试品,如本实训操作步骤配制,即得供试液。另取＿＿＿＿＿＿＿ml 氯化钠标准液,如本实训操作步骤配制,即得对照液。于供试液与对照液中分别加入 1.0ml 硝酸银溶液,用水稀释至 50ml,摇匀,于暗处静置 5 分钟。
>
> 《中国药典》(2015 年版)规定:同置黑色背景上,从比色管上方向下观察、比较,供试液管不得浓于对照管。

检验结果：

（3）硫酸盐：称取_____g供试品，如本实训操作步骤配制，即得供试液。另取_____ml硫酸钾溶液如本实训操作步骤配制，即得对照液。分别向供试液管和对照管加入 2.5ml 25%氯化钡溶液，加纯化水使成50ml，充分摇匀，静置 10 分钟。

《中国药典》（2015 年版）规定：同置黑色背景上，从比色管上方向下观察、比较，供试液管不得浓于对照管。

检验结果：

（4）干燥失重：取_____g供试品，如本实训操作步骤处理。

《中国药典》（2015 年版）规定：减失重量不得超过 0.2%。

检验结果：

（5）炽灼残渣：取_____g供试品，如本实训操作步骤处理。

《中国药典》（2015 年版）规定：残渣不得超过 0.1%。

检验结果：

（6）铁盐：称取_____g供试品，如本实训操作步骤配制，得供试液。另取_____ml标准铁溶液，如本实训操作步骤配制，得对照液。

《中国药典》2015 年版规定：立即将供试液与对照液进行比较，供试管不得更深。若供试管与对照管色调不一致，或者结果判断有困难，可如本实训操作步骤处理，进行结果判断，供试液提取液颜色不得深于对照液的提取液。

检验结果：

（7）重金属：称取_____g供试品，如本实训操作步骤配制，得供试液。取_____ml标准铅溶液，如本实训操作步骤配制，得对照液。分别向供试液和对照液加 2ml 硫代乙酰胺溶液，摇匀，静置 2 分钟。

《中国药典》（2015 年版）规定：将供试管和对照管同置白纸上，从比色管上方向下观察、比较，供试液管不得更深。

检验结果：

（8）砷盐：精密量取_____ml 标准砷溶液，如本实训操作步骤处理，即得标准砷斑。称取_____g 供试品，如本实训操作步骤处理，即得供试品砷斑。

《中国药典》（2015 年版）规定：与标准砷斑比较，颜色不得更深。

检验结果：

检验人：                                        复核人：

## 2. 药品检验报告

第    页  共    页

| 检品名称 | | 规格 | |
|---|---|---|---|
| 批号 | | 剂型 | |
| 生产单位或产地 | | 包装 | |
| 供样单位 | | 有效期至 | |
| 检验目的 | | 检品数量 | |
| 检验项目 | | 收检日期 | |
| 检验依据 | | 报告日期 | |
| 检验项目 | 标准规定 | | 检验结果 |
| | | | |
| 检验结论： | | | |

检验人：_____                授权人：_____

签发日期：_____

## 【实训评价】

| 测评项目 | 仪器选择 | pH 计的使用 | 纳氏比色管的使用 | 检砷装置的使用 | 原始记录 | 报告规范 | 报告完整性 | 清洁 |
|---|---|---|---|---|---|---|---|---|
| 分值 | 10 分 | 10 分 | 10 分 | 20 分 | 15 分 | 10 分 | 15 分 | 10 分 |
| 自我评价 | | | | | | | | |
| 小组评价 | | | | | | | | |
| 教师评价 | | | | | | | | |

（朱宏阳）

## 实训四　灭菌制剂的无菌实验

### 【实训目的】

1. 掌握常用注射剂的无菌检查及其结果判断与分析。

2. 熟悉无菌制剂进行无菌检查的几种常用培养基。

3. 了解不同类型的生物制品应采用的微生物学检查法。

### 【实训原理】

无菌检查时利用无菌操作的方法,将被检药物分别加入适量需氧菌、厌氧菌和真菌生长的液体培养基中,置于适宜条件下培养一定时间后,观察有无微生物生长,以判断药物是否合格。无菌制剂(包括注射剂)都应按《中国药典》(2015年版)的规定经严格的无菌检查证明均无菌生长才算合格。

无菌检查的操作过程包括培养基的制备、培养基适用性检查(无菌检查和灵敏度检查)、稀释液和冲洗液的制备、方法验证试验、取样、供试品无菌检查。供试品无菌检查的方法有直接接种法和薄膜过滤法。只要供试品性状允许,应采用薄膜过滤法,供试品无菌检查采用的检验方法和检验条件应与验证的方法相同。本试验采用薄膜过滤法进行无菌检查。

### 【实训内容】

1. **材料**

(1)菌种:金黄色葡萄球菌(*Staphylococcus aureus*)[CMCC(B)26003],从国家药品检定机构购买获得。

(2)培养基:

1)硫乙醇酸盐流体培养基:胰酪胨15.0g,NaCl 2.5g,酵母浸出粉5.0g,新配制的0.1%刃天青溶液1.0ml,无水葡萄糖5.0g,L-胱氨酸0.5g,硫乙醇酸钠0.5g(或硫乙醇酸0.3ml),琼脂0.75g,水1000ml。除葡萄糖和刃天青溶液外,取上述成分混合,微温溶解,条件pH为弱碱性,煮沸,滤过,加入葡萄糖和刃天青溶液,摇匀,调节pH,使灭菌后在25℃的pH为7.1±0.2。分装至适宜的容器中,其装量与容器高度的比例应符合培养结束后培养基氧化层(粉红色)不超过培养基深度的1/2。121℃灭菌30分钟。在供试品接种前,培养基氧化层的高度不得超过培养基深度的1/5,否则,须经100℃水浴加热至粉红色消失(不超过20分钟),迅速冷却,只限加热一次,并防止被污染。

2)胰酪大豆胨液体培养基(TSB):胰酪胨17.0g,NaCl 5.0g,大豆木瓜蛋白酶水解物3.0g,$K_2HPO_4$ 2.5g,葡萄糖/无水葡萄糖2.5g/2.3g,水1000ml。除葡萄糖外,取上述成分,混合,微温溶解,滤过,调节pH,使灭菌后在25℃的pH为7.3±0.2。加入葡萄糖,分装,121℃灭菌30分钟。

(3)稀释液:pH=7.0无菌氯化钠-蛋白胨缓冲液:$Na_2HPO_4$ 5.77g,$KH_2PO_4$ 3.56g,NaCl 4.30g,蛋白胨1.0g,水1000ml。加热使溶解、滤过、分装、灭菌。

(4)供试品:葡萄糖注射液。

(5)其他设备:无菌吸管、滴管、注射器、针头、碘酒、乙醇、棉签等。

### 2. 操作步骤

（1）供试品的无菌检查：采用薄膜过滤法，取规定量，按标签加稀释液复溶，混合，置含不低于100ml稀释液的无菌容器中，混匀，立即过滤。用冲洗液冲洗滤膜，冲洗次数不低于3次，每次冲洗量为100ml。冲洗后，1份滤器中加入100ml硫乙醇酸盐流体培养基，1份滤器中加入100ml胰酪大豆胨液体培养基。阳性对照不加供试品，仅用冲洗液，并在最后一次的冲洗液中加入小于100cfu的试验菌。阴性对照仅用稀释液和冲洗液同法操作，不加试验菌。

（2）培养：上述接种供试品后的培养基容器按规定的温度培养14天。培养期间应逐日观察并记录是否有菌生长。培养14天后，不能从外观上判断有无微生物生长时，可取该培养物适量转接种至同种新鲜培养基中，培养3天，观察接种的同种新鲜培养基是否再出现浑浊；或取培养物涂片、染色、镜检，判断是否有菌。

【实训注意】

1. 无菌检查法应用于各种注射剂、眼用及创伤用制剂、植入剂、可吸收的止血剂、外科用敷料、器材等。上述各类制剂必须进行严格的无菌检查，应不得检出需氧菌、厌氧菌和真菌等活菌。

2. 所有阳性菌的操作均不得在无菌区域进行，防止交叉污染。

3. 无菌检查用培养基应每批进行灵敏度检查，合格后方可使用。

4. 培养基应进行适用性检查，包括灵敏度和无菌性检查。

5. 无菌检查所用的菌株应符合相关规定，并应采用适宜的菌种保存技术进行保存，以确保试验菌的生物学特性。

6. 当建立药物的无菌检查法时，应进行方法学的验证，以证明所采用的方法适合于该药物的无菌检查。若药品的组分或原检验条件发生改变，检查方法应重新验证。

7. 供试品的抽验量及接种量应符合规定。

8. 应正确判断检查结果（符合规定、不符合规定或无效需重试）。

【实训思考】

1. 举例说明哪些生物药物需做无菌检查。出现什么样的检查结果可判断供试品为无菌检查合格的生物药物制剂？

2. 在上述无菌检查中，为何要设阳性对照和阴性对照？若阳性对照出现了阴性结果，请分析其原因及如何后续处理。

【实训报告】

### 1. 药品检验原始记录

检验日期＿＿＿＿＿＿＿＿＿　　温度＿＿＿＿＿＿＿＿＿　　相对湿度＿＿＿＿＿＿＿＿＿

检品名称＿＿＿＿＿＿＿＿＿　　剂型＿＿＿＿＿＿＿＿＿　　规　　格＿＿＿＿＿＿＿＿＿

生产厂家＿＿＿＿＿＿＿＿＿　　批号＿＿＿＿＿＿＿＿＿　　效　　期＿＿＿＿＿＿＿＿＿

检验依据＿＿＿＿＿＿＿＿＿＿＿＿＿＿＿＿＿　　检验目的＿＿＿＿＿＿＿＿＿＿＿＿＿

培养箱（Ⅰ）：＿＿＿＿＿＿＿＿＿＿　　　　培养箱（Ⅱ）：＿＿＿＿＿＿＿＿＿＿

培养基种类、温度及装量：

硫乙醇酸盐流体培养基（Ⅰ批号：＿＿＿＿＿＿＿＿＿）

胰酪大豆胨液体培养基(Ⅱ批号:_____)

样品处理:

取样_____,全量通过全封闭式薄膜过滤器过滤后,再分别注入上述培养基,置30~35℃(Ⅰ)、20~25℃(Ⅱ)培养,具体观察结果如下:

| 培养天数 | | 1 | 2 | 3 | 4 | 5 | 6 | 7 | 8 | 9 | 10 | 11 | 12 | 13 | 14 |
|---|---|---|---|---|---|---|---|---|---|---|---|---|---|---|---|
| 硫乙醇酸盐流体培养基(Ⅰ) | 供试品 | | | | | | | | | | | | | | |
| | 阴性对照 | | | | | | | | | | | | | | |
| | 阳性对照 | | | | | | | | | | | | | | |
| 胰酪大豆胨液体培养基(Ⅱ) | 供试品 | | | | | | | | | | | | | | |
| | 阴性对照 | | | | | | | | | | | | | | |
| | 阳性对照 | | | | | | | | | | | | | | |

《中国药典》(2015年版)规定:

【检验结果】

检验人:                               复核人:

## 2. 药品检验报告

第 页 共 页

| 检品名称 | | 规格 | |
|---|---|---|---|
| 批号 | | 剂型 | |
| 生产单位或产地 | | 包装 | |
| 供样单位 | | 有效期至 | |
| 检验目的 | | 检品数量 | |
| 检验项目 | | 收检日期 | |
| 检验依据 | | 报告日期 | |

| 检验项目 | 标准规定 | 检验结果 |
|---|---|---|
| | | |
| | | |
| | | |
| | | |

检验结论:

检验人:_____               授权人:_____

签发日期:_____

**【实训评价】**

| 测评项目 | 仪器选择 | 超净台的使用 | 薄膜过滤操作规范性 | 培养操作规范性 | 原始记录 | 报告规范 | 报告完整性 | 清洁 |
|---|---|---|---|---|---|---|---|---|
| 分值 | 10 分 | 10 分 | 10 分 | 20 分 | 15 分 | 10 分 | 15 分 | 10 分 |
| 自我评价 | | | | | | | | |
| 小组评价 | | | | | | | | |
| 教师评价 | | | | | | | | |

（朱宏阳）

# 实训五　口服制剂的微生物限度检查

**【实训目的】**

1. 掌握常用口服制剂的微生物限度检查技术及其结果判断与分析。

2. 熟悉微生物限度检查所用的培养基。

3. 了解非无菌生物药物应采用的微生物限度检查。

**【实训原理】**

微生物限度检查是检查非无菌制剂及其原料、辅料受微生物污染程度。限度检查系指单位重量或体积药物内的微生物种类和数量需在《中国药典》（2015 年版）规定允许的重量和数量之下。除无菌制剂外的所有制剂及其原料、辅料都应按《中国药典》（2015 年版）规定经过严格的微生物限度检查，证明需氧菌、真菌和酵母菌总数在规定的范围内，并且未检出控制菌才算合格。本试验采用平皿法进行微生物限度检查。

**【实训内容】**

**1. 材料**

（1）菌种：金黄色葡萄球菌（*Staphylococcus aureus*）［CMCC（B）26003］、铜绿假单胞菌（*Pseudomonas aeruginosa*）［CMCC（B）10104］、枯草芽孢杆菌（*Bacillus subtilis*）［CMCC（B）63501］、生孢梭菌（*Clostridium sporogenes*）［CMCC（B）64941］、白念珠菌（*Candida albicans*）［CMCC（F）98001］、黑曲霉（*Aspergillus niger*）［CMCC（F）98003］从国家药品检定机构购买。

（2）培养基：

1）胰酪大豆胨液体培养基：胰酪胨 17.0g，NaCl 5.0g，大豆木瓜蛋白酶水解物 3.0g，$K_2HPO_4$ 2.5g，葡萄糖/无水葡萄糖 2.5g/2.3g，水 1000ml。除葡萄糖外，取上述成分，混合，微温溶解，滤过，调节 pH，使灭菌后在 25℃的 pH 为 7.3±0.2。加入葡萄糖，分装，121℃灭菌 30 分钟。

2）胰酪大豆胨琼脂培养基：胰酪胨 15.0g，NaCl 5.0g，大豆木瓜蛋白酶水解物 5.0g，琼脂 15.0g，水 1000ml。除琼脂外，取上述成分，混合，微温溶解，调节 pH 使灭菌后在 25℃的 pH 值为 7.3±0.2，加入琼脂，加热熔化后，摇匀，分装，121℃灭菌 30 分钟。

3）沙氏葡萄糖液体培养基:动物组织胃蛋白酶水解物和胰酪胨等量混合物 10.0g,葡萄糖 20.0 g,水 1000ml。除葡萄糖外,取上述成分,混合,微温溶解,调节 pH 使灭菌后在 25℃的 pH 值为 5.6±0.2,加入葡萄糖,摇匀,分装,121℃灭菌 30 分钟。

4）沙氏葡萄糖琼脂培养基:动物组织胃蛋白酶水解物和胰酪胨等量混合物 10.0g,葡萄糖 40.0g,琼脂 15.0g,水 1000ml。除葡萄糖、琼脂外,取上述成分,混合,微温溶解,调节 pH 使灭菌后在 25℃的 pH 值为 5.6±0.2,加入琼脂,加热熔化后,再加入葡萄糖,摇匀、分装、灭菌。

金黄色葡萄球菌、铜绿假单胞菌、枯草芽孢杆菌和大肠埃希菌的菌液制备采用胰酪大豆胨液体培养基、胰酪大豆胨琼脂培养基;白念珠菌和黑曲霉菌液的制备采用沙氏葡萄糖液体培养基、沙氏葡萄糖琼脂培养基。

(3)微生物计数用培养基:需氧菌计数采用胰酪大豆胨琼脂培养基;真菌和酵母菌总数测定采用沙氏葡萄糖琼脂培养基。

(4)控制菌(大肠埃希菌)检查用培养基:耐胆盐革兰阴性菌的检查采用紫红胆盐葡萄糖琼脂培养基;大肠埃希菌的检查采用麦康凯液体培养基或麦康凯琼脂培养基。

1)紫红胆盐葡萄糖琼脂培养基:酵母浸出粉 3.0g,明胶胰酶水解物 7.0g,脱氧胆酸钠 1.5g,葡萄糖 10.0g,NaCl 5.0g,中性红 30mg,结晶紫 2mg,琼脂 15.0g,水 1000ml。除葡萄糖、中性红、结晶紫、琼脂外,取上述成分,混合,微温溶解,调节 pH 使灭菌后在 25℃的 pH 值为 7.4±0.2,加入葡萄糖、中性红、结晶紫、琼脂,加热煮沸(不能在高压灭菌器中加热)。

2)麦康凯液体培养基:明胶胰酶水解物 20.0g,乳糖 10.0g,牛胆盐 5.0g,溴甲酚紫 10mg,水 1000ml。除乳糖、溴甲酚紫外,取上述成分,混合,微温溶解,调节 pH 使灭菌后在 25℃的 pH 值为 7.3±0.2,加入乳糖、溴甲酚紫,分装,121℃灭菌 30 分钟。

3)麦康凯琼脂培养基:明胶胰酶水解物 17.0g,脱氧胆酸钠 1.5g,胨 3.0g,乳糖 10.0g,NaCl 5.0g,中性红 30mg,结晶紫 1mg,琼脂 15.0g,水 1000ml。除乳糖、中性红、结晶紫、琼脂外,取上述成分,混合,微温溶解,调节 pH 使灭菌后在 25℃的 pH 值为 7.1±0.2,加入乳糖、中性红、结晶紫、琼脂,加热煮沸 1 分钟,并不断振摇,分装,121℃灭菌 30 分钟。

(5)稀释液:pH=7.0 无菌氯化钠-蛋白胨缓冲液、0.9%无菌氯化钠溶液(无菌生理盐水)。

(6)供试品:葡萄糖酸锌颗粒。

(7)其他设备:无菌吸管、滴管、注射器、针头、小砂轮、碘酒、乙醇、棉签等。

**2. 操作步骤**

(1)培养基的适用性检查:

1)微生物计数法培养基的适用性检查:

a. 菌液制备:取 1ml 经 30~35℃培养 18~24 小时的铜绿假单胞菌、金黄色葡萄球菌、枯草芽孢杆菌的培养物加入 9ml 无菌生理盐水中,10 倍梯度稀释至 $10^{-6} \sim 10^{-8}$(≤100cfu)的菌悬液,备用。取 1ml 经 20~25℃培养 2~3 日的白念珠菌、黑曲霉的培养物加入 9ml 无菌生理盐水中,10 倍梯度稀释至 $10^{-5} \sim 10^{-8}$(≤100cfu)的菌悬液,备用。

b. 接种:取 11 个 90mm 的无菌平皿,分别接入 1ml 上述菌液各 2 皿(接种量≤100cfu),另取 2 平皿不接种,作为空白对照,分别朝平皿中注入 15~20ml 无菌温度不超过 45℃的熔化的胰酪大豆胨琼脂培养基,混匀,凝固后于 30~35℃倒置培养,培养时间铜绿假单胞菌、金黄色葡萄球菌、枯草芽孢杆菌不超过 3 日,白念珠菌、黑曲霉不超过 5 日;计数,被检培养基同法操作。另取 7 支新鲜配制、无菌的对照胰酪大豆胨液体培养基(10ml/支),分别接种 1ml 上述铜绿假单胞菌、金黄色葡萄球菌、枯草芽孢杆菌菌液各 2 支,另 1 支不接种作为空白对照;被检培养基同法操作,置 30~35℃培养,培养时间不超过 3 日,分别观察结果。取 5 个 90mm 的无菌平皿,分别接入 1ml 上述白念珠菌、黑曲霉各 2 皿,另 1 皿不接种作为空白对照,用倾注法 15~20ml 无菌温度不超过 45℃的熔化的沙氏葡萄糖琼脂培养基,混匀,凝固后于于 20~25℃倒置培养,培养时间不超过 5 日,计数,被检培养基同法操作。

c. 结果判断:观察结果并记录。

2)控制菌(大肠埃希菌)检查所用培养基适用性检查:

a. 菌液制备:取 1ml 经 30~35℃培养 18~24 小时的金黄色葡萄球菌、大肠埃希菌的培养物加入 9ml 无菌生理盐水中,10 倍梯度稀释至 $10^{-6}$~$10^{-8}$(≤100cfu)的菌悬液,备用。

b. 接种:取装有 100ml 新鲜配制且无菌的麦康凯液体培养基 5 瓶,其中 4 瓶分别接入 0.1ml(接种量≤100cfu)上述金黄色葡萄球菌、大肠埃希菌菌悬液各 2 瓶,另 1 瓶不接种作为空白对照,被检培养基同法操作。置 42~44℃培养 24~48 小时,分别观察结果。新鲜配制且无菌的对照麦康凯琼脂培养基,冷却至 60℃后倾注平皿,35℃预培养 8 小时后备用。取 3 个无菌麦康凯琼脂平皿,其中 2 皿用涂布接种方式接入大肠埃希菌菌液 0.1ml(≤100cfu),另 1 皿不接菌作为空白对照,置 30~35℃倒置培养,被检培养基同法操作,18 小时后观察结果。

c. 结果判断:观察结果并记录。

(2)方法验证试验:

1)供试液制备:取供试品 10g,加 pH7.0 无菌氯化钠-蛋白胨缓冲液至 100ml,充分振摇使混匀,作为 1∶10 的供试液。

2)菌液制备:同培养基的适用性检查。

3)需氧菌、真菌及酵母菌计数(平皿法)方法适用性验证:

a. 试验组:取上述制备好的供试液,加入试验菌液、混匀,使每 1ml 供试液中含菌量不大于 100cfu。取 5 份 1∶10 的供试液 9.9ml,分别接入 0.1ml 的铜绿假单胞菌、金黄色葡萄球菌、枯草芽孢杆菌、白念珠菌、黑曲霉菌悬液(≤100cfu),混匀,吸取 1ml 注入无菌平皿后,立即倾注 15~20ml 无菌温度不超过 45℃的熔化的胰酪大豆胨琼脂培养基,混匀,待凝固后,置 30~35℃培养箱中倒置培养 3 天,点计菌落数。取 2 份 1∶10 的供试液 9.9ml,分别接入 0.1ml 的白念珠菌、黑曲霉菌悬液(≤100cfu),混匀,吸取 1ml 注入无菌平皿后,立即倾注 15~20ml 无菌温度不超过 45℃的熔化的沙氏葡萄糖琼脂培养基,混匀,待凝固后,置 20~25℃培养箱中倒置培养 5 天,点计菌落数。

b. 菌液组:分别取 1ml 铜绿假单胞菌、金黄色葡萄球菌、枯草芽孢杆菌、白念珠菌、黑曲霉菌悬液(≤100cfu)注入无菌平皿中,立即倾注 15~20ml 无菌温度不超过 45℃的熔化的胰酪大豆胨琼脂培养基,混匀,待凝固后,置 30~35℃ 培养箱中倒置培养 3 日,点计菌落数。分别取 1ml 白念珠菌、黑曲霉菌悬液(≤100cfu),混匀,吸取 1ml 注入无菌平皿后,立即倾注 15~20ml 无菌温度不超过 45℃ 的熔化的沙氏葡萄糖琼脂培养基,混匀,待凝固后,置 20~25℃ 培养箱中倒置培养 5d,点计菌落数。菌液组各平行制备 2 个平皿。

c. 供试品对照组:分别取 1∶10 的供试液 1ml,注入无菌平皿中,立即倾注 15~20ml 无菌温度不超过 45℃ 的熔化的胰酪大豆胨琼脂培养基或沙氏葡萄糖琼脂培养基,混匀,凝固,其中胰酪大豆胨琼脂培养基置 30~35℃ 培养箱中倒置培养 3 日,点计菌落数;沙氏葡萄糖琼脂培养基,置 20~25℃ 培养箱中倒置培养 5 日,点计菌落数。供试品对照组各平行制备 2 个平皿。

d. 结果判断:观察结果并记录。计算公式如下:

$$试验组菌回收率 = \frac{试验组菌落数 - 供试品对照组菌落数}{菌液对照组菌落数}$$

判断标准:试验组、稀释剂对照组(如有)的菌回收率应在 0.5~2 之间。若各试验菌的回收率均符合规定,照所用的供试液制备方法及计数方法进行该供试品的需氧菌、真菌和酵母菌总数计数。

4)控制菌(大肠埃希菌)检查方法适用性验证:

a. 增菌培养:

试验组:取 1∶10 的供试液 10ml 和 1ml 大肠埃希菌菌液(≤100cfu),接种至 100ml 胰酪大豆胨液体培养基中,混匀,30~35℃ 培养 18 小时。

供试品对照组:取 1∶10 的供试液 10ml 接种至 100ml 胰酪大豆胨液体培养基中,混匀,30~35℃ 培养 18 小时。

阳性对照组:取 1ml 大肠埃希菌菌液(≤100cfu),接种至 100ml 胰酪大豆胨液体培养基中,混匀,30~35℃ 培养 18 小时。

阴性对照组:取试验用的稀释液 10ml,接种至 100ml 胰酪大豆胨液体培养基中,混匀,30~35℃ 培养 18 小时。

b. 检查:分别取 1ml 上述培养物接种至 100ml 麦康凯液体培养基中,置 42~44℃ 培养 24 小时。将麦康凯液体培养物分别划线接种于麦康凯琼脂培养基平板上,30~35℃ 培养 18 小时。

c. 结果判断:观察结果并记录。

(3)供试品检查:口服制剂微生物限度检查标准如表 1 所示:

表 1　口服制剂微生物限度检查标准

| 项目 | 需氧菌总数(cfu/g) | 真菌及酵母菌总数(cfu/g) | 控制菌 |
|------|------------------|------------------------|--------|
| 标准 | 1000 | 100 | 不得检出 |

1)供试液的制备:取供试品 10g,加 pH 7.0 无菌氯化钠-蛋白胨缓冲液至 100ml,充分振摇使混匀,作为 1∶10 的供试液。

2)需氧菌、真菌及酵母菌计数(平皿法):

a. 需氧菌计数:取混合均匀的供试液,用 pH 7.0 无菌氯化钠-蛋白胨缓冲液梯度稀释至 $10^{-1}$、

$10^{-2}$、$10^{-3}$级别。分别取各级的供试液1ml,置90mm无菌平皿中,立即倾注15~20ml无菌温度不超过45℃的熔化的胰酪大豆胨琼脂培养基,混匀,待凝固后,置30~35℃培养箱中倒置培养3~5日,点计菌落数。平行制备2个平皿。

b. 真菌及酵母菌计数:分别取各稀释级供试液1ml,置90mm无菌平皿中,立即倾注15~20ml无菌温度不超过45℃的熔化的沙氏葡萄糖琼脂培养基,混匀,待凝固后,置20~25℃培养箱中倒置培养5~7日,点计菌落数。平行制备2个平皿。

c. 阴性对照试验:取pH 7.0无菌氯化钠-蛋白胨缓冲液1ml,置90mm无菌平皿中,同上述反复注入培养基,凝固倒置培养。每种培养基各制备2个平皿。

d. 结果判断:观察菌落生长情况,点计平板上生长的所有菌落数,计数并报告。菌落蔓延生长成片的平皿不宜计数。点计菌落数后,计算各稀释级的平均菌落数,按菌落数报告规则报告菌数。

3)大肠埃希菌的检查:

a. 增菌培养:

试验组:取1:10的供试液10ml和1ml大肠埃希菌菌液(≤100cfu),接种至100ml胰酪大豆胨液体培养基中,混匀,30~35℃培养18小时。

供试品对照组:取1:10的供试液10ml接种至100ml胰酪大豆胨液体培养基中,混匀,30~35℃培养18~72小时。

阳性对照组:取1ml大肠埃希菌菌液(≤100cfu),接种至100ml胰酪大豆胨液体培养基中,混匀,30~35℃培养18~72小时。

阴性对照组:取试验用的稀释液10ml,接种至100ml胰酪大豆胨液体培养基中,混匀,30~35℃培养18~72小时。

b. 检查:分别取1ml上述培养物接种至100ml麦康凯液体培养基中,置42~44℃培养24小时。将麦康凯液体培养物分别划线接种于麦康凯琼脂培养基平板上,30~35℃培养18~72小时。

c. 结果判断:若麦康凯琼脂培养基平皿上有菌落生长,应分离、纯化及进行适宜的鉴定试验,确认是否为大肠埃希菌;若麦康凯琼脂培养基平皿上无菌落生长,或虽有菌落生长但鉴定结果为阴性,判供试品未检出大肠埃希菌。

**【实训注意】**

1. 按照实际情况记录供试品的来源、规格、批号、数量等信息。

2. 实训过程应严格无菌操作。

3. 菌液制备后若在室温下放置,应在2小时内使用;若于2~8℃保存,可在24小时内使用。黑曲霉孢子悬液可保存于2~8℃,在验证过的贮存期内使用。

4. 平皿要倒置培养。若平皿上有片状、花斑菌落,或蔓延生长成片,则该平板无效。

**【实训思考】**

1. 微生物限度检查的环境洁净度要求是什么?

2. 在上述试验中,为何要设阳性和阴性对照?若阳性对照出现了阴性结果,试问是何种原因?该如何处置?

3. 菌落数报告规则是什么?

4. 为什么要做培养基适用性试验及方法验证?

【实训报告】

**1. 药品检验原始记录**

检验日期 ＿＿＿＿＿＿＿＿＿＿　　温度 ＿＿＿＿＿＿＿＿＿＿　　相对湿度 ＿＿＿＿＿＿＿＿＿＿

检品名称 ＿＿＿＿＿＿＿＿＿＿　　剂型 ＿＿＿＿＿＿＿＿＿＿　　规　格 ＿＿＿＿＿＿＿＿＿＿

生产厂家 ＿＿＿＿＿＿＿＿＿＿　　批号 ＿＿＿＿＿＿＿＿＿＿　　效　期 ＿＿＿＿＿＿＿＿＿＿

检验依据 ＿＿＿＿＿＿＿＿＿＿＿＿＿＿＿＿＿＿＿＿＿　　检验目的 ＿＿＿＿＿＿＿＿＿＿

（1）计数用培养基适用性检查结果记录

| 培养基 | 验证菌株 | 编号 | 被检培养基（cfu/ml） | 对照培养基（cfu/ml） | 比值 0.5~2 | 菌落形态、大小、生长情况 |
|---|---|---|---|---|---|---|
| 胰酪大豆胨琼脂培养基(30~35℃,≤3日) *白念珠菌、黑曲霉≤5日 | 金黄色葡萄球菌 | 1 | | | | |
| | | 2 | | | | |
| | | 平均 | | | | |
| | 铜绿假单胞菌 | 1 | | | | |
| | | 2 | | | | |
| | | 平均 | | | | |
| | 枯草芽孢杆菌 | 1 | | | | |
| | | 2 | | | | |
| | | 平均 | | | | |
| | 白念珠菌 | 1 | | | | |
| | | 2 | | | | |
| | | 平均 | | | | |
| | 黑曲霉 | 1 | | | | |
| | | 2 | | | | |
| | | 平均 | | | | |
| | 空白 | 1 | | | | |
| 胰酪大豆胨液体培养基(30~35℃,≤3日) | 金黄色葡萄球菌 | 1 | | | | |
| | | 2 | | | | |
| | 铜绿假单胞菌 | 1 | | | | |
| | | 2 | | | | |
| | 枯草芽孢杆菌 | 1 | | | | |
| | | 2 | | | | |
| | 空白 | 1 | | | | |

续表

| 培养基 | 验证菌株 | 编号 | 被检培养基（cfu/ml） | 对照培养基（cfu/ml） | 比值 0.5~2 | 菌落形态、大小、生长情况 |
|---|---|---|---|---|---|---|
| | 白色念珠菌 | 1 | | | | |
| | | 2 | | | | |
| | | 平均 | | | | |
| | 黑曲霉 | 1 | | | | |
| | | 2 | | | | |
| | | 平均 | | | | |
| | 空白 | 1 | | | | |

结果判定：

| 检验人 | | 检验时间 | 年 月 日至 年 月 日 |
|---|---|---|---|
| 复核人 | | 复核时间 | 年 月 日 |

（2）大肠埃希菌检查用培养基适用性检查结果记录

| 培养基 | 验证菌体 | 测试特性 | 观察时间（h） | 编号 | 被检培养基 | 对照培养基 | 结果 |
|---|---|---|---|---|---|---|---|
| 麦康凯液体培养基（42~44℃,24小时） | 大肠埃希菌 | 促生长能力 | 24 | 1 | | | |
| | | | | 2 | | | |
| | 金黄色葡萄球菌 | 抑制能力 | 48 | 3 | | | |
| | | | | 4 | | | |
| | 空白 | — | 48 | 5 | | | |
| 麦康凯液体培养基（30~35℃,18~72小时） | 大肠埃希菌 | 促生长能力+指示特性 | 18 | 1 | | | |
| | | | | 2 | | | |
| | 空白 | — | 18 | 3 | | | |

结果判定：

| 检验人 | | 检验时间 | 年 月 日至 年 月 日 |
|---|---|---|---|
| 复核人 | | 复核时间 | 年 月 日 |

（3）需氧菌、真菌及酵母菌计数（平皿法）方法验证结果记录

| 菌种类型 | 试验次数 | 菌液组 | | 试验组 | | 供试品对照组 | | 回收率 |
|---|---|---|---|---|---|---|---|---|
| 铜绿假单胞菌 | 1 | | | | | | | |
| | 平均 | | | | | | | |
| | 2 | | | | | | | |
| | 平均 | | | | | | | |
| | 3 | | | | | | | |
| | 平均 | | | | | | | |
| 金黄色葡萄球菌 | 1 | | | | | | | |
| | 平均 | | | | | | | |
| | 2 | | | | | | | |
| | 平均 | | | | | | | |
| | 3 | | | | | | | |
| | 平均 | | | | | | | |
| 枯草芽孢杆菌 | 1 | | | | | | | |
| | 平均 | | | | | | | |
| | 2 | | | | | | | |
| | 平均 | | | | | | | |
| | 3 | | | | | | | |
| | 平均 | | | | | | | |
| 白念珠菌（需氧菌验证） | 1 | | | | | | | |
| | 平均 | | | | | | | |
| | 2 | | | | | | | |
| | 平均 | | | | | | | |
| | 3 | | | | | | | |
| | 平均 | | | | | | | |
| 黑曲霉（需氧菌验证） | 1 | | | | | | | |
| | 平均 | | | | | | | |
| | 2 | | | | | | | |
| | 平均 | | | | | | | |
| | 3 | | | | | | | |
| | 平均 | | | | | | | |

续表

| 菌种类型 | 试验次数 | 菌液组 | | 试验组 | 供试品对照组 | 回收率 |
|---|---|---|---|---|---|---|
| 白念珠菌（真菌和酵母菌验证） | 1 | | | | | |
| | 平均 | | | | | |
| | 2 | | | | | |
| | 平均 | | | | | |
| | 3 | | | | | |
| | 平均 | | | | | |
| 黑曲霉（真菌和酵母菌验证） | 1 | | | | | |
| | 平均 | | | | | |
| | 2 | | | | | |
| | 平均 | | | | | |
| | 3 | | | | | |
| | 平均 | | | | | |

结果判定：

| 检验人 | | 检验时间 | | 年　月　日至　　年　月　日 |
|---|---|---|---|---|
| 复核人 | | 复核时间 | | 年　月　日 |

（4）控制菌（大肠埃希菌）检查方法验证结果记录

| 序号 | 步骤 | 试验组 | 阳性对照组 | 阴性对照组 |
|---|---|---|---|---|
| 1 | 胰酪大豆胨液体培养基，30~35℃培养18~24小时 | | | |
| 2 | 麦康凯液体培养基（42~44℃，24~48小时） | | | |
| 3 | 取麦康凯液体培养物分别划线接种于麦康凯琼脂培养基平板上，30~35℃培养18~72小时 | | | |

若麦康凯琼脂培养基平板上有菌落生长，应分离、纯化及进行适宜的鉴定试验，确认是否为大肠埃希菌；若麦康凯琼脂培养基平皿上无菌落生长，或虽有菌落生长但鉴定结果为阴性，判未检出大肠埃希菌

| 4 | 进一步分离、纯化、染色镜检、生化试验等 | | | |

结果判定：

| 检验人 | | 检验时间 | | 年　月　日至　　年　月　日 |
|---|---|---|---|---|
| 复核人 | | 复核时间 | | 年　月　日 |

（5）微生物限度检查结果记录

供试液制备方法:取供试品＿＿＿＿＿g,加 pH 7.0 无菌氯化钠-蛋白胨缓冲液至＿＿＿＿ml,充分振摇使混匀,作为 1∶10 的供试液。

一、需氧菌、真菌及酵母菌总数

培养基种类、温度:

胰酪大豆胨琼脂培养基(Ⅰ批号:＿＿＿＿＿＿):培养需氧菌,温度 30~35℃

沙氏葡萄糖琼脂培养基(Ⅱ批号:＿＿＿＿＿＿):培养真菌及酵母菌,温度 20~25℃

样品处理:取混合均匀的供试液,用 pH 7.0 无菌氯化钠-蛋白胨缓冲液梯度稀释至 $10^{-1}$、$10^{-2}$、$10^{-3}$ 级别。分别取＿＿＿＿＿ml 于培养基(Ⅰ批号、Ⅱ批号)培养

观察结果:

| 检测项 | 编号 | 阴性 | 稀释级数 | | | 结果（个/g） |
|---|---|---|---|---|---|---|
| | | | $10^{-1}$ | $10^{-2}$ | $10^{-3}$ | |
| 需氧菌 | 1# | | | | | |
| | 2# | | | | | |
| | 平均菌落数 | | | | | |
| 霉菌及酵母菌 | 1# | | | | | |
| | 2# | | | | | |
| | 平均菌落数 | | | | | |

二、大肠埃希菌的检查

培养基种类、温度:

胰酪大豆胨琼脂培养基(Ⅰ批号:＿＿＿＿＿＿):增菌培养,温度 30~35℃

麦康凯液体培养基(Ⅱ批号:＿＿＿＿＿＿):检查,温度 42~44℃

麦康凯琼脂培养基(Ⅲ批号:＿＿＿＿＿＿):检查,温度 30~35℃

观察结果:

| 项目 | 试验组 | 供试品对照组 | 阳性对照组 | 阴性对照组 |
|---|---|---|---|---|
| 菌落数 | | | | |
| 结果 | □未检出 | | □检出: | 个/g |

检验结果:

检验人:　　　　　　　　　　　　　　　复核人:

### 2. 药品检验报告

| 检品名称 | | 规格 | |
|---|---|---|---|
| 批号 | | 剂型 | |
| 生产单位或产地 | | 包装 | |
| 供样单位 | | 有效期至 | |
| 检验目的 | | 检品数量 | |
| 检验项目 | | 收检日期 | |
| 检验依据 | | 报告日期 | |

| 检验项目 | 标准规定 | 检验结果 |
|---|---|---|
| | | |
| | | |
| | | |

| 检验结论： | |
|---|---|

检验人：＿＿＿＿＿＿＿＿＿　　　　授权人：＿＿＿＿＿＿＿＿＿

签发日期：＿＿＿＿＿＿＿＿＿

**【实训评价】**

| 测评项目 | 仪器选择 | 超净台的使用 | 培养基配制操作规范性 | 培养操作规范性 | 原始记录 | 报告规范 | 报告完整性 | 清洁 |
|---|---|---|---|---|---|---|---|---|
| 分值 | 10分 | 10分 | 10分 | 20分 | 15分 | 10分 | 15分 | 10分 |
| 自我评价 | | | | | | | | |
| 小组评价 | | | | | | | | |
| 教师评价 | | | | | | | | |

（朱宏阳）

# 实训六　维生素 $B_{12}$ 的含量测定

**【实训目的】**

1. 掌握吸收系数法测定维生素 $B_{12}$ 的含量。

2. 掌握紫外-可见分光光度计的操作方法。

3. 熟悉生物药物质量检测原始数据的记录和检验报告的书写。

**【实训原理】**

维生素 $B_{12}$ 为含钴的有机药物，其水溶液在 $278\pm1nm$、$361\pm1nm$、$550\pm1nm$ 波长处有较强吸收，其中维生素 $B_{12}$ 在 361nm 波长处的百分吸收系数为 207。注意避光操作。

【实训内容】

1. **试药与试剂**　维生素 B₁₂、纯化水。

2. **器材**　紫外-可见分光光度计、比色皿 2 个、100ml 和 250ml 容量瓶各 3 个、5ml 刻度吸量管 1 支、100ml 烧杯 3 个、滤纸片、移液管架、擦镜纸。

3. **操作步骤**

（1）比色皿配套性实验：取比色皿 2 个，装纯化水，在 220nm 进行检验。

1）以其中一个比色皿对仪器调节透光率为 100%。若该仪器透光率只能显示 0%～100% 档位，则可以调节透光率为 95%。记录数据。

2）测量另一个比色皿的透光率，记录数据。此两比色皿透光率之差不超过 0.3%，即可配套使用。

（2）含量测定：避光操作。精密称取本品 0.125g，置 100ml 量瓶中，用纯化水稀释至刻度，摇匀，再从中精密量取 5ml 置 250ml 量瓶中，用纯化水稀释至刻度，摇匀，作为供试品溶液，照紫外-可见分光光度法（通则 0401），在 361nm 的波长处测定吸光度，按 $C_{63}H_{88}CoN_{14}O_{14}P$ 的吸收系数（$E_{1cm}^{1\%}$）为 207 计算，即得。平行测量 3 份。

【实训注意】

1. 试验中所用的量瓶和移液管均应经检定校正、洗净后使用。

2. 使用的石英吸收池必须洁净。当吸收池中装入同一溶剂，在规定波长测定各吸收池的透光率，如透光率相差在 0.3% 以下者可配对使用，否则必须加以校正。

3. 取吸收池时，手指拿毛玻璃面的两侧。装样品溶液的体积以池体积的 2/3～4/5 为度，使用挥发性溶液时应加盖，透光面要用擦镜纸由上而下擦拭干净，检视应无残留溶剂，为防止溶剂挥发后溶质残留在池子的透光面，可先用蘸有空白溶剂的擦镜纸擦拭，然后再用干擦镜纸拭净。吸收池放入样品室时应注意每次放入方向相同。使用后用溶剂及水冲洗干净，晾干，防尘保存，吸收池如污染不易洗净时可用硫酸发烟硝酸 3∶1（V/V）混合液稍加浸泡后，洗净备用。如用铬酸钾清洁液清洗时，吸收池不宜在清洁液中长时间浸泡，否则清洁液中的铬酸钾结晶会损坏吸收池的光学表面，并应充分用水冲洗，以防铬酸钾吸附于吸收池表面。

4. 称量应按药典规定要求。配制测定溶液时稀释转移次数应尽可能少，转移稀释时所取容积一般应不少于5ml。平行操作,每份结果对平均值的相对平均偏差应在±0.5%以内。

5.供试品溶液的浓度,除各品种项下已有注明者外,供试品溶液的吸光度以在0.3~0.7之间为宜,吸光度读数在此范围误差较小,并应结合所用仪器吸光度线性范围,配制合适的读数浓度。

**【实训思考】**

1.单色光不纯对于测得的吸收系数法有何影响?

2.利用邻组同学的实验结果,比较同一溶液在相同仪器上测得的吸光度有无不同,试作解释。

3.比较标准对照法和吸收系数法,说明两种方法各自的适用条件。

**【实训报告】**

**1.药品检验原始记录**

检验日期＿＿＿＿＿＿＿＿＿ 温度＿＿＿＿＿＿＿＿＿ 相对湿度＿＿＿＿＿＿＿＿＿

检品名称＿＿＿＿＿＿＿＿＿ 剂型＿＿＿＿＿＿＿＿＿ 规 格＿＿＿＿＿＿＿＿＿

生产厂家＿＿＿＿＿＿＿＿＿ 批号＿＿＿＿＿＿＿＿＿ 效 期＿＿＿＿＿＿＿＿＿

检验依据＿＿＿＿＿＿＿＿＿＿＿＿＿＿＿＿＿ 检验目的＿＿＿＿＿＿＿＿＿

---

**【吸收池配套性实验】**

吸收池规格:＿＿＿＿＿＿材料,＿＿＿＿cm 仪器型号:＿＿＿＿＿＿＿＿＿

溶剂:＿＿＿＿＿＿＿＿＿＿＿＿＿＿ 检测波长:＿＿＿＿＿＿＿nm

透光率 吸收池1:＿＿＿＿＿吸收池2:＿＿＿＿＿差值:＿＿＿＿

配套性实验结论:□吸收池1、2能配套使用 □吸收池1、2不能配套使用

**【含量测定】**

检测波长:$\lambda =$＿＿＿＿＿＿nm 吸收系数:$E_{1cm}^{1\%} =$＿＿＿＿＿＿

参比溶液:＿＿＿＿＿＿＿＿＿＿＿＿＿＿＿＿＿＿＿

数据记录:

|  | 样品Ⅰ | 样品Ⅱ | 样品Ⅲ |
|---|---|---|---|
| 样品质量(g): | ＿＿＿＿ | ＿＿＿＿ | ＿＿＿＿ |
| 吸光度($A$): | ＿＿＿＿ | ＿＿＿＿ | ＿＿＿＿ |

样品Ⅰ:$\dfrac{标示量的}{百分含量} =$

样品Ⅱ:$\dfrac{标示量的}{百分含量} =$

样品Ⅲ:$\dfrac{标示量的}{百分含量} =$

相对平均偏差 $R\overline{d} =$

《中国药典》(2015年版)规定:

本品含维生素$B_{12}$($C_{63}H_{88}CoN_{14}O_{14}P$)不得少于标示量的96.0%。

**【检验结果】**

---

检验人: 复核人:

## 2. 药品检验报告

| 检品名称 | | 规格 | |
|---|---|---|---|
| 批号 | | 剂型 | |
| 生产单位或产地 | | 包装 | |
| 供样单位 | | 有效期至 | |
| 检验目的 | | 检品数量 | |
| 检验项目 | | 收检日期 | |
| 检验依据 | | 报告日期 | |

| 检验项目 | 标准规定 | 检验结果 |
|---|---|---|
| | | |
| | | |
| | | |
| | | |

检验结论：

检验人：_____　　　授权人：_____

签发日期：_____

## 【实训评价】

| 测评项目 | 仪器选择 | 容量瓶的使用 | 稀释操作规范性 | 分光光度计的使用 | 原始记录 | 报告规范 | 报告完整性 | 清洁 |
|---|---|---|---|---|---|---|---|---|
| 分值 | 10 分 | 10 分 | 10 分 | 20 分 | 15 分 | 10 分 | 15 分 | 10 分 |
| 自我评价 | | | | | | | | |
| 小组评价 | | | | | | | | |
| 教师评价 | | | | | | | | |

（谭　韬）

# 实训七　重量差异与崩解时限

## 【实训目的】

1. 掌握重量差异、崩解时限的操作技能和一般步骤。

2. 熟悉重量差异、崩解时限测定结果的判断方法。

3. 理解重量差异、崩解时限测定的意义。

**【实训原理】**

重量差异检查是以药品的平均重量（或标示重量）为基准，对药品的质量偏差程度进行考察，从而评价药品质量的均一性。剂量过小达不到预期的疗效，剂量过大，可能引起严重的不良反应，甚至中毒事故，因此，重量差异检查对于保证临床用药安全性和有效性是十分必要的。

口服固体制剂在胃肠道崩散、溶解后才可以被人体吸收而达到治疗的目的，崩解时限检查是将药品放入崩解仪内，人工模拟胃肠道的蠕动，检查药品在规定的时间内能否崩解并通过筛网。崩解时限在一定程度上间接反映药物的生物利用度。

**【实训内容】**

**一、维生素 C 片的重量差异检查**

**1. 试药与试剂** 维生素 C 片。

**2. 器材** 分析天平、扁形称量瓶、不锈钢镊子。

**3. 操作步骤**

（1）查阅《中国药典》（2015 年版）四部通则 0101 片剂项下关于片剂重量差异检查的操作及限度规定。

（2）按检测要求，记录品名、批号、规格、来源等内容。

（3）将扁形称量瓶、不锈钢镊子清洗干净并晾干。

（4）将扁形称量瓶称重，回零去皮。

（5）取供试品 20 片放于扁形称量瓶中，精密称定总重，计算出平均片重。

（6）用镊子夹分别取这 20 片供试品，精密称定每一片供试品的重量。

（7）通过平均片重查出它的重量差异限度（表 5-1），平均重量 0.3g 以下重量差异限度为±7.5%；平均重量 0.3g 及以上重量差异限度为±5%。

（8）计算出允许的重量差异范围（平均重量±限度×平均重量），每一片的重量，如果都在范围内判定供试品合格；如果有超出范围的多于 2 片判定不合格，如果超出范围的 1 片或 2 片，则将重量差异限度扩大一倍再计算范围（平均重量±2×限度×平均重量），如果没有超出该范围的则该供试品合格，如果有超出该范围的则判供试品不合格。

（9）根据实验记录和结果填写检验报告。

**二、崩解时限检查**

**1. 试药与试剂** 维生素 C 片，维生素 C 泡腾片，纯化水。

**2. 器材** 升降式崩解仪，1000ml 烧杯，250ml 烧杯，温度计。

**3. 操作步骤**

（1）查阅《中国药典》（2015 年版）四部通则 0921 崩解时限检查项下关于片剂崩解时限检查的操作及限度规定。

（2）按检测要求，记录品名、批号、规格、来源等内容。

（3）维生素 C 片的崩解时限检查（采用吊篮法）

1）打开电源，将吊篮通过上端的不锈钢轴悬挂于金属支架上，浸入 1000ml 烧杯中，并调节吊篮位置使其下降时筛网距烧杯底部25mm。

2）设定温度37℃,烧杯内盛有温度为37℃±1℃的水,调节水位高度使吊篮上升时筛网在水下面15mm处。

3）待水箱及烧杯内温度均为37℃后,可开始试验。

4）除另有规定外,取供试品6片,分别置上述吊篮的玻璃管中,启动崩解仪检查,各片均应在15分钟内全部崩解。如有1片不能完全崩解,应另取6片复试,均应符合规定。

（4）维生素C泡腾片（采用烧杯法）

1）6只烧杯中分别加入200ml的纯化水,水温为15~25℃。

2）取维生素C泡腾片6片,分别置于上述6个200ml水的烧杯中,有许多气泡放出,当片剂或碎片周围的气体停止逸出时,片剂应崩解、溶解或分散在水中,无聚集的颗粒剩留,除另有规定外,各片均应在5分钟内崩解。如有1片不能完全崩解,应另取6片复试,均应符合规定。

【实训注意】

1. 天平要校验合格,并注意选择合适的精度。

2. 称量前后,均应仔细查对药片数。

3. 试验过程中,应避免裸手直接接触供试品。已取出的药片,不得再放回供试品原装容器内。

4. 崩解仪应进行校验,温度要准确。

5. 实验药品要用镊子夹取,不得裸手拿取药品,以免影响结果的准确性。

6. 实验结果记录每一片的崩解时间。

【实训思考】

1. 重量差异检查的结果如何判定?

2. 吊篮法和烧杯法测定崩解时限分别适用于何种剂型?检测温度分别是多少?

3. 叙述如何判定崩解时限检查结果。

【实训报告】

### 1. 药品检验原始记录

检验日期＿＿＿＿＿＿＿　　温度＿＿＿＿＿＿＿　　相对湿度＿＿＿＿＿＿＿

检品名称＿＿＿＿＿＿＿　　剂型＿＿＿＿＿＿＿　　规　　格＿＿＿＿＿＿＿

生产厂家＿＿＿＿＿＿＿　　批号＿＿＿＿＿＿＿　　效　　期＿＿＿＿＿＿＿

检验依据＿＿＿＿＿＿＿＿＿＿＿＿＿　　　　检验目的＿＿＿＿＿＿＿＿＿＿

【重量差异】

仪器:电子天平(型号:＿＿＿＿＿＿　编号:＿＿＿＿＿＿)

取供试品20片,称定重量。单位(g)

| 序号 | 1 | 2 | 3 | 4 | 5 | 6 | 7 | 8 | 9 | 10 |
|------|---|---|---|---|---|---|---|---|---|----|
| 片重 | | | | | | | | | | |
| 序号 | 11 | 12 | 13 | 14 | 15 | 16 | 17 | 18 | 19 | 20 |
| 片重 | | | | | | | | | | |

续表

20 片总重量：_____　　平均重量：_____

重量差异限度(%)：_____

按限度计算允许的重量范围(g)：_____

超出重量范围的有_____片

扩大一倍重量差异限度计算允许的重量范围(g)：_____

超出扩大一倍差异限度重量范围的有_____片

本品重量差异检查结果：_____

**【崩解时限】**

1. 维生素 C 片的崩解时限检查：

崩解介质为_____　　崩解介质的温度_____℃

崩解介质的体积_____ml

仪器：崩解时限测定仪(型号：_____　编号：_____)

6 片药品的崩解时间：标准规定的崩解时间_____

| 片 | 1 | 2 | 3 | 4 | 5 | 6 |
|---|---|---|---|---|---|---|
| 崩解时间(分钟) | | | | | | |

是否需要复试　　是(　　)　否(　　)

复试 6 片药品的崩解时间：

| 片 | 1 | 2 | 3 | 4 | 5 | 6 |
|---|---|---|---|---|---|---|
| 崩解时间(分钟) | | | | | | |

本品崩解时限检查结果：_____

2. 维生素 C 泡腾片的崩解时限检查：

崩解介质为_____　　崩解介质的温度_____℃

崩解介质的体积_____ml

仪器：崩解时限测定仪(型号：_____编号：_____)

6 片药品的崩解时间：标准规定的崩解时间

| 片 | 1 | 2 | 3 | 4 | 5 | 6 |
|---|---|---|---|---|---|---|
| 崩解时间(分钟) | | | | | | |

是否需要复试　　是(　　)　否(　　)

复试 6 片药品的崩解时间：

| 片 | 1 | 2 | 3 | 4 | 5 | 6 |
|---|---|---|---|---|---|---|
| 崩解时间(分钟) | | | | | | |

本品崩解时限检查结果：_____

《中国药典》(2015 年版)规定：

维生素 C 片的重量差异限度：当平均重量为 0.3g 以下时重量差异限度为±7.5%；当平均重量为 0.3g 及以上时重量差异限度为±5%。

维生素 C 片的崩解时限为 15 分钟；维生素 C 泡腾片的崩解时限为 5 分钟。

**【检验结果】**

　　　检验人：　　　　　　　　　　　　　　　复核人：

## 2. 药品检验报告

| 检品名称 | | 规格 | |
|---|---|---|---|
| 批号 | | 剂型 | |
| 生产单位或产地 | | 包装 | |
| 供样单位 | | 有效期至 | |
| 检验目的 | | 检品数量 | |
| 检验项目 | | 收检日期 | |
| 检验依据 | | 报告日期 | |

| 检验项目 | 标准规定 | 检验结果 |
|---|---|---|
|  |  |  |
|  |  |  |

| 检验结论： | |
|---|---|

检验人：＿＿＿＿＿＿＿＿＿＿＿　　　　　授权人：＿＿＿＿＿＿＿＿＿＿＿

签发日期：＿＿＿＿＿＿＿＿＿＿＿

## 【实训评价】

### 1. 重量差异检查

| 测评项目 | 仪器选择 | 天平的使用 | 称量操作规范性 | 原始记录 | 计算和结果判定 | 报告规范 | 报告完整性 | 清洁 |
|---|---|---|---|---|---|---|---|---|
| 分值 | 10分 | 15分 | 15分 | 10分 | 20分 | 10分 | 10分 | 10分 |
| 自我评价 | | | | | | | | |
| 小组评价 | | | | | | | | |
| 教师评价 | | | | | | | | |

### 2. 崩解时限检查

| 测评项目 | 仪器选择 | 仪器的使用 | 调吊篮位置和水位 | 崩解时间测定 | 原始记录 | 结果判定 | 报告完整性 | 清洁 |
|---|---|---|---|---|---|---|---|---|
| 分值 | 10分 | 10分 | 20分 | 20分 | 10分 | 10分 | 10分 | 10分 |
| 自我评价 | | | | | | | | |
| 小组评价 | | | | | | | | |
| 教师评价 | | | | | | | | |

（谢俊霞）

# 实训八　可见异物与细菌内毒素检查

## 【实训目的】

1. 掌握溶液型注射剂和粉针剂可见异物检查的操作技能和一般步骤。

2. 熟悉细菌内毒素测定的方法。

3. 了解细菌内毒素测定原理及意义。

## 【实训原理】

可见异物是指存在于注射液中,在规定条件下目视可以观测到的不溶性物质,其粒径或长度通常大于$50\mu m$。可见异物能引起脉管炎、过敏反应,较大的甚至堵塞毛细血管,因此注射液的可见异物检查是注射液的常规检查项目之一。

细菌内毒素检查是利用鲎试剂可与由革兰阴性菌产生的内毒素产生凝聚反应,来检测或量化细菌内毒素,以判断供试品中细菌内毒素的限量是否符合规定。

## 【实训内容】

### 一、可见异物检查

1. **试药与试剂**　维生素 C 注射液、注射用青霉素钠、纯化水。

2. **器材**　澄明度仪、照度计、过滤器、$0.45\mu m$ 微孔滤膜、绢布一块。

### 3. 操作步骤

（1）查阅《中国药典》（2015年版）四部通则0904可见异物检查法项下关于可见异物检查的操作及限度规定。

（2）维生素C注射液可见异物测定（溶液型注射剂）：

1）因维生素C注射液为无色透明容器包装的无色供试品溶液，检查时被观察样品所在处的光照度应为1000~1500lx。用照度计指示，调节澄明度仪的照度为1000~1500lx。

2）取供试品20支（瓶），除去容器标签，用绢布擦净容器外壁；置供试品于遮光板边缘处，手持供试品颈部轻轻旋转和翻转容器使药液中存在的可见异物悬浮，轻轻翻摇后即在明视距离用目检视，在黑色背景和白色背景下观察，分别重复3次，总检查时限为20秒。

3）20支（瓶）检查的供试品中，在静置一定时间后轻轻旋转时均不得检出烟雾状微粒柱，且不得检出金属屑、玻璃屑、长度或最大粒径超过2mm的纤维和块状物等明显可见异物。如检出微细可见异物的供试品（如点状物、2mm以下的短纤维和块状物等）仅有1支（瓶），应另取20支（瓶）同法复试，均不得检出（表5-4）。

4）填写实验记录，根据检测结果出具检验报告。

（3）注射用青霉素钠的可见异物检查（注射用无菌粉末）

1）将纯化水用过滤器过滤，制成无毛点纯化水。

2）取供试品5支（瓶），用加5ml过滤后的无毛点纯化水溶解。

3）因为无色供试品溶液，检查时被观察样品所在处的光照度应为1000~1500lx，按上述维生素C注射液项下调节照度。

4）被检查的5支（瓶）供试品中，均不得检出明显可见异物。如检出微细可见异物，每支（瓶）供试品中检出微细可见异物的数量应符合表5-5的规定；如有1支（瓶）不符合规定，另取10支（瓶）同法复试，均应符合规定。

5）记录每支药物的可见异物和细微可见异物数量，根据实验记录和结果填写检验报告。

### 二、细菌内毒素检查

**1. 试药与试剂**　维生素C注射液、鲎试剂、细菌内毒素标准品、细菌内毒素检查用水。

**2. 器材**　天平（精度为0.1mg）、电热干燥箱（温度应能达到250℃）、内毒素凝胶法测定仪、水银温度计、漩涡混合器、移液管（或刻度吸管、微量加样器及无热原吸头）、凝集管、三角瓶、试管、试管架、洗耳球、时钟、75%酒精棉、剪刀、砂轮或安剖开启器。

### 3. 操作步骤

（1）玻璃器皿的洗涤：将玻璃器皿放入铬酸洗液或其他热原灭活剂或清洗液中充分浸泡，然后取出将洗液空干，用自来水将残留洗液彻底洗净，再用蒸馏水反复冲洗三遍以上，空干后放入适宜的密闭金属容器中或用锡箔纸包好后再放入金属容器内。

（2）玻璃器皿的烘烤：除去玻璃器皿表面可能存在的外源性内毒素玻璃器皿置烤箱后，将烤箱调至250℃，待烤箱温度升至设定的温度后开始计时，干烤至少1小时。达到规定时间后，关断电源，待烤箱温度自然降至室温。在不打开金属容器的情况下，可在两天内使用；如果玻璃器皿用锡箔纸包装,在不打开包装的情况下可在两周内使用,否则须再次干烤除去可能存在的外源性内毒素。

（3）供试品溶液内毒素限值的查询:查阅《中国药典》（2015 年版）二部维生素 C 注射液品种项下可以查到细菌内毒素限度为 0.02EU/ml。

（4）阳性对照溶液的制备:用检查用水将内毒素标准品稀释制成 2λ 浓度的内毒素标准溶液。

（5）供试品阳性对照溶液的制备:用待检测的供试品溶液或其稀释液将内毒素标准品制成 2λ 浓度的内毒素溶液。

（6）阴性对照液的制备:用细菌内毒素检查用水作为阴性对照液。

（7）鲎试剂的准备:取规格为 0.1ml/支的鲎试剂 8 支,轻弹瓶壁使粉末落入瓶底,用砂轮在瓶颈轻轻划痕,用 75% 酒精棉球擦拭后启开备用,防止玻璃屑落入瓶内。每支加入 0.1ml 检查用水溶解,轻轻转动瓶壁,使内容物充分溶解,避免产生气泡。若使用的鲎试剂的规格不是 0.1ml/支时,取若干支,按其标示量加入检查用水复溶,充分溶解后将鲎试剂溶液混合在一起,然后每 0.1ml 分装到 10×75mm 凝集管中,要求至少分装 8 管备用。

（8）加样:取 8 支（管）溶解好的鲎试剂,其中 2 支加入 0.1ml 供试品溶液或其稀释液（其稀释倍数不得超过 MVD）作为供试品管,2 支加入 0.1ml 阳性对照溶液作为阳性对照管（PC）,2 支加入 0.1ml 检查用水作为阴性对照管（NC）,2 支加入 0.1ml 供试品阳性对照溶液作为供试品阳性对照管（PPC）。

（9）反应:将试管中溶液轻轻混匀后,用封口膜封闭管口,垂直放入 37℃±1℃ 水浴或适宜恒温仪中,保温 60 分钟±2 分钟。保温和取放试管过程应避免受到振动造成假阴性结果。

（10）结果判断:将试管架从水浴中轻轻取出,避免振动,将每管拿出缓缓倒转 180° 观察,管内形成凝胶,并且凝胶不变形,不从管壁滑脱者为阳性,记录为（+）;未形成凝胶或凝胶不能保持完整并从管壁滑脱者为阴性,记录为（-）。当阳性对照都为阳性、供试品阳性对照都为阳性且阴性对照都为阴性时,实验有效。若供试品 2 管均为阴性,认为该供试品符合规定;如供试品 2 管均为阳性,应认为不符合规定;如 2 管中 1 管为阳性,1 管为阴性,按上述方法另取 4 支供试品管复试,4 管中如有 1 管为阳性,即认为不符合规定。若第一次实验时供试品的稀释倍数小于 MVD 而结果出现 2 管均为阳性或 2 管中 1 管为阳性时,按同样方法复试,复试时要求将其稀释至 MVD。

【实训注意】

**1. 可见异物检查实训注意**

（1）灯检法检查可见异物应在暗室中进行。

（2）可见异物检测时应避免引入可见异物。检查可见异物所用到的水应为经过滤的无毛点的纯化水,当制备注射用无菌粉末和无菌原料药供试品溶液时,或供试品溶液的容器不适于检测（如不透明、不规则形状容器等）,需转移至适宜容器中时,均应在 B 级的洁净环境（如层流净化台）中进行。

（3）不同药品检查时对光照度要求也不同。无色透明的包装容器和无色供试品溶液,检查时被观察样品所在处的光照度应为 1000~1500lx;透明塑料容器包装或用棕色透明容器包装的供试品溶液或有色供试品溶液,检查时被观察样品所在处的光照度应为 2000~3000lx;混悬型供试品或乳浊液,检查时被观察样品所在处的光照度应增加至约 4000lx。

（4）供试品装量在 10ml 或以下时,每次检查可手持 2 支（瓶）。

（5）检查无色或白色异物用正面不反光的黑色面作为背景,检查有色异物用侧面和底面白色面作为背景。

（6）检测过程中,振摇后如有大量气泡影响观察时,要静置至气泡下去后再观察。

（7）要注意分辨气泡和细微可见异物如白点等。

**2. 内毒素检查实训注意**

（1）实验用具、用品要无内毒素。除去玻璃器皿的内毒素的方法可采用 250℃ 烘烤至少 1 小时。

（2）实验过程中应防止微生物和内毒素的污染。

（3）观察结果时,从水浴中轻轻取出实验试管时动作要轻,避免振动,否则会出现假阴性。

**【实训思考】**

1. 叙述可见异物检查结果的判定方法。

2. 细菌内毒素检查所用到的玻璃仪器要求 250℃ 烘烤至少 1 小时。

3. 可见异物测定用水和细菌内毒素测定用水有何不同?

**【实训报告】**

**1. 药品检验原始记录**

检验日期＿＿＿＿＿＿＿　　温度＿＿＿＿＿＿＿＿　　相对湿度＿＿＿＿＿＿＿＿

检品名称＿＿＿＿＿＿＿　　剂型＿＿＿＿＿＿＿＿　　规　　格＿＿＿＿＿＿＿＿

生产厂家＿＿＿＿＿＿＿　　批号＿＿＿＿＿＿＿＿　　效　　期＿＿＿＿＿＿＿＿

检验依据＿＿＿＿＿＿＿＿＿＿＿＿＿＿＿＿　　检验目的＿＿＿＿＿＿＿＿

**【可见异物检查】**

仪器:澄明度检测仪（型号:＿＿＿＿＿＿　编号:＿＿＿＿＿　光照度:＿＿＿＿＿＿＿＿）

取供试品＿＿＿＿＿＿支进行检查,检出明显可见异物的供试品＿＿＿＿＿＿支;检出微细可见异物的供试品＿＿＿＿＿＿支。

是否需要复试:是（　　）　　否（　　）

需要复试的,复试情况:取＿＿＿＿＿＿支进行检查,检出明显可见异物供试品＿＿＿＿＿＿支,检出微细可见异物的供试品＿＿＿＿＿＿支。

本品可见异物检查结果:＿＿＿＿＿＿＿＿。

**【细菌内毒素检查】**

内毒素限值为:＿＿＿＿＿＿＿

**【实验设备】**

| 设备名称 | 型号 | 编号 | 设备名称 | 型号 | 编号 |
|---|---|---|---|---|---|
| 电热干燥箱 | | | 内毒素凝胶法测定仪 | | |
| 旋涡混合器 | | | | | |

**【鲎试剂、标准品及检查用水】**

鲎试剂批号：_____ 标示灵敏度：_____ EU/ml 规格：_____

生产单位：_____

细菌内毒素工作标准品批号：_____ 效价：_____ EU/支

生产单位：_____

细菌内毒素检查用水批号：_____ 规格_____ ml/瓶

生产单位：_____

**【实验操作】**

每批供试品做 2 支供试品、2 支供试品阳性对照,同时做 2 支阳性对照、2 支阴性对照。

细菌内毒素工作标准品的稀释：

供试品溶液的制备：

供试品阳性对照溶液的制备：

**【反应结果】**

反应起止时间：_____ ~ _____ 反应温度：_____℃

| 供试品 | 供试品阳性对照 | 阳性对照 | 阴性对照 |
| --- | --- | --- | --- |
|  |  |  |  |

判定：

《中国药典》(2015 年版)规定：

**【检验结果】**

检验人： 复核人：

## 2. 药品检验报告

| 检品名称 | | 规格 | |
|---|---|---|---|
| 批号 | | 剂型 | |
| 生产单位或产地 | | 包装 | |
| 供样单位 | | 有效期至 | |
| 检验目的 | | 检品数量 | |
| 检验项目 | | 收检日期 | |
| 检验依据 | | 报告日期 | |

| 检验项目 | 检验标准 | 检验结果 |
|---|---|---|
| | | |

检验结论：

检验人：_____　　　　　　授权人：_____

签发日期：_____

## 【实训评价】

### 1. 可见异物检查

| 测评项目 | 仪器选择 | 光照度的调节 | 可见异物检查的操作规范性 | 原始记录 | 结果判断 | 报告规范 | 报告完整性 | 清洁 |
|---|---|---|---|---|---|---|---|---|
| 分值 | 10分 | 10分 | 20分 | 10分 | 20分 | 10分 | 10分 | 10分 |
| 自我评价 | | | | | | | | |
| 小组评价 | | | | | | | | |
| 教师评价 | | | | | | | | |

### 2. 细菌内毒素检查

| 测评项目 | 仪器选择 | 试剂的选择 | 实验操作的规范性 | 原始记录 | 结果判断 | 报告规范 | 报告完整性 | 清洁 |
|---|---|---|---|---|---|---|---|---|
| 分值 | 10分 | 15分 | 20分 | 10分 | 15分 | 10分 | 10分 | 10分 |
| 自我评价 | | | | | | | | |
| 小组评价 | | | | | | | | |
| 教师评价 | | | | | | | | |

（谢俊霞）

# 实训九　维生素 K₁ 注射液的含量测定

**【实训目的】**

1. 掌握高效液相色谱法测定维生素 K₁ 注射液的含量。

2. 掌握高效液相色谱仪的操作方法。

3. 熟悉药物质量检测原始数据的记录和检验报告的书写。

**【实训原理】**

维生素 K₁ 注射液为有机药物,因该药物的结构中有苯环和共轭双键,因此,在紫外区有吸收,实验确定在 254nm 波长处有较强吸收,可以用高效液相色谱法 254nm 波长下测定含量。

**【实训内容】**

1. **试药与试剂**　维生素 K₁ 注射液、色谱纯无水乙醇、维生素 K₁ 对照品、纯化水。

2. **器材**　高效液相色谱仪、天平(精度为 0.01mg)、C18 色谱柱、超声波清洗器、溶剂过滤器、10m 棕色容量瓶 2 个、20ml 棕色容量瓶各 2 个、50ml 棕色容量瓶 4 个、2ml 移液管 1 支、5ml 移液管 2 支、100ml 量筒 1 个、500ml 量筒 1 个、0.45μm 的微孔过滤膜。

3. **操作步骤**

(1)查阅《中国药典》(2015 年版)二部维生素 K₁ 注射液及四部通则 0512 高效液相色谱法项下相关规定。

(2)流动相的制备:分别用量筒量取无水乙醇和高纯水按 90:10 的比例混合,混匀后用 0.45μm 的微孔滤膜过滤、超声、备用。

(3)对照品溶液的制备:取维生素 K₁ 对照品约 10mg,精密称定,置 10ml 的量瓶中,加无水乙醇适量,强烈振摇使溶解并稀释到刻度,摇匀。精密量取 5ml 置 50ml 量瓶中,用流动相稀释至刻度,摇匀。

(4)样品溶液的制备:精密量取本品 2ml,置 20ml 量瓶中,用流动相稀释至刻度,精密量取 5ml 置 50ml 量瓶中,用流动相稀释至刻度,摇匀。

(5)系统适应性实验:用 C18 柱为固定相,无水乙醇:水(90:10)为流动相,检测波长 254nm,系统稳定后,精密量取对照品溶液 10μl 注入高效液相色谱仪,调节色谱条件使维生素 K₁ 的保留时间为 12 分钟,记录色谱峰,维生素 K₁ 色谱峰理论板数不低于 3000,如果达不到要求,调节流动相配比或更换色谱柱。

(6)样品溶液的测定:精密量取样品溶液 10μl 注入高效液相色谱仪,记录色谱峰。计算结果。

【实训注意】

1. 配制流动相所用的无水乙醇试剂应为色谱纯试剂。

2. 因称量对照品只有 10mg,为了减少误差,应用十万分之一的天平。

3. 移液管、容量瓶、天平均应经过校验。

【实训思考】

1. 使用 C18 色谱柱应注意什么?

2. 本实验为何使用棕色容量瓶?

【实训报告】

**1. 药品检验原始记录**

检验日期＿＿＿＿＿＿＿＿　温度＿＿＿＿＿＿＿＿＿　相对湿度＿＿＿＿＿＿＿＿＿

检品名称＿＿＿＿＿＿＿＿　剂型＿＿＿＿＿＿＿＿＿　规　格＿＿＿＿＿＿＿＿＿

生产厂家＿＿＿＿＿＿＿＿　批号＿＿＿＿＿＿＿＿＿　效　期＿＿＿＿＿＿＿＿＿

检验依据＿＿＿＿＿＿＿＿＿＿＿＿＿＿＿＿＿＿＿　检验目的＿＿＿＿＿＿＿＿＿

---

【含量测定】

系统适用性试验:理论板数＿＿＿＿＿＿＿＿　(维生素 $K_1$ 峰计算)＿＿＿＿＿＿

对照品溶液:对照品批号为＿＿＿＿＿＿＿＿　对照品含量为＿＿＿＿＿＿＿

　　　　　　对照品来源为＿＿＿＿＿＿＿＿

称对照品的量(g)　1)＿＿＿＿＿＿＿＿　2)＿＿＿＿＿＿＿＿

称量的对照品置 10ml 的量瓶中,加无水乙醇适量,强烈振摇使溶解并稀释到刻度,摇匀。精密量取 5ml 置 50ml 量瓶中,用流动相稀释至刻度,摇匀。精密量取 10µl 同一份对照品溶液,注入液相色谱仪,重复进样 5 次,记录色谱图,对照品溶液(1)峰面积为:＿＿＿＿＿＿＿、＿＿＿＿＿＿＿、＿＿＿＿＿＿＿、＿＿＿＿＿＿＿、＿＿＿＿＿＿＿平均峰面积为:＿＿＿＿＿峰面积 RSD:＿＿＿＿＿＿＿(RSD 应≤2.0%)对照品溶液(2)峰面积为:＿＿＿＿＿＿＿、＿＿＿＿＿＿＿,平均峰面积为:＿＿＿＿＿＿＿

按公式 $f = c_R/A_R$ 计算 $f$ 值:

两份对照品分别计算 $f$ 值为:＿＿＿＿＿＿＿、＿＿＿＿＿＿＿,平均值为:＿＿＿＿＿＿＿

相对平均偏差＝＿＿＿＿＿＿＿＿＿＿＿＿＿(应≤1.0%)

样品溶液(1)峰面积为:＿＿＿＿＿＿＿、＿＿＿＿＿＿＿,平均峰面积为:＿＿＿＿＿＿＿

样品溶液(2)峰面积为:＿＿＿＿＿＿＿、＿＿＿＿＿＿＿,平均峰面积为:＿＿＿＿＿＿＿

采用下式计算维生素 $K_1$ 注射液的标示量:

$$标示量的百分含量 = \frac{f \times A_X \times D}{S_{标}} \times 100\%$$

样品 Ⅰ:维生素 $K_1$ 注射液标示量百分含量＝

样品 Ⅱ:维生素 $K_1$ 注射液标示量百分含量＝

相对平均偏差 $R\bar{d} =$

《中国药典》(2015 年版)规定:

本品含维生素 $K_1$($C_{31}H_{46}O_2$) 应为标示量的 90.0%~110.0%。

【检验结果】

检验人:　　　　　　　　　　　　　　　　复核人:

## 2. 药品检验报告

第　页共　页

| 检品名称 | | 规格 | |
|---|---|---|---|
| 批号 | | 剂型 | |
| 生产单位或产地 | | 包装 | |
| 供样单位 | | 有效期至 | |
| 检验目的 | | 检品数量 | |
| 检验项目 | | 收检日期 | |
| 检验依据 | | 报告日期 | |

| 检验项目 | 检验标准 | 检验结果 |
|---|---|---|
| | | |
| | | |
| 检验结论: | | |

检验人:＿＿＿＿＿＿＿＿＿＿＿　　　　　授权人:＿＿＿＿＿＿＿＿＿＿＿

签发日期:＿＿＿＿＿＿＿＿＿＿＿

【实训评价】

| 测评项目 | 仪器选择 | 容量瓶的使用 | 稀释操作规范性 | 高效液相色谱仪使用 | 原始记录 | 报告规范 | 报告完整性 | 清洁 |
|---|---|---|---|---|---|---|---|---|
| 分值 | 10 分 | 10 分 | 10 分 | 20 分 | 15 分 | 10 分 | 15 分 | 10 分 |
| 自我评价 | | | | | | | | |
| 小组评价 | | | | | | | | |
| 教师评价 | | | | | | | | |

(谢俊霞)

# 实训十　双缩脲法测定人血白蛋白的蛋白质含量

## 【实训目的】

1. 掌握双缩脲法测定蛋白质含量的原理和方法。

2. 掌握紫外-可见分光光度计的操作方法。

3. 掌握标准曲线及回归方程的计算。

## 【实训原理】

在碱性溶液中,双缩脲($H_2N-CO-NH-CO-NH_2$)与二价铜离子作用形成紫红色的配位物,这一反应称双缩脲反应。凡分子中含两个或两个以上酰胺基(—$CO-NH_2$),或与此相似的基团[如—$CH_2$-$NH_2$,—$CS-NH_2$,—$C(NH)NH_2$]的任何化合物,无论这类基团直接相连还是通过一个碳或氮原子间接相连,均可发生上述反应。蛋白质分子含有众多肽键(—$CO-NH$—),可发生双缩脲反应,且呈色强度在一定浓度范围内与肽键数量即与蛋白质含量成正比,可以蛋白质对照品溶液作标准曲线,采用比色法测定供试品中蛋白质的含量。

此法的优点是较快速,蛋白质测定范围为 1~10mg,干扰物质少,主要的缺点是灵敏度差,干扰这一测定的物质主要有:硫酸铵、Tris 缓冲液和某些氨基酸等。因此双缩脲法常用于快速,但并不需要十分精确的蛋白质含量测定。

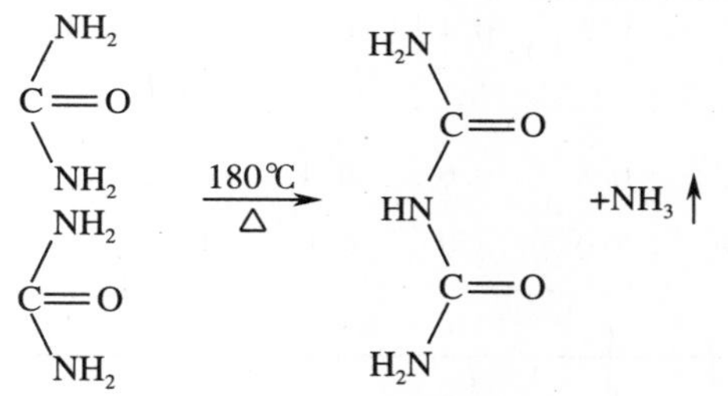

双缩脲

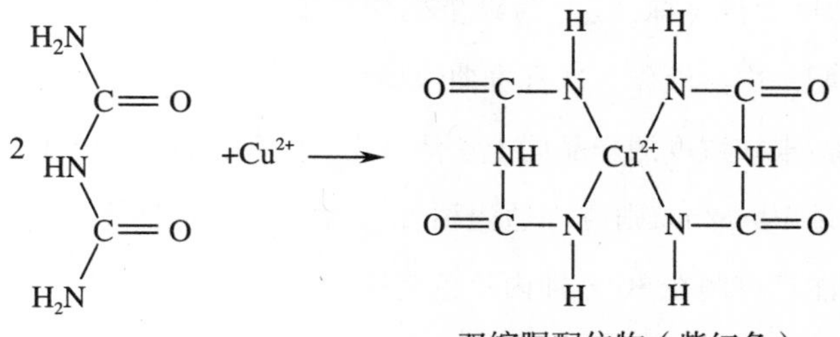

双缩脲配位物（紫红色）

## 【实训内容】

1. **试药与试剂**　血清白蛋白(牛)对照品(BSA)、硫酸铜、酒石酸钾钠、碘化钾、氢氧化钠。

(1) 双缩脲试剂:取硫酸铜($CuSO_4 \cdot 5H_2O$)1.5g、酒石酸钾钠($KNaC_4H_4O_6 \cdot 4H_2O$)6.0g、碘化钾5.0g 加水 500ml 使溶解,边搅拌边加入 10%氢氧化钠溶液 300ml,用水稀释至 1000ml,摇匀,即得。

(2) 对照品溶液的制备:除另有规定外,取血清白蛋白(牛)对照品或蛋白质含量测定国家标准品,加水溶解成每 1ml 含 10mg 的溶液,可用 BSA 浓度 1mg/ml 的 $A_{280nm}$ 为 0.66 来校正其纯度。

2. **器材** 紫外-可见分光光度计,比色皿,15×150mm 具塞试管,1ml 刻度吸管,5ml 移液管,试管架,移液管架,擦镜纸。

3. **操作步骤**

(1) 对照片溶液的制备:除另有规定外,取血清白蛋白(牛)对照品或蛋白质含量测定国家标准品,加水溶解成每 1ml 含 10mg 的溶液。

(2) 供试品溶液的制备:照各品种项下规定的方法制备(蛋白质浓度应与对照品溶液基本一致)。

(3) 测定法:标准曲线制备:精密量取对照品溶液 0.0、0.2、0.4、0.6、0.8、1.0ml(对照品溶液的用量可在本法测定范围内进行调整),分别置具塞试管中,加水至 1.0ml,再分别加入双缩脲试液 4.0ml,立即混匀,室温下放置 30 分钟,照紫外-可见分光光度法(《中国药典》通则 0401),在 540nm 的波长处测定吸光度。同时以 0 号管作为空白,以对照品溶液的浓度与其相对应的吸光度计算线性回归方程。

另取供试品适量,同法操作,根据线性回归方程计算供试品溶液中蛋白质浓度,并乘以稀释倍数,即得。

取具塞试管 9 支,编号 1-9,按下表顺序加入各试剂,于 540nm 处测定 $A$ 值。

| 试管号 | 1 | 2 | 3 | 4 | 5 | 6 | 7 | 8 | 9 |
|---|---|---|---|---|---|---|---|---|---|
| 10mg/ml 标准蛋白(ml) | 0 | 0.2 | 0.4 | 0.6 | 0.8 | 1.0 | 0 | 0 | 0 |
| 未知样品(ml) | 0 | 0 | 0 | 0 | 0 | 0 | 1.0 | 1.0 | 1.0 |
| 蒸馏水(ml) | 1.0 | 0.8 | 0.6 | 0.4 | 0.2 | 0 | 0 | 0 | 0 |
| 双缩脲试剂(ml) | 4.0 | 4.0 | 4.0 | 4.0 | 4.0 | 4.0 | 4.0 | 4.0 | 4.0 |
| $A_{540nm}$ | | | | | | | | | |

以溶液中蛋白质浓度为横坐标,$A_{540nm}$ 为纵坐标作标准曲线。用该方法制得的标准曲线的线性及重复性较好,一般每配一次溶液作一次标准曲线即可。

未知样品溶液制备:未知浓度的样品同上法测 $A_{540nm}$,然后根据回归方程计算所对应的蛋白质浓度,注意样品浓度若超过 10mg/ml,则应作适当稀释。若样品中脂类等含量过高,则在 30 分钟后会有雾状沉淀产生,故须注意控制在 30 分钟内比色完毕。

【实训注意】

1. 双缩脲试剂中,加入酒石酸钾钠,$Cu^{2+}$ 形成稳定的配位铜离子,以防止 $CuSO_4 \cdot 5H_2O$ 不稳定形成 $Cu(OH)_2$ 沉淀。酒石酸钾钠与 $CuSO_4 \cdot 5H_2O$ 之比不低于 3:1,加入 KI 作为抗氧化试剂。

2. 双缩脲试剂要封闭贮存,防止吸收空气中的二氧化碳。

3. 本法各种蛋白质的显色程度基本相同,重复性好,几乎不受温度影响,唯一缺点是灵敏度较低。

4. 黄疸血清、严重溶血对本法有明显干扰。

**【实训思考】**

1. 双缩脲法测定蛋白质的原理是什么？其他还有什么方法可测定蛋白质的含量？

2. 请用双缩脲法，设计一个测定蛋白质含量的定量方法（除标准曲线法外）。

**【实训报告】**

**1. 药品检验原始记录**

检验日期＿＿＿＿＿＿＿＿＿＿　温度＿＿＿＿＿＿＿＿＿＿　相对湿度＿＿＿＿＿＿＿＿＿＿

检品名称＿＿＿＿＿＿＿＿＿＿　剂型＿＿＿＿＿＿＿＿＿＿　规　格＿＿＿＿＿＿＿＿＿＿

生产厂家＿＿＿＿＿＿＿＿＿＿　批号＿＿＿＿＿＿＿＿＿＿　效　期＿＿＿＿＿＿＿＿＿＿

检验依据＿＿＿＿＿＿＿＿＿＿＿＿＿＿＿＿＿　检验目的＿＿＿＿＿＿＿＿＿＿

**【吸收池配套性实验】**

吸收池规格：＿＿＿＿＿ cm　＿＿＿＿＿＿材料　仪器型号：＿＿＿＿＿＿＿＿＿＿

溶剂：＿＿＿＿＿＿＿＿＿＿　检测波长：＿＿＿＿＿＿ nm

吸收池 1 透光率：＿＿＿＿＿＿　吸收池 2 透光率：＿＿＿＿＿＿　差值：＿＿＿＿＿＿

吸收池配套性结论：□ 吸收池 1、2 能配套使用　□ 吸收池 1、2 不能配套使用

**【含量测定】**

检测波长：$\lambda=$＿＿＿＿＿＿ nm　样品标示量：＿＿＿＿＿＿＿＿＿＿

数据记录：

取试管 9 支，编号 1~9，按下表顺序加入各试剂，于 540nm 处测定 A 值。

| 试管号 | 标准曲线系列 | | | | | | 样品Ⅰ | 样品Ⅱ | 样品Ⅲ |
| --- | --- | --- | --- | --- | --- | --- | --- | --- | --- |
| | 1 | 2 | 3 | 4 | 5 | 6 | 7 | 8 | 9 |
| 10mg/ml 标准蛋白对照品溶液（ml） | 0 | 0.2 | 0.4 | 0.6 | 0.8 | 1.0 | 0 | 0 | 0 |
| 待测样品（ml） | 0 | 0 | 0 | 0 | 0 | 0 | 1.0 | 1.0 | 1.0 |
| 蒸馏水（ml） | 1.0 | 0.8 | 0.6 | 0.4 | 0.2 | 0 | 0 | 0 | 0 |
| 双缩脲试剂（ml） | 4.0 | 4.0 | 4.0 | 4.0 | 4.0 | 4.0 | 4.0 | 4.0 | 4.0 |
| $A_{540}$ | | | | | | | | | |
| 回归方程 | | | | | | | | | |
| 人血白蛋白标示量% | | | | | | | | | |
| RSD | | | | | | | | | |

《中国药典》（2015 年版）规定：

本品含蛋白质应为标示量的 95.0%~110.0%。

**【检验结果】**

检验人：　　　　　　　　　　　复核人：

2. **药品检验报告**

| 检品名称 | | 规格 | |
|---|---|---|---|
| 批号 | | 剂型 | |
| 生产单位或产地 | | 包装 | |
| 供样单位 | | 有效期至 | |
| 检验目的 | | 检品数量 | |
| 检验项目 | | 收检日期 | |
| 检验依据 | | 报告日期 | |

| 检验项目 | 标准规定 | 检验结果 |
|---|---|---|
| | | |
| | | |
| | | |

| 检验结论: | |
|---|---|

检验人:_____　　　　　授权人:_____

签发日期:_____

【实训评价】

| 测评项目 | 仪器选择 | 具塞试管的使用 | 试液移取操作的规范性 | 分光光度计的使用 | 原始记录 | 报告规范 | 报告完整性 | 清洁 |
|---|---|---|---|---|---|---|---|---|
| 分值 | 10分 | 10分 | 10分 | 20分 | 15分 | 10分 | 15分 | 10分 |
| 自我评价 | | | | | | | | |
| 小组评价 | | | | | | | | |
| 教师评价 | | | | | | | | |

（刘碧林）

# 实训十一　胃蛋白酶片效价测定

## 【实训目的】

1. 学习蛋白酶活力测定的方法之一——取样测定法。

2. 掌握分光光度计的原理和使用方法。

【实训原理】

在规定条件下,胃蛋白酶能催化血红蛋白水解成不被三氯醋酸所沉淀的酪氨酸、色氨酸等,其在紫外光区有特征吸收,测定波长275nm,可用紫外分光光度计直接测定并计算效价。《中国药典》(2015年版)二部中规定胃蛋白酶片含胃蛋白酶活力不得少于120IU/片。

【实训内容】

1. **试药与试剂**　胃蛋白酶片、盐酸溶液(取1mol/L盐酸溶液65ml,加水至1000ml)、血红蛋白试液(取牛血红蛋白1g,加盐酸溶液使溶解成100ml,即得。本液置冰箱中保存,2日内使用)、酪氨酸、5%三氯醋酸溶液。

2. **器材**　紫外-可见分光光度计。

3. **操作步骤**

(1)供试品溶液的制备:取本品5片,置研钵中,加盐酸溶液少许,研磨均匀,移至250ml量瓶中,加盐酸溶液至刻度,摇匀,精密量取适量,用盐酸溶液稀释制成每毫升约含0.2~0.4IU的溶液,作为供试品溶液。

(2)对照品溶液制备:精密称取经105℃干燥至恒重的酪氨酸对照品适量,加盐酸溶液制成每毫升含0.5mg的溶液。

(3)测定操作:

1)取试管6支,其中3支(1#~3#)各精密加入对照品溶液1ml,另取3支(4#~6#)各精密加入供试品溶液1ml,置37℃±0.5℃水浴中,保温5分钟。

2)精密加入预热至37℃±0.5℃的血红蛋白试液5ml,摇匀,并准确计时,在37℃±0.5℃水浴中反应10分钟。

3)立即精密加入5%三氯醋酸溶液5ml,摇匀,滤过,取续滤液备用。

4)另取试管2支,各精密加入血红蛋白试液5ml,置37℃±0.5℃水浴中保温10分钟,再精密加入5%三氯醋酸溶液5ml,其中1支加供试品溶液1ml,另1支加上述盐酸溶液1ml,摇匀,滤过,取续滤液,分别作为供试品和对照品的空白对照。

以上操作如实训表1所示:

实训表1　胃蛋白酶片效价测定步骤

| 项目 | 1#, 2#, 3#<br>对照品平行管 | 4#, 5#, 6#<br>供试品平行管 | 7#对照品<br>空白对照 | 8#供试品<br>空白对照 |
|---|---|---|---|---|
| (精密)/ml | 25 | 75 | — | — |
| 37℃水浴保温5分钟 | | | — | |
| 预热血红蛋白试液<br>(精密)/ml | 各5ml | 各5ml | 5ml | 5ml |
| 摇匀,37℃水浴反应10分钟 | | | 37℃水浴保温10分钟 | |
| 5%三氯醋酸溶液<br>(精密)/ml | 各5ml | 各5ml | 5ml 5%三氯醋酸<br>+1ml 盐酸溶液 | 5ml 5%三氯醋酸<br>+1ml 供试品溶液 |

（4）计算与结果处理：摇匀，滤过，取续滤液在275nm波长处，照紫外-可见分光光度法，分别以 7#、8# 管为对照品空白对照、供试品空白对照测定 1#~6# 试管的吸光度。在275nm的波长处测定吸光度，算出平均值 $\bar{A}_s$ 和 $\bar{A}$。将以上数据代入下式进行计算，（在上述条件下，每分钟能催化水解血红蛋白生成 1μmol 酪氨酸的酶量，为一个蛋白酶活力单位）。

$$每1片含胃蛋白酶活力（IU）=\frac{\bar{A}\times W_s\times D}{\bar{A}_s\times W\times 10\times 181.19}$$

式中，$\bar{A}_s$ 为对照品的平均吸光度；$\bar{A}$ 为供试品的平均吸光度；$W_s$ 为每毫升对照品溶液中含酪氨酸的量，μg；$W$ 为供试品，片；$D$ 为供试品稀释倍数；10为反应时间；181.19为酪氨酸的分子量。

【实训注意】

测定时，滤液须澄清，否则将影响结果的准确度及精密度。

【实训思考】

1. 试验中为什么要设对照又要设空白？

2. 什么是续滤液？

3. 试验中5%三氯醋酸是起什么作用的？

4. 对照品溶液制备中的酪氨酸干燥至恒重的意义是什么？

【实训报告】

**1. 药品检验原始记录**

检验日期＿＿＿＿＿　　温度＿＿＿＿＿　　相对湿度＿＿＿＿＿

检品名称＿＿＿＿＿　　剂型＿＿＿＿＿　　规　格＿＿＿＿＿

生产厂家＿＿＿＿＿　　批号＿＿＿＿＿　　效　期＿＿＿＿＿

检验依据＿＿＿＿＿＿＿＿＿＿　　检验目的＿＿＿＿＿＿＿

---

【供试品溶液的制备】

药品总活力：＿＿＿＿ IU　　定容至250ml后每毫升活力：＿＿＿＿ IU

移液管规格：＿＿＿＿ ml　　容量瓶规格：＿＿＿＿ ml

稀释倍数：＿＿＿＿　　稀释后每毫升活力：＿＿＿＿ IU

【对照品溶液制备】

酪氨酸称取量：＿＿＿＿ g　　定容至＿＿＿＿ ml

酪氨酸对照品溶液浓度：＿＿＿＿ g/ml

【效价测定】

（1）吸收池配套性实验

吸收池规格：＿＿＿＿ cm　　＿＿＿＿材料　仪器型号：＿＿＿＿

溶剂：＿＿＿＿　　检测波长：λ=＿＿＿＿ nm

吸收池1透光率：＿＿＿＿　　吸收池2透光率：＿＿＿＿　　差值：＿＿＿＿

吸收池配套性结论：□ 吸收池1、2能配套使用　□ 吸收池1、2不能配套使用

（2）效价测定实验

对照品平行管 $1^{\#}$ 吸光值: $A_1 =$ _____

对照品平行管 $2^{\#}$ 吸光值: $A_2 =$ _____

对照品平行管 $3^{\#}$ 吸光值: $A_3 =$ _____

对照品吸光值平均值: $\bar{A_s} =$ _____

供试品平行管 $4^{\#}$ 吸光值: $A_4 =$ _____

供试品平行管 $5^{\#}$ 吸光值: $A_5 =$ _____

供试品平行管 $6^{\#}$ 吸光值: $A_6 =$ _____

供试品吸光值平均值: $\bar{A} =$ _____

每 1 片含胃蛋白酶活力: _____ IU

《中国药典》（2015 年版）规定:

胃蛋白酶片含胃蛋白酶活力不得少于 120IU/片。

【检验结果】

检验人:　　　　　　　　　　　　　　　复核人:

## 2. 药品检验报告

第　　页 共　　页

| 检品名称 | | 规格 | |
|---|---|---|---|
| 批号 | | 剂型 | |
| 生产单位或产地 | | 包装 | |
| 供样单位 | | 有效期至 | |
| 检验目的 | | 检品数量 | |
| 检验项目 | | 收检日期 | |
| 检验依据 | | 报告日期 | |

| 检验项目 | 标准规定 | 检验结果 |
|---|---|---|
|  |  |  |
|  |  |  |
|  |  |  |
|  |  |  |

| 检验结论: | |
|---|---|

检验人: _____　　　　　授权人: _____

签发日期: _____

## 【实训评价】

| 测评项目 | 称量操作规范性 | 容量瓶的使用 | 稀释操作规范性 | 分光光度计的使用 | 原始记录 | 报告规范 | 报告完整性 | 清洁 |
|---|---|---|---|---|---|---|---|---|
| 分值 | 10分 | 10分 | 10分 | 20分 | 15分 | 10分 | 15分 | 10分 |
| 自我评价 | | | | | | | | |
| 小组评价 | | | | | | | | |
| 教师评价 | | | | | | | | |

（程沁园）

# 实训十二　注射用胰蛋白酶效价测定

## 【实训目的】

1. 学习蛋白酶活力测定的方法之一——紫外分光光度计连续测定法。

2. 掌握分光光度计的原理和使用方法。

## 【实训原理】

胰蛋白酶能催化蛋白质的水解,对于由碱性氨基酸(精氨酸、赖氨酸)的羧基与其他氨基酸的氨基所形成的键具有高度的专一性。此外还能催化由碱性氨基酸和羧基形成的酰胺键或酯键,其高度专一性仍表现为对碱性氨基酸一端的选择。胰蛋白酶对这些键的敏感性次序为:酯键>酰胺键>肽键。因此可利用含有这些键的酰胺或酯类化合物作为底物来测定胰蛋白酶的活力。

以 $N$-苯甲酰-L-精氨酸乙酯盐酸盐为底物,用紫外吸收法进行测定。苯甲酰 L-精氨酸乙酯在波长 253nm 下的紫外吸收远远弱于 $N$-苯甲酰 L-精氨酸。在胰蛋白酶的催化下,随着酯键的水解,苯甲酰 L-精氨酸逐渐增多,反应体系的紫外吸收亦随之相应增加。

## 【实训内容】

**1. 试药与试剂**　注射用胰蛋白酶、0.067mol/L 磷酸盐缓冲液(pH = 7.6)、0.001mol/L 盐酸、$N$-苯甲酰-L-精氨酸乙酯盐酸盐。

**2. 器材**　紫外-可见分光光度计。

**3. 操作步骤**

（1）底物溶液的配制:取 $N$-苯甲酰-L-精氨酸乙酯盐酸盐 85.7mg,加水溶解使成 100ml,作为底物原液;取 10ml,用 0.067mol/L 磷酸盐缓冲液(pH = 7.6)稀释成 100ml,照紫外-可见分光光度法,恒温于 25℃ ± 0.5℃,以水作空白,在 253nm 的波长处测定吸光度,必要时可用上述底物原液或 0.067mol/L 磷酸盐缓冲液(pH = 7.6)调节,使吸光度在 0.575～0.585 之间,作为底物溶液。制成后应在 2 小时内使用。

（2）供试品溶液的配制：取注射用胰蛋白酶3支，分别加0.001mol/L盐酸溶液溶解并使成每毫升含50~60IU的溶液。

（3）取底物溶液3.0ml，加0.001mol/L盐酸溶液200μl，混匀，作为空白。

（4）另取供试品溶液200μl加底物溶液（恒温于25℃±0.5℃）3.0ml，立即计时，混匀，使比色池内的温度保持在25℃±0.5℃。

（5）利用紫外-可见分光光度法，在253nm的波长处，每隔30秒读取吸光度，共5分钟。

（6）以吸光度为纵坐标，时间为横坐标，作图；每30秒吸光度的改变应恒定在0.015~0.018之间，呈线性关系的时间不得少于3分钟。若不符合上述要求，调整供试品溶液的浓度，再作测定。

（7）重复平行三次测定。

（8）结果计算：在上述吸光度对时间的关系图中，取成直线部分的吸光度，按下式计算：

$$P=\frac{A_1-A_2}{0.003TW}$$

式中，$P$为每1毫克供试品中含胰蛋白酶的量，单位；$A_1$为直线上终止的吸光度；$A_2$为直线上开始的吸光度；$T$为$A_1$至$A_2$读数的时间，分钟；$W$为测定液中含供试品的量，mg；0.003为在上述条件下，吸收度每分钟改变0.003，即相当于1个胰蛋白酶。

$$\bar{P}=\frac{P_1+P_2+P_3}{3}$$

式中，$P_1$为第一组平行测得的$P$值；$P_2$为第二组平行测得的$P$值；$P_3$为第三组平行测得的$P$值。

【实训注意】

1. **酶浓度**　在固定底物浓度、反应温度、pH等条件下，调整反应液的酶浓度是效价测定的关键，酶浓度过高或过低都不能使反应速率保持恒定，最佳的测定浓度为50~60IU/ml。

2. **温度**　温度变化对酶促反应速率较敏感，温度每升高1℃，活力单位约增高5%，反之，则下降。为准确控制反应温度，除调节水浴温度或室温外，由于在测定时受仪器散热和光照等影响，故必须随时测量比色池内反应物的温度，以保证测定结果的准确性。

3. **底物**　因底物N-苯甲酰-L-精氨酸乙酯盐酸盐易水解，其水溶液不稳定，故该底物溶液应在配制后3小时内使用，N-苯甲酰-L-精氨酸乙酯盐酸盐作为底物测定本品酶活力，操作简便，准确度高，RSD一般可控制在5%以下。

【实训思考】

1. 为什么准备底物时要调节使吸光度在0.575~0.585之间？

2. 测定酶活力时，为什么开始一段时间内酶活力大小和时间关系呈线性变化？

3. 稀释的酶液是否可长期使用？说明原因。

## 【实训报告】

### 1. 药品检验原始记录

检验日期＿＿＿＿＿＿＿＿＿ 温度＿＿＿＿＿＿＿＿＿ 相对湿度＿＿＿＿＿＿＿＿＿

检品名称＿＿＿＿＿＿＿＿＿ 剂型＿＿＿＿＿＿＿＿＿ 规 格＿＿＿＿＿＿＿＿＿

生产厂家＿＿＿＿＿＿＿＿＿ 批号＿＿＿＿＿＿＿＿＿ 效 期＿＿＿＿＿＿＿＿＿

检验依据＿＿＿＿＿＿＿＿＿＿＿＿＿＿＿＿ 检验目的＿＿＿＿＿＿＿＿＿

---

**【吸收池配套性实验】**

吸收池规格：＿＿＿＿ cm ＿＿＿＿材料 仪器型号：＿＿＿＿＿＿＿＿＿

溶剂：＿＿＿＿＿＿＿＿＿ 检测波长：$\lambda=$ ＿＿＿＿ nm

吸收池 1 透光率：＿＿＿ 吸收池 2 透光率：＿＿＿ 差值：＿＿＿

吸收池配套性结论：□吸收池 1、2 能配套使用 □吸收池 1、2 不能配套使用

**【底物溶液的配制】**

$N$-苯甲酰-L-精氨酸乙酯盐酸盐称取量：＿＿＿＿ g

定容至：＿＿＿＿ ml 作为底物原液

移取底物原液：＿＿＿＿ ml 稀释定容至：＿＿＿＿ ml

底物溶液吸光度：$A=$ ＿＿＿＿

**【供试品溶液的配制】**

药品总活力：＿＿＿＿＿单位 稀释定容后每毫升活力：＿＿＿＿＿单位

**【效价测定】**

①第一次测定：

| 时间（s） | 吸光度 | 时间（s） | 吸光度 |
|---|---|---|---|
| 30 | | 60 | |
| 90 | | 120 | |
| 150 | | 180 | |
| 210 | | 240 | |
| 270 | | 300 | |

注意，请另附坐标图页。

直线上终止的吸光度：$A_1=$ ＿＿＿＿ 直线上开始的吸光度：$A_2=$ ＿＿＿＿

$A_1$ 至 $A_2$ 读数的时间：$T=$ ＿＿＿＿分钟

测定液中含供试品的量：$W=$ ＿＿＿＿ mg

每毫克供试品中含胰蛋白酶的量：$P_1=$ ＿＿＿＿单位。

②第二次测定：

| 时间（s） | 吸光度 | 时间（s） | 吸光度 |
|---|---|---|---|
| 30 | | 60 | |
| 90 | | 120 | |
| 150 | | 180 | |
| 210 | | 240 | |
| 270 | | 300 | |

注意,请另附坐标图页。

直线上终止的吸光度:$A_1 =$ _____　　直线上开始的吸光度:$A_2 =$ _____

$A_1$ 至 $A_2$ 读数的时间:$T =$ _____分钟

测定液中含供试品的量:$W =$ _____ mg

每毫克供试品中含胰蛋白酶的量:$P_2 =$ _____单位。

③第三次测定:

| 时间（s） | 吸光度 | 时间（s） | 吸光度 |
|---|---|---|---|
| 30 | | 60 | |
| 90 | | 120 | |
| 150 | | 180 | |
| 210 | | 240 | |
| 270 | | 300 | |

注意,请另附坐标图页。

直线上终止的吸光度:$A_1 =$ _____　　直线上开始的吸光度:$A_2 =$ _____

$A_1$ 至 $A_2$ 读数的时间:$T =$ _____分钟

测定液中含供试品的量:$W =$ _____ mg

每毫克供试品中含胰蛋白酶的量:$P_3 =$ _____ IU

三次测定的平均值:$\bar{P} =$ _____ IU。

【检验结果】

检验人:　　　　　　　　　　　　复核人:

## 2. 药品检验报告

| 检品名称 | | 规格 | |
|---|---|---|---|
| 批号 | | 剂型 | |
| 生产单位或产地 | | 包装 | |
| 供样单位 | | 有效期至 | |
| 检验目的 | | 检品数量 | |
| 检验项目 | | 收检日期 | |
| 检验依据 | | 报告日期 | |
| 检验项目 | 标准规定 | | 检验结果 |
| | | | |
| 检验结论: | | | |

检验人:_____　　　　　　　授权人:_____

签发日期:_____

【实训评价】

| 测评<br>项目 | 容量瓶的<br>使用 | 分光光度计<br>的使用 | 原始<br>记录 | 曲线<br>绘制 | 报告<br>规范 | 报告<br>完整性 | 清洁 |
|---|---|---|---|---|---|---|---|
| 分值 | 10 分 | 20 分 | 15 分 | 20 分 | 10 分 | 15 分 | 10 分 |
| 自我评价 | | | | | | | |
| 小组评价 | | | | | | | |
| 教师评价 | | | | | | | |

（程沁园）

# 实训十三　红霉素的效价测定

## 【实训目的】

1. 掌握微生物检定法中管碟法测定红霉素效价的原理和操作方法。

2. 熟悉抗生素生物效价和可靠性检验的相关计算。

## 【实训原理】

管碟法，是利用抗生素在琼脂培养基内的扩散作用，比较标准品和供试品对试验菌产生的抑菌圈的大小，从而测定效价的方法。管碟法分为一剂量法、二剂量法和三剂量法，本次实训选用二剂量法测定。

红霉素是大环内酯类抗生素，是由红色链真菌产生的一种碱性多组分抗生素，主要组分有红霉素 A、B、C、D、E 和 F，其中红霉素 A 为主要组分。组分复杂，其他方法难以测定其准确效价，因此《中国药典》（2015 年版）均选用管碟法或浊度法测定红霉素原料药以及红霉素各种制剂的效价。

## 【实训内容】

1. **试药与试剂**　红霉素标准品、红霉素原料药、乙醇、灭菌水、磷酸氢二钾、磷酸二氢钾、胨、牛肉浸出粉、琼脂、短小芽孢杆菌［CMCC（B）63202］。

2. **器材**　pH 计，恒温培养箱，显微镜，电热套，真空泵，抽滤瓶，布氏漏斗，培养瓶，平底双碟（直径 90mm，高 16～17mm）4 个，不锈钢小管（内径 6.0mm±0.1mm，高 10.0mm±0.1mm，外径 7.8mm±0.1mm）12 个，1000ml 容量瓶 1 个，50ml 容量瓶 6 个，10ml 刻度吸量管，1000ml 烧杯 1 个，100ml 烧杯 2 个，滤纸片，移液管架，玻璃棒，小滴管，医用手套。

3. **操作步骤**

（1）制备培养基：

| | | |
|---|---|---|
| 胨　　　5g | 牛肉浸出粉　　3g | 磷酸氢二钾　　　3g |
| 琼脂　15～20g | 水　　　　　1000ml | |

除琼脂外，将其他成分混合，用 pH 计调节 pH 值比最终 pH 值略高 0.2～0.4，加入琼脂，加热溶化后滤过，调节 pH 值使灭菌后为 7.8～8.0，于 115℃下灭菌 30 分钟备用。

（2）制备菌悬液：取短小芽孢杆菌［CMCC（B）63202］的营养琼脂斜面培养物，接种于盛有营养琼脂培养基的培养瓶中，35～37℃培养7天，用革兰染色法涂片镜检，应有芽孢85％以上。用灭菌水将芽孢洗下，在65℃加热30分钟，备用。

（3）制备缓冲液：磷酸盐缓冲液（pH＝7.8）取磷酸氢二钾5.59g与磷酸二氢钾0.41g，加水使成1000ml，滤过，在115℃下灭菌30分钟，备用。

（4）制备双碟：取平底双碟，分别注入加热融化的培养基20ml，在碟底摊布均匀，放置在水平台面上使凝固，作为底层。另取培养基适量加热融化，放冷至60℃，加入试验菌悬液适量，摇匀，在每只双碟中分别加入5ml，摊布均匀，放置在水平台面上凝固，作为菌层。在每只双碟中以等距离均匀安置不锈钢小管4个，用陶瓦圆盖覆盖备用，并在双碟外壁做好相应标记。

（5）制备供试品溶液和标准品溶液：供试品溶液：精密称取本品适量，加乙醇（10mg加乙醇1ml）溶解后，用灭菌水定量制成每1ml中约含1000单位的溶液（1000IU红霉素相当于1mg的$C_{37}H_{67}NO_{13}$），再用磷酸盐缓冲液（pH＝7.8）制成浓度范围为5.0～20.0IU/ml的高低剂量溶液，备用。

标准品溶液：精密称取本品适量，其余操作同"供试品溶液"的制备。

（6）加液、培养：按照事先做好的标记在每只双碟中对角的2个不锈钢小管中分别滴装高、低浓度的标准品溶液，其余2个小管中分别滴装相应的高、低浓度的供试品溶液，培养温度为35～37℃，培养时间为14～16小时。

（7）测量并计算：测量抑菌圈并记录，进行可靠性检验，计算效价。

【实训注意】

1. 试验中所用的平底双碟、不锈钢小管等仪器均应灭菌后使用。

2. 钢管中滴加抗生素的量应保持一致。

3. 测量抑菌圈时可根据情况选择仪器测量或手工测量，但各抑菌圈的测量条件应一致。

【实训思考】

1. 如果抑菌圈出现不圆、破裂、大小不一、不清晰等现象，请小组讨论分析可能的原因。

2. 出现哪些情况需要进行重试？

【实训报告】

1. 药品检验原始记录

检验日期_____　温度_____　相对湿度_____

检品名称_____　剂型_____　规　格_____

生产厂家_____　批号_____　效　期_____

检验依据_____　检验目的_____

数据记录

| 双碟号 | ds₁ | ds₂ | dT₃ | dT₄ | 总和 | 总和平方 |
| --- | --- | --- | --- | --- | --- | --- |
|  |  |  |  |  |  |  |
|  |  |  |  |  |  |  |

续表

| 双碟号 | $ds_1$ | $ds_2$ | $dT_3$ | $dT_4$ | 总和 | 总和平方 |
|---|---|---|---|---|---|---|
| | | | | | | |
| | | | | | | |
| 总和 | | | | | | |
| 总和平方 | | | | | | |

可靠性测验：

| 变异来源 | 自由度 | 差方和 | 方差 | F 值 | P |
|---|---|---|---|---|---|
| 试品间 | | | | | |
| 回归 | | | | | |
| 偏离平行 | | | | | |
| 剂间 | | | | | |
| 碟间 | | | | | |
| 误差 | | | | | |
| 总变异 | | | | | |

可靠性检验结果分析：试品间差异_____；回归_____；偏离平行_____；剂间差异_____；碟间差异_____；实验结果_____。

效价计算：$R=$_____；$A_T=$_____；$P_T=$_____。

可信限率计算：$R$ 的可信限 =_____；

$P_T$ 的可信限 =_____；$P_T$ 的平均可信限 =_____；

$P_T$ 的平均可信限率 =_____。

检验人：　　　　　　　　　　　　　　　　复核人：

## 2. 药品检验报告

第　　页共　　页

| 检品名称 | | 规格 | |
|---|---|---|---|
| 批号 | | 剂型 | |
| 生产单位或产地 | | 包装 | |
| 供样单位 | | 有效期至 | |
| 检验目的 | | 检品数量 | |
| 检验项目 | | 收检日期 | |
| 检验依据 | | 报告日期 | |

| 检验项目 | 标准规定 | 检验结果 |
|---|---|---|
| | | |

| 检验结论： | |
|---|---|

检验人：_____　　　　　　　　授权人：_____

签发日期：_____

## 【实训评价】

| 测评项目 | 仪器清洗灭菌 | 制备培养基 | 制备菌悬液 | 制备缓冲液 | 制备双碟 | 制备供试品和标准品溶液 | 测量抑菌圈 | 可靠性检验和计算效价 | 原始记录及报告规范完整 | 着装和整洁 |
|---|---|---|---|---|---|---|---|---|---|---|
| 分值 | 10分 | 10分 | 5分 | 5分 | 10分 | 10分 | 5分 | 15分 | 20分 | 10分 |
| 自我评价 | | | | | | | | | | |
| 小组评价 | | | | | | | | | | |
| 教师评价 | | | | | | | | | | |

（陈龙华）

# 实训十四　维生素 C 注射液的含量测定

## 【实训目的】

1. 掌握碘量法测定维生素 C 注射液含量的原理及操作方法。

2. 熟悉生物药物质量检测原始数据的记录和检验报告的书写。

3. 了解排除注射液中常用附加剂干扰的操作。

## 【实训原理】

维生素 C 分子结构中的烯二醇基,具有极强的还原性,在稀醋酸酸性条件下,可被碘定量氧化。根据消耗碘滴定液的体积,即可计算维生素 C 的含量。

维生素 C 注射液中加入的抗氧剂亚硫酸氢钠会干扰碘量法测定,可加入掩蔽剂丙酮或甲醛与亚硫酸氢钠反应生成无还原性的加成产物,以消除干扰。

## 【实训内容】

1. **试药与试剂**　维生素 C 注射液、碘滴定液(0.05mol/L)、纯化水、丙酮、稀醋酸、淀粉指示液(临用新制)。

2. **器材**　25ml 棕色酸式滴定管、碘量瓶、移液管、量筒、铁架台、烧杯。

3. **操作步骤**

精密量取本品适量(约相当于维生素 C 0.2g),加水 15ml 与丙酮 2ml,摇匀,放置 5 分钟,加稀醋酸 4ml 与淀粉指示液 1ml,用碘滴定液(0.05mol/L)滴定,至溶液显蓝色并持续 30 秒钟不褪。每 1ml 碘滴定液(0.05mol/L)相当于 8.806mg 的 $C_6H_8O_6$。《中国药典》规定本品含维生素 C($C_6H_8O_6$)应为标示量的 93.0% ~ 107.0%。

## 【实训注意】

1. 测定中加入稀醋酸,是因为维生素 C 在酸性介质中被空气中氧气氧化的速度减慢。但供试品溶于稀醋酸后仍应立即进行滴定,以减少空气中氧气的干扰。

2. 测定中加入新沸过的冷水,是为了减少水中溶解氧对测定的影响。

3. 测定中加入丙酮,是为了消除注射液中抗氧剂亚硫酸氢钠的干扰。

【实训检测】

1. 维生素 C 注射液用碘量法测定含量时,如何消除抗氧剂的干扰?

2. 碘滴定液如何配制与标定?

【实训报告】

**1. 药品检验原始记录**

检验日期＿＿＿＿＿＿＿＿　温度＿＿＿＿＿＿＿＿　相对湿度＿＿＿＿＿＿＿＿

检品名称＿＿＿＿＿＿＿＿　剂型＿＿＿＿＿＿＿＿　规　格＿＿＿＿＿＿＿＿

生产厂家＿＿＿＿＿＿＿＿　批号＿＿＿＿＿＿＿＿　效　期＿＿＿＿＿＿＿＿

检验依据＿＿＿＿＿＿＿＿＿＿＿＿＿＿＿＿　检验目的＿＿＿＿＿＿＿＿

---

【含量测定】

碘滴定液浓度:＿＿＿＿ mol/L　指示液:＿＿＿＿＿　样品标示量:＿＿＿ ml:＿＿＿ mg

移液管规格:＿＿＿ ml　滴定管规格:＿＿＿ ml　稀释倍数:＿＿＿

数据记录:

|  | 样品Ⅰ | 样品Ⅱ | 样品Ⅲ |
|---|---|---|---|
| 样品体积(ml): | ＿＿＿ | ＿＿＿ | ＿＿＿ |
| 滴定液体积(ml): | ＿＿＿ | ＿＿＿ | ＿＿＿ |

样品Ⅰ: $\dfrac{维生素C注射液的}{标示量的百分含量}$ =

样品Ⅱ: $\dfrac{维生素C注射液的}{标示量的百分含量}$ =

样品Ⅲ: $\dfrac{维生素C注射液的}{标示量的百分含量}$ =

相对平均偏差 $R\bar{d}$ =

《中国药典》(2015 年版)二部规定:

本品含维生素 C($C_6H_8O_6$)应为标示量的 93.0%～107.0%。

【检验结果】

---

检验人:　　　　　　　　　　　　复核人:

**2. 药品检验报告**

| 检品名称 | | 规格 | |
|---|---|---|---|
| 批号 | | 剂型 | |
| 生产单位或产地 | | 包装 | |
| 供样单位 | | 有效期至 | |
| 检验目的 | | 检品数量 | |
| 检验项目 | | 收检日期 | |
| 检验依据 | | 报告日期 | |

| 检验项目 | 标准规定 | 检验结果 |
|---|---|---|
| | | |
| | | |

检验结论：

检验人：_____        授权人：_____

签发日期：_____

【实训评价】

| 测评项目 | 滴定管选择 | 处理 | 移液管的使用 | 滴定操作 | 终点判断 | 原始记录 | 报告规范性 | 结果精密度 | 结果准确度 | 工作台清洁 |
|---|---|---|---|---|---|---|---|---|---|---|
| 分值 | 5分 | 5分 | 10分 | 10分 | 10分 | 15分 | 10分 | 10分 | 15分 | 10分 |
| 自我评价 | | | | | | | | | | |
| 小组评价 | | | | | | | | | | |
| 教师评价 | | | | | | | | | | |

（杜学勤）

# 实训十五　右旋糖酐 20 氯化钠注射液中右旋糖酐 20 的含量测定

【实训目的】

1. 掌握旋光光度法测定右旋糖酐 20 氯化钠注射液的含量。

2. 掌握旋光仪的操作方法。

3. 熟悉生物药物质量检测原始数据的记录和检验报告的书写。

【实训原理】

右旋糖酐 20 氯化钠注射液，为含右旋糖酐 20 和氯化钠的无色澄明液体。此法是根据右旋糖酐水溶液的旋光度在一定范围内与浓度成正比来测定含量的。

【实训内容】

1. **试药与试剂** 右旋糖酐 20 氯化钠注射液,纯化水。

2. **器材** 旋光仪、试管、容量瓶、刻度吸量管、烧杯、滤纸片。

3. **操作步骤**

(1) 空白校正:取纯化水作空白校正。

(2) 含量测定:精密量取本品 10ml,置 25ml(6% 规格)或 50ml(10% 规格)容量瓶中,用水稀释至刻度,摇匀,照旋光光度测定法(通则 0621)测定。

按下式计算右旋糖酐的含量

$$c = 0.5128\alpha$$

式中,$c$ 为每 100ml 注射液中含有右旋糖酐的重量,g;$\alpha$ 为测得的旋光度×稀释倍数 2.5(6% 规格)或 5.0(10% 规格)。

【实训注意】

1. 每次测定前应以溶剂作空白校正,测定后,再校正 1 次,以确定在测定时零点有无变动;如第 2 次校正时发现旋光度差值超过 ±0.01 时表明零点有变动,则应重新测定旋光度。

2. 配制溶液及测定时,均应调节温度至 20℃ ±0.5℃(或各品种项下规定的温度)。

3. 供试的液体或固体物质的溶液应充分溶解,供试液应澄清。

4. 物质的旋光度与测定光源、测定波长、溶剂、浓度和温度等因素有关。因此,表示物质的旋光度时应注明测定条件。

5. 当已知供试品具有外消旋作用或旋光转化现象,则应相应地采取措施,对样品制备的时间以及将溶液装入旋光管的间隔测定时间进行规定。

【实训思考】

1. 每次测定前校正时如果零点有变动对结果有何影响?

2. 利用邻组同学的实验结果,比较同一溶液在相同仪器上测得的旋光度有无不同,试作解释。

【实训报告】

1. **药品检验原始记录**

检验日期＿＿＿＿＿＿＿＿＿＿ 温度＿＿＿＿＿＿＿＿＿＿ 相对湿度＿＿＿＿＿＿＿＿＿＿

检品名称＿＿＿＿＿＿＿＿＿＿ 剂型＿＿＿＿＿＿＿＿＿＿ 规 格＿＿＿＿＿＿＿＿＿＿

生产厂家＿＿＿＿＿＿＿＿＿＿ 批号＿＿＿＿＿＿＿＿＿＿ 效 期＿＿＿＿＿＿＿＿＿＿

检验依据＿＿＿＿＿＿＿＿＿＿＿＿＿＿＿＿＿＿ 检验目的＿＿＿＿＿＿＿＿＿＿＿＿＿

| 【含量测定】 | | |
|---|---|---|
| 检测波长:$\lambda = $＿＿＿＿ nm 样品标示量:＿＿＿＿ ml: ＿＿＿＿ mg | | |
| 移液管规格:＿＿＿＿ ml 容量瓶规格:＿＿＿＿ ml 稀释倍数:＿＿＿＿ | | |
| 样品 I | 样品 II | 样品 III |
| 样品规格(ml):＿＿＿＿＿ | ＿＿＿＿＿ | ＿＿＿＿＿ |

旋光度(A):_____　_____　_____　_____

样品Ⅰ:右旋糖酐 20 含量 =

样品Ⅱ:右旋糖酐 20 含量 =

样品Ⅲ:右旋糖酐 20 含量 =

相对平均偏差 $R\bar{d}$ =

《中国药典》(2015 年版)规定:

本品右旋糖酐 20 应为标示量的 95.0% ~ 105.0%。

【检验结果】

检验人:　　　　　　　　　　　　　　　　复核人:

## 2. 药品检验报告

| 检品名称 | | 规格 | |
|---|---|---|---|
| 批号 | | 剂型 | |
| 生产单位或产地 | | 包装 | |
| 供样单位 | | 有效期至 | |
| 检验目的 | | 检品数量 | |
| 检验项目 | | 收检日期 | |
| 检验依据 | | 报告日期 | |

| 检验项目 | 标准规定 | 检验结果 |
|---|---|---|
| | | |

检验结论:

检验人:_____　　　　　　授权人:_____

签发日期:_____

【实训评价】

| 测评项目 | 样品的制备 | 空白校正 | 旋光仪的使用 | 原始记录 | 结果计算 | 实验分析 | 清洁 |
|---|---|---|---|---|---|---|---|
| 分值 | 15分 | 15分 | 20分 | 10分 | 20分 | 10分 | 10分 |
| 自我评价 | | | | | | | |
| 小组评价 | | | | | | | |
| 教师评价 | | | | | | | |

（张 明）

# 实训十六　黄体酮注射液的含量测定

【实训目的】

1. 掌握高效液相色谱法测定黄体酮注射液的含量。

2. 掌握高效液相色谱仪的操作方法。

3. 熟悉生物药物质量检测原始数据的记录和检验报告的书写。

【实训原理】

黄体酮注射液为黄体酮的灭菌油溶液,为无色至淡黄色的澄明油状液体,在进行高效液相色谱法测定其含量时,应注意消除油溶液中附加剂对色谱系统的影响。《中国药典》(2015 年版)采用外标法测定黄体酮注射液的含量,即分别精密量取一定量的对照品溶液和供试品溶液,注入色谱仪,记录色谱图,测量对照品溶液和供试品溶液中黄体酮的峰面积,按下式计算含量:

$$c_X = \frac{A_X \times c_R}{A_R}$$

$c_X$ 为供试品浓度;$c_R$ 为对照品浓度;$A_X$ 为供试品峰面积;$A_R$ 为对照品峰面积。黄体酮结构如下:

【实训内容】

1. **试药与试剂**　黄体酮注射液、黄体酮对照品、甲醇、乙腈、乙醚、纯化水。

2. **器材**　高效液相色谱仪,25、50ml 容量瓶,内容量移液管,具塞离心管。

3. **操作步骤**

（1）色谱条件与系统适用性试验:用辛烷基硅烷键合硅胶为填充剂;以甲醇-乙腈-水（25∶35∶40）为流动相;检测波长为241nm。取本品25mg,置25ml量瓶中,加0.1mol/L氢氧化钠甲醇溶液10ml使溶解,置60℃水浴中保温4小时,放冷,用1mol/L盐酸溶液调节至中性,用甲醇稀释至刻度,摇匀,取10μl注入液相色谱仪,调节流速使黄体酮峰的保留时间约为12分钟,黄体酮峰与相对保留时间约为 1.1 的降解产物峰的分离度应大于 4.0。

（2）对照品溶液的制备:取黄体酮对照品约 25mg,精密称定,置 25ml 量瓶中,用甲醇溶解并稀释至刻度,摇匀,精密量取 5ml,置另一 25ml 量瓶中,再用甲醇稀释至刻度,摇匀,即得。

（3）样品测定:用内容量移液管精密量取本品适量(约相当于黄体酮 50mg),置 50ml 量瓶中,用乙醚分数次洗涤移液管内壁,洗液并入量瓶中,用乙醚稀释至刻度,摇匀,精密量取 5ml,置具塞离心管中,在温水浴中使乙醚挥散,用甲醇振摇提取 4 次(第 1~3 次每次 5ml,第 4 次 3ml),每次振摇 10 分钟后离心 15 分钟,并将甲醇液移置 25ml 量瓶中,合并提取液,用甲醇稀释至刻度,摇匀,作为供试品溶液,精密量取 10μl 注入液相色谱仪,记录色谱图;另取黄体酮对照品溶液,同法测定。按外标法以峰面积计算,即得。

《中国药典》(2015 年版)规定,本品含黄体酮($C_{21}H_{30}O_2$)应为标示量的 93.0%~107.0%。

【实训注意】

1. 黄体酮注射液为灭菌油溶液,黏度大,量取时需使用内容量移液管。内容量移液管用于精密移取黏度大的液体。使用时精密吸取溶液,拭干管端的外壁,放出内容物,再用适当的溶剂分次洗涤移液管内壁,将样品完全转移出来。

2. 制备供试品溶液时,先用乙醚溶解黄体酮和溶剂油,量取该溶液,挥去乙醚后,再用甲醇分次萃取出药物。黄体酮在甲醇中溶解,而溶剂油在甲醇中溶解度很小,因此用甲醇可以从油溶液中萃取出药物,消除溶剂油对色谱系统的污染。

3. 流动相的配制应用色谱纯试剂与重蒸馏水,流动相使用前应经滤过、脱气处理。

4. 供试液和对照液进样前需经 0.45μm 微孔滤膜滤过。

5. 分析前用流动相在分析流速下对色谱柱平衡 30 分钟,待基线稳定后再进行分析。

6. 若用定量环进样,进样器抽取的供试液体积至少是定量环的 5 倍,以确保进样量准确。

7. 对照液和供试液每份至少进样两次,以平均峰面积计算。

8. 分析完毕后,先关检测器,用流动相冲洗色谱柱 30 分钟,再换用甲醇冲洗 30 分钟。

【实训思考】

1. 注射液中溶剂油对黄体酮含量测定有何影响？如何消除其干扰？

2. 外标法进行定量分析的优缺点有哪些？

【实训报告】

1. 药品检验原始记录

检验日期＿＿＿＿＿＿＿＿＿＿　　温度＿＿＿＿＿＿＿＿＿＿　　相对湿度＿＿＿＿＿＿＿＿＿＿

检品名称＿＿＿＿＿＿＿＿＿＿　　剂型＿＿＿＿＿＿＿＿＿＿　　规　格＿＿＿＿＿＿＿＿＿＿

生产厂家＿＿＿＿＿＿＿＿＿＿　　批号＿＿＿＿＿＿＿＿＿＿　　效　期＿＿＿＿＿＿＿＿＿＿

检验依据＿＿＿＿＿＿＿＿＿＿＿＿＿＿＿＿＿＿＿＿　　检验目的＿＿＿＿＿＿＿＿＿＿

【色谱条件与系统适用性试验】

仪器型号:

色谱柱固定相类型:

色谱柱类型： 色谱柱编号： 柱温：

□紫外检测器： nm □其他检测器：

流动相组成：

流速： 进样量：

理论塔板数： 分离度：

灵敏度： 拖尾因子：

重复性：

**【含量测定】**

溶液配制

黄体酮对照品溶液 供试品溶液

取样量：

配制过程：

测定结果

对照品溶液峰面积 $A_R$： 对照品溶液浓度 $c_R$：

样品 1 样品 2

供试品溶液中黄体酮峰面积（$A_X$）：

供试品溶液中黄体酮浓度（$c_X$）：

标示量百分含量计算：

相对平均偏差 $R\bar{d}$ =

《中国药典》（2015 年版）规定：

本品含黄体酮（$C_{21}H_{30}O_2$）应为标示量的 93.0%～107.0%。

**【检验结果】**

检验人： 复核人：

**2. 药品检验报告**

第　　页共　　页

| 检品名称 | | 规格 | |
|---|---|---|---|
| 批号 | | 剂型 | |
| 生产单位或产地 | | 包装 | |
| 供样单位 | | 有效期至 | |
| 检验目的 | | 检品数量 | |
| 检验项目 | | 收检日期 | |
| 检验依据 | | 报告日期 | |
| 检验项目 | 标准规定 | | 检验结果 |
| | | | |
| 检验结论： | | | |

检验人：_____　　　　　授权人：_____

签发日期：_____

【实训评价】

| 测评项目 | 仪器选择 | 容量瓶的使用 | 稀释操作规范性 | 高效液相色谱仪的使用 | 原始记录 | 报告规范 | 报告完整性 | 清洁 |
|---|---|---|---|---|---|---|---|---|
| 分值 | 15分 | 10分 | 10分 | 30分 | 15分 | 10分 | 10分 | 10分 |
| 自我评价 | | | | | | | | |
| 小组评价 | | | | | | | | |
| 教师评价 | | | | | | | | |

（崔俐俊）

# 实训十七　A群脑膜炎球菌多糖疫苗的多糖含量测定

【实训目的】

1. 掌握磷测定法A群脑膜炎球菌多糖疫苗多糖含量的方法。

2. 掌握紫外-可见分光光度仪的操作方法。

3. 熟悉生物药物质量检测原始数据的记录和检验报告的书写。

【实训原理】

A群脑膜炎球菌多糖疫苗系用A群脑膜炎奈瑟球菌培养液,经提取获得的荚膜多糖抗原,纯化后加入适宜稳定剂后冻干制成。磷酸根作为A群脑膜炎奈瑟球菌多糖抗原的主要组分,利用磷含量来计算多糖抗原含量是疫苗质控的一项重要指标。磷含量的测定方法有多种,主要有重量法、容量法、分光光度法等,常用的分光光度法又分为钼锑抗法、磷钼蓝法、磷钒钼黄法等,对于还原剂也有不同的选择。《中国药典》磷测定法系将有机磷转变为无机磷后进行磷含量测定,磷酸根在酸性溶液中与钼酸铵生成磷钼酸铵,遇还原剂即生成蓝色物质(三氧化钼和五氧化钼的混合物),称之为"钼蓝",用比色法测定供试品中磷含量。先通过磷测定法测定磷含量,再根据比例(多糖含量∶磷含量为1000∶75)计算出多糖含量。

【实训内容】

1. **试药与试剂** A群脑膜炎球菌多糖疫苗、硫酸、高氯酸、钼酸铵、亚硫酸氢钠、亚硫酸钠、1-氨基-2-萘酚-4-磺酸、磷酸二氢钾。

2. **器材** 试管、紫外-可见分光光度计、电子分析天平、100ml容量、50ml容量瓶、1ml刻度移液管、2ml移液管、电热干燥箱。

3. **操作步骤**

(1)溶液配制:0.04mol/L钼酸铵溶液:称取钼酸铵5g,加水溶解并稀释至100ml。

还原剂:称取亚硫酸氢钠6g、亚硫酸钠1.2g、1-氨基-2-萘酚-4-磺酸0.1g,置棕色瓶中,加水至50ml(1周内使用)。

标准磷溶液:精密称取干燥至恒重的磷酸二氢钾439.3mg,置100ml量瓶中,加水溶解并稀释至刻度;再精密量取2ml,置100ml量瓶中,即为每1ml含磷20μg的标准磷溶液,精密量取标准磷溶液0.2、0.4、0.6、0.8、1.0ml,分别置试管中,各补加水至1ml,另取1ml水作为空白。

供试品溶液:取检品至少3支分别溶于5ml水(10次人用剂量)中,混合。

(2)磷含量测定:精密量取供试品2ml置试管中,与标准磷溶液、空白溶液同时操作,加4滴硫酸(约0.08ml)加热至炭化,再加2滴高氯酸(约0.06ml)消化至无色澄清,消化完全后稍置片刻,立即加水2ml,加0.04mol/L钼酸铵溶液0.4ml,混匀;加还原剂0.2ml,混匀;加水至6ml,15~20分钟后,在波长820nm处测定吸光度。以标准磷溶液的系列浓度对其相应的吸光度作直线回归,然后将供试品溶液的吸光度代入直线回归方程,计算磷含量。

(3)多糖含量计算:根据比例计算出多糖含量。

$$\frac{多糖含量}{磷含量} = \frac{1000}{75}$$

【实训注意】

1. 比色法指供试品本身在紫外-可见光区没有强吸收,或在紫外光区虽有吸收但为了避免干扰或提高灵敏度,可加入适当的显色剂,使反应产物的最大吸收移至可见光区,这种测定方法称为比色法。

2. 用比色法测定时,由于显色时影响显色深浅的因素较多,应取供试品与对照品或标准品同时操作。

3. 除另有规定外,比色法所用的空白系指用同体积的溶剂代替对照品或供试品溶液,然后依次加入等量的相应试剂,并用同样方法处理。

4. 供试品制备时,至少取3支安瓿溶解后混合备用。

5. 加高氯酸消化时,必要时可加 1~2 滴 30%过氧化氢,但最后必须将过氧化氢除尽,加高氯酸消化后,如在冷却后加水,须再加热。

【实训思考】

1. 磷钼蓝法的原理是什么?

2. 什么是比色法? 使用时有什么注意事项?

3. 测定法中加入硫酸和高氯酸的目的是什么?

【实训报告】

**1. 药品检验原始记录**

检验日期＿＿＿＿＿＿＿＿＿　　温度＿＿＿＿＿＿＿＿＿　　相对湿度＿＿＿＿＿＿＿＿＿

检品名称＿＿＿＿＿＿＿＿＿　　剂型＿＿＿＿＿＿＿＿＿　　规　格＿＿＿＿＿＿＿＿＿

生产厂家＿＿＿＿＿＿＿＿＿　　批号＿＿＿＿＿＿＿＿＿　　效　期＿＿＿＿＿＿＿＿＿

检验依据＿＿＿＿＿＿＿＿＿＿＿＿＿＿＿　　检验目的＿＿＿＿＿＿＿＿＿＿＿＿

---

【多糖含量】

仪器:＿＿＿＿＿＿＿＿＿＿型紫外分光光度计　　　编号:＿＿＿＿＿＿＿＿＿＿

　　　＿＿＿＿＿＿＿＿＿＿型电子天平　　　　　编号:＿＿＿＿＿＿＿＿＿＿

0.04mol/L 钼酸铵溶液:称取钼酸铵＿＿＿＿＿＿ g,加水溶解并稀释至＿＿＿＿＿＿ ml。

还原剂:称取亚硫酸氢钠＿＿＿＿＿＿ g、亚硫酸钠＿＿＿＿＿＿ g、1-氨基-2-萘酚-4-磺酸＿＿＿＿＿＿ g,置棕色瓶中,加水至＿＿＿＿＿＿ ml(1 周内使用)。

标准磷溶液　精密称取干燥至恒重的磷酸二氢钾＿＿＿＿＿＿ mg,置＿＿＿＿＿＿ ml 量瓶中,加水溶解并稀释至刻度;再精密量取＿＿＿＿＿＿ ml,置＿＿＿＿＿＿ ml 量瓶中,即为每 1ml 含磷 20μg 的标准磷溶液,精密量取标准磷溶液＿＿＿＿＿＿ ml、＿＿＿＿＿＿ ml、＿＿＿＿＿＿ ml、＿＿＿＿＿＿ ml、＿＿＿＿＿＿ ml,分别置试管中,各补加水至＿＿＿＿＿＿ ml,另取＿＿＿＿＿＿ ml 水作为空白。

供试品溶液:取检品＿＿＿＿＿＿支分别溶于 10ml 水(10 次人用剂量)中,混合。

精密量取供试品＿＿＿＿＿＿ ml 置试管中,与标准磷溶液、空白溶液同时操作,加滴硫酸(约 0.08ml)加热至炭化,再加＿＿＿＿＿＿滴高氯酸(约 0.06ml)消化至无色澄清,消化完全后稍置片刻,立即加水＿＿＿＿＿＿ ml,加 0.04mol/L 钼酸铵溶液＿＿＿＿＿＿ ml,混匀;加还原剂＿＿＿＿＿＿ ml,混匀;加水至＿＿＿＿＿＿ ml。

15~20 分钟后,在波长＿＿＿＿＿＿ nm 处测定吸光度。

$A_{空白}$:

| 标准溶液 | 1 | 2 | 3 | 4 | 5 |
|---|---|---|---|---|---|
| $c_{标准}$(μg/ml) | | | | | |
| $A_{测}$ | | | | | |
| $A_{测}$-$A_{空白}$ | | | | | |

| 供试品 | 1 | 2 | 平均值 |
|---|---|---|---|
| $A_{测}$ | | | |
| $A_{测}$-$A_{空白}$ | | | |

直线回归方程：

$A =$ 　　　　$c +$ 　　　　　　$r =$

$c_{供试品} =$ 　　　　　　　$\mu g/ml$

磷含量（每1次）= _____ $\mu g$

多糖含量（每1次）= _____ $\mu g$

《中国药典》(2015年版)规定：

每1次人用剂量多糖含量应不低于 $30\mu g$，磷含量应不低于 $2.25\mu g$。

【检验结果】

检验人：　　　　　　　　　　　　　　　　复核人：

## 2. 药品检验报告

第　页共　页

| 检品名称 | | 规格 | |
|---|---|---|---|
| 批号 | | 剂型 | |
| 生产单位或产地 | | 包装 | |
| 供样单位 | | 有效期至 | |
| 检验目的 | | 检品数量 | |
| 检验项目 | | 收检日期 | |
| 检验依据 | | 报告日期 | |
| 检验项目 | 标准规定 | | 检验结果 |
| | | | |
| 检验结论： | | | |

检验人：_____　　　　授权人：_____

签发日期：_____

【实训评价】

| 测评项目 | 仪器选择 | 容量瓶的使用 | 稀释操作规范性 | 分光光度计的使用 | 原始记录 | 报告规范 | 报告完整性 | 清洁 |
|---|---|---|---|---|---|---|---|---|
| 分值 | 10分 | 10分 | 10分 | 20分 | 15分 | 10分 | 15分 | 10分 |
| 自我评价 | | | | | | | | |
| 小组评价 | | | | | | | | |
| 教师评价 | | | | | | | | |

（张慧婧）

# 综合实训一　地塞米松磷酸钠注射液的质量分析

地塞米松磷酸钠为白色至微黄色粉末;无臭;有引湿性。地塞米松磷酸钠注射液为其灭菌水溶液,为无色的澄明液体。地塞米松磷酸钠为肾上腺皮质激素类药物,分子结构中 A 环有 $\Delta^4$-3-酮基,为共轭体系,在波长为 242nm 有紫外吸收。$C_{17}$ 位上有 $\alpha$-醇酮基,具有还原性。$C_9$ 位由氟元素取代,具有有机氟化物反应。地塞米松磷酸钠注射液主要用于过敏性与自身免疫性炎症性疾病。多用于结缔组织病、类风湿性关节炎、红斑狼疮、严重支气管哮喘、严重皮炎等疾病。地塞米松磷酸钠结构式如下:

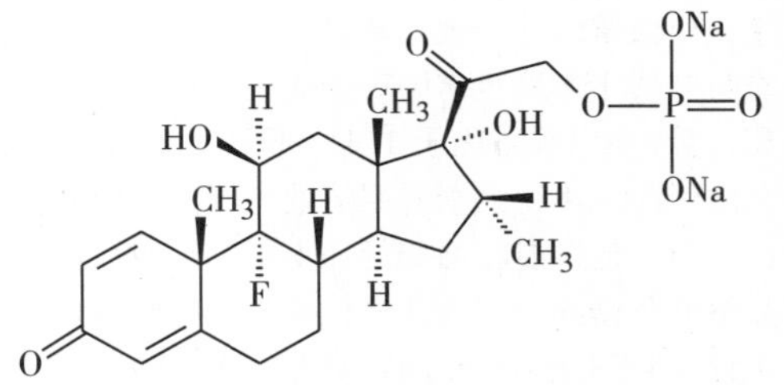

**【综合实训目的】**

通过本实训内容,掌握地塞米松磷酸钠注射液的质量检验程序、方法与操作技能;熟悉注射液检查项目及方法;学会试药的选用及试液的配制;学会高效液相色谱仪的操作;并规范书写检验原始记录和检验报告书。

**【综合实训内容】**

1. **检验药品名称**　地塞米松磷酸钠注射液。

2. **质量标准**　《中国药典》(2015 年版)二部规定地塞米松磷酸钠注射液的质量标准,见附表 1-1。本综合实训项目共分为 9 个实训单元。

3. **实训程序**

（1）检查检品包装及标签,若是送检样品,应核对检品包装及标签与所填请验单的内容是否相符;检查检品的数量和封装情况等,并做详细记录。

附表 1-1　地塞米松磷酸钠注射液的质量标准

| 检验项目 | | 质量标准 |
| --- | --- | --- |
| 性状 | | 本品为无色的澄明液体 |
| 鉴别 | | 在含量测定项下记录的色谱图中,供试品溶液主峰的保留时间应与对照品溶液主峰的保留时间一致 |
| 检查 | pH | pH 值应为 7.0~8.5(《中国药典》通则 0631) |
| | 有关物质 | 取本品适量,加流动相定量稀释制成每 1ml 中约含地塞米松磷酸钠 0.5mg 的溶液,作为供试品溶液;精密量取 1ml,置 100ml 量瓶中,用流动相稀释至刻度,摇匀,作为对照溶液;另取地塞米松对照品适量,精密称定,加甲醇溶解并定量稀释制成每 1ml 中约含 0.5mg 的溶液,精密量取 1ml,置 100ml 量瓶中,用流动 |

| 检验项目 | | 质量标准 |
| --- | --- | --- |

| 检查 | 有关物质 | 相稀释至刻度,摇匀,作为对照品溶液;另称取地塞米松磷酸钠约 10mg,置 10ml 量瓶中,加亚硫酸氢钠溶液(称取亚硫酸氢钠约 15g,置 100ml 量瓶中,加水稀释至刻度,用 30%氢氧化钠溶液调节 pH 值至 8.0)3ml,超声使溶解,用新沸冷水(用 30%氢氧化钠溶液调节 pH 值至 8.0)稀释至刻度,在水浴中加热 30 分钟,放冷,作为杂质Ⅰ定位溶液。照地塞米松磷酸钠有关物质项下的色谱条件(Thermo BDS HYPERSIL $C_{18}$,4.6mm×250mm,5μm 或分离效能相当的色谱柱),柱温为 40℃。取杂质Ⅰ定位溶液 20μl 注入液相色谱仪,调节流速使地塞米松磷酸钠峰的保留时间为 20~25 分钟,杂质Ⅰ的相对保留时间约为 0.3。再精密量取供试品溶液、对照溶液和对照品溶液各 20μl,分别注入液相色谱仪,记录色谱图。供试品溶液色谱图中,如有与对照品溶液色谱图中地塞米松峰保留时间一致的峰,按外标法以峰面积计算,不得过标示量的 0.5%;如有与杂质Ⅰ溶液色谱图中杂质Ⅰ峰保留时间一致的色谱峰,按校正后的峰面积计算(乘以校正因子 1.41)不得大于对照溶液主峰面积(1.0%);其他单个杂质峰面积不得大于对照溶液主峰面积的 0.5 倍(0.5%),校正后的杂质Ⅰ峰面积与其他杂质峰面积的和不得大于对照溶液主峰面积的 2 倍(2.0%),供试品溶液色谱图中与地塞米松磷酸钠峰相对保留时间为 0.2 之前的辅料峰忽略不计,小于对照溶液主峰面积 0.05 倍的色谱峰忽略不计(0.05%) |
| | 细菌内毒素 | 取本品,依法检查(《中国药典》通则 1143),每 1mg 地塞米松磷酸钠中含内毒素的量应小于 1.2EU |
| | 其他 | 应符合注射剂项下有关的各项规定(《中国药典》通则 0102)。<br>【装量】照下述方法检查,应符合规定。<br>检查法:取供试品 5 支,开启时注意避免损失,将内容物分别用相应体积的干燥注射器及注射针头抽尽,然后缓慢连续地注入经标化的量入式量筒内(量筒的大小应使待测体积至少占其额定体积的 40%,不排尽针头中的液体),在室温下检视,每支的装量均不得少于其标示量。<br>【可见异物】照可见异物检查法(《中国药典》通则 0903)检查,应符合规定。<br>【不溶性微粒】照不溶性微粒检查法(《中国药典》通则 0904)检查,应符合规定。<br>【无菌】照无菌检查法(《中国药典》通则 1101)检查,应符合规定 |

含量测定　照高效液相色谱法(《中国药典》通则 0512)测定。

色谱条件与系统适用性试验　用十八烷基硅烷键合硅胶为填充剂;以三乙胺溶液(取三乙胺 7.5ml,加水稀释至 1000ml,用磷酸调节 pH 值至 3.0±0.05)-甲醇-乙腈(55:40:5)为流动相;检测波长 242nm。取地塞米松磷酸钠,加流动相溶解并稀释制成每 1ml 中约含 1mg 的溶液,另取地塞米松,加甲醇溶解并稀释制成每 1ml 中约含 1mg 的溶液,分别精密量取上述两种溶液适量,加流动相稀释制成每 1ml 中各约含 10μg 的混合溶液,取 20μl 注入液相色谱仪,记录色谱图。理论板数按地塞米松磷酸钠峰计算不低于 7000,地塞米松磷酸钠峰与地塞米松峰的分离度应大于 4.4。

测定法　精密量取本品适量,用水定量稀释制成每 1ml 中约含地塞米松磷酸钠 0.4mg 的溶液,精密量取 5ml,置 50ml 量瓶中,用流动相稀释至刻度,摇匀,作为供试品溶液,精密量取 20μl 注入液相色谱仪,记录色谱图;另取地塞米松磷酸酯对照品,同法测定,按外标法以峰面积乘以 1.0931 计算,即得。

《中国药典》(2015 年版)二部规定,本品含地塞米松磷酸钠($C_{22}H_{28}FNa_2O_8P$)应为标示量的 90.0%~110.0%

（2）按照药品质量标准及检验方法和有关 SOP（标准操作规程），进行取样，再对检品的外观性状、鉴别、pH 值、有关物质、细菌内毒素、装量、可见异物、无菌检查、含量测定等项目进行检验，记录检验数据原始记录，处理检验数据，对检验结果进行判定。

# 实训单元一　鉴别（高效液相色谱法）

地塞米松磷酸钠的 A 环有 $\Delta^4$-3-酮基，为共轭体系，在 242nm 波长处有紫外吸收，可以采用高效液相色谱法，以紫外检测器检测，与对照品保留时间对照来鉴别。

本实训单元要求学生熟练掌握高效液相色谱法鉴别样品真伪的操作技术。

## 一、仪器与试剂

1. 仪器　高效液相色谱仪（十八烷基硅烷键合硅胶、紫外检测器）、0.45μm 微孔滤膜、十万分之一电子天平、容量瓶、漏斗、滤纸、移液管、酸度计等。

2. 试剂　乙腈（色谱纯）、甲醇（色谱纯）、重蒸馏水、三乙胺、磷酸、地塞米松磷酸钠对照品、地塞米松。

## 二、操作规范

### 1. 操作前准备

（1）流动相的制备：配制三乙胺溶液（取三乙胺 7.5ml，加水稀释至 1000ml，用磷酸调节 pH 值至 3.0±0.05）-甲醇-乙腈（55∶40∶5）的流动相 1000ml；以酸度计调节流动相的 pH 值，偏差不超过 ±0.2 pH 单位。以 0.45μm（或 0.22μm）微孔滤膜过滤除去杂质颗粒备用，用前脱气。

（2）供试品溶液的配制：精密量取本品适量，用水定量稀释制成每 1ml 中约含地塞米松磷酸钠 0.4mg 的溶液，精密量取 5ml，置 50ml 量瓶中，用流动相稀释至刻度，摇匀，作为供试品溶液。以 0.45μm（或 0.22μm）微孔滤膜滤过备用。

（3）对照品溶液的配制：取地塞米松磷酸钠对照品约 20mg，精密称定，至 50ml 量瓶中，加水溶解并稀释至刻度，摇匀，制成每 1ml 中约含地塞米松磷酸钠 0.4mg 的溶液，精密量取 5ml，置 50ml 量瓶中，用流动相稀释至刻度，摇匀，作为对照品溶液。以 0.45μm（或 0.22μm）微孔滤膜滤过备用。

（4）系统适用性试验用对照溶液：取地塞米松磷酸钠，加流动相溶解并稀释制成每 1ml 中约含 1mg 的溶液，另取地塞米松，加甲醇溶解并稀释制成每 1ml 中约含 1mg 的溶液。分别精密量取上述两种溶液适量，加流动相稀释制成每 1ml 中各约含 10μg 的混合溶液，摇匀，即得。以 0.45μm（或 0.22μm）微孔滤膜滤过备用。

（5）检查仪器：选择合适的色谱柱安装，注意色谱柱进出口位置是否与流动相的流向一致，原保存溶剂与现用流动相能否互溶，仪器是否完好，仪器的各开关位置是否处于关断的位置。

### 2. 操作

（1）开机，启动泵和检测器。打开泵的排放阀，设置高流速（5ml/min 以上）或用冲洗键（PURGE）进行泵及管路排气，观察管路无气泡、出口处流动相呈连续液流后，将流速逐步回零或停止（STOP）冲洗，关闭排放阀。

（2）开启色谱工作站，选择通道，输入试验信息，设定方法参数。将流速调节至分析用流速为

1ml/min，设置检测波长为242nm，进行检测器归零操作。

（3）启动运行，用流动相对色谱柱进行平衡，同时观察压力指示应稳定，用干燥滤纸片的边缘检查柱管各连接处应无渗漏。初始平衡时间一般约需30分钟。待色谱系统稳定后，方能进样操作。具体操作方法根据实际使用仪器要求操作。

（4）进样操作：基线稳定后，把六通阀式手动进样器手柄放在载样位置（LOAD），用配套的HPLC微量进样器吸取经0.45m微孔滤膜滤过的系统适用性试验用对照溶液先进行清洗后，再抽取适量，如用定量环（LOOP）载样，则注射器抽取量应不少于定量环容积的5倍，用微量注射器定容进样时，进样量不得多于环容积的50%，在排除气泡后把注射器的平头针直插至进样器的底部，快速进样到进样器中。将进样器手柄快速旋转到注样位置（INJECT），将平头针注射器拔出。定量环内供试溶液即被流动相带入流路。

（5）用微量进样器注入系统适用性试验用对照溶液进六通阀式进样器中。进样，记录数据至对照品主峰保留时间的1.5倍时间，停止采集。平行进样5次，并利用软件自带功能计算理论板数或采用公式自行计算；还需根据5次进样所得峰面积计算相对标准偏差，应小于2.0%。可根据系统适用性实验结果，适当调节色谱条件，以满足实验要求。注意，样品图谱采集完成后，单击"停止"图标停止，然后进行下一针进样。

（6）分别将供试品溶液和对照品溶液进样，采集数据，记录色谱图至主成分峰保留时间的1.5倍。

（7）色谱数据的收集和处理：全部进样完成后，由工作站界面进入离线系统，进行数据处理。在离线系统，打开图谱文件，选择待处理图谱，选择合适的斜率、峰宽、最小峰面积等参数，对图谱进行积分，若参数选择合适，积分效果满意，则保存积分方法，用此方法处理所有图谱并打印。

（8）清洗和关机：分析完毕后，先关检测器，先用流动相冲洗30分钟，由于本实验的流动相不含缓冲盐，最后可直接用甲醇冲洗30分钟，每次换液前注意先充泵排气，然后再用分析流速冲洗。若柱压不能回到实验前压力参数，应延长冲洗时间。同时冲洗进样器。冲洗完毕后，逐步降低流速至0，关泵和工作站，关闭液相色谱各部件电源开关，关闭总电源。

### 三、结果判断

供试品溶液主峰的保留时间应与对照品溶液主峰的保留时间一致。

### 四、实训提示

1. 色谱柱与进样器及其出口端与检测器之间应无死体积连接，以免试样扩散影响分离。新柱或被污染柱用适当溶剂冲洗时，应将其出口端与检测器断开，避免污染。

2. 进样前，色谱柱应用流动相充分冲洗平衡。经色谱系统适用性试验测试，应符合要求。色谱柱在使用过程中，应避免压力和温度的急剧变化及任何机械震动，因此在调节流动相流速时应该缓慢进行。

3. 柱压无压力显示或压力波动时不能进样分析，应检查泵中气泡是否已排除，各连接处有无漏液，排除故障后方能进行进样操作。

4. 发现记录基线波动，出现毛刺等现象，首先应检查检测器流通池中是否有气泡或污染，如不是流通池引起，可等待氘灯稳定，同时检查仪器的接地是否良好，必要时，换上新的氘灯，仪器稳定后方能进行操作。

5. 色谱流路系统,从泵、进样器、色谱柱到检测器流通池,在分析完毕后,均应充分冲洗,特别是用过含盐流动相的,更应注意。如发现泵漏液等较严重情况,应请有经验的维修人员进行检查、维修。

6. 使用的流动相应与仪器系统的原保存溶剂能互溶,如不互溶,则先取下上次的色谱柱,用异丙醇冲洗过渡,进样器和检测器的流通池也注入异丙醇进行过渡,过渡完毕后,接上相应的色谱柱,换上本次使用的流动相,再按规定顺序操作。

7. 测定的对照品溶液进样 5 次,计算峰面积的相对标准偏差(RSD),一般应不大于 2.0%。

### 五、实训原始记录

见附表 1-2。

### 六、实训报告

见附表 1-11。

## 实训单元二　pH 值检查

地塞米松磷酸钠注射液的 pH 值应为 7.0~8.5,使用酸度计进行测定。

本实训要求学生熟练掌握酸度计的操作方法。

### 一、仪器与试剂

1. **仪器**　酸度计、pH 复合玻璃电极、烧杯、温度计、容量瓶。

2. **试剂**　磷酸盐标准缓冲液(pH=6.86)、硼砂标准缓冲液(pH=9.18)。

### 二、操作规程

1. **操作前准备**　标准缓冲液的配制:取市售 pH 6.86 磷酸盐标准缓冲液和 pH 9.18 硼砂标准缓冲液,分别用新沸过并放冷的纯化水溶解定容至相应体积。

2. **操作**

(1) 打开仪器电源开关,预热 30 分钟,用温度计测量标准缓冲液和供试品溶液的温度并记录。

(2) 将 pH/mV 选择键置"pH"功能挡。将 pH 复合玻璃电极(最好在蒸馏水中浸泡 24 小时)安装在电极支架上,拔去电极接头上的短路插头,将复合电极插头插在电极接头上。调节温度补偿键至温度与标准缓冲液温度一致。

(3) 选择 pH 6.86 磷酸盐标准缓冲液和 pH 9.18 硼砂标准缓冲液(两种标准缓冲液的 pH 值相差约 3 个 pH 单位),并使供试品溶液的 pH 值处于两者之间。

(4) 取与供试品溶液 pH 值较接近的 pH 6.86 磷酸盐标准缓冲液进行定位,使仪器示值与标示的 pH 值一致。

(5) 仪器定位后,再用 pH 9.18 硼砂标准缓冲液核对仪器示值,误差应不大于±0.02 pH 单位。若大于此偏差,则应小心调节斜率键,使仪器示值与硼砂标准缓冲液的标示 pH 值相符合。重复上述定位与斜率调节操作,直至不需调节仪器,仪器示值与标准缓冲液的标示 pH 值相差不大于 0.02 pH 单位。否则,需检查仪器或更换电极,再行校正至符合要求。

(6) 调节温度补偿键至温度与供试品溶液温度一致,取一定量供试品溶液置小烧杯中,用供试品溶液充分淋洗电极数次,用滤纸吸干后,将电极插入供试品溶液中,轻摇均匀,待显示值稳定后,记录测定结果。再重复测定两次。

（7）测定完毕,关闭酸度计,拔去电源,用蒸馏水冲洗电极,接上短路插头。将复合电极按要求保存。

### 三、结果判断

地塞米松磷酸钠注射液的 pH 值应为 7.0~8.5。

### 四、实训提示

详见第五章"制剂分析"第三节"注射剂分析"。

### 五、实训原始记录

见附表 1-3。

### 六、实训报告

见附表 1-11。

## 实训单元三　有关物质检查（高效液相色谱法）

本类药物大多是通过其他甾体化合物经结构改造而来,生产过程中可能引入合成原料、中间体、异构体以及降解产物等结构类似的其他化合物,可以采用高效液相色谱法加校正因子的主成分自身对照测定法进行有关物质的限度检查。

《中国药典》(2015 年版)二部对地塞米松磷酸钠注射液有关物质的检查方法为:取本品适量,加流动相定量稀释制成每 1ml 中约含地塞米松磷酸钠 0.5mg 的溶液,作为供试品溶液;精密量取 1ml,置 100ml 量瓶中,用流动相稀释至刻度,摇匀,作为对照溶液;另取地塞米松对照品适量,精密称定,加甲醇溶解并定量稀释制成每 1ml 中约含 0.5mg 的溶液,精密量取 1ml,置 100ml 量瓶中,用流动相稀释至刻度,摇匀,作为对照品溶液;另称取地塞米松磷酸钠约 10mg,置 10ml 量瓶中,加亚硫酸氢钠溶液(称取亚硫酸氢钠约 15g,置 100ml 量瓶中,加水稀释至刻度,用 30%氢氧化钠溶液调节 pH 值至 8.0)3ml,超声使溶解,用新沸冷水(用 30%氢氧化钠溶液调节 pH 值至 8.0)稀释至刻度,在水浴中加热 30 分钟,放冷,作为杂质Ⅰ定位溶液。照地塞米松磷酸钠有关物质项下的色谱条件(Thermo BDS HYPERSIL C$_{18}$,4.6mm×250mm,5μm 或分离效能相当的色谱柱),柱温为 40℃。取杂质Ⅰ定位溶液 20μl 注入液相色谱仪,调节流速使地塞米松磷酸钠峰的保留时间为 20~25 分钟,杂质Ⅰ的相对保留时间约为 0.3。再精密量取供试品溶液、对照溶液和对照品溶液各 20μl,分别注入液相色谱仪,记录色谱图。供试品溶液色谱图中,如有与对照品溶液色谱图中地塞米松峰保留时间一致的峰,按外标法以峰面积计算,不得过标示量的 0.5%;如有与杂质Ⅰ溶液色谱图中杂质Ⅰ峰保留时间一致的色谱峰,按校正后的峰面积计算(乘以校正因子 1.41)不得大于对照溶液主峰面积(1.0%);其他单个杂质峰面积不得大于对照溶液主峰面积的 0.5 倍(0.5%),校正后的杂质Ⅰ峰面积与其他杂质峰面积的和不得大于对照溶液主峰面积的 2 倍(2.0%),供试品溶液色谱图中与地塞米松磷酸钠峰相对保留时间为 0.2 之前的辅料峰忽略不计,小于对照溶液主峰面积 0.05 倍的色谱峰忽略不计(0.05%)。

本实训要求学生熟练掌握高效液相色谱法的使用,并学会用 HPLC 检查相关杂质的方法。

一、仪器与试剂

1. **仪器**　高效液相色谱仪(十八烷基硅烷键合硅胶、紫外检测器)、0.45μm 微孔滤膜、十万分之一电子天平、容量瓶、漏斗、滤纸、移液管、酸度计、水浴锅等。

2. **试剂**　乙腈(色谱纯)、甲醇(色谱纯)、重蒸馏水、三乙胺、磷酸、地塞米松磷酸钠、地塞米松对照品、亚硫酸氢钠、氢氧化钠。

二、操作规程

1. **操作前准备**

(1) 流动相的制备:同实训单元一。

(2) 供试品溶液的配制:取本品适量,加流动相定量稀释制成每 1ml 中约含地塞米松磷酸钠 0.5mg 的溶液,作为供试品溶液。以 0.45μm(或 0.22μm)微孔滤膜滤过备用。

(3) 对照溶液的配制:精密量取供试品溶液 1ml,置 100ml 量瓶中,用流动相稀释至刻度,摇匀,作为对照溶液。以 0.45μm(或 0.22μm)微孔滤膜滤过备用。

(4) 对照品溶液的配制:另取地塞米松对照品适量,精密称定,加甲醇溶解并定量稀释制成每 1ml 中约含 0.5mg 的溶液,精密量取 1ml,置 100ml 量瓶中,用流动相稀释至刻度,摇匀,作为对照品溶液。以 0.45μm(或 0.22μm)微孔滤膜滤过备用。

(5) 杂质Ⅰ定位溶液的配制:另称取地塞米松磷酸钠约 10mg,置 10ml 量瓶中,加亚硫酸氢钠溶液(称取亚硫酸氢钠约 15g,置 100ml 量瓶中,加水稀释至刻度,用 30%氢氧化钠溶液调节 pH 值至 8.0)3ml,超声使溶解,用新沸冷水(用 30%氢氧化钠溶液调节 pH 值至 8.0)稀释至刻度,在水浴中加热 30 分钟,放冷,作为杂质Ⅰ定位溶液。以 0.45μm(或 0.22μm)微孔滤膜滤过备用。

(6) 系统适用性试验用对照溶液:同实训单元一。

(7) 检查仪器:同实训单元一。

2. **操作**

(1)～(5)同实训单元一

(6) 取杂质Ⅰ定位溶液 20μl 注入液相色谱仪,调节流速使地塞米松磷酸钠峰的保留时间为 20~25 分钟,杂质Ⅰ的相对保留时间约为 0.3。再精密量取供试品溶液、对照溶液和对照品溶液各 20μl,分别注入液相色谱仪,记录色谱图至主成分峰保留时间的 2 倍。

(7)～(8)同实训单元一

三、试验数据处理及结果判断

1. 系统适用性实验,重复性,相对标准偏差应小于 2.0%,计算公式如下:

$$R\bar{d} = \frac{\sum_{i=1}^{x} |x_i - \bar{x}|}{n \cdot \bar{x}} \times 100\%$$

2. 供试品溶液色谱图中,如有与对照品溶液色谱图中地塞米松峰保留时间一致的峰,按外标法以峰面积计算,不得过标示量的 0.5%;如有与杂质Ⅰ溶液色谱图中杂质Ⅰ峰保留时间一致的色谱峰,按校正后的峰面积计算(乘以校正因子 1.41)不得大于对照溶液主峰面积(1.0%);其他单个杂质峰面积不得大于对照溶液主峰面积的 0.5 倍(0.5%),校正后的杂质Ⅰ峰面积与其他杂质峰面积的和不得大于对照溶液主峰面积的 2 倍(2.0%),供试品溶液色谱图中与地塞米松磷酸钠峰相对保留时间为 0.2 之前的辅料峰忽略不计,小于对照溶液主峰面积 0.05 倍的色谱峰忽略不计(0.05%)。

### 四、实训提示

详见实训单元一

### 五、实训原始记录

见附表 1-4。

### 六、实训报告

见附表 1-11。

## 实训单元四　细菌内毒素检查(凝胶法)

本实训采用凝胶法。凝胶法系通过鲎试剂与内毒素产生凝集反应的原理进行限度检测或半定量检测内毒素的方法。

本实训单元要求学生熟练掌握细菌内毒素的操作技术,并学会结果判断。

### 一、仪器与试剂

1. 仪器　分析天平、冰箱、漩涡混合器、定时钟、试管、试管架、稀释容器、恒温水浴锅、酒精灯、75%乙醇棉球、剪刀、砂轮、镊子、移液管(或刻度吸管、微量加样器及无热原吸头)、凝集管(10mm×75mm)、三角瓶、洗耳球、封口膜、电热干燥箱(温度应能达到250℃)、温度计。

2. 试剂　细菌内毒素工作标准品、鲎试剂、细菌内毒素检查用水(BET)。

### 二、操作规范

1. 操作前准备

(1)玻璃器皿的洗涤:见实训八　可见异物与细菌内毒素检查。

(2)玻璃器皿的烘烤:见实训八　可见异物与细菌内毒素检查。

(3)鲎试剂灵敏度复核试验:在进行干扰试验或供试品检查前,必须在实验室进行灵敏度复核试验。

(4)干扰试验:确定供试品在多大的稀释倍数或浓度下对内毒素和鲎试剂的反应不存在干扰作用,为能否使用细菌内毒素检查法提供依据。在进行供试品检查前,必须在实验室进行干扰试验。

2. 操作

(1)确定最大有效稀释倍数(MVD):最大有效稀释倍数是指在试验中供试品溶液被允许达到稀释的最大倍数(1→MVD),在不超过此稀释倍数的浓度下进行内毒素限值的检测。计算公式如下:

$$MVD = cL/\lambda$$

式中:$L$ 为供试品的细菌内毒素限值;$c$ 为供试品溶液的浓度,当 $L$ 以 EU/mg 或 EU/U 表示时,$c$ 为供试品制备成溶液后的浓度,单位需为 mg/ml 或 U/ml,当 $L$ 以 EU/ml 表示时,则 $c$ 等于 1.0ml/ml。$\lambda$ 为在凝胶法中鲎试剂的标示灵敏度(EU/ml)。

(2)供试品溶液的制备:首先计算最大有效稀释倍数 MVD,然后将供试品进行稀释,其稀释倍数不得超过 MVD。

（3）阳性对照溶液的制备：用检查用水将内毒素标准品稀释制成 $2\lambda$ 浓度的内毒素标准溶液。

（4）供试品阳性对照溶液的制备：用供试品溶液或其稀释液将内毒素标准品制成 $2\lambda$ 浓度的内毒素溶液。

（5）阴性对照液的制备：细菌内毒素检查用水。

（6）鲎试剂的准备：见实训八　可见异物与细菌内毒素检查。

（7）加样：见实训八　可见异物与细菌内毒素检查。

（8）反应：见实训八　可见异物与细菌内毒素检查。

（9）结果判断：见实训八　可见异物与细菌内毒素检查。

### 三、结果判断

若地塞米松磷酸钠注射液中含内毒素的量小于 1.2EU/mg，判为符合规定。若地塞米松磷酸钠注射液中含内毒素的浓度大于或等于 1.2EU/mg，判为不符合规定。

### 四、实训提示

见实训八　可见异物与细菌内毒素检查。

### 五、实训原始记录

见附表 1-5。

### 六、实训报告

见附表 1-11。

## 实训单元五　装量检查

本法适用于 50ml 及 50ml 以下的单剂量注射液的装量检查，其目的在于保证单剂量注射液的注射用量不少于标示量，以达到临床用药剂量要求。凡规定检查含量均匀度的注射液，可不进行"装量"检查。

方法为：取供试品 5 支，开启时注意避免损失，将内容物分别用相应体积的干燥注射器及注射针头抽尽，然后缓慢连续地注入经标化的量入式量筒内（量筒的大小应使待测体积至少占其额定体积的 40%，不排尽针头中的液体），在室温下检视，每支的装量均不得少于其标示量。

本试验要求学生熟练掌握注射剂的装量检查方法，并学会结果判断。

### 一、仪器与用具

干燥注射器及注射针头；规格为 1ml 的量入式量筒，均应预经标化。

### 二、操作规程

1. 取 5 支供试品，擦净瓶外壁，轻弹瓶颈部使液体全部下落，小心开启。

2. 将每支内容物分别用相应体积的干燥注射器（包括注射器针头）抽尽，注入量入式量筒内，在室温下检视。

### 三、结果与判定

每支注射液的装量均不得少于其标示装量（准确至标示装量的百分之一）；如有少于其标示装量者，即判为不符合规定。

**四、实训提示**

1. 所用注射器及量入式量筒必须洁净、干燥并经定期校正;其最大容量应与供试品的标示装量相一致,或使待测体积至少占其额定体积的40%。

2. 注射器应配上适宜号数的注射针头,其大小与临床使用情况相近为宜。

**五、实训原始记录**

见附表 1-6。

**六、实训报告**

见附表 1-11。

# 实训单元六　可见异物检查(灯检法)

本试验要求学生熟练掌握注射剂的可见异物检查方法,并学会结果判断。

**一、仪器与试剂**

1. **仪器**　澄明度检测仪、镊子。

2. **试剂**　湿酒精棉。

**二、操作规程**

1. **光照度的调节**　见实训八　可见异物与细菌内毒素检查。

2. **取样及处理**　见实训八　可见异物与细菌内毒素检查。

3. **检视**　见实训八　可见异物与细菌内毒素检查。

**三、结果与判定**

见实训八　可见异物与细菌内毒素检查。

**四、实训提示**

见实训八　可见异物与细菌内毒素检查。

**五、实训原始记录**

见附表 1-7。

**六、实训报告**

见附表 1-11。

# 实训单元七　不溶性微粒检查(光阻法)

光阻法是将液体中的微粒通过一窄细的检测通道时,与液体流向垂直的入射光,由于微粒的阻挡作用而减弱,因此由传感器输出的信号降低,这种信号变化与微粒的截面积大小相关;再根据通过检测区注射液的体积,计算出被检测注射液每 1ml 中含大于 $10\mu m$ 和大于 $25\mu m$ 的不溶性微粒数。

本试验要求学生熟练掌握注射剂的不溶性微粒检查方法,并学会结果判断。

**一、仪器与试剂**

1. **仪器**　光阻法不溶性微粒测定仪通常包括定量取样器、传感器和数据处理器三部分。测量粒度范围为 $2\sim100\mu m$,检测微粒浓度为 $0\sim10\,000$ 个/ml。测定仪应定期校准(至少每 6 个月校准一次），并符合规定。

**2. 试剂**　本法所用微粒检查用水（或其他适宜溶剂），使用前须经不大于 1.0μm 的微孔滤膜滤过。

### 二、操作规范

**1. 操作前准备**

（1）使用适宜的清洁仪器，取 50ml 微粒检查用水（或其他溶剂）经微孔滤膜（一般孔径为 0.45μm）滤过，置于洁净的适宜容器中，旋转使可能存在的微粒均匀，静置待气泡消失。按光阻法检查，每 10ml 中含 10μm 及 10μm 以上的不溶性微粒数应在 10 粒以下，含 25μm 及 25μm 以上的不溶性微粒数应在 2 粒以下。否则表明微粒检查用水（或其他溶剂）、玻璃仪器和实验环境不适于进行微粒检查，应重新进行处理，检测符合规定后方可进行供试品检查。

（2）供试品应事先除去外包装，并用水将容器外壁冲洗干净，置适宜实验环境中备用。

**2. 操作**　标示装量为 25ml 以下的静脉用注射液检查方法如下：

除另有规定外，取供试品至少 4 个，用水将容器外壁洗净，小心翻转 20 次，使溶液混合均匀，静置 2 分钟或适当时间脱气泡后，小心开启容器，直接将供试品容器置于取样器上，开启搅拌或以手缓缓转动，使溶液混匀（避免产生气泡），依次由仪器直接抽取每个容器中的适量溶液（以不吸入气泡为限），分别依法测定并记录数据，第一个供试品的数据不计，取后续供试品测定数据的平均值作为测定结果计算每个容器所含的微粒数。

也可以采用适宜的方法，在洁净工作台小心合并至少 4 个供试品的内容物（使总体积不少于 25ml），置于取样杯中，静置 2 分钟或适当时间脱气后，置于取样器上，开启搅拌器或以手缓缓转动，使溶液均匀（避免气泡产生），依法测定至少 4 次，每次取样体积应不少于 5ml，第一次数据不计，取后续测定数据的平均值作为测定结果，根据取样体积与每个容器的标示装置体积，计算每个容器所含的微粒数。

### 三、结果与判定

标示装量为 100ml 以下的静脉注射液、静脉注射用无菌粉末及注射用浓溶液及供注射用原料药：除另有规定外，每个供试品容器中含 10μm 及 10μm 以上的微粒数不得过 6000 粒，含 25μm 及 25μm 以上的微粒数不得过 600 粒，判为符合规定。

### 四、实训提示

1. 光阻法不适于黏度过高和易析出结晶的制剂，如乳剂、胶体溶液、混悬液、脂肪乳、甘露醇注射液等，也不适用于进入传感器时容易产生气泡的制剂（如碳酸盐缓冲液制成的制剂）。对于一些溶解性差的样品，样品在管道中与水相混时，可能会在局部析出沉淀，这不仅会使检查结果偏高，也可能造成管路堵塞，出现该情况时应考虑采用显微计数法。

2. 为确保检查结果具有统计学意义，除另有规定外，一般应取供试品 3 瓶（支）以上进行不溶性微粒检查。在多支样品的测定过程中，应尽量保持操作的一致性（如容器的翻转次数、取样方式、除气泡方式、搅拌速度等），以确保测定结果的可靠性。

3. 当光阻法测定结果不符合规定时，应采用显微计数法进行复验，并以显微计数法为判定依据。

4. 对于小容量注射液,也可采用直接取样法测定,也可以采用多支内容物合并法测定。直接取样法可考察多支样品检查结果的重现性,体现各容器间的差异。当选用直接取样法测定时,为避免供试品溶液与仪器管路中的水在相溶过程中可能产生的气泡、乳光等导致测定数据偏高的现象,应先将前几个容器的测定数据弃去,使供试品溶液充满管路,然后读取后续容器的测定数据作为供试品的测定结果。在小容量注射液直接取样的测定过程中,一定要避免吸入气泡。一旦吸入气泡,应使用微粒检测用水或其他适宜溶剂对管路进行充分清洗,直至气泡消失。

当采用合并法取样时,其关键步骤在于安瓿的打开和内容物的取出。玻璃安瓿是小容量注射剂的主要包装形式,开启安瓿时,应尽量减少砂轮割锯安瓿瓶产生划痕的长度和力度,掰开前增加用水清洗的操作过程可以减少断口处的大量微粒,用干净注射器抽取转移溶液。此外,采用较粗的针头抽取溶液,可减少气泡的产生。

### 五、实训原始记录

见附表 1-8。

### 六、实训报告

见附表 1-11。

## 实训单元八 无菌检查(薄膜过滤法)

无菌检查的目的是为了保证药品的卫生质量,保证药品在临床上的使用安全。

本试验要求学生熟练掌握注射剂的无菌检查方法,并学会结果判断。

### 一、仪器与试剂

**1. 仪器** 超净工作台、细菌培养箱、智能集菌器、一次性全封闭集菌培养器、真空抽滤装置、封闭式薄膜过滤器、微孔滤膜、手术剪刀、镊子、注射器、针头、无菌吸管、移液管架、玻璃棒、小滴管、医用手套等。

**2. 试剂**

(1)菌种:金黄色葡萄球菌(*Staphylococcus aureus*)[CMCC(B)26003],购自国家药品检定机构。

(2)培养基:硫乙醇酸盐流体培养基、胰酪大豆胨液体培养基。

(3)稀释液:pH7.0 无菌氯化钠-蛋白胨缓冲液。

### 二、操作规范

**1. 培养基的配制与灭菌** 见实训四"灭菌制剂的无菌实验"。

**2. 稀释液的配制与灭菌** 见实训四"灭菌制剂的无菌实验"。

**3. 供试品的无菌检查** 见实训四"灭菌制剂的无菌实验"。

**4. 培养及观察** 见实训四"灭菌制剂的无菌实验"。

### 三、结果与判定

详见第三章"生物药物的检查法"第四节"安全性检查"。

### 四、实训提示

1. 实验进行前,无菌室及无菌操作台以紫外灯照射 30~60 分钟灭菌,以 75% 乙醇擦拭无菌操作台面,并开启无菌操作台风扇运转 10 分钟后,才开始实验操作。

2. 供试品的抽验数量和接种量应符合规定。

**五、实训原始记录**

见附表 1-9。

**六、实训报告**

见附表 1-11。

# 实训单元九　含量测定(高效液相色谱法)

地塞米松磷酸钠注射液的含量测定,采用了高效液相色谱法中的外标法进行测定。

《中国药典》(2015 年版)二部对地塞米松磷酸钠注射液的含量测定方法为:

色谱条件与系统适用性试验　用十八烷基硅烷键合硅胶为填充剂;以三乙胺溶液(取三乙胺 7.5ml,加水稀释至 1000ml,用磷酸调节 pH 值至 3.0±0.05)-甲醇-乙腈(55∶40∶5)为流动相;检测波长 242nm。取地塞米松磷酸钠,加流动相溶解并稀释制成每 1ml 中约含 1mg 的溶液,另取地塞米松,加甲醇溶解并稀释制成每 1ml 中约含 1mg 的溶液,分别精密量取上述两种溶液适量,加流动相稀释制成每 1ml 中各约含 10μg 的混合溶液,取 20μl 注入液相色谱仪,记录色谱图。理论板数按地塞米松磷酸钠峰计算不低于 7000,地塞米松磷酸钠峰与地塞米松峰的分离度应大于 4.4。

测定法　精密量取本品适量,用水定量稀释制成每 1ml 中约含地塞米松磷酸钠 0.4mg 的溶液,精密量取 5ml,置 50ml 量瓶中,用流动相稀释至刻度,摇匀,作为供试品溶液,精密量取 20μl 注入液相色谱仪,记录色谱图;另取地塞米松磷酸酯对照品,同法测定,按外标法以峰面积乘以 1.0931 计算,即得。

《中国药典》(2015 年版)二部规定,本品含地塞米松磷酸钠($C_{22}H_{28}FNa_2O_8P$)应为标示量的 90.0%~110.0%。

色谱系统的适用性试验达不到要求,可对色谱分离条件作适当的调整。

色谱系统的适用性试验通常包括理论板数、分离度、重复性、灵敏度和拖尾因子五个指标。理论板数按地塞米松磷酸钠峰计算不低于 7000,地塞米松磷酸钠峰与地塞米松峰的分离度应大于 4.4;如达不到要求,可对色谱分离条件作适当的调整。

本实训要求学生熟练掌握高效液相色谱法的使用,并学会用 HPLC 进行含量测定的技能。

**一、仪器与试剂**

同实训单元二

**二、操作规程**

**1. 操作前准备**

(1)流动相的制备:同实训单元一。

(2)供试溶液的配制:同实训单元一。

(3)对照溶液的配制:同实训单元一。

(4)系统适用性试验用对照溶液:同实训单元一。

(5)检查仪器:同实训单元一。

## 2. 操作

(1)~(8)同实训单元一。

### 三、试验数据处理及结果判断

1. 系统适用性实验,重复性,相对标准偏差应小于 2.0%,同实训单元一。

2. 记录对照溶液和供试溶液主峰面积,采用外标法进行含量测定的计算,公式见表 1-7。

### 四、实训提示

同实训单元一。

### 五、实训原始记录

见附表 1-10。

### 六、实训报告

见附表 1-11。

**附表 1-2　色谱鉴别法实训原始记录**

检验日期＿＿＿＿＿＿＿＿＿＿＿　温度＿＿＿＿＿＿＿＿＿＿＿　相对湿度＿＿＿＿＿＿＿＿＿＿＿

检品名称＿＿＿＿＿＿＿＿＿＿＿　剂型＿＿＿＿＿＿＿＿＿＿＿　规　格＿＿＿＿＿＿＿＿＿＿＿

生产厂家＿＿＿＿＿＿＿＿＿＿＿　批号＿＿＿＿＿＿＿＿＿＿＿　效　期＿＿＿＿＿＿＿＿＿＿＿

检验依据＿＿＿＿＿＿＿＿＿＿＿＿＿＿＿＿＿＿＿＿＿　检验目的＿＿＿＿＿＿＿＿＿＿＿

仪器型号:　　　　　　　　　　　　　　检测器:

色谱条件:

　　流速:　　　　ml/min　进样量:　　　检测波长:　　　　nm

　　流动相:　　　　　　　　　　　　色谱柱型号:

　　对照品名称:　　　　　　　　　　来源(批号):　　　　含量:

　　理论塔板数:　　　　　　　　　　分离度:

检测记录

　　系统适用性试验用对照溶液的取样及制备:

　　供试品的取样及制备:

　　对照品的取样及制备:

　　测定结果(主峰保留时间,附图谱):

| 系统适用性试验用对照溶液峰面积 | $A_1$ | $A_2$ | $A_3$ | $A_4$ | $A_5$ | *RSD* 应≤2.0% |
|---|---|---|---|---|---|---|
| | | | | | | |

　　供试溶液主成分峰保留时间:　　　min　数据采集总时间:　　　min

　　对照溶液主成分峰保留时间:　　　min　数据采集总时间:　　　min

标准规定:《中国药典》(2015 年版)二部规定,本品在含量测定项下记录的色谱图中,供试品溶液主峰的保留时间应与对照品溶液主峰的保留时间一致。

检验结果:

检验人:　　　　　　　　　　　　　　复核人:

### 附表 1-3　pH 检查原始记录

检验日期＿＿＿＿＿＿＿　　　温度＿＿＿＿＿＿＿　　　相对湿度＿＿＿＿＿＿＿

检品名称＿＿＿＿＿＿＿　　　剂型＿＿＿＿＿＿＿　　　规　　格＿＿＿＿＿＿＿

生产厂家＿＿＿＿＿＿＿　　　批号＿＿＿＿＿＿＿　　　效　　期＿＿＿＿＿＿＿

检验依据＿＿＿＿＿＿＿＿＿＿＿＿＿＿＿＿　　　检验目的＿＿＿＿＿＿＿

pH 计型号:

供试液的制备:

定位缓冲液名称及标示 pH 值:

校准缓冲液名称及标示 pH 值:

校准结果:

检验结果:(1)　　(2)　　(3)　　平均值:

规定 pH 值:

检验结果:

检验人:　　　　　　　　　　　　　　复核人:

### 附表 1-4　有关物质检查实训原始记录

检验日期＿＿＿＿＿＿＿　　　温度＿＿＿＿＿＿＿　　　相对湿度＿＿＿＿＿＿＿

检品名称＿＿＿＿＿＿＿　　　剂型＿＿＿＿＿＿＿　　　规　　格＿＿＿＿＿＿＿

生产厂家＿＿＿＿＿＿＿　　　批号＿＿＿＿＿＿＿　　　效　　期＿＿＿＿＿＿＿

检验依据＿＿＿＿＿＿＿＿＿＿＿＿＿＿＿＿　　　检验目的＿＿＿＿＿＿＿

仪器型号:　　　　　　　　检测器:

色谱条件:

　　流速:　　　ml/min　　进样量:　　　检测波长:　　　nm

　　流动相:　　　　　　　色谱柱型号:

　　对照品名称:　　　　　来源(批号):

　　理论塔板数:　　　　　分离度:

检测记录

　　系统适用性试验用对照溶液的取样及制备:

续表

供试品的取样及制备：

对照的取样及制备：

对照品的取样及制备：

杂质Ⅰ的取样及制备：

测定结果(主峰保留时间、峰面积及计算,附图谱)：

| 系统适用性试验用对照溶液峰面积 | $A_1$ | $A_2$ | $A_3$ | $A_4$ | $A_5$ | $RSD$ |
|---|---|---|---|---|---|---|
| | | | | | | |

供试品溶液主成分峰保留时间： 分钟 数据采集总时间： 分钟

对照品溶液主成分峰保留时间： 分钟 数据采集总时间： 分钟

对照品溶液地塞米松峰保留时间： 分钟 数据采集总时间： 分钟

杂质Ⅰ溶液杂质Ⅰ峰保留时间： 分钟 数据采集总时间： 分钟

对照溶液主峰面积：

杂质Ⅰ溶液杂质Ⅰ峰面积：

| 供试品溶液中杂质峰面积 | $t_1$ | $t_2$ | $t_3$ | $t_4$ | $t_5$ | $t_6$ |
|---|---|---|---|---|---|---|
| | $A_1$ | $A_2$ | $A_3$ | $A_4$ | $A_5$ | $A_6$ |
| | | | | | | |
| 杂质峰与对照溶液主峰峰面积之比 | | | | | | |

$$\frac{供试品溶液中地塞米松含量}{标示量} \times 100\% =$$

$$\frac{杂质Ⅰ溶液中杂质Ⅰ峰面积 \times 1.41}{对照溶液主峰面积} \times 100\% =$$

$$\frac{杂质Ⅰ峰面积 \times 1.41 + 其他杂质峰面积}{对照溶液主峰面积 \times 2} \times 100\% =$$

标准规定：供试品溶液色谱图中,如有与对照品溶液色谱图中地塞米松峰保留时间一致的峰,按外标法以峰面积计算,不得过标示量的 0.5%；如有与杂质Ⅰ溶液色谱图中杂质Ⅰ峰保留时间一致的色谱峰,按校正后的峰面积计算(乘以校正因子 1.41)不得大于对照溶液主峰面积(1.0%)；其他单个杂质峰面积不得大于对照溶液主峰面积的 0.5 倍(0.5%),校正后的杂质Ⅰ峰面积与其他杂质峰面积的和不得大于对照溶液主峰面积的 2 倍(2.0%),供试品溶液色谱图中与地塞米松磷酸钠峰相对保留时间为 0.2 之前的辅料峰忽略不计,小于对照溶液主峰面积 0.05 倍的色谱峰忽略不计(0.05%)。

检验结果：

检验人： 复核人：

## 附表 1-5　细菌内毒素检查原始记录

检验日期_____　　温度_____　　相对湿度_____

检品名称_____　　剂型_____　　规　格_____

生产厂家_____　　批号_____　　效　期_____

检验依据_____　　检验目的_____

| | |
|---|---|
| 根据 $L=$ | |
| $MVD=$ | $MVC=$ |
| 供试品溶液的制备： | |

| | | | |
|---|---|---|---|
| 鲎试剂来源： | 批号： | 标示灵敏度： | EU/ml |
| 规格：　ml/支(瓶) | 失效日期：　年　月　日 | | |
| 灵敏度复核日期：　年　月　日 | 复核结果：　EU/ml | | |

| 标准品 | WSE 来源： | 批号： | 效价：　EU |
|---|---|---|---|
| | BET 水来源： | 批号： | 规格：　ml/支 |

内毒素标准溶液的制备：

供试品阳性对照溶液的制备：

反应结果:(反应起止时间　点　分~　点　分)　反应温度：　℃

| 供试品管 | 供试品管 | 供试品管 | 供试品管 | 阳性对照管 | 供试品 + 阳性对照管 | 阴性对照管 |
|---|---|---|---|---|---|---|
| | | | | | | |
| | | | | | | |

可靠性判断:□有效　□无效　　　　结论

检验人：　　　　　　　　　　　　　复核人：

## 附表 1-6  装量检查原始记录

检验日期_____          温度_____          相对湿度_____

检品名称_____          剂型_____          规　格_____

生产厂家_____          批号_____          效　期_____

检验依据_____          检验目的_____

供试品支数：　　支　　标示装量：　　ml


每支供试品的实测装量：


检验结果：

检验人：                                              复核人：

## 附表 1-7  可见异物检查原始记录

检验日期_____          温度_____          相对湿度_____

检品名称_____          剂型_____          规　格_____

生产厂家_____          批号_____          效　期_____

检验依据_____          检验目的_____

仪器:澄明度检测仪型号_____编号_____光照度_____

结果：

检出明显可见异物的供试品____支;检出微细可见异物的供试品____支

是否需要复试:是(　　)　　　否(　　)

复试：

供试品支数：　　支

检出明显可见异物的供试品____支;检出微细可见异物的供试品____支

检验结果：

检验人：                                              复核人：

## 附表 1-8　不溶性微粒检查原始记录

检验日期＿＿＿＿＿＿＿＿＿　　　温度＿＿＿＿＿＿＿＿＿　　　相对湿度＿＿＿＿＿＿＿＿＿

检品名称＿＿＿＿＿＿＿＿＿　　　剂型＿＿＿＿＿＿＿＿＿　　　规　格＿＿＿＿＿＿＿＿＿

生产厂家＿＿＿＿＿＿＿＿＿　　　批号＿＿＿＿＿＿＿＿＿　　　效　期＿＿＿＿＿＿＿＿＿

检验依据＿＿＿＿＿＿＿＿＿＿＿＿＿＿＿＿＿　　　检验目的＿＿＿＿＿＿＿＿＿

---

仪器型号：　　　　　　　　　　检验数量：


仪器数据处理器打印数据结果：


计算：1ml 供试液中含 10μm 以上的微粒数：　　个


1ml 供试液中含 25μm 以上的微粒数：　　个


检验结果：

---

检验人：　　　　　　　　　　　　　　　复核人：

## 附表 1-9　无菌检查原始记录

检验日期＿＿＿＿＿＿＿＿＿　　　温度＿＿＿＿＿＿＿＿＿　　　相对湿度＿＿＿＿＿＿＿＿＿

检品名称＿＿＿＿＿＿＿＿＿　　　剂型＿＿＿＿＿＿＿＿＿　　　规　格＿＿＿＿＿＿＿＿＿

生产厂家＿＿＿＿＿＿＿＿＿　　　批号＿＿＿＿＿＿＿＿＿　　　效　期＿＿＿＿＿＿＿＿＿

检验依据＿＿＿＿＿＿＿＿＿＿＿＿＿＿＿＿＿　　　检验目的＿＿＿＿＿＿＿＿＿

---

培养箱（Ⅰ）＿＿＿＿＿＿＿＿＿＿培养箱（Ⅱ）＿＿＿＿＿＿＿＿＿

培养基种类、温度及装量：

硫乙醇酸盐流体培养基（Ⅰ批号＿＿＿＿＿＿＿＿＿＿）

胰酪大豆胨液体培养基（Ⅱ批号＿＿＿＿＿＿＿＿＿＿）

样品处理：

供试品装量：　　g/瓶或　　ml/支；　　供试品取样量：　　瓶或　　支

稀释液：

冲洗液：　　　ml；

培养基分装量：　　ml

全量通过全封闭式薄膜过滤器过滤后,再分别注入上述培养基,置 30～35℃（Ⅰ）及 20～25℃（Ⅱ）培养。

续表

| 培养天数 | | 1 | 2 | 3 | 4 | 5 | 6 | 7 | 8 | 9 | 10 | 11 | 12 | 13 | 14 |
|---|---|---|---|---|---|---|---|---|---|---|---|---|---|---|---|
| 硫乙醇酸盐流体培养基（30~35℃） | 供试品 | | | | | | | | | | | | | | |
| | 阴性对照 | | | | | | | | | | | | | | |
| | 阳性对照 | | | | | | | | | | | | | | |
| 胰酪大豆胨液体培养基（20~25℃） | 供试品 | | | | | | | | | | | | | | |
| | 阴性对照 | | | | | | | | | | | | | | |
| | 阳性对照 | | | | | | | | | | | | | | |

检验结果：

检验人：　　　　　　　　　　　　　　　　复核人：

附表 1-10　含量测定实训原始记录

检验日期＿＿＿＿＿＿＿＿＿＿　温度＿＿＿＿＿＿＿＿＿＿　相对湿度＿＿＿＿＿＿＿＿＿＿

检品名称＿＿＿＿＿＿＿＿＿＿　剂型＿＿＿＿＿＿＿＿＿＿　规　　格＿＿＿＿＿＿＿＿＿＿

生产厂家＿＿＿＿＿＿＿＿＿＿　批号＿＿＿＿＿＿＿＿＿＿　效　　期＿＿＿＿＿＿＿＿＿＿

检验依据＿＿＿＿＿＿＿＿＿＿＿＿＿＿＿＿＿＿＿＿＿＿＿＿　检验目的＿＿＿＿＿＿＿＿＿＿

仪器型号：　　　　　　　　　　检测器：

色谱条件：

　　流速：　　　　ml/min　进样量：　　　　检测波长：　　　　nm

　　流动相：　　　　　　　　　色谱柱型号：

　　对照品名称：　　　　　　　来源（批号）：

　　理论塔板数：　　　　　　　分离度：

检测记录

　　系统适用性试验用对照溶液的取样及制备：

　　供试品的取样及制备：

　　对照品的取样及制备：

　　测定结果（主峰保留时间、峰面积及计算，附图谱）：

| 系统适用性试验用对照溶液峰面积 | $A_1$ | $A_2$ | $A_3$ | $A_4$ | $A_5$ | $RSD$ 应≤2.0% |
|---|---|---|---|---|---|---|
|  |  |  |  |  |  |  |

供试溶液主成分峰保留时间：　　　分钟　　数据采集总时间：　　　分钟

对照溶液主成分峰保留时间：　　　分钟　　数据采集总时间：　　　分钟

| 供试溶液中主峰面积 A | 供试品 | Ⅰ | Ⅱ |
|---|---|---|---|
|  | 1 |  |  |
|  | 2 |  |  |
|  | 3 |  |  |
|  | 平均值 |  |  |
| 对照溶液中主峰面积 A | 对照品 | Ⅰ | Ⅱ |
|  | 1 |  |  |
|  | 2 |  |  |
|  | 3 |  |  |
|  | 平均值 |  |  |

计算公式：

$$标示量的百分含量=\frac{c_R\frac{A_X}{A_R}DV\times\overline{W}}{m\times S}\times100\%$$

标示量的百分含量 1 =

标示量的百分含量 2 =

相对平均偏差 $R\overline{d}$ =

标准规定：《中国药典》(2015 年版)二部规定,本品含地塞米松磷酸钠($C_{22}H_{28}FNa_2O_8P$)应为标示量的 90.0%~110.0%。

检验结果：

检验人：　　　　　　　　　　　　　复核人：

附表 1-11　药品检验报告书

| 检品名称 | | | |
|---|---|---|---|
| 批号 | | 规格 | |
| 生产单位/产地 | | 包装 | |
| 供样单位 | | 有效期 | |
| 检验目的 | | 检验数量 | |
| 检验项目 | | 收检日期 | |
| 检验依据 | | | |
| 检验项目 | 标准规定 | | 检验结果 |
| | | | |
| 检验结论 | | | |

检验人：　　　　　　　授权人：　　　　　　签发日期：　年　月　日

（杜学勤）

# 综合实训二　谷氨酸钠注射液的质量分析

谷氨酸钠注射液为谷氨酸钠的灭菌水溶液或谷氨酸加氢氧化钠适量制成的灭菌水溶液,外观为无色至微黄色的澄明液体,主要成分为 L-2-氨基戊二酸钠,分子结构中含有一个不对称碳原子,具有光学活性,能使偏振光面旋转一定角度。本品属于氨基酸类药物,有利于降低及消除血氨,从而改善脑病症状,主要用于血氨过多所致的肝性脑病、肝昏迷及其他精神症状。

【综合实训目的】

通过本实训内容,掌握谷氨酸钠注射液的质量检验程序、方法与操作技能;并借此熟悉氨基酸类药物常见质量分析方法。

【综合实训内容】

1. **检验药品名称**　谷氨酸钠注射液。

2. **质量标准**　《中国药典》(2015 年版)二部规定谷氨酸钠注射液的质量标准,见附表 2-1。本综合实训项目共分为 3 个实训单元。

附表 2-1　谷氨酸钠注射液的质量标准

| 检验项目 | 质量标准 |
| --- | --- |
| 性状 | 本品为无色至微黄色的澄明液体 |
| 鉴别 | 取本品 1 滴,加水 2ml 稀释后,加茚三酮约 2mg,加热,溶液显蓝至紫蓝色。<br>取本品,照谷氨酸钠鉴别(2)项试验,显相同的结果。<br>本品显钠盐鉴别(1)的反应(《中国药典》通则 0301) |
| 检查　pH 值 | 应为 7.5~8.5(《中国药典》通则 0631) |
| 　　　颜色 | 取本品,与黄色 1 号标准比色液(《中国药典》通则 0901)第一法比较,不得更深 |
| 　　　细菌内<br>　　　毒素 | 取本品,依法检查(《中国药典》通则 1143),每 1g 谷氨酸钠中含内毒素的量应小<br>于 25EU |
| 　　　其他 | 符合注射剂项下有关的各项规定(《中国药典》通则 0102) |
| 含量测定 | 精密量取本品 15ml,置 50ml 量瓶中,加盐酸 10ml,用水稀释至刻度,摇匀,依法测定旋光度<br>(《中国药典》通则 0621),与 11.972 相乘,即得本品每 100ml 中含 $C_5H_8NNaO_4$ 的重量(g)。<br>《中国药典》(2015 年版)二部规定,本品含谷氨酸钠($C_5H_8NNaO_4$)应为标示量的 95.0% ~<br>105.0% |

### 3. 实训程序

(1) 检查检品包装及标签,若是送检样品,应核对检品包装及标签与所填请验单的内容是否相符;检查检品的数量和封装情况等,并做详细记录。

(2) 按照药品质量标准及检验方法和有关 SOP(标准操作规程),进行取样,再对检品的外观性状、鉴别、检查、含量等项目进行检验,记录检验数据原始记录,处理检验数据,对检验结果进行判定。

## 实训单元一　鉴别(茚三酮反应、薄层色谱法)

谷氨酸钠注射液的鉴别实验与谷氨酸钠原料药的鉴别实验(1)和(2)相同。

当茚三酮在弱酸性条件下和谷氨酸反应时,谷氨酸被氧化分解生成醛放出氨和二氧化碳,水合茚三酮则变成还原型茚三酮,然后还原型茚三酮与氨,另一分子茚三酮进一步缩合生成蓝紫色化合物。

吸附薄层色谱法的分离原理:将 A、B 两组分的混合溶液点在用吸附剂(如硅胶或氧化铝等)铺制的薄层板的一端,在密闭的容器中用适宜的溶剂(展开剂)展开,此时 A、B 两组分不断地被吸附剂所吸附,又被展开剂所溶解而解吸,且随展开剂向前移动。由于吸附剂对 A 和 B 组分的吸附力大小不同,展开剂也对 A 和 B 组分有不同的溶解、解吸能力,因此当展开剂不断展开时,A、B 两组分在吸附剂和展开剂之间发生连续不断的吸附、解吸,由于较难被吸附的化合物相对移动得快一些,易被吸附的化合物相对移动得慢一些,从而产生差速迁移得到分离。固定相为硅胶时,对极性大的组分吸附力强,对极性小的组分吸附力较弱。

本实训单元要求学生熟练掌握茚三酮反应法和薄层色谱法鉴别氨基酸类药物的操作技术。

**一、试剂与器材**

**1. 试药** 正丁醇、冰醋酸、茚三酮、丙酮、谷氨酸钠、纯化水。

**2. 器材** 试管、滴管、硅胶 G 薄层板、点样针、量瓶、层析缸、喷雾器、电炉。

**二、操作规范**

**1. 实训前准备**

(1)洗净层析缸等玻璃器皿烘干备用。

(2)层析缸需预先用展开剂预平衡。

**2. 鉴别实验**

(1)取本品 1 滴,加水 2ml 稀释后,加茚三酮约 2mg,加热,溶液显蓝至紫蓝色。

(2)取本品与谷氨酸钠对照品各适量(约含谷氨酸钠 20mg),分别置 100ml 量瓶中,分别加水溶解并稀释制成每 1ml 中约含 0.4mg 溶液,作为供试品溶液与对照品溶液。照薄层色谱法(《中国药典》通则 0502)试验,吸取上述溶液各 5μl,分别点于同一硅胶 G 薄层板上,以正丁醇-水-冰醋酸(2:1:1)为展开剂,展开,晾干,喷以茚三酮的丙酮溶液(1→50),在 80℃加热至斑点出现,立即检视。供试品溶液所显主斑点的位置和颜色应与对照品溶液的主斑点相同。

**三、结果判断**

(1)溶液显蓝至蓝紫色。

(2)供试品溶液所显主斑点的位置和颜色应与对照品溶液的主斑点相同。

**四、实训原始记录**

见附表 2-2。

**五、实训报告**

见附表 2-5。

## 实训单元二 检查(pH 值、颜色)

pH 值是水溶液中氢离子活度的方便表示方法。pH 值定义为水溶液中氢离子活度($\alpha_{H^+}$)的负对数,即 pH=$-\lg\alpha_{H^+}$,但氢离子活度却难以由实验准确测定。为实用方便,溶液的 pH 值规定为由下式测定:

$$pH=pH_s-\frac{E-E_s}{k}$$

式中　$E$ 为含有待测溶液（pH=）的原电池电动势，V；

　　　$E_s$ 为含有标准溶液（$pH_s$）的原电池电动势，V；

　　　$k$ 为与温度（$t$，℃）有关的常数。$k=0.059\,16+0.000\,198(t-25)$

溶液的 pH 值使用酸度计测定。水溶液的 pH 值通常以玻璃电极为指示电极、饱和甘汞电极或银-氯化银电极为参比电极进行测定，现已广泛使用将指示电极和参比电极组合为一体的复合电极。测定前，应采用 pH 值准确至 0.01pH 的磷酸盐标准缓冲液和硼砂标准缓冲液进行校正。

## 一、试药与器材

1. **试药**　无水磷酸氢二钠、磷酸二氢钾、硼砂、基准重铬酸钾、氯化钴、盐酸、纯化水。

2. **器材**　pH 计、小烧杯、滤纸、纳氏比色管、量瓶等。

## 二、操作规程

1. **实训前准备**

（1）同综合实训一实训单元二。

（2）黄色 1 号标准比色液的配制

1）比色用重铬酸钾液：精密称取在 120℃ 干燥至恒重的基准重铬酸钾 0.4000g，置 500ml 量瓶中，加适量水溶解并稀释至刻度，摇匀，即得。每 1ml 溶液中含 0.800mg 的 $K_2Cr_2O_7$。

2）比色用氯化钴液：取氯化钴约 32.5g，加适量的盐酸溶液（1→40）使溶解成 500ml，精密量取 2ml，置锥形瓶中，加水 200ml 摇匀，加氨试液至溶液由浅红色转变至绿色后，加醋酸-醋酸钠缓冲液（pH=6.0）10ml，加热至 60℃，再加二甲酚橙指示液 5 滴，用乙二胺四醋酸二钠滴定液（0.05mol/L）滴定至溶液显黄色。每 1ml 乙二胺四醋酸二钠滴定液（0.05mol/L）相当于 11.90mg 的 $CoCl_2 \cdot 6H_2O$。根据上述测定结果，在剩余的原溶液中加适量的盐酸溶液（1→40），使每 1ml 溶液中含 59.5mg 的 $CoCl_2 \cdot 6H_2O$，即得。

3）黄色 1 号标准比色液：精密量取比色用氯化钴液 4.0ml，比色用重铬酸钾液 23.3ml 和纯化水 72.7ml，混合摇匀，得黄色标准储备液，再精密量取该储备液 0.5ml 和纯化水 9.5ml，混合摇匀，即得。

2. **检查实验**

（1）pH 值：取本品按 pH 测定法（《中国药典》通则 0631）用 pH 酸度计测定 pH 值，应为 7.5~8.5。

（2）颜色：取本品 10ml，置于 25ml 纳氏比色管中，另取黄色 1 号标准比色液（《中国药典》通则 0901 第一法）10ml 置于 25ml 纳氏比色管中作为对照管，两管同置白色背景上，自上向下透视，或同置白色背景前，平视观察，供试品管呈现的颜色与对照管比较，不得更深。

## 三、结果判断

（1）pH 值应为 7.5~8.5。

（2）供试品管呈现的颜色与对照管比较，不得更深。

## 四、实训原始记录

见附表 2-3。

## 五、实训报告

见附表 2-5。

# 实训单元三　含量测定（旋光度法）

平面偏振光通过含有某些光学活性化合物的液体或溶液能引起旋光现象,使偏振光的平面向左或向右旋转,旋转的度数,称为旋光度。在一定波长与温度下,偏振光透过每 1ml 含 1g 旋光性物质的溶液且光路为长 1dm 时,测得的旋光度称为比旋度。比旋度（或旋光度）可以用于鉴别或检查光学活性药品的纯杂程度,亦可用于测定光学活性药品的含量。谷氨酸钠属于 α-氨基酸,具有不对称碳原子,具有立体异构和旋光性。

$C_5H_8NNaO_4$　　187.13

本实训要求学生熟练掌握旋光度仪的操作方法,并学会数据的处理方法及结果判断。

## 一、试剂与器材

**1. 试剂**　盐酸、纯化水。

**2. 仪器**　旋光度仪、移液管、量瓶等。

## 二、操作规程

1. 实训前准备　将旋光度仪接通电源后,将电源开关打开,预热 15 分钟,等待稳定。准备旋光管,用纯化水清洗旋光管三次。用溶解样品的溶剂（空白溶液）将旋光管润洗三次,将空白溶液注入旋光管中,旋光管内不能有气泡,将旋光管外壁及两边镜片擦干净（用擦镜纸）,然后放入样品室中,盖上样品室盖,按下清零键,使数码管示数为零。

2. 旋光度仪应按照国家计量检定规范定期进行检定、校正。

3. 样品的测定　精密量取本品 15ml,置 50ml 量瓶中,加盐酸 10ml,用水稀释至刻度,摇匀,待测,将测定管用待测液体冲洗数次,缓缓注入该溶液适量（注意勿使发生气泡）,置于旋光计内检测读数,即得供试液的旋光度。同法读取旋光度 3 次取 3 次的平均数,与 11.972 相乘,即得本品每 100ml 中含 $C_5H_8NNaO_4$ 的重量（g）。

## 三、计算

含量测定以相当于标示量的百分含量表示（%）,本品含谷氨酸钠（$C_5H_8NNaO_4$）应为标示量的 95.0% ~ 105.0%。

$$标示量\% = \frac{\alpha \times 11.972}{100 \times S} \times 100\%$$

式中,α 为测得的旋光度;S 为标示量（g/ml）。

## 四、结果判定

本品含谷氨酸钠（$C_5H_8NNaO_4$）应为标示量的 95.0% ~ 105.0%。

## 五、实训提示

1. 每次测定前应以溶剂作空白校正,测定后,再校正 1 次,以确定在测定时零点有无变动;如第

2 次校正时发现旋光度差值超过±0.01 时表明零点有变动,则应重新测定旋光度。

2. 配制溶液及测定时,均应调节温度至20℃±0.5℃(或各品种项下规定的温度)。

3. 供试的液体或固体物质的溶液应充分溶解,供试液应澄清。

4. 物质的旋光度与测定光源、测定波长、溶剂、浓度和温度等因素有关。因此,表示物质的旋光度时应注明测定条件。

5. 当已知供试品具有外消旋作用或旋光转化现象,则应相应地采取措施,对样品制备的时间以及将溶液装入旋光管的间隔测定时间进行规定。

**六、实训原始记录**

见附表 2-4。

**七、实训报告**

见附表 2-5。

### 附表 2-2 鉴别实验实训原始记录

检验日期＿＿＿＿＿＿　　　温度＿＿＿＿＿＿＿　　　相对湿度＿＿＿＿＿＿＿

检品名称＿＿＿＿＿＿　　　剂型＿＿＿＿＿＿＿　　　规　格＿＿＿＿＿＿＿

生产厂家＿＿＿＿＿＿　　　批号＿＿＿＿＿＿＿　　　效　期＿＿＿＿＿＿＿

检验依据＿＿＿＿＿＿＿＿＿＿＿＿＿＿　　　检验目的＿＿＿＿＿＿＿

检验步骤:

(1) 取本品 1 滴,加水 2ml 稀释后,加茚三酮＿＿＿＿mg,加热,溶液显＿＿＿＿＿＿＿。

(2) 取本品＿＿＿＿mg 与谷氨酸钠对照品＿＿＿＿mg,分别置 100ml 量瓶中,分别加水溶解并稀释制成每 1ml 中含本品＿＿＿＿mg 与谷氨酸钠对照品＿＿＿＿mg 溶液,作为供试品溶液与对照品溶液。照薄层色谱法(《中国药典》2015 年版四部通则 0502)试验,吸取上述溶液各＿μl,分别点于同一硅胶 G 薄层板上,以正丁醇-水-冰醋酸(2:1:1)为展开剂,展开,晾干,喷以＿＿＿＿,在＿＿℃加热至斑点出现,立即检视。供试品溶液所显主斑点的位置和颜色＿＿＿＿＿＿＿＿＿。

检验结果:

检验人:　　　　　　　　　　　复核人:

## 附表 2-3　检查实训原始记录

检验日期＿＿＿＿＿＿＿＿＿＿　　温度＿＿＿＿＿＿＿＿＿＿　　相对湿度＿＿＿＿＿＿＿＿＿＿

检品名称＿＿＿＿＿＿＿＿＿＿　　剂型＿＿＿＿＿＿＿＿＿＿　　规　　格＿＿＿＿＿＿＿＿＿＿

生产厂家＿＿＿＿＿＿＿＿＿＿　　批号＿＿＿＿＿＿＿＿＿＿　　效　　期＿＿＿＿＿＿＿＿＿＿

检验依据＿＿＿＿＿＿＿＿＿＿＿＿＿＿＿＿＿＿＿＿＿＿＿＿　检验目的＿＿＿＿＿＿＿＿＿＿

检验步骤：

（1）pH 值：取本品按 pH 测定法（通则 0631）用 pH 酸度计测定 pH 值，pH 值为＿＿＿＿＿＿＿＿＿＿＿＿＿。

（2）取本品＿＿＿＿＿ml，置于 25ml 纳氏比色管中，另取黄色 1 号标准比色液＿＿＿＿＿＿ml 置于 25ml 纳氏比色管中作为对照管，两管同置白色背景上，自上向下透视，或同置白色背景前，平视观察，供试品管呈现的颜色＿＿＿＿＿＿＿＿＿＿＿＿＿。

检验结果：

检验人：　　　　　　　　　　　　　　　　　复核人：

## 附表 2-4　含量测定实训原始记录

检验日期＿＿＿＿＿＿＿＿＿＿　　温度＿＿＿＿＿＿＿＿＿＿　　相对湿度＿＿＿＿＿＿＿＿＿＿

检品名称＿＿＿＿＿＿＿＿＿＿　　剂型＿＿＿＿＿＿＿＿＿＿　　规　　格＿＿＿＿＿＿＿＿＿＿

生产厂家＿＿＿＿＿＿＿＿＿＿　　批号＿＿＿＿＿＿＿＿＿＿　　效　　期＿＿＿＿＿＿＿＿＿＿

检验依据＿＿＿＿＿＿＿＿＿＿＿＿＿＿＿＿＿＿＿＿＿＿＿＿　检验目的＿＿＿＿＿＿＿＿＿＿

旋光度仪型号：

供试液制备：

计算公式：

$$标示量\% = \frac{\alpha \times 11.972}{100 \times S} \times 100\%$$

检验步骤：

精密量取本品＿＿＿＿ml，置 50ml 量瓶中，加盐酸 10ml，用水稀释至刻度，摇匀，待测，将测定管用待测液体冲洗数次，缓缓注入该溶液适量（注意勿使发生气泡），置于旋光计内检测读数，即得供试液的旋光度。同法读取旋光度 3 次取 3 次的平均数，与 11.972 相乘，即得本品每 100ml 中含 $C_5H_8NNaO_4$ 的重量（g）。

| | 1 | 2 | 3 |
|---|---|---|---|
| 旋光度值 | | | |
| 平均旋光度值 | | | |
| 标示量% | | | |

检验结果：

检验人：　　　　　　　　　　　　　　　　　复核人：

附表 2-5　药品检验报告书

| 检品名称 | | | | |
|---|---|---|---|---|
| 批号 | | 规格 | | |
| 生产单位/产地 | | 包装 | | |
| 供样单位 | | 有效期 | | |
| 检验目的 | | 检验数量 | | |
| 检验项目 | | 收检日期 | | |
| 检验依据 | | | | |
| 检验项目 | 标准规定 | | 检验结果 | |
| | | | | |
| 检验结论 | | | | |

检验人：　　　　　　　授权人：　　　　　　签发日期：　年　月　日

（刘碧林）

# 综合实训三　阿莫西林胶囊的质量分析

阿莫西林属于 β-内酰胺类抗生素，结构中具有 β-内酰胺环，能抑制胞壁黏肽合成酶，从而阻碍细胞壁黏肽合成，使细胞壁缺损，菌体膨胀裂解。对肺炎链球菌、溶血性链球菌等链球菌属、不产青霉素酶葡萄球菌、粪肠球菌等需氧革兰阳性球菌、大肠埃希菌、奇异变形杆菌、沙门菌属、流感嗜血杆菌、淋病奈瑟菌等需氧革兰阴性菌的不产 β-内酰胺酶菌株及幽门螺杆菌具有良好的抗菌活性，是目前应用较为广泛的口服半合成青霉素之一。

**【综合实训目的】**

通过本实训内容，掌握阿莫西林胶囊的质量检验程序、方法与操作技能；并借此熟悉抗生素类药物常见质量分析方法。

**【综合实训内容】**

**1. 检验药品名称** 阿莫西林胶囊。

**2. 质量标准** 《中国药典》(2015 年版)二部规定阿莫西林胶囊的质量标准,见附表 3-1。本综合实训项目共分为 5 个实训单元。

附表 3-1 阿莫西林胶囊的质量标准

| 检验项目 | | 质量标准 |
|---|---|---|
| 性状 | | 本品内容物为白色至黄色粉末或颗粒 |
| 鉴别 | | 取本品内容物适量(约相当于阿莫西林,按 $C_{16}H_{19}N_3O_5S$ 计 0.125g),加 4.6%碳酸氢钠溶液使溶解并稀释制成每 1ml 中约含阿莫西林(按 $C_{16}H_{19}N_3O_5S$)10mg 的溶液,滤过,作为供试品溶液,照阿莫西林项下的鉴别实验(1)实验,显相同的结果。<br>在含量测定项下记录的色谱图中,供试品溶液主峰的保留时间应与对照品溶液主峰的保留时间一致。<br>两项可选做一项 |
| 检查 | 有关物质 | 取本品的内容物适量,精密称定,加流动相 A 溶解并定量稀释制成每 1ml 中含阿莫西林(按 $C_{16}H_{19}N_3O_5S$ 计)2.0mg 的溶液,滤过,取续滤液,照阿莫西林项下的方法测定。单个杂质峰面积不得大于对照溶液主峰面积(1.0%),各杂质峰面积的和不得大于对照溶液主峰面积的 5 倍(5.0%) |
| | 阿莫西林聚合物 | 取本品内容物,混匀,精密称取适量(约相当于阿莫西林,按 $C_{16}H_{19}N_3O_5S$ 计 0.2g),置 10ml 量瓶中,加 2%无水碳酸钠溶液 5ml 使溶解并用水稀释至刻度,摇匀,滤过,立即取续滤液作为供试品溶液,照阿莫西林项下的方法试验。含阿莫西林聚合物的量不得过标示量的 0.2% |
| | 溶出度 | 取本品,照溶出度与释放度测定法(《中国药典》通则 0931 第一法),以水 900ml 为溶出介质,转速为每分钟 100 转,依法操作,经 45 分钟时,取溶液适量,滤过,精密量取续滤液适量,用水定量稀释制成每 1ml 中约含阿莫西林(按 $C_{16}H_{19}N_3O_5S$ 计)130μg 的溶液,照紫外-可见分光光度法(《中国药典》通则 0401),在 272nm 的波长处测定吸光度;另取装量差异项下的内容物,混合均匀,精密称取适量(约相当于平均装量),按标示量加水溶解并定量稀释制成每 1ml 中约含 130μg 的溶液,滤过,取续滤液,作为对照溶液,同法测定,计算每粒的溶出量。限度为 80%,应符合规定 |
| | 其他 | 符合胶囊剂项下有关的各项规定(《中国药典》通则 0103) |
| 含量测定 | 含量测定 | 取装量差异项下的内容物,混合均匀,精密称取适量(约相当于阿莫西林,按 $C_{16}H_{19}N_3O_5S$ 计 0.125g),加流动相溶解并定量稀释制成每 1ml 中约含阿莫西林(按 $C_{16}H_{19}N_3O_5S$ 计)0.5mg 的溶液,滤过,取续滤液,作为供试品溶液,照阿莫西林项下的方法测定,即得。<br>《中国药典》(2015 年版)二部规定,本品含阿莫西林($C_{16}H_{19}N_3O_5S$)应为标示量的 90.0%~110.0% |

**3. 实训程序**

(1)检查检品包装及标签,若是送检样品,应核对检品包装及标签与所填请验单的内容是否相符;检查检品的数量和封装情况等,并做详细记录。

（2）按照药品质量标准及检验方法和有关SOP（标准操作规程），进行取样，再对检品的外观性状、鉴别、检查、有关物质、含量等项目进行检验，记录检验数据原始记录，处理检验数据，对检验结果进行判定。

# 实训单元一　鉴别（薄层色谱法）

阿莫西林胶囊的鉴别实验与阿莫西林原料药的鉴别实验（1）一样。

吸附薄层色谱法的分离原理:见综合实训二实训单元二

$C_{16}H_{19}N_3O_5S$　419.46

本实训单元要求学生熟练掌握薄层色谱法鉴别阿莫西林样品真伪的操作技术。

## 一、试药与器材

1. **试药**　阿莫西林胶囊、阿莫西林对照品、头孢唑林对照品、碳酸氢钠、乙酸乙酯、丙酮、冰醋酸、纯化水。

2. **器材**　分析天平（0.1mg）、硅胶G薄层板、点样针、量瓶、层析缸、三用紫外仪等。

## 二、操作规范

1. 实训前准备

（1）天平开机预热，完成天平清洁、水平调节。

（2）洗净玻璃器皿备用。

2. 天平应按照国家计量检定规范定期进行检定、校正。

3. 样品与对照品溶液制备

供试品溶液　取本品内容物适量（约相当于阿莫西林，按$C_{16}H_{19}N_3O_5S$计0.125g），加4.6%碳酸氢钠溶液使溶解并稀释制成每1ml中约含阿莫西林（$C_{16}H_{19}N_3O_5S$）10mg的溶液，滤过，作为供试品溶液。

对照品溶液　同供试品溶液。

系统适用性溶液　另取阿莫西林对照品和头孢唑林对照品各适量，加4.6%碳酸氢钠溶液溶解并稀释制成每1ml中分别约含10mg和5mg的溶液作为系统适用性溶液。

4. 鉴别实验　照薄层色谱法（《中国药典》通则0502）试验，吸取上述三种溶液各4μl，分别点于同一硅胶GF254薄层板上，以乙酸乙酯-丙酮-冰醋酸-水（5:2:2:1）为展开剂，展开，晾干，置紫外光灯254mn下检视。系统适用性溶液应显两个清晰分离的斑点。供试品溶液所显主斑点的位置和颜色应与对照品溶液主斑点的位置和颜色相同。

## 三、结果判断

供试品溶液所显主斑点的位置和颜色应与对照品溶液主斑点的位置和颜色相同。

### 四、实训原始记录

见附表 3-3。

### 五、实训报告

见附表 3-8。

## 实训单元二　有关物质检查（高效液相色谱法）

阿莫西林胶囊中有关物质的检查，采用高效液相色谱法。

《中国药典》（2015 年版）二部阿莫西林胶囊中有关物质的检查方法为：取本品的内容物适量，精密称定，加流动相 A 溶解并定量稀释制成每 1ml 中含阿莫西林（按 $C_{16}H_{19}N_3O_5S$ 计）2.0mg 的溶液，滤过，取续滤液；另取阿莫西林对照品适量，精密称定，加流动相 A 溶解并定量稀释制成每 1ml 中约含 20μg 的溶液，作为对照溶液。照高效液相色谱法（《中国药典》通则 0512）测定，用十八烷基硅烷键合硅胶为填充剂；以 0.05mol/L 磷酸盐缓冲液（取 0.05mol/磷酸二氢钾溶液，用 2mol/L 氢氧化钾溶液调节 pH 值至 5.0）-乙腈（99∶1）为流动相 A；以 0.05mol/L 磷酸盐缓冲液（pH5.0）-乙腈（80∶20）为流动相 B；检测波长为 254nm，先以流动相 A-流动相 B（92∶8）等度洗脱，待阿莫西林峰洗脱完毕后立即按附表 3-2 线性梯度洗脱。取阿莫西林系统适用性对照品适量，加流动相 A 溶解并稀释制成每 1ml 中约含 2.0mg 的溶液，取 20μl 注入液相色谱仪，记录的色谱图应与标准图谱一致。精密量取供试品溶液和对照溶液各 20μl，分别注入液相色谱仪，记录色谱图，供试品溶液色谱图中如有杂质峰，单个杂质峰面积不得大于对照溶液主峰面积（1.0%），各杂质峰面积的和不得大于对照溶液主峰面积的 5 倍（5.0%），供试品溶液色谱图中小于对照溶液主峰面积 0.05 倍的峰忽略不计。

附表 3-2　阿莫西林胶囊有关物质检查流动相梯度洗脱表

| 时间（分钟） | 流动相 A（%） | 流动相 B（%） |
|---|---|---|
| 0 | 92 | 8 |
| 25 | 0 | 100 |
| 40 | 0 | 100 |
| 41 | 92 | 8 |
| 55 | 92 | 8 |

色谱系统的适用性试验通常包括理论板数、分离度、重复性、灵敏度和拖尾因子五个指标。理论板数按阿莫西林峰计算不低于 2000；如达不到要求，可对色谱分离条件作适当的调整。

本实训要求学生熟练掌握高效液相色谱法的使用，并学会用 HPLC 检查相关杂质的方法。

### 一、试药与器材

**1. 试药**　阿莫西林系统适用性对照品、阿莫西林胶囊、阿莫西林对照品、乙腈（色谱纯）、磷酸二氢钾溶液、氢氧化钾溶液、重蒸馏水。

**2. 器材**　高效液相色谱仪（十八烷基硅烷键合硅胶、紫外检测器）、电子天平（0.1mg）、容量瓶、漏斗、滤纸、移液管。

**二、操作规程**

**1. 操作前准备**

（1）流动相的制备：以 0.05mol/L 磷酸盐缓冲液（取 0.05mol/磷酸二氢钾溶液，用 2mol/L 氢氧化钾溶液调节 pH 值至 5.0）-乙腈（99∶1）为流动相 A；以 0.05mol/L 磷酸盐缓冲液（pH5.0）-乙腈（80∶20）为流动相 B。

（2）供试溶液的配制：取本品的内容物适量，精密称定，加流动相 A 溶解并定量稀释制成每 1ml 中含阿莫西林（按 $C_{16}H_{19}N_3O_5S$ 计）2.0mg 的溶液，滤过，取续滤液作为供试品溶液。

（3）对照溶液的配制：取阿莫西林对照品适量，精密称定，加流动相 A 溶解并定量稀释制成每 1ml 中约含 20μg 的溶液，作为对照溶液。

（4）系统适用性试验用对照溶液：取阿莫西林系统适用性对照品适量，加流动相 A 溶解并稀释制成每 1ml 中约含 2.0mg 的溶液。

（5）检查仪器：选择合适的色谱柱安装，注意色谱柱进出口位置是否与流动相的流向一致，原保存溶剂与现用流动相能否互溶，仪器是否完好，仪器的各开关位置是否处于关断的位置。

**2. 操作**

（1）～（5）同综合实训一中实训单元二。

（6）分别将供试溶液和对照溶液进样，采集数据至记录色谱图至主成分峰保留时间的 2 倍。

（7）～（8）同综合实训一中实训单元二。

**三、试验数据处理及结果判断**

1. 系统适用性实验，重复性，相对标准偏差应小于 2.0%，计算公式如下：

$$R\bar{d} = \frac{\sum_{i=1}^{x}|x_i - \bar{x}|}{n \cdot \bar{x}} \times 100\%$$

2. 供试品溶液色谱图中如有杂质峰，单个杂质峰面积不得大于对照溶液主峰面积（1.0%），各杂质峰面积的和不得大于对照溶液主峰面积的 5 倍（5.0%）。

**四、实训提示**

同综合实训一中实训单元二。

**五、实训原始记录**

见附表 3-4。

**六、实训报告**

见附表 3-8。

## 实训单元三　阿莫西林聚合物（分子排阻色谱法）

抗生素中的高分子聚合物杂质是引发抗生素药物过敏反应的真正过敏原，因此必须严格控制抗生素中高分子聚合物的含量。本品采用了分子排阻色谱法（《中国药典》通则 0514）测定阿莫西林聚合物）。分子排阻色谱法是根据分子大小进行分离的一种液相色谱技术。分子排阻色谱法的分离原理为凝胶色谱柱的分子筛机制。色谱柱多以亲水硅胶、凝胶或经修饰凝胶如葡聚糖凝胶 Sephadex 和聚丙烯酰胺凝胶 Sepherose 等为填充剂，这些填充剂表面分布着不同尺寸的孔径，药物分子进入色谱柱后，它们中的不同组分按其大小进入相应的孔径内，大于所有孔径的分子不能进入填充剂颗粒内部，在色谱过程中不被保留，最早被流动相洗脱至柱外，表现为保留时间较短；小于所有孔径的分子能自由进入填充剂表面的所有孔径，在柱子中滞留时间较长，表现为保留时间较长；其余分子则按分子大小依次被洗脱。

《中国药典》（2015 年版）二部阿莫西林胶囊中阿莫西林聚合物的检查方法为：

色谱条件与系统适用性试验：用葡聚糖凝胶 G-10（40～120μm）为填充剂，玻璃柱内径 1.0～1.4cm，柱长 30～40cm，流动相 A 为 pH 8.0 的 0.05mol/L 磷酸盐缓冲液［0.05mol/L 磷酸氢二钠溶液-0.05mol/L 磷酸二氢钠溶液（95∶5）］，流动相 B 为水，流速为每分钟 1.5ml，检测波长为 254nm。量取 0.2mg/ml 蓝色葡聚糖 2000 溶液 100～200μl 注入液相色谱仪，分别以流动相 A、B 为流动相进行测定，记录色谱图。按蓝色葡聚糖 2000 峰计算理论板数均不低于 500，拖尾因子均应小于 2.0。在两种流动相系统中蓝色葡聚糖 2000 峰保留时间的比值应在 0.93～1.07 之间，对照溶液主峰和供试品溶液中聚合物峰与相应色谱系统中蓝色葡聚糖 2000 峰的保留时间的比值均应在 0.93～1.07 之间。称取阿莫西林约 0.2g 置 10ml 量瓶中，加 2% 无水碳酸钠溶液 4ml 使溶解后，用 0.3mg/ml 的蓝色葡聚糖 2000 溶液稀释至刻度，摇匀。量取 100～200μl 注入液相色谱仪，用流动相 A 进行测定，记录色谱图。高聚体的峰高与单体与高聚体之间的谷高比应大于 2.0。另以流动相 B 为流动相，精密量取对照溶液 100～200μl，连续进样 5 次，峰面积的相对标准偏差应不大于 5.0%。

对照溶液的制备：取青霉素对照品适量，精密称定，加水溶解并定量稀释制成每 1ml 中约含 0.2mg 的溶液。

测定法：取本品内容物，混匀，精密称取适量（约相当阿莫西林，按 $C_{16}H_{19}N_3O_5S$ 计 0.2g），置 10ml 量瓶中，加 2% 无水碳酸钠溶液 5ml 使溶解并用水稀释至刻度，摇匀，滤过，立即取续滤液作为供试品溶液，立即精密量取 100～200μl 注入色谱仪，以流动相 A 为流动相进行测定，记录色谱图。另精密量取对照溶液 100～200μl 注入色谱仪，以流动相 B 为流动相，同法测定。按外标法以青霉素峰面积计算，并乘以校正因子 0.2，含阿莫西林聚合物的量不得过标示量的 0.2%。

本实训要求学生熟练掌握分子排阻色谱法的使用，并学会 β-内酰胺类抗生素中高聚物的检查方法。

### 一、试药与器材

**1. 试药**　阿莫西林胶囊、青霉素对照品、磷酸氢二钠溶液、磷酸二氢钠溶液、蓝色葡聚糖 2000、重蒸馏水。

**2. 器材**　葡聚糖凝胶 G-10、高效液相色谱、电子天平、容量瓶、漏斗、滤纸、移液管。

### 二、操作规程

**1. 操作前准备**

（1）流动相的制备：流动相 A 为 pH 8.0 的 0.05mol/L 磷酸盐缓冲液［0.05mol/L 磷酸氢二钠溶

液-0.05mol/L 磷酸二氢钠溶液(95∶5)];流动相 B 为水。

（2）供试溶液的配制：取本品内容物，混匀，精密称取适量（约相当阿莫西林，按 $C_{16}H_{19}N_3O_5S$ 计 0.2g），置 10ml 量瓶中，加 2%无水碳酸钠溶液 5ml 使溶解并用水稀释至刻度，摇匀，滤过，立即取续滤液作为供试品溶液。

（3）对照溶液的配制：取青霉素对照品适量，精密称定，加水溶解并定量稀释制成每 1ml 中约含 0.2mg 的溶液。

（4）系统适用性试验用对照溶液：0.2mg/ml 蓝色葡聚糖 2000 溶液。

（5）检查仪器：同综合实训一实训单元二。

（6）色谱柱的填装：装柱前先将约 15g 葡聚糖凝胶 Sephadex G-10 用水浸泡 48 小时，使之充分溶胀，搅拌除去空气泡，徐徐倾入玻璃柱，一次性装满，然后用水将附着玻璃管壁的 Sephadex G-10 洗下，使色谱柱面平整，新填装的色谱柱要先用水连续冲洗 4～6 小时，以排出柱中的气泡。

**2. 操作**　供试品的加入：进样可以采用自动进样阀，也可以直接将供试品加在床的表面（此时，先将床表面的流动相吸干或渗干，立即将供试品溶液沿着色谱管壁转圈缓缓加入，注意勿使填充剂翻起，待之随着重力的作用渗入固定相后，再沿着色谱管壁转圈缓缓加入 3～5ml 流动相，以洗下残留在色谱管壁的供试品溶液）。

其余操作见综合实训一中实训单元二。

### 三、试验数据处理及结果判断

1. 系统适用性实验，重复性，相对标准偏差应小于 2.0%，计算公式如下：

$$R\bar{d} = \frac{\sum\limits_{i=1}^{x} |x_i - \bar{x}|}{n \cdot \bar{x}} \times 100\%$$

2. 含阿莫西林聚合物的量不得过标示量的 0.2%。

### 四、实训原始记录

见附表 3-5。

### 五、实训报告

见附表 3-8。

## 实训单元四　溶出度检查

溶出度是评价药物口服固体制剂质量的一个指标，是一种模拟口服固体制剂在胃肠道中崩解和溶出的体外简易试验方法，它包括转篮法、桨法、小杯法等五种。《中国药典》（2015 年版）二部阿莫西林胶囊用第一法即转篮法测定溶出度。操作方法如下：

取本品，照溶出度与释放度测定法（《中国药典》通则 0931 第一法），以水 900ml 为溶出介质，转速为每分钟 100 转，依法操作，经 45 分钟时，取溶液适量，滤过，精密量取续滤液适量，用水定量稀释制成每 1ml 中约含阿莫西林（按 $C_{16}H_{19}N_3O_5S$ 计）130μg 的溶液，取续滤液，照紫外-可见分光光度法

（《中国药典》通则 0401），在 272nm 的波长处测定吸光度；另取装量差异项下的内容物，混合均匀，精密称取适量（约相当于平均装量），按标示量加水溶解并定量稀释制成每 1ml 中约含 130μg 的溶液，滤过，取续滤液，作为对照溶液，同法测定，计算每粒的溶出量。限度为 80%，应符合规定。

本实训要求学生熟练掌握溶出仪和紫外-可见分光光度计的操作方法，并学会数据的处理方法及结果判断。

**一、试药与器材**

**1. 试剂**　纯化水。

**2. 仪器**　智能溶出试验仪、紫外-可见分光光度计、电子或分析天平（感量 0.1mg）、注射器、取样针头、滤头、微孔滤膜（不大于 0.8μm）、滤器、温度计（分度值 0.1℃）及超声波清洗仪等。

**二、操作规程**

**1. 溶出仪的调试**

（1）检查仪器水平及转动轴的垂直度与偏心度，使用水平仪检查仪器是否处于水平状态；转轴的垂直程度应与容器中心线相吻合，用直角三角板检查转动轴与溶出杯平面的垂直度；检查转篮旋转时与溶出杯的垂直轴在任一点的偏差均不得大于 2mm，检查转篮旋转时摆动幅度不得偏离轴心的 ±1.0mm。转篮法应使转篮底部距溶出杯的内底部 25mm±2mm。

（2）篮轴运转时整套装置应保持平稳，均不能产生明显的晃动或振动（包括仪器装置所放置的环境）。

（3）转速与允差范围：检测仪器的实际转速与其仪器的电子显示的数据是否一致，稳速误差不得超过 ±4%。

**2. 溶出介质的制备溶出**　介质要求经脱气处理。脱气方法：取溶出介质在约 41℃ 加热并在真空条件下不断搅拌 5 分钟以上；或煮沸 15 分钟（约 5000ml）；或超声、抽滤等有效脱气方法。水可直接煮沸脱气，脱气放冷后备用。

**3. 干扰试验**　所用滤器和滤膜均应是惰性的，不能明显吸附溶液中的有效成分，亦不能含有能被溶出介质提取的物质而使规定的分析方法受到干扰，滤膜滤孔应不大于 0.8μm。试验前应对滤膜吸附情况进行检查，即进行干扰试验，方法如下：用对照品溶液按规定的方法测定吸光度或响应值，然后用滤膜滤过后再测定吸光度或响应值，滤膜吸附应在 2% 下，如果滤膜的吸附较大，可以将滤膜在水中煮沸 1 小时以上，如果吸附仍很大，应改用其他滤膜或滤材。必要时可将微孔滤膜滤过改为离心操作，取上清液测定。

**4. 样品的测定**

（1）参数设定：按规定量取 900ml 溶出介质置于溶出杯中，开启仪器的预制温度，一般应根据室温情况，可稍高于 37℃，以使溶出杯中溶出介质的温度保持在 37.0℃±0.5℃，并应使用 0.1 分度的温度计，逐一在溶出杯中测量，六个溶出杯之间的差异应在 0.5℃ 之内。

（2）供试品的溶出：取本品 6 粒，将转篮提出溶出杯，拔下转篮，在每个篮内各加入 1 粒供试品，重新将转篮装到转篮盖上，以水 900ml 为溶出介质。调节电动机转速为每分钟 100 转，待其平稳后，缓缓放下转篮,使转篮降入操作溶出杯中,注意观察转篮底部与溶出介质接触时有无气泡存在,如有,可提出溶出介质液面,再重新放入,以转篮底部和盖下面无气泡为准。自供试品接触溶出介质起,立即计时。

(3)取样并配制供试品溶液:45 分钟时,从每个溶出杯内取出规定体积 10ml 溶液,立即用适当的微孔滤膜滤过,自取样至滤过应在 30 秒钟内完成,滤液应澄清。

取样位置应在转篮顶端至液面的中点,距溶出杯内壁 10mm 处。

(4)测定:照紫外-可见分光光度法,在 272nm 的波长处测定吸光度。

### 三、计算

计算胶囊的溶出量,以相当于标示量的百分含量表示(%),限度为 80%,应符合规定。

$$溶出量\% = \frac{A_X}{A_R} \times 100\%$$

式中,$A_X$ 为供试品溶液的吸光度;$A_R$ 为对照溶液的吸光度。

### 四、结果判定

1. 规定限度 Q 为 80%,符合下述条件之一者,可判为符合规定:

(1)6 粒中,每粒的溶出量按标示量计算,均不低于规定限度(Q);

(2)6 粒中有 1~2 粒低于规定限度 Q,但不低于 Q-10%,且其平均溶出量不低于规定限度 Q;

(3)6 粒中有 1~2 粒低于规定限度 Q,其中仅有 1 粒低于 Q-10%,且不低于 Q-20%,且其平均溶出量不低于规定限度 Q 时,应另取 6 粒复试,初、复试的 12 粒中有 1~3 粒低于规定限度 Q,其中仅有 1 粒低于 Q-10%,且不低于 Q-20%,且其平均溶出量不低于规定限度 Q。

2. 不符合上述条件的,判为不符合规定者,举例如下:

(1)6 粒中有 1 粒低于 Q-20%;

(2)6 粒中有 2 粒低于 Q-10%;

(3)6 粒中有 3 粒低于规定限度 Q;

(4)6 粒中平均溶出量低于规定限度 Q;

(5)初、复试的 12 粒中有 4 粒低于规定限度 Q;

(6)初、复试的 12 粒中有 2 粒低于 Q-10%;

(7)初、复试的 12 粒中有 1 粒低于 Q-20%;

(8)初、复试的 12 粒中平均溶出量低于规定限度(Q)。

以上结果判断中所示的 10%、20% 是指相对于标示量的百分率(%)。

### 五、实训提示

1. 为使药物的溶出度测定结果准确、可靠,应对新安装的溶出度仪按溶出度说明书进行校正,对已使用过的仪器也应定期(或在出现异常情况时)进行校正。溶出度仪的适用性及性能确认试验除仪器的各项机械性能应符合上述规定外,还应用溶出度标准片对仪器进行性能确认试验,按照标准片的说明书操作,试验结果应符合标准片的规定。

2. 水浴中的水应保持清洁,定期更换;水浴液面应略高于圆底烧杯内溶剂的液面。

3. 滤膜应浸在纯化水中,至少浸泡一天以上。

4. 在达到该品种规定的溶出时间时,应在仪器开动的情况下取样,取样时间应按照该品种各论中规定的取样时间取样,自6杯中完成取样的时间应在1分钟内。

5. 检查每个圆底烧杯内溶剂的温度应为37℃±0.5℃,为保证恒温,试验时应加有机玻璃盖,各杯之间温差最大不超过0.5℃。溶出介质应使用各品种项下规定的溶出介质,除另有规定外,室温下体积为900ml;如果溶出介质为缓冲液,当需要调节pH值时,一般调节pH值至规定pH值±0.05之内。

6. 溶剂应新鲜配制,须经脱气处理,气体的存在可产生干扰,尤其对第一法(转篮法)的测定结果。尚应注意测定时如转篮放置不当,也会产生气体附在转篮的下面,形成气泡致使片剂浮在上面,使溶出度大幅度的下降。

7. 《中国药典》(2015年版)规定用滤膜过滤,应选用无吸附作用的滤材滤过,并做干扰试验。对照品溶液须用相同的滤材滤过后再进行测定。

8. 试验结束后,应将篮轴、篮体或搅拌桨从电动机上取下,用纯化水冲洗,必要时可用水或其他溶剂超声处理、洗净。晾干后妥善保存。

### 六、实训原始记录

见附表3-6。应记录以下试验内容:

1. 所用方法,溶出介质及加入量,转速,温度,取样时间。

2. 取样体积、滤材。

3. 测定方法:紫外-可见分光光度法应记录测定波长与吸光度,用对照品时,应记录称取量与稀释倍数。

4. 溶出量计算值6个、平均值1个。

### 七、实训报告

见附表3-8。

## 实训单元五　含量测定(高效液相色谱法)

阿莫西林胶囊的含量测定,采用了高效液相色谱法中的外标法进行测定。

《中国药典》(2015年版)二部对阿莫西林胶囊的含量测定方法为:

色谱条件与系统适用性试验　用十八烷基硅烷键合硅胶为填充剂;以0.05mol/L磷酸二氢钾溶液(2mol/L氢氧化钠溶液调节pH值至5.0)-乙腈(97.5∶2.5)为流动相;流速为1ml/min,检测波长为254nm,记录的色谱图应与标准图谱一致,理论板数按阿莫西林峰计算不低于2000。

测定法　取装量差异项下的内容物,混合均匀,精密称取适量(约相当于阿莫西林,按$C_{16}H_{19}N_3O_5S$计0.125g),加流动相溶解并定量稀释制成每1ml中约含阿莫西林(按$C_{16}H_{19}N_3O_5S$计)0.5mg的溶液,滤过,取续滤液,作为供试品溶液,照阿莫西林项下的方法测定,即得。

《中国药典》(2015年版)二部规定,本品含阿莫西林($C_{16}H_{19}N_3O_5S$)应为标示量的90.0%～

110.0%。

本实训要求学生熟练掌握高效液相色谱法的使用,并学会用 HPLC 进行含量测定的技能。

### 一、试药与器材

1. **试药**　阿莫西林对照品、磷酸二氢钾,其他同实训单元二。

2. **器材**　同实训单元二。

### 二、操作规程

**1. 操作前准备**

(1) 流动相的制备:0.05mol/L 磷酸二氢钾溶液(2mol/L 氢氧化钠溶液调节 pH 值至 5.0)-乙腈 (97.5∶2.5)。

(2) 供试溶液的配制:取装量差异项下的内容物,混合均匀,精密称取适量(约相当于阿莫西林 0.125g),置 100ml 量瓶中,加流动相适量,充分振摇,使阿莫西林溶解,再加流动相稀释至刻度,摇 匀,滤过;精密量取续滤液 40ml,置 100ml 量瓶中,用流动相稀释至刻度,摇匀,作为供试品溶液(每 1ml 中约含 0.5mg 的阿莫西林)。

(3) 对照溶液的配制:精密称取阿莫西林对照品适量(约相当于阿莫西林 0.125g),置 100ml 量 瓶中,用流动相溶解并定量稀释至刻度,摇匀,滤过;精密量取续滤液 40ml,置 100ml 量瓶中,用流动 相稀释至刻度,摇匀,作为对照溶液(每 1ml 中约含 0.5mg 的阿莫西林)。

(4) 系统适用性试验用对照溶液:取阿莫西林系统适用性对照品约 25mg,置 50ml 量瓶中,用流 动相溶解并稀释至刻度,摇匀,取 20μl 注入液相色谱仪,记录的色谱图应与标准图谱一致。

(5) 检查仪器:同综合实训一实训单元一。

**2. 操作**

(1)~(5)同综合实训一实训单元一。

(6) 分别将供试溶液和对照溶液进样,采集数据至记录色谱图至主成分峰保留时间的 2 倍。

(7)~(8)同综合实训一实训单元一。

### 三、试验数据处理及结果判断

1. 系统适用性实验,重复性,相对标准偏差应小于 2.0%,同综合实训一实训单元二。

2. 记录对照溶液和供试溶液主峰面积,采用外标法进行含量测定的计算,公式见附表 3-7。

### 四、实训提示

同综合实训一实训单元二。

### 五、实训原始记录

见附表 3-7。

### 六、实训报告

见附表 3-8。

## 附表 3-3　鉴别实验实训原始记录

检验日期＿＿＿＿＿＿　温度＿＿＿＿＿＿＿＿　相对湿度＿＿＿＿＿＿＿＿

检品名称＿＿＿＿＿＿　剂型＿＿＿＿＿＿＿＿　规　格＿＿＿＿＿＿＿＿

生产厂家＿＿＿＿＿＿　批号＿＿＿＿＿＿＿＿　效　期＿＿＿＿＿＿＿＿

检验依据＿＿＿＿＿＿＿＿＿＿＿＿＿＿＿＿　检验目的＿＿＿＿＿＿＿＿

检验步骤：

取本品内容物＿＿＿＿＿g(约相当于阿莫西林，按 $C_{16}H_{19}N_3O_5S$ 计 0.125g)，加 4.6% 碳酸氢钠溶液使溶解并稀释制成每 1ml 中约含阿莫西林＿＿＿mg 的溶液，滤过，作为供试品溶液与对照品溶液；另取阿莫西林对照品＿＿＿＿g 和头孢唑林对照品＿＿＿＿g，加 4.6% 碳酸氢钠溶液溶解并稀释制成每 1ml 中分别约含＿＿mg 和＿＿mg 的溶液作为系统适用性溶液。照薄层色谱法(《中国药典》通则 0502)试验，吸取上述三种溶液各＿＿μl，分别点于同一硅胶 GF254 薄层板上，以乙酸乙酯-丙酮-冰醋酸-水(5：2：2：1)为展开剂，展开，晾干，置紫外光灯 254mn 下检视。系统适用性溶液应显两个清晰分离的斑点。供试品溶液所显主斑点的位置和颜色应与对照品溶液主斑点的位置和颜色相同。

检验结果：

检验人：　　　　　　　　　复核人：

## 附表 3-4　有关物质检查实训原始记录

检验日期＿＿＿＿＿＿　温度＿＿＿＿＿＿＿＿　相对湿度＿＿＿＿＿＿＿＿

检品名称＿＿＿＿＿＿　剂型＿＿＿＿＿＿＿＿　规　格＿＿＿＿＿＿＿＿

生产厂家＿＿＿＿＿＿　批号＿＿＿＿＿＿＿＿　效　期＿＿＿＿＿＿＿＿

检验依据＿＿＿＿＿＿＿＿＿＿＿＿＿＿＿＿　检验目的＿＿＿＿＿＿＿＿

仪器型号：　　　　　　检测器：

色谱条件：

等度流速：

梯度流速表

| 时间（分钟） | 流动相 A（%） | 流动相 B（%） |
| --- | --- | --- |
| 0 | | |
| 25 | | |
| 40 | | |
| 41 | | |
| 55 | | |

进样量： 检测波长： nm

流动相： 色谱柱型号：

对照品名称： 来源(批号)：

理论塔板数： 分离度：

检测记录

　　系统适用性试验用对照溶液的取样及制备：

　　供试品的取样及制备：

　　对照品的取样及制备：

　　测定结果(主峰保留时间、峰面积及计算,附图谱)：

| 系统适用性试验用对照溶液峰面积 | $A_1$ | $A_2$ | $A_3$ | $A_4$ | $A_5$ | $RSD$ |
|---|---|---|---|---|---|---|
| | | | | | | |

　　供试溶液主成分峰保留时间： 分数　　数据采集总时间： 分数

　　对照溶液主成分峰保留时间： 分数　　数据采集总时间： 分数

　　对照溶液主峰面积：

| 供试品溶液中杂质峰面积 | $t_1$ | $t_2$ | $t_3$ | $t_4$ | $t_5$ | $t_6$ |
|---|---|---|---|---|---|---|
| | | | | | | |
| | $A_1$ | $A_2$ | $A_3$ | $A_4$ | $A_5$ | $A_6$ |
| | | | | | | |
| 对照溶液主峰峰面积 | | | | | | |
| 杂质峰与对照溶液主峰峰面积之比 | | | | | | |

　　供试品溶液中各杂质峰面积之和 =

　　$$\frac{供试品溶液中各杂质峰面积之和}{对照溶液主峰面积} =$$

　　标准规定:记录色谱图至主成分峰保留时间的 3 倍。供试品溶液色谱图中如有杂质峰,单个杂质峰面积不得大于对照溶液主峰面积(1.0%),各杂质峰面积的和不得大于对照溶液主峰面积的 5 倍(5.0%),供试品溶液色谱图中小于对照溶液主峰面积 0.05 倍的峰忽略不计。

　　检验结果：

检验人： 复核人：

## 附表 3-5 阿莫西林聚合物检查实训原始记录

检验日期_____ 温度_____ 相对湿度_____

检品名称_____ 剂型_____ 规　格_____

生产厂家_____ 批号_____ 效　期_____

检验依据_____ 检验目的_____

仪器型号：　　　　　　　　　　　检测器：

色谱条件：

　　流速：　　ml/min 进样量：　　　检测波长：　　nm

　　流动相：　　　　　　　色谱柱填充剂：

　　对照品名称：　　　　　　来源(批号)：

　　理论塔板数：　　　　　　分离度：

检测记录

　　系统适用性试验用对照溶液的取样及制备：

　　供试品的取样及制备：

　　对照品的取样及制备：

　　测定结果(保留时间及计算,附图谱)：

| 系统适用性试验用对照溶液峰面积 | $A_1$ | $A_2$ | $A_3$ | $A_4$ | $A_5$ | *RSD* 应≤5.0% |
|---|---|---|---|---|---|---|
| | | | | | | |

| 供试溶液中高聚物峰面积 $A$ | 1 | 2 | 3 | |
|---|---|---|---|---|
| | | | | |
| 对照溶液中青霉素峰面积 $A$ | 1 | 2 | 3 | 平均值 |
| | | | | |
| 阿莫西林聚合物标示量% | | | | |

　　计算公式：

　　阿莫西林聚合物标示量的百分含量 $=\dfrac{A_X}{A_R \times 0.2} \times 100\%$

　　$A_X$：供试品中高聚物峰面积

　　$A_R$：对照品中青霉素峰面积

　　阿莫西林聚合物标示量的百分含量 1＝

阿莫西林聚合物标示量的百分含量 2 =

阿莫西林聚合物标示量的百分含量 3 =

标准规定:按外标法以青霉素峰面积计算,并乘以校正因子 0.2,含阿莫西林聚合物的量不得过标示量的 0.2%。

检验结果:

检验人:  复核人:

### 附表 3-6  溶出度检查实训原始记录

检验日期＿＿＿＿＿＿＿＿＿＿  温度＿＿＿＿＿＿＿＿＿＿  相对湿度＿＿＿＿＿＿＿＿＿＿

检品名称＿＿＿＿＿＿＿＿＿＿  剂型＿＿＿＿＿＿＿＿＿＿  规　格＿＿＿＿＿＿＿＿＿＿

生产厂家＿＿＿＿＿＿＿＿＿＿  批号＿＿＿＿＿＿＿＿＿＿  效　期＿＿＿＿＿＿＿＿＿＿

检验依据＿＿＿＿＿＿＿＿＿＿＿＿＿＿＿＿＿＿＿＿＿  检验目的＿＿＿＿＿＿＿＿＿＿

溶出度仪器型号:  转速:

溶出方式:□第一法  □第二法  □第三法  □第四法  □第五法

溶出介质及体积:  温度:  ℃  取样时间:

检测仪器型号:  检测波长:  nm

取样体积:  滤材:

供试液(或溶出液)制备:

对照溶液的配制及其测量值或吸收系数 $E_{1cm}^{1\%}$:

计算公式:

$$溶出量\% = \frac{A_X}{A_R} \times 100\%$$

$A_X$:供试品吸光度值

$A_R$:对照品吸光度值

| 项目 | 一 | | 二 | | 三 | |
|---|---|---|---|---|---|---|
| | 测试值 | 溶出量（%） | 测试值 | 溶出量（%） | 测试值 | 溶出量（%） |
| 1 | | | | | | |
| 2 | | | | | | |
| 3 | | | | | | |
| 4 | | | | | | |
| 5 | | | | | | |
| 6 | | | | | | |
| 平均值 | | | | | | |
| 规定 | 限度为标示量的　　　%，应符合规定。 | | | | | |

检验结果：

检验人：　　　　　　　　　　　　　　　　复核人：

### 附表 3-7　含量测定实训原始记录

检验日期＿＿＿＿＿＿＿＿＿　　温度＿＿＿＿＿＿＿＿＿　　相对湿度＿＿＿＿＿＿＿＿＿

检品名称＿＿＿＿＿＿＿＿＿　　剂型＿＿＿＿＿＿＿＿＿　　规　　格＿＿＿＿＿＿＿＿＿

生产厂家＿＿＿＿＿＿＿＿＿　　批号＿＿＿＿＿＿＿＿＿　　效　　期＿＿＿＿＿＿＿＿＿

检验依据＿＿＿＿＿＿＿＿＿＿＿＿＿＿＿＿＿　　检验目的＿＿＿＿＿＿＿＿＿＿＿

仪器型号：　　　　　　　　　　检测器：

色谱条件：

　　流速：　　　　ml/min　　　进样量：　　　　检测波长：　　　　nm

　　流动相：　　　　　　　　　色谱柱型号：

　　对照品名称：　　　　　　　来源（批号）：

　　理论塔板数：　　　　　　　分离度：

检测记录

　　系统适用性试验用对照溶液的取样及制备：

　　供试品的取样及制备：

　　对照品的取样及制备：

　　测定结果（主峰保留时间、峰面积及计算，附图谱）：

| 系统适用性试验用对照溶液峰面积 | $A_1$ | $A_2$ | $A_3$ | $A_4$ | $A_5$ | $RSD$ 应≤2.0% |
|---|---|---|---|---|---|---|
| | | | | | | |

供试溶液主成分峰保留时间: 分钟 数据采集总时间: 分钟

对照溶液主成分峰保留时间: 分钟 数据采集总时间: 分钟

| 供试溶液中主峰面积 $A$ | 1 | 2 | 3 | $RSD$ |
|---|---|---|---|---|
| | | | | |
| 对照溶液中主峰面积 $A$ | 1 | 2 | 3 | 平均值 |
| | | | | |
| 标示量的百分含量% | | | | |

计算公式:

$$阿莫西林的标示量百分含量 = \frac{A_X \times c_R \times \overline{W} \times V}{A_R \times W \times 标示量} \times 100\%$$

$A_X$:供试品峰面积

$c_R$:对照品浓度

$A_R$:对照品峰面积

$W$:称取内容物质量

$\overline{W}$:平均装量

标示量的百分含量1=

标示量的百分含量2=

标示量的百分含量3=

《中国药典》(2015年版)二部规定,本品含阿莫西林($C_{16}H_{19}N_3O_5S$)应为标示量的90.0%~110.0%。

检验结果:

检验人: 复核人:

附表3-8　药品检验报告书

| 检品名称 | | | | |
|---|---|---|---|---|
| 批号 | | 规格 | | |
| 生产单位/产地 | | 包装 | | |
| 供样单位 | | 有效期 | | |
| 检验目的 | | 检验数量 | | |
| 检验项目 | | 收检日期 | | |
| 检验依据 | | | | |

| 检验项目 | 标准规定 | 检验结果 |
|---|---|---|
| | | |
| | | |
| | | |
| | | |
| | | |
| | | |
| | | |
| | | |
| 检验结论 | | |

检验人：　　　　　　　授权人：　　　　　　　签发日期：　年　月　日

（刘碧林）

# 综合实训四　杆菌肽软膏的质量分析

【实训目的】

通过本次实训内容,掌握杆菌肽软膏的质量检验程序、方法和基本操作。

【实训原理】

杆菌肽属多肽类抗生素,对革兰阳性菌有杀菌作用。因其对肾脏毒性大,临床一般不作全身用药,主要外用于耐青霉素葡萄球菌的皮肤感染,而制成软膏制剂。《中国药典》(2015年版)中,对杆菌肽及其制剂的含量测定均选用抗生素微生物检定法,本实验选用管碟法的二剂量法进行含量测定。

除药物本身的检查外,软膏制剂还应对粒度、装量、无菌和微生物限度进行检查,并应符合药典规定。

**【实训内容】**

**1. 检验药品**　杆菌肽软膏

**2. 质量标准**　杆菌肽软膏【《中国药典》(2015 年版)二部】,见下表。本综合实训项目共分为5 个实训单元。

| 检验项目 | 质量标准 |
| --- | --- |
| 性状 | 本品为淡黄色或黄色的油膏 |
| 鉴别 | 用薄层色谱法进行鉴别,供试品溶液所显主斑点和颜色应与标准品溶液一致 |
| 检查 | 应符合软膏剂项下有关的各项规定,包括:粒度、装量、无菌和微生物限度检查 |
| 含量测定 | 选用抗生素微生物检定法测定效价,应为标示量的 90.0%~120.0% |

**3. 实训程序**

(1)抽样:应考虑抽样的科学性、真实性和代表性,做好抽样记录。

(2)外观检查:检查检品包装及标签;检查检品的数量和封装情况等,并做详细记录。

(3)检验:依次对样品进行鉴别,粒度、装量、无菌检查,含量测定。要求按规定的检验方法,操作规范准确,如实填写原始记录单和检验报告单。

(4)判定:将样品的检验结果与《中国药典》标准进行比较,确认是否符合质量标准要求,并作出结论。

**4. 综合实训报告**

见附表 4-6。

# 实训单元一　杆菌肽软膏的薄层色谱鉴别

薄层色谱法是将适宜的固定相涂布于玻璃板、塑料或铝基片上,成一均匀薄层。点样、展开后,根据比移值($R_f$)与标准品按同法所得的色谱图的比移值($R_f$)作对比,用以进行药品的鉴别、杂质检查或含量测定的方法。

**一、试药与试剂**

杆菌肽标准品、杆菌肽软膏、1%乙二胺四乙酸二钠溶液、展开剂正丁醇-冰醋酸-水-吡啶-乙醇(60∶15∶10∶6∶5)、1%茚三酮的乙醇吡啶(99∶1)溶液。

**二、器材**

硅胶 GF254 薄层板、层析缸。

**三、操作与步骤**

取本品,加1%乙二胺四乙酸二钠溶液,置于水浴上加热搅拌,使杆菌肽溶解,放冷,滤过,滤液制成每 1ml 中约含 500 杆菌肽单位的溶液,作为供试品。

另取杆菌肽标准品加1%乙二胺四乙酸二钠溶液制成每1ml中约含500杆菌肽单位的溶液,作为标准品。

取上述两种溶液各5μl分别点于提前活化的同一硅胶GF254薄层板上,以正丁醇-冰醋酸-水-吡啶-乙醇(60∶15∶10∶6∶5)为展开剂,展开,晾干,喷以1%茚三酮的乙醇吡啶(99∶1)溶液,于105℃加热约5分钟,至出现棕红色斑点。供试品所显主斑点位置和颜色应与标准品一致。

**四、实训记录**

见附表4-1。

## 实训单元二　杆菌肽软膏的粒度检查

**一、试药**

杆菌肽软膏。

**二、器材**

显微镜、目镜测微尺、载玻片、盖玻片。

**三、操作步骤**

**1. 标定目镜测微尺**　用以确定使用同一显微镜及特定倍数物镜、目镜和镜筒长度时,目镜测微尺上每一格所代表的长度。

将镜台测微尺置于显微镜台上,对光调焦,并移动测微尺于视野中央;取下目镜,旋下接目镜的目镜盖,将目镜测微尺放入目镜筒中部的光栏上,旋上目镜盖后返置镜筒上。此时在视野中可同时观察到镜台测微尺和旋转目镜,使两种量尺的刻度平行,并令左边的"0"刻度重合;并寻找到第二条重合刻度,记录两条刻度的读数;并根据比值计算出目镜测微尺每小格在该物镜条件下所相当的长度(μm)。由于镜台测微尺每格相当于10μm,故目镜测微尺每小格长度为:$\dfrac{10\times 相重区间镜台测微尺的格数}{相重区间目镜测微尺的格数}$

**2. 测定供试品**　取供试品直接涂在载玻片上,覆以盖玻片,轻压使颗粒分布均匀,注意防止气泡混入,立即在50~100倍显微镜下检视盖玻片全部视野,应无凝聚现象,并不得检出大于180μm的粒子。

**四、实训记录**

见附表4-2。

## 实训单元三　杆菌肽软膏的装量差异检查

**一、试药与试剂**

杆菌肽软膏5个。

**二、器材**

25ml量筒5个。

## 三、操作步骤

取供试品 5 个,开启时避免损失,将内容物转移至预经标化的干燥 25ml 量入式量筒中,尽量倾净。静置 5 分钟后,读出每个容器内容物的装量,并求其平均装量,均应符合下表规定。

| 口服及外用固体、半固体、液体 | | |
| --- | --- | --- |
| 标示装量 | 平均装量 | 每个容器装量 |
| 20g(ml)以下 | 不少于标示装量 | 不少于标示装量的 93% |
| 20g(ml)至 50g(ml) | 不少于标示装量 | 不少于标示装量的 95% |
| 50g(ml)以上 | 不少于标示装量 | 不少于标示装量的 97% |

如有 1 个容器装量不符合规定,则另取 5 个复试,应全部符合规定。

## 四、实训记录

见附表 4-3。

# 实训单元四　杆菌肽软膏的无菌检查

无菌检查法系用于检查药典要求无菌的药品、医疗器具、原料、辅料及其他品种是否无菌的一种方法。若供试品符合无菌检查法的规定,仅表明了供试品在该检验条件下未发现微生物污染。

无菌检查应在环境洁净度 10 000 级下的局部洁净度 100 级的单向流空气区域内或隔离系统中进行,其全过程应严格遵守无菌操作,防止微生物污染,防止污染的措施不得影响供试品中微生物的检出。单向流空气区、工作台面和环境应定期按《医药工业洁净室(区)悬浮粒子、浮游菌和沉降菌的测试方法》的现行国家标准进行洁净度验证。隔离系统按相关要求检验,其内部环境的洁净度须符合无菌检查的要求。

## 一、试药与试剂

杆菌肽软膏、胨、葡萄糖、氯化钠、琼脂、酵母浸出粉、牛肉浸出粉、0.1% 刃天青溶液、硫乙醇酸钠、L-胱氨酸、硫酸镁。

## 二、器材

超净工作台、细菌培养箱、智能集菌器、一次性全封闭集菌培养器、真空抽滤装置、封闭式薄膜过滤器、微孔滤膜、1000ml 容量瓶 1 个,50ml 容量瓶 6 个,10ml 刻度吸量管,1000ml 烧杯 1 个,100ml 烧杯 2 个,移液管架,玻璃棒、小滴管、医用手套。

## 三、操作步骤

### 1. 制备培养基

(1)硫乙醇酸盐流体培养基:

| | | | |
| --- | --- | --- | --- |
| 酪胨(胰酶水解) | 15g | 氯化钠 | 2.5g |
| 葡萄糖 | 5g | 新配制的 0.1% 刃天青溶液 | 1.0ml |

| L-胱氨酸 | 0.5g | 硫乙醇酸钠 | 0.5g |
| 琼脂 | 0.75g | 酵母浸出粉 | 5g |
| 水 | 1000ml | | |

除葡萄糖和刃天青溶液外,将其他成分混合,微温溶解,用 pH 计调节 pH 值为弱碱性,煮沸,过滤,加入葡萄糖和刃天青溶液,摇匀,调节 pH 值使灭菌后为 7.1±0.2。分装至适宜的容器中,灭菌。在供试品接种前,培养基氧化层的高度不得超过培养基深度的 1/5,否则,须经 100℃水浴加热至粉红色消失(不超过 20 分钟),迅速冷却,只限加热一次,并防止污染。

(2)改良马丁培养基:

| 胨 | 5g | 磷酸氢二钾 | 1g |
| 酵母浸出粉 | 2g | 硫酸镁 | 0.5g |
| 葡萄糖 | 20g | 水 | 1000ml |

除葡萄糖外,将其他成分混合,微温溶解,用 pH 计调节 pH 值为 6.8,煮沸,加入葡萄糖溶解,摇匀,过滤,调节 pH 值使灭菌后为 6.4±0.2,分装,灭菌。

(3)营养肉汤培养基:

| 胨 | 10g | 氯化钠 | 5g |
| 牛肉浸出粉 | 2g | 水 | 1000ml |

取上述成分混合,微温溶解,调节 pH 值为弱碱性,煮沸,过滤,调节 pH 值使灭菌后为 7.2±0.2,分装,灭菌。

培养基应进行无菌检查和灵敏度检查。

**2. 制备稀释液、冲洗液**　稀释液、冲洗液配制后应采用验证合格的灭菌程序灭菌。

(1)0.1%蛋白胨水溶液:取蛋白胨 1.0g,加水 1000ml,微温溶解,过滤,调节 pH 值至 7.1±0.2,分装,灭菌。

(2)pH 7.0 氯化钠-蛋白胨缓冲液:取磷酸二氢钾 3.56g、磷酸氢二钠 7.23g,氯化钠 4.30g,蛋白胨 1.0g,加水 1000ml,微温溶解,滤过,分装,灭菌。

**3. 方法验证试验**　当建立产品的无菌检查法时,应进行方法的验证,以证明所采用的方法适合于该产品的无菌检查。若该产品的组分或原检验条件发生改变时,检查方法应重新验证。

(1)菌种和菌液制备:将金黄色葡萄球菌的新鲜培养物至营养肉汤培养基中,30~35℃培养18~24 小时,用 0.9%无菌氯化钠溶液制成每 1ml 含菌数小于 100cfu 的菌悬液。

菌液制备后若在室温下放置,应在 2 小时内使用;若保存在 2~8℃,可在 24 小时内使用。

(2)薄膜过滤法:取每种培养基规定接种的供试品总量按薄膜过滤法过滤,冲洗,在最后一次的冲洗液中加入小于 100 cfu 的试验菌,过滤。取出滤膜接种至硫乙醇酸盐流体培养基或改良马丁培养基中,或将培养基加至滤筒内。另取一装有同样体积培养基的容器,加入等量试验菌,作为对照。置规定温度培养 3~5 天。各试验菌同法操作。

(3)结果判断:与对照管比较,如含供试品各容器中的试验菌均生长良好,则说明供试品的该检验量在该检验条件下无抑菌作用或其抑菌作用可以忽略不计,照此检查方法和检查条件进行供试品无菌检查。如含供试品的任一容器中的试验菌生长微弱、缓慢或不生长,则说明供试品的该检验量在该检验条件下有抑菌作用,应采用增加冲洗量、增加培养基的用量,使用中和剂或灭活剂、更换滤膜品种等方法,消除供试品的抑菌作用,并重新进行方法验证试验。

**4. 供试品的无菌检查**

(1)检验数量和检验量:检验数量是指一次试验所用供试品最小包装容器的数量。

出厂产品按下表规定:

| 供试品 | 批产量（个） | 接种每种培养基所需的最少检验数量 |
| --- | --- | --- |
| 眼用及其他非注射产品 | ≤200 | 5%或2个(取较多者) |
| | >200 | 10个 |

上市产品按下表规定:

| 供试品装量 M | 每支供试品接入每种培养基的最少量 | 供试品最少检验数量（瓶或支） |
| --- | --- | --- |
| M<50mg | 全量 | 10 |
| 50mg≤M<300mg | 半量 | 10 |
| 300mg≤M<5g | 150mg | 10 |
| M≥5g | 500mg | 10 |

(2)阳性对照:应根据供试品特定选择阳性对照菌,无抑菌作用及抗革兰阳性菌为主的供试品,以金黄色葡萄球菌为对照菌。阳性对照试验的菌液制备同方法验证试验,加菌量小于100cfu,供试品用量同供试品无菌检查每份培养基接种量。阳性对照管培养48~72小时应生长良好。

(3)阴性对照:供试品无菌检查时,应取相应溶剂和稀释液、冲洗液同法操作,作为阴性对照,阴性对照不得有菌生长。

(4)供试品处理(薄膜过滤法):应优先选用封闭式薄膜过滤器,也可使用一般薄膜过滤器。无菌检查用滤膜孔不大于0.45μm,直径约50mm。抗生素供试品应选择低吸附的滤器和滤膜。滤器和滤膜使用前应采用适宜方法灭菌。取规定量供试品,加适宜的稀释液溶解,直接过滤。为充分发挥滤膜的最大过滤效率,应注意保持供试品溶液及冲洗液覆盖整个滤膜表面。用冲洗液冲洗滤膜,冲洗次数一般不少于3次。取出滤膜,将其分成3等份,分别置于含50ml硫乙醇酸盐流体培养基及改良马丁培养基的容器中,其中一份作为阳性对照用。

(5)培养及观察:将上述含培养基的容器按规定温度培养14天。培养期间应逐日观察并记录是否有菌生长。如在加入供试品后或在培养过程中,培养基出现浑浊,14天后不能从外观上判断有无微生物生长,可取该培养液适量转种至同种新鲜培养基中,培养2天,观察接种的同种新鲜培养基是否再出现浑浊;或取培养液镜检,判断是否有菌。

**5. 结果判断**　阳性对照管应生长良好,阴性对照管不得有菌生长。否则,试验无效。

若供试品管均澄清,或虽显浑浊但经确证无菌生长,判供试品符合规定;若供试品管中任何一管显浑浊并确证有菌生长,判供试品不符合规定,除非能充分证明试验结果无效,即生长的微生物非供试品所含。

试验若经确认无效应重试。重试时,重新取同量供试品,依法检查,若无菌生长,判供试品符合规定;若有菌生长,判供试品不符合规定。

### 四、实训记录

见附表4-4。

## 实训单元五　杆菌肽软膏的含量测定

管碟法,是利用抗生素在琼脂培养基内的扩散作用,比较标准品和供试品对试验菌产生的抑菌圈的大小,从而测定效价的方法。管碟法分为一剂量法、二剂量法和三剂量法,本次实训选用二剂量法测定。

### 一、试药与试剂

杆菌肽标准品、杆菌肽软膏、藤黄微球菌[CMCC(B)28001]、胨、牛肉浸出粉、酵母浸出粉、葡萄糖、琼脂、磷酸盐缓冲液(pH=6.0)。

### 二、器材

水浴锅、pH计、恒温培养箱、电热套,真空泵、抽滤瓶、布氏漏斗、培养瓶、平底双碟(直径90mm,高16~17mm)4个,不锈钢小管(内径6.0mm±0.1mm,高10.0mm±0.1mm,外径7.8mm±0.1mm)12个,1000ml容量瓶1个,50ml容量瓶6个,10ml刻度吸量管,1000ml烧杯1个,100ml烧杯2个,滤纸片,移液管架,玻璃棒,小滴管,医用手套。

### 三、操作步骤

**1. 粒度检查(显微镜法)**　显微镜需提前用测微尺标定,取供试品直接涂在载玻片上,覆以盖玻片,轻压使颗粒分布均匀,注意防止气泡混入,立即在50~100倍显微镜下检视盖玻片全部视野,应无凝聚现象,并不得检出大于180μm的粒子。

**2. 装量检查**

**3. 含量测定**

(1)制备培养基

| 胨 | 6g | 牛肉浸出粉 | 1.5g | 酵母浸出粉 | 6g |
| --- | --- | --- | --- | --- | --- |
| 葡萄糖 | 1g | 琼脂 | 15~20g | 水 | 1000ml |

除琼脂和葡萄糖外,将其他成分混合,用pH计调节pH值比最终pH值略高0.2~0.4,加入琼脂,加热溶化后滤过,加入葡萄糖溶解后,摇匀,调节pH值为6.5~6.6,于115℃下灭菌30分钟备用。

(2)制备菌悬液:取藤黄微球菌[CMCC(B)28001]的营养琼脂斜面培养物,接种于盛有营养琼脂培养基的培养瓶中,26~27℃培养24小时,备用。

（3）制备缓冲液：磷酸盐缓冲液（pH＝6.0），取磷酸氢二钾 2g 与磷酸二氢钾 8g，加水使成 1000ml，滤过，在 115℃下灭菌 30 分钟，备用。

（4）制备双碟：取平底双碟，分别注入加热融化的培养基 20ml，在碟底摊布均匀，放置在水平台面上使凝固，作为底层。另取培养基适量加热融化，放冷至 60℃，加入试验菌悬液适量，摇匀，在每只双碟中分别加入 5ml，摊布均匀，放置在水平台面上凝固，作为菌层。在每只双碟中以等距离均匀安置不锈钢小管 4 个，并在双碟外壁做好相应标记。

（5）制备供试品溶液和标准品溶液：供试品溶液，精密称取本品适量，用灭菌水定量制成每 1ml 中约含 100 单位的溶液，再用磷酸盐缓冲液（pH＝7.8）制成浓度范围为 2.0～12.0 单位/ml 的高低剂量溶液，备用。

标准品溶液，精密称取本品适量，其余操作同"供试品溶液"的制备。

（6）加液、培养：按照事先做好的标记在每只双碟中对角的 2 个不锈钢小管中分别滴装高、低浓度的标准品溶液，其余 2 个小管中分别滴装相应的高、低浓度的供试品溶液，培养温度为 35～37℃，培养时间为 16～18 小时。

（7）测量并计算：测量抑菌圈并记录，进行可靠性检验，计算效价。

**四、实训记录**

见附表 4-5。

### 附表 4-1　薄层色谱鉴别的检验记录

检验日期＿＿＿＿＿＿＿＿＿　　温度＿＿＿＿＿＿＿＿＿　　相对湿度＿＿＿＿＿＿＿＿＿

检品名称＿＿＿＿＿＿＿＿＿　　剂型＿＿＿＿＿＿＿＿＿　　规　　格＿＿＿＿＿＿＿＿＿

生产厂家＿＿＿＿＿＿＿＿＿　　批号＿＿＿＿＿＿＿＿＿　　效　　期＿＿＿＿＿＿＿＿＿

检验依据＿＿＿＿＿＿＿＿＿＿＿＿＿＿＿＿＿＿＿　　检验目的＿＿＿＿＿＿＿＿＿＿＿＿＿

检验过程：

起始线与薄层板下沿距离＿＿＿＿＿ cm，溶剂前沿与起始线距离＿＿＿＿＿ cm，供试品斑点中心与起始线的距离＿＿＿＿＿ cm，供试品的 $R_f$＿＿＿＿＿，标准品斑点中心与起始线的距离＿＿＿＿＿ cm，标准品品的 $R_f$＿＿＿＿＿。

检验结果：

检验人：　　　　　　　　　　　　复核人：

## 附表 4-2　粒度检查的检验记录

检验日期＿＿＿＿＿＿＿＿＿＿＿　　温度＿＿＿＿＿＿＿＿＿＿＿　　相对湿度＿＿＿＿＿＿＿＿＿＿＿

检品名称＿＿＿＿＿＿＿＿＿＿＿　　剂型＿＿＿＿＿＿＿＿＿＿＿　　规　格＿＿＿＿＿＿＿＿＿＿＿

生产厂家＿＿＿＿＿＿＿＿＿＿＿　　批号＿＿＿＿＿＿＿＿＿＿＿　　效　期＿＿＿＿＿＿＿＿＿＿＿

检验依据＿＿＿＿＿＿＿＿＿＿＿＿＿＿＿＿＿＿＿＿　　检验目的＿＿＿＿＿＿＿＿＿＿＿

检验过程：

出目镜测微尺每小格在该物镜条件下所相当的长度＿＿＿＿＿μm，大于 180μm 的粒子数为＿＿＿个。

检验结果：

检验人：　　　　　　　　　　　　　　　　　　　复核人：

## 附表 4-3　装量差异的检验记录

检验日期＿＿＿＿＿＿＿＿＿＿＿　　温度＿＿＿＿＿＿＿＿＿＿＿　　相对湿度＿＿＿＿＿＿＿＿＿＿＿

检品名称＿＿＿＿＿＿＿＿＿＿＿　　剂型＿＿＿＿＿＿＿＿＿＿＿　　规　格＿＿＿＿＿＿＿＿＿＿＿

生产厂家＿＿＿＿＿＿＿＿＿＿＿　　批号＿＿＿＿＿＿＿＿＿＿＿　　效　期＿＿＿＿＿＿＿＿＿＿＿

检验依据＿＿＿＿＿＿＿＿＿＿＿＿＿＿＿＿＿＿＿＿　　检验目的＿＿＿＿＿＿＿＿＿＿＿

检验过程：

| 原始数据记录 | | |
|---|---|---|
| 标示装量 g（ml） | 平均装量 g（ml） | 每个容器装量 g（ml） |
| | | |

检验结果：

检验人：　　　　　　　　　　　　　　　　　　　复核人：

## 附表4-4　无菌检查的检验记录

检验日期＿＿＿＿＿＿＿＿＿＿　　温度＿＿＿＿＿＿＿＿＿＿　　相对湿度＿＿＿＿＿＿＿＿＿＿

检品名称＿＿＿＿＿＿＿＿＿＿　　剂型＿＿＿＿＿＿＿＿＿＿　　规　　格＿＿＿＿＿＿＿＿＿＿

生产厂家＿＿＿＿＿＿＿＿＿＿　　批号＿＿＿＿＿＿＿＿＿＿　　效　　期＿＿＿＿＿＿＿＿＿＿

检验依据＿＿＿＿＿＿＿＿＿＿＿＿＿＿＿＿＿＿＿＿＿　　检验目的＿＿＿＿＿＿＿＿＿＿

检验过程：

| 仪器名称 | 超净工作台 | 细菌培养箱 | 智能集菌器 | 一次性全封闭集菌培养器 | 其他主要仪器 |
|---|---|---|---|---|---|
| 仪器型号 | | | | | |
| 仪器编号 | | | | | |

| 试液制备 | 供试品＿＿＿＿＿支，0.9%无菌氯化钠溶液＿＿＿＿＿ml，滤膜冲洗液用量＿＿＿＿＿ml，其他： |
|---|---|

| 培养基配制批号 | 硫乙醇酸盐流体培养基 | | 改良马丁培养基 | | 营养肉汤培养基 | |
|---|---|---|---|---|---|---|

| 培养天数 | | 1 | 2 | 3 | 4 | 5 | 6 | 7 | 8 | 9 | 10 | 11 | 12 | 13 | 14 |
|---|---|---|---|---|---|---|---|---|---|---|---|---|---|---|---|
| 硫乙醇酸盐流体培养基 | 供试品 | | | | | | | | | | | | | | |
| | 阴性对照品 | | | | | | | | | | | | | | |
| | 阳性对照品 | | | | | | | | | | | | | | |
| 改良马丁培养基 | 供试品 | | | | | | | | | | | | | | |
| | 阴性对照品 | | | | | | | | | | | | | | |
| | 阳性对照品 | | | | | | | | | | | | | | |

检验结果：

检验人：　　　　　　　　复核人：

**附表 4-5　含量测定的实训记录**

检验日期_____　　温度_____　　相对湿度_____

检品名称_____　　剂型_____　　规　　格_____

生产厂家_____　　批号_____　　效　　期_____

检验依据_____　　　　　　　　　检验目的_____

原始数据记录：

| 双碟号 | $dS_1$ | $dS_2$ | $dT_3$ | $dT_4$ | 总和 | 总和平方 |
|---|---|---|---|---|---|---|
| | | | | | | |
| | | | | | | |
| | | | | | | |
| 总和 | | | | | | |
| 总和平方 | | | | | | |

可靠性测验：

| 变异来源 | 自由度 | 差方和 | 方差 | $F$ 值 | $P$ |
|---|---|---|---|---|---|
| 试品间 | | | | | |
| 回归 | | | | | |
| 偏离平行 | | | | | |
| 剂间 | | | | | |
| 碟间 | | | | | |
| 误差 | | | | | |
| 总变异 | | | | | |

可靠性检验结果分析：试品间差异_____；回归_____；偏离平行_____；剂间差异_____；碟间差异_____；实验结果_____。

效价计算：$R=$_____；$A_T=$_____；$P_T=$_____。

可信限率计算：$R$ 的可信限 =_____；

$P_T$ 的可信限 =_____；$P_T$ 的平均可信限 =_____；

$P_T$ 的平均可信限率 =_____。

检验结果：

检验人：　　　　　　　复核人：

**附表 4-6　杆菌肽软膏的质量综合实训报告**

| 检品名称 | | | |
|---|---|---|---|
| 批号 | | 规格 | |
| 生产单位/产地 | | 包装 | |
| 供样单位 | | 有效期 | |
| 检验目的 | | 检验数量 | |
| 检验项目 | | 收检日期 | |
| 检验依据 | | | |
| 检验项目 | 标准规定 | | 检验结果 |
| | | | |
| 检验结论 | | | |

检验人：　　　　　授权人：　　　　　签发日期：　年　月　日

（陈龙华）

# 综合实训五　维生素 B$_2$ 片的质量分析

维生素 B$_2$ 又叫核黄素，为橙黄色结晶性粉末；微臭。溶液易变质，在碱性溶液中或遇光变质更快。维生素 B$_2$ 为体内黄酶类辅基的组成部分（黄酶在生物氧化还原中发挥递氢作用），当缺乏时，就影响机体的生物氧化，使代谢发生障碍。其病变多表现为口、眼和外生殖器部位的炎症，如口角炎、唇炎、舌炎、眼结膜炎和阴囊炎等，故本品可用于上述疾病的防治。体内维生素 B$_2$ 的储存是很有限的，因此每天都要由饮食提供。维生素 B$_2$ 的两个性质是造成其损失的主要原因：①可被光破坏；②在碱溶液中加热可被破坏。

【综合实训目的】

通过本实训内容，掌握维生素 B$_2$ 片的质量检验程序、方法与操作技能；并借此熟悉生物药物常见质量分析方法。

【综合实训内容】

1. **检验药品名称**　维生素 B$_2$ 片。

**2. 质量标准**　《中国药典》(2015 年版)二部规定维生素 $B_2$ 片的质量标准,见附表 5-1。本综合实训项目共分为 5 个实训单元。

附表 5-1　维生素 $B_2$ 片的质量标准

| 检验项目 | | 质量标准 |
|---|---|---|
| 性状 | | 本品为黄色至橙黄色片 |
| 鉴别 | | 取本品细粉适量(约相当于维生素 $B_2$ 1mg),加水 100ml,振摇,浸渍数分钟使维生素 $B_2$ 溶解,滤过,滤液照维生素 $B_2$ 鉴别(1)项试验,显相同的反应。<br>维生素 $B_2$ 鉴别(1)项试验:取本品约 1mg,加水 100ml 溶解后,溶液在透射光下显淡黄绿色并有强烈的黄绿色荧光;分成两份:一份中加无机酸或碱溶液,荧光即消失;另一份中加连二亚硫酸钠结晶少许,摇匀后,黄色即消褪,荧光亦消失 |
| 检查 | 有关物质 | 避光操作。取本品的细粉适量(约相当于维生素 $B_2$ 10mg),置 100ml 量瓶中,加盐酸溶液(1→2)5ml,振摇使维生素 $B_2$ 溶解,加水 10ml,继续振摇数分钟,再用水稀释至刻度,摇匀,滤过,取续滤液作为供试品溶液;精密量取 1ml,置 50ml 量瓶中,用水稀释至刻度,摇匀,作为对照溶液。照含量测定项下的色谱条件,精密量取供试品溶液与对照溶液各 20μl,分别注入液相色谱仪,记录色谱图至主成分峰保留时间的 3 倍。供试品溶液的色谱图中如有杂质峰,单个杂质峰面积不得大于对照溶液主峰面积的 0.75 倍(1.5%),各杂质峰面积的和不得大于对照溶液主峰面积的 1.5 倍(3.0%)。供试品溶液色谱图中小于对照溶液主峰面积 0.025 倍的色谱峰忽略不计 |
| | 溶出度 | 避光操作。取本品,照溶出度与释放度测定法(通则 0931 第一法),以冰醋酸 3ml 与 4%氢氧化钠溶液 18ml 用水稀释至 600ml 为溶出介质,转速为每分钟 100 转,依法操作,经 20 分钟时,取溶液 10ml,滤过,取续滤液,照紫外-可见分光光度法(通则 0401),在 444 nm 的波长处测定吸光度,按 $C_{17}H_{20}N_4O_6$ 的吸收系数($E_{1cm}^{1\%}$)为 323 计算每片的溶出量。限度为标示量的 75%,应符合规定 |
| | 其他 | 应符合片剂项下有关的各项规定(通则 0101)。<br>【重量差异】照下述方法检查,应符合规定。<br>检查法　取供试品 20 片,精密称定总重量,求得平均片重后,再分别精密称定每片的重量,每片重量与平均片重比较(凡无含量测定的片剂或有标示片重的中药片剂,每片重量应与标示片重比较),按表中的规定,超出重量差异限度的不得多于 2 片,并不得有 1 片超出限度 1 倍 |
| 含量测定 | | 避光操作。照高效液相色谱法(通则 0512)测定。<br>色谱条件与系统适用性试验　用十八烷基硅烷键合硅胶为填充剂;以 0.01mol/L 庚烷磺酸钠的 0.5%冰醋酸溶液-乙腈-甲醇(85∶10∶5)为流动相;检测波长为 444nm。理论板数按维生素 $B_2$ 峰计算不低于 2000。<br>测定法　取本品 20 片,精密称定,研细,精密称取适量(约相当于维生素 $B_2$ 10mg),置 500ml 量瓶中,加盐酸溶液(1→2)10ml,振摇使维生素 $B_2$ 溶解,加水 20ml,继续振摇数分钟,再加水稀释至刻度,摇匀,作为供试品溶液,精密量取 20 μl 注入液相色谱仪,记录色谱图;另取维生素 $B_2$ 对照品约 10mg,同法测定。按外标法以峰面积计算,即得。<br>《中国药典》(2015 年版)二部规定,本品含维生素 $B_2(C_{17}H_{20}N_4O_6)$ 应为标示量的 90.0%~110.0% |

**3. 实训程序**

(1)检查检品包装及标签,若是送检样品,应核对检品包装及标签与所填请验单的内容是否相符;检查检品的数量和封装情况等,并做详细记录。

(2)按照药品质量标准及检验方法和有关 SOP(标准操作规程),进行取样,再对检品的外观性状、鉴别、溶出度、重量差异、有关物质、含量等项目进行检验,记录检验数据原始记录,处理检验数据,对检验结果进行判定。

# 实训单元一 鉴别(化学方法)

维生素 $B_2$ 片的鉴别实验与维生素 $B_2$ 原料药的鉴别实验(1)一样。

加无机酸或碱,荧光消失,目前有两种不同的解释。其中一个解释认为维生素 $B_2$ 为两性物质,仅非解离型具有荧光,加无机酸或碱时,由于解离而使荧光消失。另一种解释则认为维生素 $B_2$ 在加无机酸或碱后即由酮型转变为烯醇型(反应方程式如下),后者的吸收波长较酮型为短,故无可见荧光。

维生素 $B_2$ 可被各种还原剂(如连二亚硫酸钠)还原为无荧光的一氢核黄素(a)及双氢核黄素(b),在空气中振摇,可再氧化生成核黄素。

本实训单元要求学生熟练掌握化学方法鉴别样品真伪的操作技术。

## 一、仪器与试剂

**1. 仪器** 分析天平、试管、量筒、小烧杯、乳钵、药匙、滤纸、漏斗、玻璃棒、铁架台、铁圈等。

**2. 试剂** 浓 HCl 或 NaOH(AR)、连二亚硫酸钠(AR)、纯化水。

## 二、操作规范

1. 实训前准备

(1)天平开机预热,完成天平清洁、水平调节。

(2)洗净玻璃器皿备用,乳钵烘干。

2. 天平应按照国家计量检定规范定期进行检定、校正。

3. 样品制作 取本品 20 片,精密称定,研细,取本品细粉适量(约相当于维生素 $B_2$ 1mg),加水 100ml,振摇,浸渍数分钟使维生素 $B_2$ 溶解,滤过。

4. 鉴别实验 滤液在透射光下显淡黄绿色并有黄绿色荧光;各取约 5ml 分置 2 支试管中:一份中加浓 HCl 数滴,观察荧光是否消失;另一份中加连二亚硫酸钠结晶数粒,摇匀后,观察黄色是否消退,荧光是否消失。

### 三、结果判断

一份中加浓 HCl 数滴，观察荧光应消失；另一份中加连二亚硫酸钠结晶数粒，摇匀后，观察黄色应消退，荧光应消失。

### 四、实训原始记录

见附表 5-3。

### 五、实训报告

见附表 5-8。

## 实训单元二　有关物质检查（高效液相色谱法）

有关物质检查为维生素 $B_2$ 片中特殊杂质的检查，采用了高效液相色谱法，按含量测定项下的色谱条件进行实验，为不加校正因子的主成分自身对照法。

《中国药典》（2015 年版）二部对维生素 $B_2$ 片中特殊杂质的检查方法为：避光操作。取本品的细粉适量（约相当于维生素 $B_2$ 10mg），置 100ml 量瓶中，加盐酸溶液（1→2）5ml，振摇使维生素 $B_2$ 溶解，加水 10ml，继续振摇数分钟，再用水稀释至刻度，摇匀，滤过，取续滤液作为供试品溶液；精密量取 1ml，置 50ml 量瓶中，用水稀释至刻度，摇匀，作为对照溶液。照含量测定项下的色谱条件，精密量取供试品溶液与对照溶液各 20μl，分别注入液相色谱仪，记录色谱图至主成分峰保留时间的 3 倍。供试品溶液的色谱图中如有杂质峰，单个杂质峰面积不得大于对照溶液主峰面积的 0.75 倍（1.5%），各杂质峰面积的和不得大于对照溶液主峰面积的 1.5 倍（3.0%）。供试品溶液色谱图中小于对照溶液主峰面积 0.025 倍的色谱峰忽略不计。

色谱系统的适用性试验通常包括理论板数、分离度、重复性、灵敏度和拖尾因子五个指标。理论板数按维生素 $B_2$ 峰计算不低于 2000；如达不到要求，可对色谱分离条件作适当的调整。

本实训要求学生熟练掌握高效液相色谱法的使用，并学会用 HPLC 检查相关杂质的方法。

### 一、仪器与试剂

**1. 仪器**　高效液相色谱仪（十八烷基硅烷键合硅胶、紫外检测器）、万分之一电子天平、十万分之一电子天平、容量瓶、漏斗、滤纸、移液管。

**2. 试剂**　庚烷磺酸钠，冰醋酸，浓 HCl，乙腈（色谱纯），甲醇（色谱纯），重蒸馏水。

### 二、操作规程

**1. 操作前准备**

（1）流动相的制备：配制 0.01mol/L 庚烷磺酸钠的 0.5% 冰醋酸溶液-乙腈-甲醇（85∶10∶5）的流动相 1000ml；以 0.45μm 微孔滤膜过滤除去杂质颗粒备用，用前脱气。

（2）供试溶液的配制：用鉴别项下已研磨好的片粉，取本品的细粉适量（约相当于维生素 $B_2$ 10mg），置 100ml 量瓶中，加盐酸溶液（1→2）5ml，振摇使维生素 $B_2$ 溶解，加水 10ml，继续振摇数分钟，再用水稀释至刻度，摇匀，滤过，取续滤液作为供试品溶液。

（3）对照溶液的配制：精密量取供试溶液 1ml，置 50ml 量瓶中，用水稀释至刻度，摇匀，作为对照溶液。

（4）系统适用性试验用对照溶液：精密称取维生素 B₂对照品约 10mg,,置 500ml 量瓶中,加盐酸溶液(1→2)10ml,振摇使维生素 B₂溶解,加水 20ml,继续振摇数分钟,再加水稀释至刻度,摇匀,即得。

（5）检查仪器：选择合适的色谱柱安装,注意色谱柱进出口位置是否与流动相的流向一致,原保存溶剂与现用流动相能否互溶,仪器是否完好,仪器的各开关位置是否处于关断的位置。

2. **操作**　见综合实训一实训单元一鉴别(高效液相色谱法)。

### 三、试验数据处理及结果判断

1. 系统适用性实验中重复性,其相对标准偏差应小于 2.0%,计算公式如下：

$$\overline{Rd} = \frac{\sum\limits_{i=1}^{x} |x_i - \overline{x}|}{n \cdot \overline{x}} \times 100\%$$

2. 供试品溶液的色谱图中如有杂质峰,单个杂质峰面积不得大于对照溶液主峰面积的 0.75 倍(1.5%),各杂质峰面积的和不得大于对照溶液主峰面积的 1.5 倍(3.0%)。供试品溶液色谱图中小于对照溶液主峰面积 0.025 倍的色谱峰忽略不计。

### 四、实训提示

1. 色谱流路系统,从泵、进样器、色谱柱到检测器流通池,在分析完毕后,均应充分冲洗,特别是用过含盐流动相的,更应注意。如发现泵漏液等较严重情况,应请有经验的维修人员进行检查、维修。

2. 测定的对照品溶液进样 5 次,计算峰面积的相对标准偏差(RSD),一般应不大于 2.0%。

### 五、实训原始记录

见附表 5-4。

### 六、实训报告

见附表 5-8。

## 实训单元三　溶出度检查

溶出度是评价药物口服固体制剂质量的一个指标,是一种模拟口服固体制剂在胃肠道中崩解和溶出的体外简易试验方法。它包括转篮法、桨法、小杯法等五种。维生素 B₂片用第一法即转篮法测定溶出度。操作方法如下：

避光操作。取本品,照溶出度与释放度测定法(通则 0931 第一法),以冰醋酸 3ml 与 4%氢氧化钠溶液 18ml 用水稀释至 600ml 为溶出介质,转速为每分钟 100 转,依法操作,经 20 分钟时,取溶液 10ml,滤过,取续滤液,照紫外-可见分光光度法(通则 0401),在 444nm 的波长处测定吸光度,按 $C_{17}H_{20}N_4O_6$ 的吸收系数( $E_{1cm}^{1\%}$ )为 323 计算每片的溶出量。限度为标示量的 75%,应符合规定。

本实训要求学生熟练掌握溶出仪和紫外-可见分光光度计的操作方法,并学会数据的处理方法及结果判断。

#### 一、仪器与试剂

**1. 仪器**　智能溶出试验仪装置由转篮、溶出杯、电动机和恒温水浴等配件组成。其他仪器有紫外可见分光光度计、电子或分析天平(感量 0.1mg)、注射器、取样针头、滤头、微孔滤膜(不大于 0.8μm)、滤器、研钵、温度计(分度值 0.1℃)及超声波清洗仪等。

**2. 试剂**　冰醋酸、氢氧化钠、重蒸水。

#### 二、操作规程

1. 溶出仪的调试、溶出介质的制备及相关注意事项见综合实训三实训单元四"溶出度检查"。

2. 样品的测定

(1)参数设定:按规定量取 600ml 溶出介质置于溶出杯中,开启仪器的预制温度,一般应根据室温情况,可稍高于37℃,以使溶出杯中溶出介质的温度保持在 37.0℃ ±0.5℃,并应使用 0.1 分度的温度计,逐一在溶出杯中测量,六个溶出杯之间的差异应在 0.5℃ 之内。

(2)供试品的溶出:取本品 6 片,将转篮提出溶出杯,拔下转篮,在每个篮内各加入 1 片供试品,重新将转篮装到转篮盖上,以冰醋酸 3ml 与 4%氢氧化钠溶液 18ml 用水稀释至 600ml 为溶出介质。调节电动机转速为每分钟 100 转,待其平稳后,缓缓放下转篮,使转篮降入操作溶出杯中,注意观察转篮底部与溶出介质接触时有无气泡存在,如有,可提出溶出介质液面,再重新放入,以转篮底部和盖下面无气泡为准。自供试品接触溶出介质起,立即计时。

(3)取样并配制供试品溶液:20 分钟时,从每个溶出杯内取出规定体积 10ml 溶液,立即用适当的微孔滤膜滤过,自取样至滤过应在 30 秒钟内完成,滤液应澄清。

取样位置应在转篮顶端至液面的中点,距溶出杯内壁 10mm 处。

(4)测定:照紫外-可见分光光度法,在 444nm 的波长处测定吸光度。

#### 三、计算

计算每片的溶出量,以相当于标示量的百分含量表示(%),按 $C_{17}H_{20}N_4O_6$ 的吸收系数($E_{1cm}^{1\%}$)为 323 计算每片的溶出量。限度为标示量的 75%,应符合规定。

$$溶出量\% = \frac{每片实测溶出质量}{标示量} = \frac{\dfrac{A_x}{E_{1cm}^{1\%}l} \times \dfrac{1}{100} \times DV}{S} \times 100\%$$

式中,$A_x$ 为供试品溶液的吸光度;$E_{1cm}^{1\%}$ 为待测组分百分吸收系数;$l$ 为比色皿宽度;$D$ 为稀释倍数;$V$ 为样品初溶体积;$S$ 为标示量(g)。

#### 四、结果判定

规定限度 Q 为 75%,结果判定见综合实训三实训单元四"溶出度检查"。

#### 五、实训提示

见综合实训三实训单元四溶出度检查。

#### 六、实训原始记录

见附表5-5。应记录以下试验内容:

1. 所用方法,溶出介质及加入量,转速,温度,取样时间。

2. 取样体积、滤材。

3. 测定方法：紫外-可见分光光度法应记录测定波长与吸光度，用对照品时，应记录称取量与稀释倍数。

4. 溶出量计算值 6 个、平均值 1 个。

### 七、实训报告

见附表 5-8。

## 实训单元四　重量差异检查

在片剂生产中，由于颗粒的均匀度和流动性，以及工艺、设备和管理等原因，都会引起片剂重量差异。本项检查的目的在于控制各片重量的一致性，保证用药剂量的准确。一般片剂都要检查重量差异；本品为糖衣片或薄膜衣片，糖衣片应在包衣前检查片芯的重量差异，符合规定后方可包衣，包衣后不再检查重量差异；薄膜衣片应在包衣后检查。

方法为：取供试品 20 片，精密称定总重量，求得平均片重后，再分别精密称定每片的重量，每片重量与平均片重相比较（凡无含量测定的片剂，每片重量应与标示片重比较），按规定，超出重量差异限度的药片不得多于 2 片，并不得有 1 片超出限度 1 倍。

本试验要求学生熟练掌握片剂的重量差异检查方法，并学会结果判断。

### 一、仪器与用具

分析天平（感量 0.1mg：适用于平均片重 0.30g 以下的片剂；感量 1mg：适用于平均片重 0.30g 或 0.30g 以上的片剂）、扁形称量瓶、称量纸、弯头或平头手术镊子。

### 二、操作规程

1. 取称量瓶或称量纸，精密称定重量；消去其重量，再取供试品 20 片，精密称定。称量值即为 20 片供试品的总重量，除以 20，得平均片重（$\overline{W}$）。

2. 从已称定总重量的 20 片供试品中，依次用镊子取出 1 片，分别精密称定重量，得各片重量。

### 三、计算

1. 求出平均片重（$\overline{W}$），保留三位有效数字。

2. 按附表 5-2 规定的重量差异限度，求出允许片重范围（$\overline{W} \pm \overline{W} \times$重量差异限度）。

附表 5-2　片剂重量差异的限度

| 平均片重或标示片重 | 重量差异限度 |
| --- | --- |
| 0.30g 以下 | ±7.5% |
| 0.30g 及 0.30g 以上 | ±5% |

3. 遇有超出允许片重范围并处于边缘者，应再与平均片重相比较，计算出该片重量差异的百分率，再根据上表规定的重量差异限度作为判定的依据（避免在计算允许片重范围时受数值修约的影响）。

### 四、结果与判定

1. 每片重量均未超出允许片重范围（$\overline{W} \pm \overline{W} \times$重量差异限度）；或与平均片重相比较（凡无含量

测定的片剂,每片重量应与标示片重相比较),均未超出上表中的重量差异限度;或超出重量差异度的药片不多于 2 片,且均未超出限度 1 倍;均判为符合规定。

2. 每片重量与平均片重相比较,超出重量差异限度的药片多于 2 片;或超出重量差异限度的药片虽不多于 2 片,但其中 1 片超出限度的 1 倍;均判为不符合规定。

**五、实训提示**

1. 在称量前后,均应仔细查对药片数。称量过程中,应避免用手直接接触供试品。已取出的药片,不得再放回供试品原包装容器内。

2. 遇有检出超出重量差异限度的药片,宜另器保存,供必要时的复核用。

**六、实训原始记录**

见附表 5-6。

**七、实训报告**

见附表 5-8。

# 实训单元五　含量测定(高效液相色谱法)

维生素 $B_2$ 片的含量测定,采用了高效液相色谱法中的外标法进行测定。

《中国药典》(2015 年版)二部对维生素 $B_2$ 片的含量测定方法为:

**1. 色谱条件与系统适用性试验**　用十八烷基硅烷键合硅胶为填充剂;以 0.01mol/L 庚烷磺酸钠的 0.5%冰醋酸溶液-乙腈-甲醇(85∶10∶5)为流动相;检测波长为 444nm。理论板数按维生素 $B_2$ 峰计算不低于 2000。

**2. 测定法**　避光操作。取本品 20 片,精密称定,研细,精密称取适量(约相当于维生素 $B_2$ 10mg),置 500ml 量瓶中,加盐酸溶液(1→2)10ml,振摇使维生素 $B_2$ 溶解,加水 20ml,继续振摇数分钟,再加水稀释至刻度,摇匀,作为供试品溶液,精密量取 20μl 注入液相色谱仪,记录色谱图;另取维生素 $B_2$ 对照品约 10mg,同法测定。按外标法以峰面积计算,即得。

《中国药典》(2015 年版)二部规定,本品含维生素 $B_2$($C_{17}H_{20}N_4O_6$)应为标示量的 90.0%~110.0%。

色谱系统的适用性试验达不到要求,可对色谱分离条件作适当的调整。

本实训要求学生熟练掌握高效液相色谱法的使用,并学会用 HPLC 进行含量测定的技能。

**一、仪器与试剂**

维生素 $B_2$对照品,其他同实训单元二。

**二、操作规程**

**1. 操作前准备**

(1)流动相的制备:同实训单元二。

(2)供试溶液的配制:用鉴别项下已研磨好的片粉,取本品的细粉适量(约相当于维生素 $B_2$ 10mg),置 100ml 量瓶中,加盐酸溶液(1→2)5ml,振摇使维生素 $B_2$ 溶解,加水 10ml,继续振摇数分钟,再用水稀释至刻度,摇匀,滤过,取续滤液作为供试品溶液。

(3)对照溶液的配制:精密称取维生素 $B_2$ 对照品约 10mg,置 500ml 量瓶中,加盐酸溶液(1→2)

10ml,振摇使维生素 B₂溶解,加水 20ml,继续振摇数分钟,再加水稀释至刻度,摇匀,即得。

（4）系统适用性试验用对照溶液:同(3)。

（5）检查仪器:选择合适的色谱柱安装,注意色谱柱进出口位置是否与流动相的流向一致,原保存溶剂与现用流动相能否互溶,仪器是否完好,仪器的各开关位置是否处于关断的位置。

## 2. 操作

（1）~（5）同实训单元二。

（6）分别将供试溶液和对照溶液进样,采集数据至记录色谱图至主成分峰保留时间的1.5倍。

（7）~（8）同实训单元二。

## 三、试验数据处理及结果判断

1. 系统适用性实验、重复性、相对标准偏差应小于2.0%,同实训单元二

2. 记录对照溶液和供试溶液主峰面积,采用外标法进行含量测定的计算,公式见附表4-7。

## 四、实训提示

同实训单元二。

## 五、实训原始记录

见附表5-7。

## 六、实训报告

见附表5-8。

### 附表5-3　化学鉴别法实训原始记录

检验日期＿＿＿＿＿＿　　温度＿＿＿＿＿＿　　相对湿度＿＿＿＿＿＿

检品名称＿＿＿＿＿＿　　剂型＿＿＿＿＿＿　　规　格＿＿＿＿＿＿

生产厂家＿＿＿＿＿＿　　批号＿＿＿＿＿＿　　效　期＿＿＿＿＿＿

检验依据＿＿＿＿＿＿＿＿＿＿＿＿＿＿＿＿　检验目的＿＿＿＿＿＿

检验步骤:

1. 取本品20片,总重＿＿＿＿g,平均片重＿＿＿＿g,计算需片粉＿＿＿＿g(约相当于维生素 B₂ 1mg);

2. 称取样品＿＿＿＿g,加水 100ml 溶解。溶液在透射光下显＿＿＿并＿＿＿黄绿色荧光;

3. 分成两份:一份中加无机酸或碱溶液,荧光即＿＿＿＿;另一份中加连二亚硫酸钠结晶少许,摇匀后,黄色＿＿＿＿,荧光＿＿＿＿。

【检验结果】

检验人:　　　　　　　　　复核人:

## 附表 5-4　有关物质检查实训原始记录

检验日期＿＿＿＿＿＿＿＿＿＿　　温度＿＿＿＿＿＿＿＿＿＿　　相对湿度＿＿＿＿＿＿＿＿＿＿

检品名称＿＿＿＿＿＿＿＿＿＿　　剂型＿＿＿＿＿＿＿＿＿＿　　规　格＿＿＿＿＿＿＿＿＿＿

生产厂家＿＿＿＿＿＿＿＿＿＿　　批号＿＿＿＿＿＿＿＿＿＿　　效　期＿＿＿＿＿＿＿＿＿＿

检验依据＿＿＿＿＿＿＿＿＿＿＿＿＿＿＿＿　　检验目的＿＿＿＿＿＿＿＿＿＿

仪器型号：＿＿＿＿＿＿＿＿＿＿＿＿　　检测器：＿＿＿＿＿＿＿＿＿＿＿＿＿＿

色谱条件：

　　流速：＿＿＿＿＿＿ml/min　　进样量：＿＿＿＿＿＿　　检测波长：＿＿＿＿＿＿nm

　　流动相：＿＿＿＿＿＿＿＿＿＿＿＿　　色谱柱型号：＿＿＿＿＿＿＿＿＿＿＿＿

　　对照品名称：＿＿＿＿＿＿＿＿＿＿　　来源（批号）：＿＿＿＿＿＿＿＿＿＿＿

　　理论塔板数：＿＿＿＿＿＿＿＿＿＿　　分离度：＿＿＿＿＿＿＿＿＿＿＿

检测记录

　　系统适用性试验用对照溶液的取样及制备：

　　供试品的取样及制备：

　　对照品的取样及制备：

　　测定结果（主峰保留时间、峰面积及计算，附图谱）：

　　对照溶液主成分峰保留时间：＿＿＿＿分钟　　数据采集总时间：＿＿＿＿分钟

　　对照溶液主峰面积：

| 系统适用性试验用对照溶液峰面积 | $A_1$ | $A_2$ | $A_3$ | $A_4$ | $A_5$ | RSD |
|---|---|---|---|---|---|---|
| | | | | | | |

供试溶液主成分峰保留时间：＿＿＿＿分钟　　数据采集总时间：＿＿＿＿分钟

| 供试品溶液中各杂质峰色谱参数 | $t_1$ | $t_2$ | $t_3$ | $t_4$ | $t_5$ | $t_6$ |
|---|---|---|---|---|---|---|
| 杂质峰与对照溶液主峰峰面积之比 | $A_1$ | $A_2$ | $A_3$ | $A_4$ | $A_5$ | $A_6$ |

供试品溶液中各杂质峰面积之和 =

$$\frac{供试品溶液中各杂质峰面积之和}{对照溶液主峰面积} =$$

标准规定：记录色谱图至主成分峰保留时间的 3 倍。供试品溶液的色谱图中如有杂质峰，单个杂质峰面积不得大于对照溶液主峰面积的 0.75 倍（1.5%），各杂质峰面积的和不得大于对照溶液主峰面积的 1.5 倍（3.0%）。供试品溶液色谱图中小于对照溶液主峰面积 0.025 倍的色谱峰忽略不计。

【检验结果】

检验人：　　　　　　　　　　　　　　复核人：

## 附表 5-5　溶出度检查实训原始记录

检验日期＿＿＿＿＿＿＿＿＿　　温度＿＿＿＿＿＿＿＿＿　　相对湿度＿＿＿＿＿＿＿＿＿

检品名称＿＿＿＿＿＿＿＿＿　　剂型＿＿＿＿＿＿＿＿＿　　规　　格＿＿＿＿＿＿＿＿＿

生产厂家＿＿＿＿＿＿＿＿＿　　批号＿＿＿＿＿＿＿＿＿　　效　　期＿＿＿＿＿＿＿＿＿

检验依据＿＿＿＿＿＿＿＿＿＿＿＿＿＿＿＿＿　　检验目的＿＿＿＿＿＿＿＿＿

溶出度仪器型号：＿＿＿＿＿＿＿＿＿＿＿＿＿　　转速：＿＿＿＿＿＿＿＿＿＿＿＿＿

溶出方式：□第一法　□第二法　□第三法　□第四法　□第五法

溶出介质及体积：＿＿＿＿＿＿＿＿＿＿＿＿＿　　温度：＿＿＿＿℃　取样时间：＿＿＿＿

检测仪器型号：＿＿＿＿＿＿＿＿＿＿＿＿＿＿＿　　检测波长：＿＿＿＿＿＿＿＿nm

取样体积：＿＿＿＿＿＿＿＿＿＿＿＿＿＿＿＿＿　　滤材：＿＿＿＿＿＿＿＿＿＿＿＿＿

供试液（或溶出液）制备：

对照溶液的配制及其测量值或吸收系数 $E_{1cm}^{1\%}$：

计算公式：

$$溶出量\% = \frac{\dfrac{A_X}{E_{1cm}^{1\%}l} \times \dfrac{1}{100} \times DV}{S} \times 100\%$$

| 项目 | 一 | | 二 | | 三 | |
|---|---|---|---|---|---|---|
| | 测试值 | 溶出量（％） | 测试值 | 溶出量（％） | 测试值 | 溶出量（％） |
| 1 | | | | | | |
| 2 | | | | | | |
| 3 | | | | | | |
| 4 | | | | | | |
| 5 | | | | | | |
| 6 | | | | | | |
| 平均值 | | | | | | |
| 规定 | 限度为标示量的　　　％,应符合规定。 | | | | | |

【检验结果】

检验人：　　　　　　　　　　　　　　复核人：

**附表 5-6 重量差异检查实训原始记录**

检验日期＿＿＿＿＿＿＿＿＿＿ 温度＿＿＿＿＿＿＿＿＿ 相对湿度＿＿＿＿＿＿＿＿＿

检品名称＿＿＿＿＿＿＿＿＿＿ 剂型＿＿＿＿＿＿＿＿＿ 规 格＿＿＿＿＿＿＿＿＿

生产厂家＿＿＿＿＿＿＿＿＿＿ 批号＿＿＿＿＿＿＿＿＿ 效 期＿＿＿＿＿＿＿＿＿

检验依据＿＿＿＿＿＿＿＿＿＿＿＿＿＿＿＿ 检验目的＿＿＿＿＿＿＿＿＿

天平型号：＿＿＿＿＿＿＿＿＿＿＿＿＿＿＿＿

20 片总重：＿＿＿＿＿＿＿＿g $\overline{W}$：＿＿＿＿＿＿＿＿g 差异限度：＿＿＿＿＿＿%

允许片重范围（$\overline{W} \pm \overline{W} \times$ 重量差异限度）：

＿＿＿＿＿＿＿＿＿＿＿＿＿＿＿＿＿＿＿＿＿＿＿＿＿＿＿＿＿＿＿＿＿＿＿＿＿

| 序号 | 片重 g | 判定 | 序号 | 片重 g | 判定 |
|---|---|---|---|---|---|
| W1 | | | W11 | | |
| W2 | | | W12 | | |
| W3 | | | W13 | | |
| W4 | | | W14 | | |
| W5 | | | W15 | | |
| W6 | | | W16 | | |
| W7 | | | W17 | | |
| W8 | | | W18 | | |
| W9 | | | W19 | | |
| W10 | | | W20 | | |

【检验结果】

检验人： 复核人：

**附表 5-7 含量测定实训原始记录**

检验日期＿＿＿＿＿＿＿＿＿＿ 温度＿＿＿＿＿＿＿＿＿ 相对湿度＿＿＿＿＿＿＿＿＿

检品名称＿＿＿＿＿＿＿＿＿＿ 剂型＿＿＿＿＿＿＿＿＿ 规 格＿＿＿＿＿＿＿＿＿

生产厂家＿＿＿＿＿＿＿＿＿＿ 批号＿＿＿＿＿＿＿＿＿ 效 期＿＿＿＿＿＿＿＿＿

检验依据＿＿＿＿＿＿＿＿＿＿＿＿＿＿＿＿ 检验目的＿＿＿＿＿＿＿＿＿

仪器型号：＿＿＿＿＿＿＿＿＿＿ 检测器：＿＿＿＿＿＿＿＿＿

色谱条件：

    流速：＿＿＿＿＿＿ml/min 进样量：＿＿＿＿＿ 检测波长：＿＿＿＿＿nm

    流动相：＿＿＿＿＿＿＿＿＿ 色谱柱型号：＿＿＿＿＿＿＿＿

    对照品名称：＿＿＿＿＿＿＿ 来源（批号）：＿＿＿＿＿＿＿

    理论塔板数：＿＿＿＿＿＿＿ 分离度：＿＿＿＿＿＿＿

检测记录

　　系统适用性试验用对照溶液的取样及制备：


　　供试品的取样及制备：


　　对照品的取样及制备：


　　测定结果（主峰保留时间、峰面积及计算,附图谱）：

| 系统适用性试验用对照溶液峰面积 | $A_1$ | $A_2$ | $A_3$ | $A_4$ | $A_5$ | $RSD$ 应≤2.0% |
|---|---|---|---|---|---|---|
|  |  |  |  |  |  |  |

　　供试溶液主成分峰保留时间：_____分钟　　数据采集总时间：_____分钟

　　对照溶液主成分峰保留时间：_____分钟　　数据采集总时间：_____分钟

| 供试溶液中主峰面积 $A$ | 1 | 2 | 3 | $RSD$ |
|---|---|---|---|---|
|  |  |  |  |  |
| 对照溶液中主峰面积 $A$ | 1 | 2 | 3 | 平均值 |
|  |  |  |  |  |

计算公式：

$$标示量的百分含量 = \frac{c_R \dfrac{A_X}{A_R} DV \times \overline{W}}{m \times S} \times 100\%$$


标示量的百分含量 1 =


标示量的百分含量 2 =


标示量的百分含量 3 =


标准规定:《中国药典》(2015 年版)二部规定,本品含维生素 B₂($C_{17}H_{20}N_4O_6$)应为标示量的 90.0%～110.0%。

【检验结果】

检验人：　　　　　　　　　　　　　　　　复核人：

附表 5-8　药品检验报告书

| 检品名称 | | | |
|---|---|---|---|
| 批号 | | 规格 | |
| 生产单位/产地 | | 包装 | |
| 供样单位 | | 有效期 | |
| 检验目的 | | 检验数量 | |
| 检验项目 | | 收检日期 | |
| 检验依据 | | | |

| 检验项目 | 标准规定 | 检验结果 |
|---|---|---|
| | | |

| 检验结论 | | |
|---|---|---|

检验人：　　　　　　　　　授权人：　　　　　　　　　签发日期：　年　月　日

（谭　韬）

# 综合实训六　维生素 E 软胶囊的质量分析

维生素 E 软胶囊主要成分为维生素 E，辅料为花生油，内容物为淡黄色至黄色的油状液体，为辅助用药类非处方药药品。用于心脑血管疾病及习惯性流产、不孕症的辅助治疗。

【综合实训目的】

通过本次实训内容，掌握维生素 E 软胶囊质量检验程序、方法与操作技能，并借此熟悉其他微生物和软胶囊制剂的常见质量检验方法。

【综合实训内容】

1. **检验药品名称**　维生素 E 软胶囊。

2. **质量标准**　《中国药典》（2015 年版）二部维生素 E 软胶囊，见附表 6-1。本综合实训项目共分为 6 个实训单元。

附表 6-1　维生素 E 软胶囊质量标准

| 检验项目 | | 质量标准 |
|---|---|---|
| 性状 | | 本品内容物为淡黄色至黄色的油状液体 |
| 鉴别 | | (1) 取本品的内容物约 30mg,加无水乙醇 10ml 溶解后,加硝酸 2ml,摇匀,在 75℃ 加热约 15 分钟,溶液显橙红色。 |
| | | (2) 在含量测定项下记录的色谱图中,供试品溶液主峰的保留时间应与对照品溶液主峰的保留时间一致 |
| 检查 | 比旋度 | 避光操作。取本品的内容物适量(约相当于维生素 E 400mg),精密称定,置 150ml 具塞圆底烧瓶中,加无水乙醇 25ml 使溶解,加硫酸乙醇溶液(1→7) 20ml,置水浴上回流 3 小时,放冷,用硫酸乙醇溶液(1→72)定量转移至 200ml 量瓶中并稀释至刻度,摇匀,精密量取 100ml,置分液漏斗中,加水 200ml,用乙醚提取 2 次(75ml, 25ml),合并乙醚液,加铁氰化钾氢氧化钠溶液[取铁氰化钾 50g,加氢氧化钠溶液(1→125)溶解并稀释至 500ml] 50ml,振摇 3 分钟;取乙醚层,用水洗涤 4 次,每次 50ml,弃去洗涤液,乙醚液经无水硫酸钠脱水后,置水浴上减压或在氮气流下蒸干至 7~8ml 时,停止加热,继续挥干乙醚,残渣立即加异辛烷溶解并定量转移至 25ml 量瓶中,用异辛烷稀释至刻度,摇匀,依法测定,比旋度(按 d-α-生育酚计,即测得结果除以换算系数 0.911)不得低于 +24°(天然型) |
| | 有关物质 | [原料药为维生素 E(合成型)]取本品内容物适量(约相当于维生素 E 25mg),加正己烷 10ml,振摇使维生素 E 溶解,滤过,取滤液作为供试品溶液;精密量取 1ml,置 100ml 棕色量瓶中,用正己烷稀释至刻度,摇匀,作为对照溶液。照含量测定项下的色谱条件,精密量取供试品溶液与对照溶液各 1μl,分别注入气相色谱仪,记录色谱图至主成分峰保留时间的 2 倍,供试品溶液的色谱图中如有杂质峰,α-生育酚(相对保留时间约为 0.87)峰面积不得大于对照溶液主峰面积的(1.0%),其他单个杂质峰面积不得大于对照溶液主峰面积的 1.5 倍(1.5%),各杂质峰面积的和不得大于对照溶液主峰面积的 2.5 倍(2.5%) |
| | 其他 | 应符合胶囊剂项下有关的各项规定 |
| 含量测定 | | 取装量差异项下的内容物,混合均匀,取适量(约相当于维生素 E 20mg),精密称定,照气相色谱法测定。 |
| | | 色谱条件与系统适用性试验:用硅酮(OV-17)为固定液,涂布浓度为 2% 的填充柱,或用 100% 二甲基聚硅氧烷为固定液的毛细管柱;柱温为 265℃。理论板数按维生素 E 峰计算不低于 500(填充柱)或 5000(毛细管柱),维生素 E 峰与内标物质峰的分离度应符合要求。 |
| | | 校正因子的测定取正三十二烷适量,加正己烷溶解并稀释成每 1ml 中含 1.0mg 的溶液,作为内标溶液。另取维生素 E 对照品约 20mg,精密称定,置棕色具塞瓶中,精密加内标溶液 10ml,密塞,振摇使溶解,作为对照品溶液,取 1~3μl 注入气相色谱仪,计算校正因子。 |
| | | 测定法:取本品约 20mg,精密称定,置棕色具塞瓶中,精密加内标溶液 10ml,密塞,振摇使溶解,作为供试品溶液;取 1~3μl 注入气相色谱仪,测定,计算,即得 |

**3. 实训程序**　药品的质量检验一般是按质量标准对检品进行检验、比较和判定。本实训程序按下列质量检验程序进行。

(1) 掌握标准:熟悉和掌握技术标准和有关规定,明确检验的项目和指标要求,明确抽样方法、检验方法及有关规定,明确产品合格的判定原则。

(2) 抽样:抽样时应考虑抽样的科学性、真实性和代表性,应该均匀、合理。抽样按抽样方法和规则进行,并做好抽样记录。

(3) 检验:检验员收到样品和文件后依据检验规程进行检验,在规定的检验条件下,按规定的检验方法和标准操作规程对样品进行性状检查、鉴别、检查和含量测定,处理相关数据,判断检验结果,并如实填写原始记录和检验报告单,按附表要求填写。

(4)判定:将样品的检验结果同质量标准相比较,确定是否符合质量标准的要求,进而对该抽样批药品进行质量判定并作出结论。

## 实训单元一 硝酸反应鉴别

维生素 E 在硝酸酸性条件下,水解生成生育酚,生育酚被硝酸氧化为邻醌结构的生育红而显橙红色。维生素 E 软胶囊的鉴别(1)项参照维生素 E 鉴别(1)项试验即硝酸反应,显相同的反应。

**一、仪器与试剂**

1. **仪器** 电子分析天平。

2. **试剂** 无水乙醇、硝酸。

**二、操作规程**

取装量差异项下本品的内容物约 30mg,加无水乙醇 10ml 溶解后,加硝酸 2ml,摇匀,在 75℃加热约 15 分钟。

**三、结果判断**

溶液显橙红色。

**四、实训原始记录**

附表 6-2 药品鉴别检验原始记录。

**五、实训报告**

附表 6-8 药品检验报告。

## 实训单元二 比 旋 度

天然维生素 E 具有旋光性,为右旋体。取本品的内容物适量(约相当于维生素 E 400mg),精密称定,照维生素 E 比旋度项下的方法测定,比旋度(按生育酚计)不得低于+24°(天然型)。避光操作。

**一、仪器与试剂**

1. **仪器** 电子分析天平、具塞圆底烧瓶、水浴、200ml 容量瓶、分液漏斗、旋光仪。

2. **试剂** 无水乙醇、硫酸乙醇、乙醚、铁氰化钾氢氧化钠溶液、氮气、异辛烷。

**二、溶液配制**

铁氰化钾氢氧化钠溶液 取铁氰化钾 50g,加氢氧化钠溶液(1→125)溶解并稀释至 500ml。

**三、操作规程**

避光操作。

1. 取本品的内容物适量(约相当于维生素 E 400mg),精密称定,置 150ml 具塞圆底烧瓶中,加无水乙醇 25ml 使溶解。

2. 加硫酸乙醇溶液(1→7)20ml,置水浴上回流 3 小时,放冷。

3. 用硫酸乙醇溶液(1→72)定量转移至 200ml 量瓶中并稀释至刻度,摇匀。

4. 精密量取 100ml,置分液漏斗中,加水 200ml,用乙醚提取 2 次(75ml、25ml),合并乙醚液,加铁氰化钾氢氧化钠溶液 50ml,振摇 3 分钟;取乙醚层,用水洗涤 4 次,每次 50ml,弃去洗涤液。

5. 乙醚液经无水硫酸钠脱水后,置水浴上减压或在氮气流下蒸干至 7~8ml 时,停止加热,继续挥干乙醚,残渣立即加异辛烷溶解并定量转移至 25ml 量瓶中,用异辛烷稀释至刻度,摇匀。

6. 将测定管用供试溶液冲洗数次,缓缓注入供试液体或溶液适量(注意勿使发生气泡),置于旋光计内检测读数,即得供试液的旋光度。使偏振光向右旋转者(顺时针方向)为右旋,以"+"符号表示;使偏振光向左旋转者(反时针方向)为左旋,以"−"符号表示。用同法读取旋光度 3 次,取 3 次的平均数,照下列公式计算,得比旋度。

$$[\alpha]_D^t = \frac{\alpha}{ld}$$

式中[α]为比旋度;

D 为钠光谱的 D 线;

t 为测定时的温度,℃;

l 为测定管长度,dm;

α 为测得的旋光度;

d 为液体的相对密度。

#### 四、结果判断

比旋度(按 d-α-生育酚计,即测得结果除以换算系数 0.911)不得低于+24°。

#### 五、实训提示

1. 每次测定前应以溶剂作空白校正,测定后,再校正 1 次,以确定在测定时零点有无变动;如第 2 次校正时发现旋光度差值超过±0.01 时表明零点有变动,则应重新测定旋光度。

2. 配制溶液及测定时,均应调节温度至 20℃±0.5℃。

3. 供试的液体或固体物质的溶液应充分溶解,供试液应澄清。

4. 物质的旋光度与测定光源、测定波长、溶剂、浓度和温度等因素有关。因此,表示物质的旋光度时应注明测定条件。

5. 当已知供试品具有外消旋作用或旋光转化现象,则应相应地采取措施,对样品制备的时间以及将溶液装入旋光管的间隔测定时间进行规定。

#### 六、实训原始记录

附表6-3　药品比旋度检验原始记录。

#### 七、实训报告

附表6-8　药品检验报告。

## 实训单元三　有关物质

化学合成药物中含有与药物本身结构和性质相似的一类杂质,这类杂质的结构不清楚或是没有对照品(标准物质),所以这类杂质的检查通常采用色谱分析技术将其分离,然后根据纯度的要求,利用较稀浓度的供试品溶液作为对照品,用供试品中杂质的峰面积与对照品中药物的峰面积比较,控制其在药物中的含量不超过限量值。

**一、仪器与试剂**

同含量测定。

**二、操作规程**

1. 取本品内容物适量(约相当于维生素 E 25mg),加正己烷 10ml,振摇使维生素 E 溶解,滤过,取滤液作为供试品溶液。

2. 精密量取 1ml,置 100ml 棕色量瓶中,用正己烷稀释至刻度,摇匀,作为对照溶液。

3. 照含量测定项下的色谱条件,精密量取供试品溶液与对照溶液各 1μl,分别注入气相色谱仪,记录色谱图至主成分峰保留时间的 2 倍。

**三、结果判断**

供试品溶液的色谱图中如有杂质峰,α-生育酚(相对保留时间约为 0.87)峰面积不得大于对照溶液主峰面积(1.0%),其他单个杂质峰面积不得大于对照溶液主峰面积的 1.5 倍(1.5%),各杂质峰面积的和不得大于对照溶液主峰面积的 2.5 倍(2.5%)。

**四、实训原始记录**

附表 6-4 药品有关物质检验原始记录。

**五、实训报告**

附表 6-8 药品检验报告。

# 实训单元四 装量差异

药品的装量在一定限度内是允许存在一定的偏差的;但若超出限度,则难以保证用药剂量的准确。所谓的装量差异检查系指以药物制剂的标示重量或平均量为基准,对装量的偏差程度进行检查,从而评价药物制剂质量的均一性。

**一、仪器与试剂**

**仪器** 电子分析天平。

**试剂** 乙醚。

**二、操作规程**

1. 取供试品 20 粒,分别精密称定重量。

2. 倾出内容物(不得损失囊壳),用乙醚等易挥发性溶剂洗净囊壳,置通风处使溶剂挥尽。

3. 再分别精密称定囊壳重量,求出每粒内容物的装量与平均装量。

**三、结果判断**

每粒装量与平均装量相比较(有标示装量的胶囊剂,每粒装量应与标示装量比较),超出装量差异限度的不得多于 2 粒,并不得有 1 粒超出限度 1 倍。

**四、实训原始记录**

附表 6-5 药品装量差异检验原始记录。

**五、实训报告**

附表 6-8 药品检验报告。

# 实训单元五 崩 解 时 限

崩解时限用于检查口服固体制剂在规定条件下的崩解情况。崩解系指口服固体制剂在规定条件下全部崩解溶散或成碎粒,除不溶性包衣材料或破碎的胶囊壳外,应全部通过筛网。如有少量不能通过筛网,但已软化或轻质上漂且无硬心者,可作符合规定论。

## 一、仪器与试剂

**1. 仪器** 升降式崩解仪、吊篮。

**2. 试剂** 人工胃液。

## 二、溶液配制

人工胃液:取稀盐酸 16.4ml,加水约 800ml 与胃蛋白酶 10g,摇匀后,加水稀释成 1000ml,即得。临用前制备。

## 三、操作规程

1. 将吊篮通过上端的不锈钢轴悬挂于支架上,浸入 1000ml 烧杯中,并调节吊篮位置使其下降至低点时筛网距烧杯底部 25mm,烧杯内盛有温度为 37℃±1℃的人工胃液,调节水位高度使吊篮上升至高点时筛网在水面下 15mm 处,吊篮顶部不可浸没于溶液中。

2. 取供试品 6 粒,分别置上述吊篮的玻璃管中,启动崩解仪进行检查。

## 四、结果判断

软胶囊应在 1 小时内全部崩解,如有 1 粒不能完全崩解,应另取 6 粒复试,均应符合规定。

## 五、实训原始记录

附表 6-6 药品崩解时限检验原始记录。

## 六、实训报告

附表 6-8 药品检验报告。

# 实训单元六 气相色谱法含量测定(含鉴别)

维生素 E 原料及制剂各国药典多采用气相色谱法,该法具有高度选择性,可分离维生素 E 及其异构体,选择性地测定维生素 E。内标物为正三十二烷,固定相为硅酮(OV-17),采用内标法加校正因子计算含量。

## 一、仪器与试剂

**1. 仪器** 电子分析天平、气相色谱仪、棕色量瓶。

**2. 试剂** 氮气、维生素 E 对照品、正三十二烷、正己烷。

## 二、溶液配制

**1. 内标溶液** 正三十二烷适量,加正己烷溶解并稀释成每 1ml 中含 1.0mg 的溶液。

**2. 对照品溶液** 维生素 E 对照品约 20mg,精密称定,置棕色具塞瓶中,精密加内标溶液 10ml,密塞,振摇使溶解。

### 三、操作规程

**1. 色谱条件与系统适用性试验** 用硅酮（OV-17）为固定液，涂布浓度为 2% 的填充柱，或用 100% 二甲基聚硅氧烷为固定液的毛细管柱；柱温为 265℃。理论板数按维生素 E 峰计算不低于 500（填充柱）或 5000（毛细管柱），维生素 E 峰与内标物质峰的分离度应符合要求。

**2. 校正因子的测定** 取对照品溶液 $1 \sim 3\mu l$ 注入气相色谱仪，计算校正因子。

**3. 测定法** 取装量差异项下的内容物，混合均匀，取适量（约相当于维生素 E 20mg），精密称定置棕色具塞瓶中，精密加内标溶液 10ml，密塞，振摇使溶解，作为供试品溶液；取 $1 \sim 3\mu l$ 注入气相色谱仪，测定，计算，即得。

### 四、结果判断

**1. 鉴别** 供试品溶液主峰的保留时间应与对照品溶液主峰的保留时间一致。

**2. 含量测定** 含维生素 E 应为标示量的 90.0% ~ 110.0%。

### 五、实训提示

气相色谱仪，由载气源、进样部分、色谱柱、柱温箱、检测器和数据处理系统等组成。进样部分、色谱柱和检测器的温度均应根据分析要求适当设定。

**1. 气源** 气相色谱法的流动相为气体，称为载气，氦、氮和氢可用作载气，可由高压钢瓶或高纯度气体发生器提供，经过适当的减压装置，以一定的流速经过进样器和色谱柱；根据供试品的性质和检测器种类选择载气，除另有规定外，常用载气为氮气。

**2. 进样部分** 进样方式一般可采用溶液直接进样、自动进样或顶空进样。

溶液直接进样采用微量注射器、微量进样阀或有分流装置的汽化室进样；采用溶液直接进样或自动进样时，进样口温度应高于柱温 30 ~ 50℃；进样量一般不超过数微升；柱径越细，进样量应越少，采用毛细管柱时，一般应分流以免过载。

顶空进样适用于固体和液体供试品中挥发性组分的分离和测定。将固态或液态的供试品制成供试液后，置于密闭小瓶中，在恒温控制的加热室中加热至供试品中挥发性组分在液态和气态达到平衡后，由进样器自动吸取一定体积的顶空气注入色谱柱中。

**3. 色谱柱** 色谱柱为填充柱或毛细管柱。填充柱的材质为不锈钢或玻璃，内径为 2 ~ 4mm，柱长为 2 ~ 4m，内装吸附剂、高分子多孔小球或涂渍固定液的载体，粒径为 0.18 ~ 0.25mm、0.15 ~ 0.18mm 或 0.125 ~ 0.15mm。常用载体为经酸洗并硅烷化处理的硅藻土或高分子多孔小球，常用固定液有甲基聚硅氧烷、聚乙二醇等。毛细管柱的材质为玻璃或石英，内壁或载体经涂渍或交联固定液，内径一般为 0.25mm、0.32mm 或 0.53mm，柱长 5 ~ 60m，固定液膜厚 0.1 ~ 5.0μm，常用的固定液有甲基聚硅氧烷、不同比例组成的苯基甲基聚硅氧烷、聚乙二醇等。

新填充柱和毛细管柱在使用前需老化处理，以除去残留溶剂及易流失的物质，色谱柱如长期未用，使用前应老化处理，使基线稳定。

**4. 柱温箱** 由于柱温箱温度的波动会影响色谱分析结果的重现性，因此柱温箱控温精度应在 ±1℃，且温度波动小于每小时 0.1℃。温度控制系统分为恒温和程序升温两种。

**5. 检测器** 适合气相色谱法的检测器有火焰离子化检测器（FID）、热导检测器（TCD）、氮磷检测器(NPD)、火焰光度检测器(FPD)、电子捕获检测器(ECD)、质谱检测器(MS)等。火焰离子化检测器对碳氢化合物响应良好,适合检测大多数的药物;氮磷检测器对含氮、磷元素的化合物灵敏度高;火焰光度检测器对含磷、硫元素的化合物灵敏度高;电子捕获检测器适于含卤素的化合物;质谱检测器还能给出供试品某个成分相应的结构信息,可用于结构确证。除另有规定外,一般用火焰离子化检测器,用氢气作为燃气,空气作为助燃气。在使用火焰离子化检测器时,检测器温度一般应高于柱温,并不得低于150℃,以免水汽凝结,通常为250~350℃。

**6. 数据处理系统**　可分为记录仪、积分仪以及计算机工作站等。

各品种项下规定的色谱条件,除检测器种类、固定液品种及特殊指定的色谱柱材料不得改变外,其余如色谱柱内径、长度、载体牌号、粒度、固定液涂布浓度、载气流速、柱温、进样量、检测器的灵敏度等,均可适当改变,以适应具体品种并符合系统适用性试验的要求。一般色谱图约于30分钟内记录完毕。

## 六、实训原始记录

附表6-3　药品鉴别检验原始记录。

附表6-7　药品含量测定检验原始记录。

## 七、实训报告

附表6-8　药品检验报告。

附表6-2　药品鉴别检验原始记录

检验日期＿＿＿＿＿＿＿＿＿　　温度＿＿＿＿＿＿＿＿＿　　相对湿度＿＿＿＿＿＿＿＿＿

检品名称＿＿＿＿＿＿＿＿＿　　剂型＿＿＿＿＿＿＿＿＿　　规　格＿＿＿＿＿＿＿＿＿

生产厂家＿＿＿＿＿＿＿＿＿　　批号＿＿＿＿＿＿＿＿＿　　效　期＿＿＿＿＿＿＿＿＿

检验依据＿＿＿＿＿＿＿＿＿＿＿＿＿＿＿＿＿＿　　检验目的＿＿＿＿＿＿＿＿＿＿＿＿

---

【鉴别】

　(1)仪器:＿＿＿＿＿＿型电子分析天平(管理编号:＿＿＿＿＿＿)

　取装量差异项下本品的内容物＿＿＿＿g,加无水乙醇＿＿＿＿ml溶解后,加硝酸＿＿＿＿ml,摇匀,在＿＿＿＿℃加热＿＿＿＿分钟,溶液显＿＿＿＿。

　标准规定:应显橙红色。

　检验结果:

　(2)仪器、检验日期、色谱条件及环境条件同【含量测定】

　在含量测定项下记录的色谱图中,供试品溶液主峰的保留时间与对照品溶液主峰的保留时间($t_{R对照1}$ = ＿＿＿＿＿＿＿＿$t_{R样品1}$ = ＿＿＿＿＿＿)。图谱及数据见第＿＿＿＿＿页。

　标准规定:供试品溶液主峰的保留时间应与对照品溶液主峰的保留时间一致。

　检验结果:

---

检验人:　　　　　　　　　　　　　　　复核人:

## 附表6-3 药品比旋度检验原始记录

检验日期＿＿＿＿＿＿＿＿＿＿ 温度＿＿＿＿＿＿＿＿＿＿ 相对湿度＿＿＿＿＿＿＿＿＿＿

检品名称＿＿＿＿＿＿＿＿＿＿ 剂型＿＿＿＿＿＿＿＿＿＿ 规　格＿＿＿＿＿＿＿＿＿＿

生产厂家＿＿＿＿＿＿＿＿＿＿ 批号＿＿＿＿＿＿＿＿＿＿ 效　期＿＿＿＿＿＿＿＿＿＿

检验依据＿＿＿＿＿＿＿＿＿＿＿＿＿＿＿＿＿＿ 检验目的＿＿＿＿＿＿＿＿＿＿

---

**【比旋度】**

（天然型）

仪器:＿＿＿＿＿＿型电子分析天平（管理编号:＿＿＿＿＿＿）

＿＿＿＿＿＿型旋光仪（管理编号:＿＿＿＿＿＿）

铁氰化钾氢氧化钠溶液:取铁氰化钾＿＿＿＿＿＿g,加氢氧化钠溶液(1→125)溶解并稀释至＿＿＿＿＿＿ml。

避光操作。精密称定装量差异项下本品的内容物＿＿＿＿＿＿g(约相当于维生素E 400mg),置＿＿＿＿＿＿ml具塞圆底烧瓶中,加无水乙醇＿＿＿＿＿＿ml使溶解,加硫酸乙醇溶液(1→7)＿＿＿＿＿＿ml,置水浴上回流＿＿＿＿＿＿小时,放冷,用硫酸乙醇溶液(1→72)定量转移至＿＿＿＿＿＿ml量瓶中并稀释至刻度,摇匀,精密量取＿＿＿＿＿＿ml,置分液漏斗中,加水＿＿＿＿＿＿ml,用乙醚提取2次(＿＿＿＿＿＿ml,＿＿＿＿＿＿ml),合并乙醚液,加铁氰化钾氢氧化钠溶液＿＿＿＿＿＿ml,振摇3分钟;取乙醚层,用水洗涤4次,每次＿＿＿＿＿＿ml,弃去洗涤液,乙醚液经无水硫酸钠脱水后,置水浴上减压或在氮气流下蒸干至＿＿＿＿＿＿ml时,停止加热,继续挥干乙醚,残渣立即加异辛烷溶解并定量转移至＿＿＿＿＿＿ml量瓶中,用异辛烷稀释至刻度,摇匀,依法测定。

测定管长＿＿＿＿＿＿dm＿＿＿＿＿＿测定温度＿＿＿＿＿＿℃

| 旋光度（°） | | 平均值（°） | d-α-生育酚比旋度（$[\alpha]_D^t$） |
|---|---|---|---|
| | | | |

旋光度计算公式:

$$[\alpha]_D^t = \frac{\alpha}{ld} \div 0.911$$

式中[α]为比旋度;D为钠光谱的D线;t为测定时的温度,℃;l为测定管长度,dm;α为测得的旋光度;d为液体的相对密度。

标准规定:比旋度(按d-α-生育酚计,即测得结果除以换算系数0.911)不得低于+24°。

检验结果:

检验人:　　　　　　　　　　　　　　　　复核人:

## 附表 6-4　药品有关物质检验原始记录

检验日期＿＿＿＿＿＿＿＿＿　　温度＿＿＿＿＿＿＿＿＿＿　　相对湿度＿＿＿＿＿＿＿＿＿＿

检品名称＿＿＿＿＿＿＿＿＿　　剂型＿＿＿＿＿＿＿＿＿＿　　规　　格＿＿＿＿＿＿＿＿＿＿

生产厂家＿＿＿＿＿＿＿＿＿　　批号＿＿＿＿＿＿＿＿＿＿　　效　　期＿＿＿＿＿＿＿＿＿＿

检验依据＿＿＿＿＿＿＿＿＿＿＿＿＿＿＿＿＿＿＿　　检验目的＿＿＿＿＿＿＿＿＿＿

---

【有关物质】仪器、检验日期、色谱条件及环境条件同【含量测定】

　　取本品内容物＿＿＿＿＿，置＿＿＿＿＿ ml 棕色量瓶中,加正己烷振摇使维生素 E 溶解并稀释至刻度,滤过,取滤液作为供试品溶液;精密量取＿＿＿＿＿ ml,置＿＿＿＿＿ ml 棕色量瓶中,用正己烷稀释至刻度,摇匀,作为对照溶液。照含量测定项下的色谱条件,精密量取供试品溶液与对照溶液各 $1\mu l$,分别注入气相色谱仪,记录色谱图至主成分峰保留时间的 2 倍。图谱及数据见第＿＿＿＿＿＿＿＿页。

　　计算:对照溶液主峰面积 $A_R =$＿＿＿＿＿＿　　其他单个最大杂质峰面积 $A_m =$＿＿＿＿＿＿

　　　　　各杂质峰面积的和 $A_s =$＿＿＿＿＿＿　　主成分保留时间 $t_R =$＿＿＿＿＿＿

　　标准规定:供试品溶液的色谱图中如有杂质峰,α-生育酚(杂质Ⅰ)(相对保留时间约为 0.87)峰面积应不得大于对照溶液主峰面积(1.0%),其他单个杂质峰面积应不得大于对照溶液主峰面积的 1.5 倍(1.5%),各杂质峰面积的和应不得大于对照溶液主峰面积的 2.5 倍(2.5%)。

　　检验结果:

检验人:　　　　　　　　　　　　　　复核人:

## 附表 6-5　药品装量差异检验原始记录

检验日期＿＿＿＿＿＿＿＿＿　　温度＿＿＿＿＿＿＿＿＿＿　　相对湿度＿＿＿＿＿＿＿＿＿＿

检品名称＿＿＿＿＿＿＿＿＿　　剂型＿＿＿＿＿＿＿＿＿＿　　规　　格＿＿＿＿＿＿＿＿＿＿

生产厂家＿＿＿＿＿＿＿＿＿　　批号＿＿＿＿＿＿＿＿＿＿　　效　　期＿＿＿＿＿＿＿＿＿＿

检验依据＿＿＿＿＿＿＿＿＿＿＿＿＿＿＿＿＿＿＿　　检验目的＿＿＿＿＿＿＿＿＿＿

---

【装量差异】

仪器:＿＿＿＿＿＿＿＿型电子分析天平(管理编号:＿＿＿＿＿＿＿＿)

　　取供试品 20 粒精密称定,倾出内容物(不得损失囊壳),用乙醚等易挥发性溶剂洗净囊壳,置通风处使溶剂挥尽。再分别精密称定囊壳重量,求出每粒内容物的装量与平均装量。单位(g)

续表

| 编号 | 重量 | 囊壳重量 | 装量 | 编号 | 重量 | 囊壳重量 | 装量 |
|------|------|----------|------|------|------|----------|------|
| 1 | | | | 11 | | | |
| 2 | | | | 12 | | | |
| 3 | | | | 13 | | | |
| 4 | | | | 14 | | | |
| 5 | | | | 15 | | | |
| 6 | | | | 16 | | | |
| 7 | | | | 17 | | | |
| 8 | | | | 18 | | | |
| 9 | | | | 19 | | | |
| 10 | | | | 20 | | | |

平均装量 = _____ g

装量差异限度：_____ g

超出装量差异限度：_____ 粒

超出限度 1 倍：_____ 粒

标准规定：每粒装量与平均装量相比较(有标示装量的胶囊剂,每粒装量应与标示装量比较),超出装量差异限度的不得多于 2 粒,并不得有 1 粒超出限度 1 倍。装量差异限度为平均装量±10%。

检验结果：

检验人：                                                复核人：

## 附表 6-6　药品崩解时限检验原始记录

检验日期_____　　温度_____　　相对湿度_____

检品名称_____　　剂型_____　　规　　格_____

生产厂家_____　　批号_____　　效　　期_____

检验依据_____　　检验目的_____

【崩解时限】

仪器：_____型智能崩解试验仪(管理编号：_____)

取供试品 6 粒,分别置吊篮的玻璃管中,启动崩解仪进行检查进行检查。

介质：人工胃液,温度：____℃,在_____内全部崩解。

标准规定：应在 1 小时内全部崩解。如有 1 粒不能完全崩解,应另取 6 粒复试,均应符合规定。

检验结果：

检验人：                                                复核人：

## 附表 6-7 药品含量测定检验原始记录

检验日期_____ 温度_____ 相对湿度_____

检品名称_____ 剂型_____ 规 格_____

生产厂家_____ 批号_____ 效 期_____

检验依据_____ 检验目的_____

---

**【含量测定】**

仪器:_____型电子分析天平（管理编号:_____）

_____气相色谱仪（管理编号:_____）

照气相色谱法（通则 0521）测定。

**色谱条件与系统适用性试验** 色谱柱:_____柱温:_____

测器温度:进样口温度:_____氮气流量:_____ml/min。取维生素 E 对照品（中国食品药品检定研究院,批号:_____,含量:_____）$W_{R_1}$ =_____g,$W_{R_2}$ =_____g,$W_{R_3}$ =_____g,精密称定,分别置_____ml 棕色量瓶中,精密加入内标溶液使溶解,作为 80%、100%、120% 浓度对照品溶液进行重复性试验;取维生素 E 对照品（中国食品药品检定研究院,批号:_____,含量:_____）$W_{R_4}$ =_____g 精密称定,置_____ml 棕色量瓶中,精密加入内标溶液_____ml 使溶解,溶液进行理论塔板数及分离度试验。理论板数按维生素 E 峰计算（应不低于 500）,维生素 E 峰与内标物质峰的分离度为_____（应不小于 1.5）。图谱及数据见第_____页。

计算:内标物稀释倍数 $D_S$ =_____ 对照品稀释倍数 $D_R$ =_____

| 对照品溶液 | 内标物峰面积 $A_S$ | 维生素 E 峰面积 $A_R$ | 校正因子 | 计算公式 |
|---|---|---|---|---|
| 80%浓度 | | | $f_1$ = | $校正因子 f = \dfrac{A_S \cdot D_S \cdot W_R}{A_R \cdot D_R \cdot W_S}$ |
| | | | $f_2$ = | |
| | | | $f_3$ = | $平均校正因子\ \bar{f} = \dfrac{\sum_{i=1}^{9} f_i}{9} =$ |
| 100%浓度 | | | $f_4$ = | |
| | | | $f_5$ = | $相对标准偏差 = \dfrac{\sqrt{\dfrac{\sum_{i=1}^{9}(f_i - \bar{f})^2}{9-1}}}{\bar{f}} \times 100\%$ |
| | | | $f_6$ = | |
| 120%浓度 | | | $f_7$ = | |
| | | | $f_8$ = | |
| | | | $f_9$ = | |

**校正因子的测定** 精密称取正三十二烷 $W_S$ =_____g,置_____ml 量瓶中,加正己烷溶解并稀释制成内标溶液。取 $W_{R_4}$、$W_{R_2}$ 作为对照品溶液一和对照品溶液二,取 1μl 注入气相色谱仪,计算校正因子。图谱及数据见第_____页。

续表

计算：

| 对照品溶液 | 内标物峰面积均值 $A_S$ | 维生素 E 峰面积均值 $A_R$ | 校正因子 | 计算公式 |
|---|---|---|---|---|
| 对照品溶液一 | | | $f_1=$ | 校正因子 $f=\dfrac{\overline{A_S}\cdot D_S\cdot W_R}{\overline{A_R}\cdot D_R\cdot W_S}$ |
| 对照品溶液二 | | | $f_2=$ | 平均校正因子 $\overline{f}=\dfrac{f_1+f_2}{2}$ |

**测定法** 取装量差异项下本品的内容物 $W_{Y_1}=$ _____ g，$W_{Y_2}=$ _____ g，精密称定，分别置 _____ ml 棕色量瓶中，精密加入内标溶液 _____ ml 使溶解，作为供试品溶液。取 1μl 注入气相色谱仪，测定，计算，即得。图谱及数据见第 _____ 页。

计算：平均装量 $\overline{W_{20}}=\dfrac{W_{20}}{20}=$

样品稀释倍数 $D_Y=$

样品标示量 $S_{标}=$

内标物称样量 $W_S=$

内标物稀释倍数 $D_S=$

样品溶液 1 内标物峰面积 $A_{S_1}=$

样品溶液 1 维生素 E 峰面积 $A_{Y_1}=$

样品溶液 2 内标物峰面积 $A_{S_2}=$

样品溶液 2 维生素 E 峰面积均值 $A_{Y_2}=$

样品溶液 $=\dfrac{\overline{f}\cdot\overline{A_Y}\cdot D_Y\cdot W_S\cdot\overline{W_{20}}}{\overline{A_S}\cdot D_S\cdot W_Y\cdot S_{标}}=$

标准规定：含维生素 E（$C_{31}H_{52}O_3$）应为标示量的 90.0%～110.0%。

检验结果：

检验人： 复核人：

附表 6-8　药品检验报告

| 检品名称 | | | |
|---|---|---|---|
| 批号 | | 规格 | |
| 生产单位/产地 | | 包装 | |
| 供样单位 | | 有效期 | |
| 检验目的 | | 检验数量 | |
| 检验项目 | | 收检日期 | |
| 检验依据 | | | |

| 检验项目 | 标准规定 | 检验结果 |
|---|---|---|
| | | |
| | | |
| | | |
| | | |
| | | |
| | | |
| | | |
| 检验结论 | | |

检验人：　　　　　　　　　授权人：　　　　　　　　签发日期：　　年　月　日

（张慧婧）

# 参考文献

[1] 国家药典委员会.中华人民共和国药典四部[M].北京:中国医药科技出版社,2015.

[2] 杨元娟.生物药物检测技术[M].北京:中国医药科技出版社,2017.

[3] 张怡轩.生物药物分析[M].第2版.北京:中国医药科技出版社,2015.

[4] 俞松林.生物药物检测技术[M].北京:人民卫生出版社,2009

[5] 欧阳卉,唐倩.药物分析[M].第3版.北京:中国医药科技出版社,2017

[6] 吴梧桐.生物制药工艺学[M].北京:中国医药科技出版社,2008.

[7] 查锡良,药立波.生物化学与分子生物学[M].第8版.北京:人民卫生出版社,2013.

[8] 张钦德.中药制剂检测技术[M].第2版.北京:人民卫生出版社,2013.

[9] 孙莹.药物分析[M].第2版.北京:人民卫生出版社,2013.

# 目标检测参考答案

## 第一章 绪 论

**一、单项选择题**

1. C 2. B 3. B 4. C 5. C 6. A 7. A 8. D 9. C

**二、填空题**

1. 无机试剂、有机试剂、生化试剂、指示剂和标准样品等。

2. $\chi \leqslant 3, \sqrt{\chi}+1, \dfrac{\sqrt{\chi}}{2}+1$。

3. 一部主要收载中药材、中药饮片、植物油脂及提取物、成方制剂和单方制剂；二部收载化学药品、抗生素、生化药品和放射性药品等；三部收载生物制品；四部收载通则和药用辅料。

4. 粗配,精配

5. 20

**三、简答题**（略）

## 第二章 生物药物鉴别检验

**一、单项选择题**

1. B 2. B 3. A 4. D 5. C 6. A 7. B 8. D

**二、问答题**（略）

## 第三章 生物药物的检查法

**一、选择题**

（一）单项选择题

1. B 2. B 3. B 4. C 5. D 6. B 7. D 8. B 9. D 10. D

11. B 12. D 13. C 14. D 15. D

（二）多项选择题

1. CD 2. ACD 3. ABC

**二、简答题**（略）

## 三、计算题

0.044%

# 第四章　生物药物的含量测定

## 一、选择题

（一）单项选择题

1. B 　 2. C 　 3. C 　 4. A 　 5. D 　 6. A 　 7. C 　 8. A 　 9. D 　 10. A

11. D 　 12. A

（二）多项选择题

1. BCD 　 2. CE 　 3. ABC 　 4. ABC 　 5. ABC 　 6. ABCE 　 7. ABCD 　 8. ABCDE 　 9. ABCD

10. ABCDE 　 11. ABCD 　 12. ABC 　 13. ACD

## 二、问答题（略）

## 三、实例分析

1.（3）99.32%

2.（3）97.95%

3.（2）3.029%

4.（3）本品每1mg的效价为982.59两性霉素B单位。

# 第五章　制　剂　分　析

## 一、选择题

（一）单项选择题

1. D 　 2. A 　 3. A 　 4. A 　 5. A 　 6. D 　 7. D 　 8. B 　 9. D 　 10. A

（二）多项选择题

1. ACD 　 2. ABC 　 3. ABCD 　 4. ACDE 　 5. AD 　 6. CE 　 7. AB 　 8. ABCE 　 9. ABCD

10. ABCD

## 二、简答题（略）

## 三、实例分析

1. 见公式5-9；2. 97.8%，符合规定。

2. 略

# 第六章　蛋白质类药物的分析

## 一、选择题

（一）单项选择题

1. C 　 2. C 　 3. A 　 4. D 　 5. C

（二）多项选择题

1．ABC　2．ACD　3．ACD　4．ABCDE　5．AC

二、填空题

1．色氨酸、酪氨酸

2．α-氨基,蓝紫色,黄色

3． 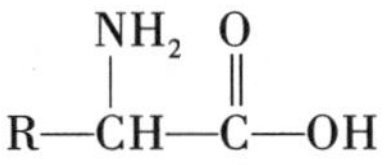
$$\underset{\substack{|\\R-CH-C-OH}}{\overset{\substack{NH_2\quad O\\|\qquad\|}}{}}$$

4．氮,16%

5．电中性,等电点

三、问答题（略）

四、实例分析

98.93%

## 第七章　酶类药物的分析

一、单项选择题

1．A　2．D　3．B　4．B　5．A　6．B　7．A　8．C

二、简答题（略）

## 第八章　核酸类药物的分析

一、选择题

（一）单项选择题

1．C　2．B　3．D　4．A　5．C　6．A　7．B　8．B　9．D　10．A

11．A　12．A　13．B　14．A　15．C

（二）多项选择题

1．ABCE　2．ABCD　3．ABC　4．AE　5．AB　6．ABD　7．ACE　8．AC

二、简答题（略）

## 第九章　抗生素类药物的分析

一、选择题

（一）单项选择题

1．D　2．C　3．A　4．D　5．D　6．C

（二）多项选择题

1．ABC　2．AD　3．ACDE　4．ABC　5．ABCDE

二、问答题（略）

三、实例分析（略）

## 第十章　维生素及辅酶类药物的分析

**一、选择题**

（一）单项选择题

1. D　　2. C　　3. D　　4. D　　5. A　　6. D　　7. A　　8. B　　9. C　　10. B

（二）多项选择题

1. ACDE　2. BC　3. BCD　4. ABCD　5. ABCDE　6. ADE　7. ABC　8. BCE　9. ABC

10. ABCD

**二、问答题**（略）

**三、实例分析**

1. 94.5%

2. 略

## 第十一章　多糖药物的分析

**一、选择题**

（一）单项选择题

1. C　　2. D　　3. C　　4. B　　5. C　　6. C　　7. C　　8. D　　9. A　　10. B

（二）多项选择题

1. ABCD　2. CD　3. AC　4. ACE

**二、简答题**（略）

## 第十二章　甾体激素类药物的分析

**一、选择题**

（一）单项选择题

1. C　　2. D　　3. B　　4. D　　5. A　　6. B　　7. C　　8. D　　9. B　　10. C

（二）多项选择题

1. ABC　2. ADE　3. BC　4. ABCDE　5. AD

**二、问答题**（略）

**三、计算题**

1. 97.3%　　2. 2.0%　　3. 99.9%

## 第十三章　生物制品的分析

**一、选择题**

（一）单项选择题

1. B　　2. D　　3. C　　4. B　　5. A　　6. B　　7. C　　8. C　　9. A　　10. C

（二）多项选择题

1. ABCD　2. AB　3. ABCD　4. ABCE　5. ABCDE　6. ABC　7. ACE　8. AB

二、问答题(略)

三、实例分析(略)

# 第十四章　基因工程类药物的分析

## 一、单项选择题

1. A　　2. D　　3. A　　4. A

二、问答题(略)

# 生物药物检测技术课程标准

ER-课程标准